D1686979

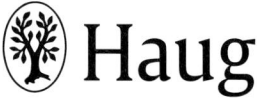

Lexikon deutschsprachiger Homöopathen

Fritz D. Schroers

Herausgegeben vom
Institut für Geschichte der Medizin
der Robert Bosch Stiftung

13 Abbildungen

Karl F. Haug Verlag · Stuttgart

Bibliografische Information
der Deutschen Bibliothek

Die Deutsche Bibliothek verzeichnet diese Publikation in der Deutschen Nationalbibliografie; detaillierte bibliografische Daten sind im Internet über http://dnb.ddb.de abrufbar

Anschrift des Autors:

Fritz D. Schroers
Institut für Geschichte der Medizin
der Robert Bosch Stiftung
Straußweg 17
70184 Stuttgart

Wichtiger Hinweis: Wie jede Wissenschaft ist die Medizin ständigen Entwicklungen unterworfen. Forschung und klinische Erfahrung erweitern unsere Erkenntnisse, insbesondere was Behandlung und medikamentöse Therapie anbelangt. Soweit in diesem Werk eine Dosierung oder eine Applikation erwähnt wird, darf der Leser zwar darauf vertrauen, dass Autoren, Herausgeber und Verlag große Sorgfalt darauf verwandt haben, dass diese Angabe **dem Wissensstand bei Fertigstellung des Werkes** entspricht.

Für Angaben über Dosierungsanweisungen und Applikationsformen kann vom Verlag jedoch keine Gewähr übernommen werden. **Jeder Benutzer ist angehalten**, durch sorgfältige Prüfung der Beipackzettel der verwendeten Präparate und gegebenenfalls nach Konsultation eines Spezialisten festzustellen, ob die dort gegebene Empfehlung für Dosierungen oder die Beachtung von Kontraindikationen gegenüber der Angabe in diesem Buch abweicht. Eine solche Prüfung ist besonders wichtig bei selten verwendeten Präparaten oder solchen, die neu auf den Markt gebracht worden sind. **Jede Dosierung oder Applikation erfolgt auf eigene Gefahr des Benutzers.** Autoren und Verlag appellieren an jeden Benutzer, ihm etwa auffallende Ungenauigkeiten dem Verlag mitzuteilen.

© 2006 Karl F. Haug Verlag in
MVS Medizinverlage Stuttgart GmbH & Co. KG
Oswald-Hesse-Str. 50, 70469 Stuttgart

Unsere Homepage: www.haug-verlag.de

Printed in Germany

Abbildungen: Institut für Geschichte der Medizin der Robert Bosch Stiftung, Stuttgart
Umschlaggestaltung: Thieme Verlagsgruppe
Umschlagfotos: Institut für Geschichte der Medizin der Robert Bosch Stiftung, Stuttgart
Satz: Mitterweger & Partner, Plankstadt
Druck: Grafisches Centrum Cuno GmbH & Co. KG, Calbe

ISBN 3-8304-7254-4
ISBN 978-3-8304-7254-4   1 2 3 4 5 6

Geschützte Warennamen (Warenzeichen) werden **nicht** besonders kenntlich gemacht. Aus dem Fehlen eines solchen Hinweises kann also nicht geschlossen werden, dass es sich um einen freien Warennamen handelt.

Das Werk, einschließlich aller seiner Teile, ist urheberrechtlich geschützt. Jede Verwertung außerhalb der engen Grenzen des Urheberrechtsgesetzes ist ohne Zustimmung des Verlages unzulässig und strafbar. Das gilt insbesondere für Vervielfältigungen, Übersetzungen, Mikroverfilmungen und die Einspeicherung und Verarbeitung in elektronischen Systemen.

So eine Arbeit wird eigentlich nie fertig.
Man muß sie einfach für fertig erklären,
wenn man nach Zeit und Umständen
das Mögliche getan hat.

                                  Goethe, Italienische Reise
                                  Caserta, den 16. März 1787

Inhalt

Vorwort IX

Siglenverzeichnis XI

Literaturverzeichnis XV

Abkürzungsverzeichnis. XIX

Homöopathisches Ärztelexikon 1

Vorwort

Das vorliegende biographische Lexikon bietet dem Benutzer eine schnelle Übersicht über Lebensdaten und Werke bekannter deutschsprachiger Homöopathen nach dem heutigen Stand der Forschung. Es füllt damit eine wichtige Lücke als Hilfsmittel für die Forschung.

Im Unterschied zu dem kürzlich erschienenen Lexikon der Autoren französischsprachiger Werke zur Homöopathie (Olivier Rabanes/Alain Sarembaud: Dictionnaire des auteurs d'ouvrages d'homéopathie en langue française, Paris 2003) sowie zu amerikanischen oder englischsprachigen homöopathischen Lexika mit größeren biographischen Teilen (wie zuletzt Harald C. Gaier: Thorsons encyclopaedic dictionary of homoeopathy: the definitive reference to all aspects of homoeopathy, London 1991, sowie Jay Yasgur: Yasgur's homeopathic dictionary and holistic health reference, 2. Aufl. Greenville, 1998) ist es das Ziel dieses Lexikons, möglichst umfassend Homöopathen nachzuweisen.

„Homöopathen" im Sinne dieses Lexikons sind in der Regel homöopathische Ärzte. In wenigen Ausnahmefällen wurden auch Veterinäre, Apotheker und Zahnärzte berücksichtigt. Bis auf ganz wenige berühmte Ausnahmen (z. B. Clemens von Bönninghausen) wurden homöopathische Heilpraktiker nicht berücksichtigt. Die Datenbasis für diese Personengruppe ist sehr unzureichend.

Es wurden grundsätzlich nur Verstorbene aufgenommen. Vollständigkeit ist angesichts der großen Zahl der Ärzte, die in den letzten mehr als 180 Jahren die Homöopathie praktizierten, nicht angestrebt. Auswahlkriterium war, dass Zeitgenossen den betreffenden Personen eine Bedeutung zumaßen, die sich mindestens in einem Nachruf oder auch einer Todesanzeige in den homöopathischen Zeitschriften manifestieren musste.

Weiterhin variierte die als „deutscher Sprachraum" bezeichnete geographische Zone in den letzten 200 Jahren erheblich. So gab es deutschsprachige oder in deutscher Sprache publizierende Ärzte am Hof in Petersburg sowie in Prag, Budapest, in den Niederlanden und in den Vereinigten Staaten, um nur die gängigsten Beispiele zu nennen. Wir sind hier pragmatisch vorgegangen. Auch hatten Ärzte der späteren Republik Österreich sowie der deutschsprachigen Schweiz persönlich recht unterschiedlich intensive Beziehungen zu ihren deutschen Kollegen, die sich letztlich darin widerspiegelten, ob und wie sie mit Personalnotizen und Nachrufen bedacht wurden. Jenseits aller nationalstaatlichen Entwicklungen der letzten beiden Jahrhunderte wurde hier also nach der Sprache der Publikationen entschieden.

Die Konfession wurde in der Regel nicht erhoben. Eine Ausnahme bilden die Homöopathen, die nachweislich jüdischer Abstammung oder jüdischen Glaubens waren. Jüdische Ärzte hatten es bekanntlich bis weit ins 20. Jahrhundert hinein nicht leicht, wenn sie eine Karriere an der Universität oder im Staatsdienst anstrebten und die Taufe ablehnten. Eine Entscheidung für die Homöopathie bedeutete für sie oft eine doppelte Marginalisierung – als Arzt und als Jude.

Das Lexikon umfasst 636 verstorbene Homöopathen im deutschsprachigen Raum. Grundlage bei der Auswahl war im Wesentlichen die systematische Auswertung der folgenden deutschsprachigen Fachzeitschriften bis zur Gegenwart: Allgemeine Homöopathische Zeitung (AHZ), Leipziger Populäre Zeitschrift (LPZ), Zeitschrift des Berliner Vereins Homöopathischer Ärzte (ZBV), Hippokrates (HPP) sowie die Zeitschrift für Klassische Homöopathie (ZKH).

Im Übrigen sei auf das Siglenverzeichnis in diesem Lexikon verwiesen, in dem sämtliche benutzten Fachzeitschriften aufgeführt sind.

Die Ermittlung der Lebensdaten und Studienvorläufe gestaltete sich oft schwierig, denn vielfach fehlten in den Nekrologen Geburtsdatum/-ort, Sterbedatum/-ort oder Angaben zu Dissertationen. Hier wurden Standesämter, Stadtarchive oder Universitätsarchive um Auskunft gebeten. Aber auch diese Institutionen konnten nicht immer weiterhelfen. Für die jüngste Zeit wurden oft Gründe des Datenschutzes angegeben. Für frühere Zeiten waren Angaben nicht selten unzugänglich, weil Standesämter mit entsprechenden Personenstandsregistern erst seit 1874 existieren. In solchen Fällen konnten vielfach, wenn auch nicht immer, katholische oder protestantische Pfarrämter Informationen über Lebensdaten erteilen. In einigen Fällen blieben jedoch alle Recherchen erfolglos, weil Quellen durch die Einwirkungen des Zweiten Weltkrieges verlorengegangen sind.

Es war nicht bei allen homöopathischen Ärzten möglich, Titel und Umfang ihrer Dissertation aufzuführen. Dies galt insbesondere dann, wenn weder das *Gesamtverzeichnis des deutschsprachigen Schrifttums* (GV) noch die kontaktierten Universitätsarchive Angaben erbrachten. Auch wurden im 19. Jahrhundert in Ausnahmefällen keine Promotionen angefertigt – ein Phänomen, das in der Gegenwart zunimmt.

Der Lebenslauf mancher Homöopathen, selbst bekannter Ärzte wie z. B. Anton Watzke, blieb im Dunkeln, da nähere Angaben nicht ermittelt werden konnten.

Besondere Aufmerksamkeit wurde dem möglichst vollständigen Nachweis sämtlicher Publikationen der betreffenden Homöopathen gewidmet. Allerdings wurde aus diesem wesentlich größeren Fundus an Informationen für die Veröffentlichung in Buchform in vielen Fällen eine Auswahl von lediglich drei bis fünf Werken getroffen. Interessierte seien auf die vollständige Datenbank zum Lexikon verwiesen, die über die Webseite des Instituts für Geschichte der Medizin der Robert Bosch Stiftung (www.igm-bosch.de) für Forschungszwecke zugänglich ist. Den Personaleintrag schließt jeweils der Nachweis einschlägiger Sekundärliteratur ab.

Dank gilt den vielen Universitätsarchiven, Stadtarchiven und Standesämtern, die wertvolle Auskünfte geliefert haben. Ganz besonderer Dank ist Herrn Professor Dr. Robert Jütte und Herrn Professor Dr. Martin Dinges auszusprechen, die aufgrund ihrer profunden Detailkenntnisse der Materie und ihrer langjährigen Erfahrung wichtige Hinweise gegeben haben, die den Wert und die Aussagekraft dieser Dokumentation substantiell erhöht haben.

Stuttgart, im Frühsommer 2006

Fritz D. Schroers

Siglenverzeichnis

ACS	Archiv für die Homöopathische Heilkunst (Stapf)
Acta	Acta Homoeopathica (ZKH)
AAD	Allgemeiner Anzeiger der Deutschen
AAS	Annua Acta Societatis Homoeopathica in Helvetia
ACV	Archiv für Homöopathie (Villers)
ÄBW	Ärzteblatt Baden-Württemberg
AGM	Archiv für Geschichte der Medizin, s. Sudh. Archiv
Ärztl. Forsch.	Ärztliche Forschung, Zeitschrift über die Forschungsergebnisse der gesamten Medizin
Ärztl. Praxis	Ärztliche Praxis
Ärztl. Rundschau	Wochenschrift für die gesamten Interessen der Heilkunde
ÄfN	Ärztezeitschrift für Naturheilverfahren, Physikalische Medizin und Rehabilitation
ADB	Allgemeine Deutsche Biographie
AFG	Archiv für Gynäkologie, Organ der Deutschen Gesellschaft für Gynäkologie
AHZ	Allgemeine Homöopathische Zeitung
AIH	American Institute of Homoeopathy, Philadelphia
ANN	Annalen der Homöopathischen Klinik
APH	Archiv für physiologische Heilkunde
AuP	Arzt und Patient
AZH	Allgemeine Zeitung für Homöopathie
BHJ	British Homoeopathic Journal
BJH	The British Journal of Homoeopathy
Biol. Heilk.	Biologische Heilkunst
Brauer	Brauers Beiträge zur Klinik der Tuberkulose
BOT	Beiträge zur Orthopädie und Traumatologie
CdB	Cahiers de Biothérapie
CHQ	Classical Homeopathy Quarterly
DÄ	Deutsches Ärzteblatt
DAZ	Deutsche Apotheker Zeitung
DDA	Der Deutsche Apotheker
DDG	Das Deutsche Gesundheitswesen
DDH	Die deutsche Heilpflanze
DHM	Deutsche Homöopathische Monatsschrift
DHe	Die Heilkunst
DIN	Der Internist
DJH	Deutsches Journal für Homöopathie
DKA	Der Krankenhausarzt, Zeitschrift für klinisch wissenschaftliche Information
DLa	Der Landarzt, Zeitschrift für ärztlichen Meinungsaustausch
DMW	Deutsche Medizinische Wochenschrift
DMedW	Die Medizinische Welt
DPh	Die Pharmazie
DocHom	Documenta Homoeopathica, Jahrbücher
DPM	Deutsche Populäre Wochenschrift für Homöopathie
DPT	Der Praktische Tierarzt
DÄM	Deutsches Ärzteblatt – Ärztliche Mitteilungen

Siglenverzeichnis

Dtsch. Ges.wes.	Deutsches Gesundheitswesen
DVo	Die Volksgesundheit
EHK	Erfahrungsheilkunde, Acta medica empirica
FAZ	Frankfurter Allgemeine Zeitung
FdM	Fortschritte der Medizin, Internationale Zeitschrift für die gesamte Heilkunde
FdT	Fortschritte der Therapie
HEK	Die Heilkunst
Hermetika	Zeitschrift für christliche Hermetik
Hirsch	Biographisches Lexikon der hervorragenden Ärzte aller Zeiten und Völker
HMB	Homöopathische Monatsblätter
HMG	Homöopathische Monatsblätter für volkstümliche Gesundheitspflege und Heilkunde
HOM	Homöopathie Zeitschrift
HPP	Hippokrates, Zeitschrift für praktische Heilkunde
HRB	Homöopathische Rundschau
Hufeland	Journal der practischen Arzneykunde und Wundarzneykunst
HuJ	Hufeland Journal, biologisch-medizinisches Zentralorgan, Zeitschrift der Hufeland-Gesellschaft für Gesamtmedizin
HVJ	Homöopathische Vierteljahrschrift
HYG	Hygea, Zeitschrift für specifische Heilkunst
HZ	Homöopathie Zeitschrift
IHP	Internationale Homöopathische Presse
JBH	Jahrbücher für Homöopathie
J&V	Jugend und Volk
KPR	Kaiserlicher privater Reichsanzeiger
Krebsgesch.	Krebsgeschehen, Prophylaxe, Ätiologie, Diagnostik, Therapie, Rehabilitation
LPZ	Leipziger Populäre Zeitschrift für Homöopathie
MedGG	Medizin, Gesellschaft und Geschichte – Jahrbuch des Instituts für Geschichte der Medizin der Robert Bosch Stiftung
MeK	Medizinische Klinik
MeW	Die medizinische Welt
MHJ	Medizinhistorisches Journal
MHM	Monthly Homoeopathic Magazine, Lahore
MJV	Medizinische Jahrbücher mit besonderer Berücksichtigung der spezifschen Heilmethode, Berlin
Medizin heute	Medizin – heute, für die Praxis von morgen
Modernes Leben – Natürliches Heilen	Monatsblätter für naturgemäße Lebenspflege
Monatsblatt	Professor Dr. med. Gustav Jaegers Monatsblatt für unabhängige, gemeinverständliche Lebenskunde und Gesundheitspflege
Monatsschrift	Monatsschrift für Praktische Wasserheilkunde und physikalische Heilmethoden, München
MMW	Münchener medizinische Wochenschrift
NAH	Neues Archiv für die homöopathische Heilkunst
NÄB	Niedersächsisches Ärzteblatt

NHP	Naturheilpraxis
NHZ	Neue Homöopathische Zeitung
NR	Naturärztliche Rundschau
NZK	Neue Zeitschrift für Homöopathische Klinik
ÖAZ	Österreichische Apotheker-Zeitung
ÖGHM	Österreichische Gesellschaft für Homöopathie in Österreich
Österr. Ärzteztg.	Österreichische Ärztezeitung
ÖZfH	Österreichische Zeitschrift für Homöopathie
PMM	Prager Medicinische Monatsschrift
PMR	Physikalische Medizin und Rehabilitation, Zeitschrift für praktische Medizin
PDT	Physikalisch-diätetische Therapie
PHZ	Populäre Homöopathische Zeitung
PhZ	Pharmazeutische Zeitung
PMR	Physikalische Medizin und Rehabilitation, Zeitschrift für praxisnahe Medizin
PuZ	Pharmazie in unserer Zeit
SÄB	Sächsisches Ärzteblatt
SAZ	Süddeutsche Apotheker-Zeitung
SÄZ	Schweizerische Ärztezeitung
Schoeler	Schoeler's Ehrentafel der wichtigsten homöopathischen Ärzte, AHZ 223, 1978, S. 147–156
SDÄ	Südwestdeutsches Ärzteblatt
Sudh. Archiv	Sudhoffs Archiv, Zeitschrift für Wissenschaftsgeschichte
SVHÄ	Schweizerischer Verein Homöopathischer Ärzte
SZH	Schweizerische Zeitschrift für Homöopathie
TdG	Therapie der Gegenwart
ThW	Therapiewoche
VHK	Volksheilkunde aktuell
WHA	Warum homöopathischer Arzt? (Zeitschrift)
WpÄ	Medizinische Klinik, Wochenschrift für praktische Ärzte
WMW	Wiener Medizinische Wochenschrift
WTM	Wiener Tierärztliche Monatsschrift
ZÄN	Zentralverband der Ärzte für Naturheilkunde
ZBH	Zeitschrift für biologische Heilweisen
ZBV	Zeitschrift des Berliner Vereins Homöopathischer Ärzte, c. Berliner Homöopathische Zeitschrift
ZHK	Zeitschrift für Homöopathische Klinik
ZEM	Zeitschrift für die gesamte experimentelle Medizin
ZKM	Zeitschrift für klinische Medizin
ZNH	Zeitung der Naturgesetzlichen Heilkunst für Freunde und Feinde der Homöopathik, c. Zeitung der Homöopathischen Heilkunst (Schweikert)
ZfA	Zeitschrift für Allgemeinmedizin
ZäF	Zeitschrift für ärztliche Fortbildung
ZfT	Zeitschrift für Tuberkulose
ZKH	Zeitschrift für Klassische Homöopathie
ZN	Zeitschrift Neurologie
ZVhÄÖ	Zeitschrift des Vereins der homöopathischen Ärzte Österreichs

Literaturverzeichnis

Adamec J: Biografický Slovník Prazské Lékarské Faculty: 1348-1939. Praha: Univerzita Karlova; 1988.

Ahlemeier H: Dr. med. Paul Dahlke: Leben und Werk [Diss. med.]. Berlin: FU Berlin; 1992.

Berthold S: Die Vertreter der Homöopathie in Wien vom ausgehenden 18. Jahrhundert bis 1848 [Diplomarbeit zur Erlangung des Magistergrades der Philosophie]. Wien: Univ.; 1997.

Biographisches Lexikon der hervorragenden Ärzte aller Zeiten und Völker (vor 1880). Herausgegeben von August Hirsch, 5 Bde. München–Berlin: Urban & Schwarzenberg; 1962 (zitiert als „Hirsch").

BBK Biographisch-bibliographisches Kirchenlexikon. Hamm (Westf.): Bautz; 1975.

Bojanus C: Geschichte der Homöopathie in Russland: ein Versuch. Stuttgart: Steinkopf; 1880.

Bradford T: Homoeopathic Bibliography in the United States, from the year 1825 to the year 1891, inclusive. Philadelphia: Boericke & Tafel; 1892.

Broghammer H: Der Danziger Arzt Erwin Liek (1878-1935): Chirurg und Medizinpublizist in der Medizinkrise von 1933. Herbolzheim: Centaurus Verl.; 2000.

Callisen ACP: Medicinisches Schriftsteller-Lexicon. 33 Bde. Copenhagen: Niewkoop-de Graaf; 1830-1844.

Cleave E: Cleave's Biographical Cyclopaedia of Homoepathic Physicians and Surgeons. Philadelphia: Galaxy Publ. Comp.; 1873.

DBA Deutsches Biographisches Archiv. München: Saur; 1986.

DBE Deutsche Biographische Enzyklopädie. 10 Bde. München: Saur; 1999.

Die sanfte Heilmethode. Die Geschichte der Homöopathie in Ungarn 1820-1950. Budapest: Semmelweis Medizinhistorisches Museum; o.J. 5 S.

Dinges M (Hrsg.): Weltgeschichte der Homöopathie. München: C.H. Beck; 1996 (zitiert als „Dinges").

Dinges M (Hrsg.): Homöopathie: Patienten – Heilkunde – Institutionen. Von den Anfängen bis heute. Heidelberg: Haug; 1996.

Dinges M, Jütte R (Hrsg.): Samuel Hahnemann und sein Umfeld: Quellen aus der Sammlung der Deutschen Homöopathie-Union, bearb. von Dr. Heike Talkenberger. Stuttgart: Haug; 2005.

Dinzinger L (Hrsg.): Georg Friedrich Müller: Quellen und Schriften: unveröffentlichte Schriften aus dem Werk des Begründers der Diakonie Stetten. Kernen im Remstal: Diakonie Stetten; 2001.

Eckart WU, Gradmann C: Ärzte-Lexikon. Von der Antike bis zum 20. Jahrhundert. München: C.H. Beck; 1995.

Ein Leben im Dienste der Homöopathie: Gedenkschrift zum 100. Geburtstag des Gründers der Firma Dr. Willmar Schwabe, Leipzig, 1839-1939. Leipzig: Dr. Willmar Schwabe; 1939.

Engelmann W: Bibliotheca medico–chirurgica et anatomico–physiologica. Hildesheim: Olms; 1965.

Eppenich H: Geschichte der deutschen homöopathischen Krankenhäuser. Von den Anfängen bis zum Ende des Ersten Weltkrieges. Heidelberg: Haug; 1995.

Erlach A: Die Geschichte der Homöopathie in der Schweiz von 1827–1971 [Diss. med.]. Zürich: Univ.; 2004.

Faber KH: Der Homöopath Dr. Ludwig Griesselich und die Zeitschrift Hygea [Diss. med.]. Mainz: Univ.; 1993.

Faltin T: Die Geschichte der Homöopathie am Stuttgarter Robert-Bosch-Krankenhaus von 1940–1973. Stuttgart: Haug; 2002.

Fels H: Johann Nepomuk von Ringseis; ein Arzt. Dülmen: Laumann; 1936.

Festschrift zum 100. Geburtstag von Prof. Dr. Gustav Jaeger. Stuttgart: Kohlhammer; 1932.

Fischer I: Biographisches Lexikon der hervorragenden Ärzte der letzten fünfzig Jahre (1880-1930): zugl. Forts. des biographischen Lexikons der hervorragenden Ärzte aller Zeiten und Völker, hrsg. u. bearb. v. I. Fischer, 2 Bde. München: Urban & Schwarzenberg; 1962.

Fritsche H: Briefe an Freunde: 1931-1959. Stuttgart: Klett; 1970.

Geiger K: Der diagnostische Blick – Martin Gumpert als Arzt, Medizin-Historiker und ärztlicher Schriftsteller. Remscheid: Gardez!-Verl.; 2004.

Gefken G: Dr. med. Wilhelm Heinrich Schüßler: Ein Literaturverzeichnis. Oldenburg: BIS-Verl; 1998.

Gersdorff G v.: Heinrich August von Gersdorff. Biographische Notizen. Düsseldorf; 1996, 19 S. (Ms.).

Gesamtverzeichnis des deutschsprachigen Schrifttums (GV), 1700-1910. 160 Bde. New York, London, Paris; 1979-1987.

Gesamtverzeichnis des deutschsprachigen Schrifttums (GV), 1911-1965. 150 Bde. New York, London, Paris; 1976-1981.

Geschichte der Entwicklung der Homöopathie in Württemberg. Stuttgart: Selbstverlag; 1889.

Geschichte des Deutschen Zentralvereins Homöopathischer Ärzte. Bearb. E. Haehl, Geleitwort A. Stiegele. Leipzig: Dr. Willmar Schwabe; 1929.

Gijswijt-Hofstra M: Homeopathy's early Dutch conquests: The Rotterdam clientele of Clemens von Bönninghausen in the 1840s and 1850s. The Journal of the History of Medicine and Allied Sciences. 1996; 51: 155-183.

Grimm A, Oomen HG: Beobachtete Wirklichkeit: Erfahrungen mit der Homöopathischen Heilkunst: Herrn Dr. med. Walter Hesse zum 80. Geburtstag am 3. Mai 1993, in Dankbarkeit gewidmet von Freunden, Schülern und Kollegen. Karlsruhe: Deutsche Homöopathie-Union; 1993.

Gumpert M: Hahnemann, die abenteuerlichen Schicksale eines ärztlichen Rebellen und seiner Lehre der Homöopathie. 1.-3. Aufl. Berlin: Fischer; 1934.

Haehl E: Geschichte des Deutschen Zentralvereins Homöopathischer Ärzte. Leipzig: Willmar Schwabe; 1929.

Haehl E: Alphabetisch geordnetes Verzeichnis von Nekrologen und Lebensbeschreibungen homöopathischer Ärzte und Apotheker mit Quellenangabe. AHZ. 1931; 179: 159-170.

Haehl R: Samuel Hahnemann, sein Leben und Schaffen. 2 Bde. Leipzig: Willmar Schwabe; 1922.

Handley R: Auf den Spuren des späten Hahnemann: Hahnemanns Pariser Praxis im Spiegel der Krankenjournale. Stuttgart: Sonntag; 2001.

Handley R: Eine homöopathische Liebesgeschichte; das Leben von Samuel und Mélanie Hahnemann. München: C. H. Beck; 1993.

Hardenstein E: The Epidemic of 1878, and its homoeopathic treatment; a general history of ... the plague in the Mississippi Valley ...; to this is added a treatise on the disease by A. O. H. Hardenstein. New Orleans: J. S. Rivers; 1889.

Hartung E: Kaiserlich-Königlicher Rath und dirigierender Stabsarzt Dr. Christoph Hartung: 1779 Römhild – 1853 Baden/Wien; ein bedeutender Homöopath der ersten Stunde. Nürnberg: Kienesberger; 1998.

Hartung K: Ein Tusculum für Dichter und Künstler. Köln: Deutscher Ärzte-Verlag; 1969.

Heer M: Dr. med. Olga Freifrau von Ungern-Sternberg zum 100. Geburtstag (Biographie); mit Ergänzungen von Dr. med. Manfred Freiherr von Ungern-Sternberg. Bochum; 1995, 20 S. (Ms.).

Heidel G, Heidel CP: Gutmann, Salomo: Nachwort von „Dynamik der Zahnheilkunde"; bearb. nach den Grundsätzen der Homöopathie; Reprint d. Orig.-Ausg. Leipzig 1933. Leipzig: Zentralantiquariat der DDR; 1990: I-XI.

Held CM: Medizinisches Außenseitertum in der Frühzeit der naturwissenschaftlichen Medizin, dargestellt an Leben und Werk von Prof. Dr. Georg Rapp (1818-1886) [Diss. med.]. Frankfurt a. M.: Univ.; 1999.

Heuss T: Robert Bosch – Leben und Leistung. Stuttgart: DVA; 1986.

Horn S (Hrsg.): Homöopathische Spuren. Beiträge zur Geschichte der Homöopathie in Österreich. Wien: Verlagshaus der Ärzte; 2003.

Hože: Materialien zur Geschichte der Homöopathie in Mähren. PMM. 1856; 4: 177-185, hier: 179.

IBDCEE International Biographical Dictionary of Central European Emigrés 1933-1945. München: Saur; 1983.

Jahrbücher für Homöopathie. Leipzig: Schumann; 1838-1839.

Jütte R: The Hidden Roots: A History of Homeopathy in Northern, Central and Eastern Europe. Stuttgart: Kleine Schriften zur Homöopathiegeschichte, Bd. 2; 2006.

Jütte R: Samuel Hahnemann, Begründer der Homöopathie. München: DTV; 2005.

Jütte R: Geschichte der Alternativen Medizin. Von der Volksmedizin zu den unkonventionellen Therapien von heute. München: C. H. Beck; 1996.

Jütte R, Risse G, Woodward J (Hrsg.): Culture, Knowledge and Healing. Historical Perspective of Homeopathic Medicine in Europe and North America. Sheffield: European Association for the History of Medicine and Health Publications; 1998.

Kaufmann E: Gustav Jaeger 1832-1917, Arzt, Zoologe und Hygieniker. Zürich: Juris; 1984.

King WH: History of Homoeopathy and its Institutes in America. 4 Bde. New York/Chicago: Lewis Publ.; 1905.

Kóczian M, Kölnei L: Geschichte der Homöopathie in Ungarn. MedGG. 2004; 23: 201-218.

Koren N: Jewish Physicians. A Biograpical Index. Jerusalem: Israel Univ; 1971.

Kotok A: The history of homoeopathy in the Russian Empire until World War I, as compared with other European countries and USA: similarities and discrepancies [Diss. med.]. Jerusalem: Univ. Nov. 1999. Siehe auch: Homéopathie international – 2001 (im web: http://homeoint.org./books4/kotok/).

Kottwitz F: Clemens Maria Franz von Bönninghausen (1785-1864) [Diss. med.]. Berlin: FU Berlin; 1983.

Krannich E: Die milde Macht ist groß. Aus dem Leben und Werk des Homöopathen Constantin Hering. Grimma: Edition Krannich; 2005.

Kröner W: Gustav Jaegers Sendung. Darstellung seines Lebenswerkes und Aufriss einer totalen Biologie. Stuttgart/Leipzig: Hippokrates; 1936.

Krug E: Lexikon der Naturheilkunde. Heidelberg: Haug; 1989.

Lenzen D: Beitrag zur Aachener Medizinalgeschichte des 19. Jahrhunderts [Diss. med.]. Aachen: RWTH Aachen; 1979.

Lindemann G: Dr. med. Wilhelm Heinrich Schüssler: sein Leben und Werk. Oldenburg: Isensee-Verl.; 1992.

Loewe J H: Johann Emanuel Veith: Eine Biographie. Wien: Graumüller; 1879.

Lohoff K: Geschichte der Homöopathie im Herzogtum Braunschweig. Sonderdruck aus dem Salzgitter-Jahrbuch 1997/1998 des Geschichtsvereins Salzgitter. Salzgitter: Geschichtsverein; 1998.

Lucae C: Homöopathie an deutschsprachigen Universitäten. Heidelberg: Haug; 1998 (zitiert als „Lucae").

Lucae C: Das „Lebenswarthische homöopathische Kinderhospital" in Wien (1879-1914). Zur Geschichte des ersten homöopathischen Kinderkrankenhauses im deutschsprachigen Raum. MedGG. 1999; 18: 81-102.

Melzer J: Vollwerternährung, Diätetik, Naturheilkunde, Nationalsozialismus, sozialer Anspruch. MedGG-Beihefte. 2003: 20.

Meyer V: Homöopathischer Führer für Deutschland und das Ausland. Leipzig: Reclam; 1856.

Michalak M: Das homöopathische Arzneimittel, von den Anfängen zur industriellen Fertigung. Stuttgart: Wissenschaftliche Verlagsges.; 1991.

NDB Neue Deutsche Biographie. 22 Bde. Berlin: Duncker & Humblot; 1971-2000.

Neuer Nekrolog der Deutschen. Weimar: Voigt; 1823: 30; Bd. 2.

Otto H: Tabellarische Zusammenstellungen zum amtlichen Homöopathischen Arzneibuch sowie tabellarische Vergleichung der homöopathischen Pharmakopöe von Gruner mit dem amtlichen Homöopathischen Arzneibuch / Hermann Otto und Fritz Menge. Stuttgart: Verl. Süddeutsche Apotheker-Zeitung; 1935.

ÖBL Österreichisches Biographisches Lexikon 1815-1950. 11 Bde. Graz-Köln; 1957, später Wien: Verlag der Österreichischen Akademie der Wissenschaften; 1999.

Pastschenko B: Alfons Stiegele: ein Leben für die Homöopathie. Leer: Grundlagen und Praxis; 2000.

Petry H: Die Wiener Homöopathie 1842-1849 [Diss. med.]. 2 Teile. Mainz: Univ. 1954.

Philipp G: Ein unerfüllt gebliebener Wunsch Hahnemanns nach einer homöopathischen Pharmakopoe. MedGG. 2006; 24: 243-268.

Rabe H (Hrsg.): Tischner R: Eine unbekannte Hahnemannreliquie. Almanach zum Hahnemann-Jubiläums-Kongress vom 4.-9.9.1955. Stuttgart: Hippokrates; 1955: 25-27.

Rapou A: Histoire de la doctrine médicale homoeopathique, son état actuel dans les principales de l'Europe: application pratique des principes et des moyens de cette doctrine au traitement des maladies. Paris/Londres: Baillière; 1847.

Reichs-Medizinal-Kalender für Deutschland. Begründet von Dr. Paul Börner. Leipzig: Thieme; 1935. Bd. 56.

Riet van't A: August Bier en de homoeopathie [Diss. med.]. Amsterdam: Univ.; 1978.

Ringseis B: Dr. Joh. Nep. von Ringseis, Königlich Bayerischer Geheimrat, Obermedizinalrat und Universitätsprofessor: Ein Lebensbild. Regensburg: Habbel; 1909.

Ritter HT: Samuel Hahnemann: der Begründer der Homöopathie, sein Leben und Werk in neuer Sicht. 2., erw. Aufl. Heidelberg: Haug; 1986.

Rogers N: An Alternative Path. The Making and Remaking of Hahnemann Medical College and Hospital of Philadelphia. New Brunswick, New Jersey, London: Rutgers Univ. Pr.; 1998.

Rosendorff A: Neue Erkenntnisse in der Naturheilbehandlung aus fünfzigjähriger Praxis. 9. Aufl. Bietigheim: Turm-Verl.; 1964.

Rotermund HW: Das gelehrte Hannover. Bremen: Carl Schünemann; 1823.

Salzgitter-Jahrbuch, Festschrift 20 Jahre Geschichtsverein Salzgitter e. V. 1978-1998. Braunschweig: Geschichtsverein Salzgitter; 1997/1998.

Schoeler H: Kompendium der wissenschaftlichen Homöopathie: Fortsetzungsband zu Clotar Müller „Charakteristik der wichtigsten homöopathischen Mittel". Leipzig: Willmar Schwabe; 1940.

Schreiber K: Samuel Hahnemann in Leipzig. Die Entwicklung der Homöopathie zwischen 1811 und 1821: Förderer, Gegner und Patienten. Stuttgart: Haug; 2002.

Schütte A: Katalog Veterinär-Homöopathischer Literatur von ihren Anfängen bis heute. Schwarzenbeck: Selbstverlag; 1988.

Schulz-Rath R: Hans Much (1880-1932), Bakteriologe und Schriftsteller. Mikrofiche; 1993.

Schulz H: Rudolf Arndt und das Biologische Grundgesetz. 2. Aufl. Greifswald: Bamberg; 1925.

Seiler H: Die Weiheschen Druckpunkte. Grundlagen und Praxis. Heidelberg: Haug; 2001.

Selg P (Hrsg.): Anthroposophische Ärzte: Lebens- und Arbeitswege im 20. Jahrhundert – Nachrufe und Kurzbiographien. Dornach: Verlag am Goetheaneum; 2000.

Sohn P: Der Berliner Verein Homöopathischer Ärzte (1950-1982). In: Elemente zur Berliner Homöopathie, VII. Berlin; 2005.

Stahl M: Der Briefwechsel zwischen Samuel Hahnemann und Clemens von Bönninghausen. Heidelberg: Haug; 1997.

Stahl M: Zur Geschichte der „Vereinigung homöopathischer Ärzte Rheinlands und Westphalens". MedGG. 1995; 14: 195-218.

Stolberg M: Geschichte der Homöopathie in Bayern (1800-1914). Heidelberg: Haug; 1999.

Sudhoffs Archiv für Geschichte der Medizin und der Naturwissenschaften. 87 Bde. Wiesbaden: Franz Steiner; 1907.

Tischner R: Geschichte der Homöopathie. Wien: Springer-Verl.; 1998.

Tonelli A: Ai confini della Mitteleuropa: il Sanatorium von Hartungen di Riva del Garda (Dr. Christoph IV Hartung von Hartungen, seine Familie und sein Werk). Trento: Comune di Riva del Garda; 1995.

Vidmar C: Dr. Johann Emanuel Veith, ein Gedenkblatt zu seinem hundertsten Geburtstag den 10. Juli 1887. Wien: Mayer; 1887.

Vigoureux R: Karl Julius Aegidi. Leben und Werk des homöopathischen Arztes (mit Literaturverzeichnis seiner ungedruckten und gedruckten Werke). Heidelberg: Haug; 2001.

Villers A: Internationales homöopathisches Jahrbuch. Bd. 1, Leipzig: Ernst Heitmann; 1891; Bd. 2, Dresden: Verlag Expedition des Homöopathischen Archives; 1894.

Watzke PA: Dr. Franz Wurmb – biographische Skizzen; ein Stück Geschichte der Homöopathie in Wien. Berlin: Humboldt-Univ.; 1895.

Weil H: Am Rande des Strudels der Erinnerungen 1913-1983; Vorwort von Peter Scholl-Latour. 2. Aufl. Stuttgart: Kohlhammer; 1993.

Weinreich H: Duftstofftheorie: Gustav Jaeger (1831-1917), vom Biologen zum „Seelenriecher". Stuttgart: Wissenschaftliche Verlagsges.; 1993.

Wininger S: Große Jüdische National-Biographie. 7 Bde. Nendeln/Liechtenstein: Kraus Reprint; 1979.

Willi R: Homöopathie und Wissenschaftlichkeit. Georg Wünstel und der Streit im Deutschen Zentralverein von 1969 bis 1974. Essen: KVC-Verl.; 2003.

Winston J: The Faces of Homoeopathy. An Illustrated History of the first 200 Years. Tawa/New Zealand: Great Auk. Publ.; 1999.

Winter Y: Die Biochemie des Oldenburger Arztes Wilhelm Heinrich Schüßler (1821-1898) [Diss. med.]. Göttingen: Univ.; 1970.

Wittern R: Frühzeit der Homöopathie. Stuttgart: Hippokrates; 1984.

Wittern R: Katalog der Bibliothek des Homöopathie-Archivs. Stuttgart: Hippokrates; 1984.

Wolff E: Medizinkritik der Impfgegner im Spannungsfeld zwischen Lebenswelt- und Wissenschaftsorientierung. MedGG-Beihefte. 1990, 9: 79-108.

Wünstel G: Bestand des Nachlasses. Stuttgart: Institut für Geschichte der Medizin (IGM); 2000.

Zimmermann B: Liste mit 88 wissenschaftlichen Arbeiten/Veröffentlichungen in „Beruflicher Werdegang von W. Zimmermann" als Anlage zum Schreiben von Bruno Zimmermann an das IGM vom 10.07.2004.

Abkürzungsverzeichnis

a.	am	i. B.	im Breisgau
Abschn.	Abschnitt	ill.	illustrated
Abt.	Abteilung		
a. d.	an der	kgl., königl.	königlich
a. D.	außer Dienst	korres.	korrespondierend
akad.	akademisch	Kr.	Kreis
a. N.	am Neckar		
ärztl.	ärztlich	lt.	laut
Aufl.	Auflage	Lkrs.	Landkreis
Ausg.	Ausgabe	LV	Landesverband
ausgew.	ausgewählt		
		Mitgl.	Mitglied
b.	bei	Ms.	Maschinenschrift
Bd.	Band		
Bde.	Bände	Nachdr.	Nachdruck
bearb.	bearbeitet		
Bibl.	Bibliographie	o. J.	ohne Jahr
Bl.	Blatt, Blätter	o. O.	ohne Ort
Corr.	Correspondenz	prakt.	praktisch
		Präs.	Präsident
d. Ä.	der Ältere	preuss(ß).	preuss(ß)isch
Dtsch. Ges.wes.	Deutsches Gesundheitswesen	Prof.	Professor
d. J.	der Jüngere		
Diss.	Dissertation	revid.	revidiert
durchges.	durchgesehen		
DZVhÄ	Deutscher Zentralverein homöopathischer Ärzte	s.	siehe
		S.	Seite
		SS	Sommersemester
ebd.	ebenda	specif.	specifisch
ed.	edition	St.	Stück
ehem.	ehemalig		
enl.	enlarged	T.	Teil
erw.	erweitert	TH	Technische Hochschule
		typogr.	typographisch
f. oder ff.	folgende Seiten		
frz./Frz.	französisch, (das) Französische	überarb.	überarbeitet
		übers.	übersetzt
geb.	geboren	Univ.	Universität
geh., Geh.	geheim, Geheimer		
gest.	gestorben	verb.	verbessert
		verm.	vermehrt oder vermutlich
H.	Heft	vers.	versehen
Hrsg., hrsg.	Herausgeber, herausgegeben	Veröffentl.	Veröffentlichung
homöop.	homöopathisch		

Abkürzungsverzeichnis

Vizepräs.	Vizepräsident	zahlr.	zahlreich
vollst.	vollständig	z. T.	zum Teil
Vors.	Vorsitzender	zsgst.	zusammengestellt
Vorw.	Vorwort	ZV	Zentralverein
wirkl.	wirklich		
WS	Wintersemester		
Württ., württ.	Württemberg, württembergisch		

Aebly, Jakob
* 17.8.1885 Zürich, † 24.11.1934 Zürich
Studienorte: Zürich, Heidelberg, Kiel, Hamburg
Dr., Diss. med. Univ. Zürich 1910, *Zur Analyse der physikalischen Vorbedingungen des psychogalvanischen Reflexes mit exosomatischer Stromquelle*, 55 S.

Von 1929 bis zu seinem Tod Mitherausgeber der AHZ sowie Berichterstatter über biologisch-mathematische Werke der *Biologischen Centralblätter*. 1912–1918 Mitglied des DZVhÄ. Seit 1918 Mitglied der „Naturforschenden Gesellschaft".
War Schüler Krehls und mathematisch interessiert. Versuchte, mithilfe von mathematischen Formeln das homöopathische Rätsel zu lösen. Seine naturwissenschaftlich mathematische Denkweise bestimmte seine Haltung und sein Handeln. Bildete sich weiter auf den Gebieten der Naturwissenschaften, Mathematik und Philosophie. In der Philosophie beschäftigte er sich z. B. mit Kant, Schopenhauer und Nietzsche ebenso wie mit der neueren, mathematisch gestimmten Philosophie von E. Mach und H. Poincaré. Zeigte sich besonders aufgeschlossen für die Wahrscheinlichkeitslehre. Verfasste mehrere Arbeiten über den Krebs, ging der Verbreitung der Syphilis in der Schweiz nach und versuchte, eine mathematische Analyse des zeitlichen Ablaufs der Infektionskrankheiten zu geben.

Werke: Die Fliess'sche Periodenlehre im Lichte biologischer und mathematischer Kritik: ein Beitrag zur Geschichte der Zahlenmystik im 20. Jh., Stuttgart 1928, 92 S. Das Ähnlichkeitsgesetz und die Wege zur Mittelwahl, AHZ 159, 1911, S. 375–390. Über die Verteilung des Fluors in den einzelnen Organen des Menschen, AHZ 160, 1912, S. 13–15. Homöopathie und Allopathie, AHZ 172, 1924, S. 257–268. Zur Frage der homöopathischen Therapie der Haut- und Geschlechtskrankheiten, AHZ 173, 1925, S. 26–46. Zur Geschichte des Ähnlichkeitsgesetzes. Das Ähnlichkeitsgesetz in der astrologischen Medizin, AHZ 176, 1928, S. 76–86.

Literatur: Zum Gedächtnis Jakob Aeblys (H. Wapler), AHZ 183, 1935, S. 105–108. Dr. med. Jakob Aebly zum Gedächtnis, ZBV 51, 1935, S. 2–4. Tischner, S. 289, 724, 763, 769. Erlach, S. 168–170.

Aegidi, Karl Julius
* 14.5.1794 Kiauten/Litauen,
† 11.5.1874 Freienwalde a. d. Oder
Studienort: Berlin
Dr., Diss. med. Univ. Berlin 1819, *De ruptura perinaei*, 43 S.

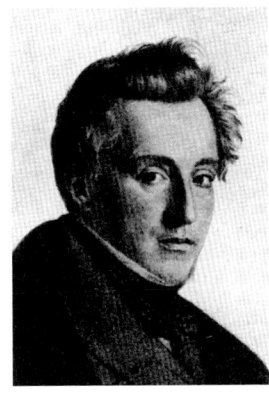

Leibarzt der Prinzessin von Preußen in Düsseldorf (1831). Kgl. Preuss. Wirkl. Geheimer Sanitätsrat. Kronenorden III. Kl. (1865), Roter Adlerorden 3. Kl. mit der Schleife (1869).
Zunächst Landarzt im Kreis Johannisburg, Ostpreußen. Später Distriktsarzt in Tilsit. Ließ sich 1846 in Berlin nieder. Zog wegen seiner angegriffenen Gesundheit nach Freienwalde. Wurde 1823 von S. Hahnemann (s. dort) nach mehrjährigem Schulterleiden geheilt (ACS 1828, 7, H. 2, S. 77) und wandte sich danach der Homöopathie zu. War mit Hahnemann befreundet und stand im Briefwechsel mit ihm. Folgte auf Empfehlung Hahnemanns dem Ruf als Leibarzt der Prinzessin von Preußen. Zu seinen akademischen Lehrern gehörte u. a. C. W. Hufeland.

Werke: Mittheilungen über Homöopathie, ACS 7, 1828, H. 2, S. 71–96; H. 3, S. 99–116. Ueber homöopathische Diät, ACS 8, 1829, H. 3, S. 49–61. Erwiederung auf einen bereits mehrfach gerügten Gegenstand, AHZ 7, 1835, S.–30–32. Die drei Grundcharaktere von allgemeinen Gewebe- und Blutbeschaffenheiten, AHZ 68, 1864, S.–49/50. Posthum gedruckte Briefe, ZBV 30, 1911, S.–75–93, 153–157, 217–220.

Literatur: IHP (A. Gerstel) 4, 1874, S. 368. Eine Jubelfeier, AHZ 78, 1869, S. 119/120. Dankschreiben des Geheimrath Aegidi an den Centralverein, AHZ 78, 1869, S. 128. Vigoureux, Ralf: Karl Julius Aegidi, Leben und Werk des homöopathischen Arztes (mit Literaturverzeichnis seiner ungedruckten und gedruckten Werke), Heidelberg 2001, 220 S. Callisen, Bd. 1, S. 48/49; Bd. 26, S. 14. Hirsch, Bd. 1, S. 36/37. Haehl, Bd. 1, S. 95, 128, 146, 185, 199, 215, 217, 426 f., 444; Bd. 2, S. 88 f., 218, 228, 272 f., 292, 414, 492, 501, 503, 522. Tischner, S. 420, 535, 559, 584, 625, 769. Eppenich, S. 127, 128, 154–157, 311, 339, 348, 361. Dinges, S. 39 f., 53. Faltin, S. 199. Meyer, S. 1. Villers, Bd. 1, S. 6. Jütte, Samuel Hahnemann, S. 141, 183, 188 f.

Albrecht, Anneli
* 29.11.1944 Lessen/Westpreußen,
† 1.5.1995 Hamburg
Studienort: Freiburg
Dr. med.

Erste Vorsitzende des LV Nord des DZVhÄ (o. J.)
  Zunächst Anästhesistin, später Hausärztin in Hamburg-Altona.

Literatur: ZKH (O. Hein) 39, 1995, S. 125.

Albrecht, Gotthard
* 28.1.1912 Peiskretscham/Kreis Gleiwitz,
† 25.5.1965 Wilhelmshaven
Studienort: Breslau
Dr., Diss. med. Univ. Breslau 1944, *Über flächenhafte Syphilide bei angeborener und erworbener Syphilis (Type en nappe Fournier's)*, 44 gez. Bl., 4 S.

War infolge einer schweren Kriegsverletzung erst 1950 wieder in der Lage, seinen ärztlichen Beruf auszuüben. Wurde 1955 Schüler von O. Leeser (s. dort) in dessen letztem Kurs am Robert-Bosch-Krankenhaus in Stuttgart. Seit 1956 als homöopathischer Arzt in Wilhelmshaven tätig.

Literatur: AHZ (Winkler) 210, 1965, S. 376.

Altschul, Elias
* 8.4.1797 Prag, † 16.7.1865 Prag
Studienorte: Prag, Wien
Dr., Diss. med. Univ. Pest 1832, *De scorbuto*, 21 S.

Privatdozent für Homöopathie in Prag seit 1849, Titel „Professor agrégé". Leiter der homöopathischen Poliklinik in Prag (o. J.). Von ca. 1855 bis zum Tod Herausgeber der *Monatsschrift für Homöopathie, Balneologie etc.* Mitglied der niederländischen und belgischen „Gesellschaft der homöopathischen Heilkunst". Redakteur und Herausgeber der *Prager medicinischen Monatsschrift für Homöopathie* in Prag.
  War jüdischer Abstammung. Die NZK 10, 1865, S. 127 nennt den 31.12.1795 als Geburtsdatum, Tischner geht von etwa 1807 aus, während Hirsch und die DBE als Geburtsdatum den 8.4.1812 angeben. Das exakte Geburtsdatum ist der 8.4.1797 (s. oben). 1834 Studium der Augenheilkunde. Zunächst vier Jahre praktischer Arzt in Boskowitz. Kehrte von dort 1837 nach Prag zurück und widmete sich der Homöopathie.

Seit 1850 lehrte er an der Medizinischen Fakultät der Prager Universität über Homöopathie und genoss unter den Fakultätskollegen wegen seiner hervorragenden Kenntnisse offenbar großen Respekt.

Werke: Taschenwörterbuch für practische Augenärzte: nach den vielfältigsten klinischen Erfahrungen der berühmtesten Augenärzte und den besten Schriftstellern älterer und neuerer Zeit, Wien 1833. Der homöopathische Zahnarzt, Prag 1841, 147 S. Lehrbuch der physiologischen Pharmacodynamik, Prag 1853, 512 S. Materialien zur Geschichte der Homöopathie in Böhmen und Mähren, in: PMM 5, 1856, S. 145–151, hier S. 147. Klinisch-homöopathisches Taschenwörterbuch für das Haus und die Reise, Sondershausen 1861, 327 S. Real-Lexicon für homöopathische Arzneimittellehre, Therapie und Arzneibereitungskunde, Sondershausen 1864, 450 S.

Literatur: NZK 10, 1865, S. 127/128. Callisen, Bd. 26, S. 41. Haehl, Bd. 1, S. 43, Bd. 2, S. 171. Hirsch, Bd 1, S. 106. Tischner, S. 511, 560, 622, 636, 655, 661, 680, 689 f., 770. Lucae, S. 72, 73, 81, 85, 183, 200, 221. Dinges, S. 25, 86. Wininger, Bd. 1, S. 116. Meyer, S. 1, 53, 68. Koren, S. 147. DBE, Bd. 1, S. 106. Adamec, S. 74.

Amberg, Albert
* 11.11.1831 Arnsberg, † 29.8.1899 Arnsberg
Studienort: Berlin
Dr., Diss. med. Univ. Berlin 1855, *De tabe dorsuali*, 30 S.

Lernte durch W. Brisken (s. dort) die Homöopathie in Arnsberg kennen und schätzen.

Werke: Wie ich Homöopath wurde, AHZ 114, 1887, S. 148/149, 155/156, 165/166, 171, 178/179.
Literatur: AHZ 139, 1899, S. 110. Villers, Bd. 1, 2. Teil, S. 3; Bd. 2, 2. Teil, S. 1.

Ameke, Wilhelm
* 19.4.1847 Menden i. W., † 22.1.1886 Berlin
Studienorte: Würzburg, Bonn, Marburg, Halle. Hörte u. a. bei: Kölliker, E. Pflüger, R. Volkmann.
Dr., Diss. med. Univ. Halle 1869, *Ueber Behandlung der Aneurysmen durch spitzwinklige Flexion der Glieder*, 31 S.

Nach dem Deutsch-Französischen Krieg, den er als Truppenarzt beim Kaiser-Alexander-Regiment mitgemacht hatte, ließ er sich in Menden als Arzt nieder, wo er die Praxis seines verstorbenen Vaters übernahm und zum leitenden Arzt des Städtischen Krankenhauses gewählt wurde. Bekam 1872 in Köthen in der Lutz'schen Klinik theoretische und praktische Einblicke in die Homöopathie. Kam danach für einige Monate nach Berlin, wo er die Arzneimittellehre und homöopathische Literatur studierte. Ließ sich 1872 in Würzburg als Homöopath nieder. Wechselte im Sommer 1875 nach Berlin. Während dieses Aufenthaltes entstand sein Hauptwerk *Entstehung und Bekämpfung der Homöopathie*. Sein Briefwechsel mit A. Zöppritz reicht bis 1875 zurück. Zöppritz (* 10.10.1833 Mergelstetten a. d. Brenz, † 2.4.1926 Stuttgart) gründete am 24.2.1868 die Hahnemannia, den Landesverein für Homöopathie in Württemberg, und gehörte von Anfang an dem unter Vorsitz des Grafen von Bissingen-Nippenburg stehenden Vereinsausschuss an (HMB 5, 1926, S. 65/66).

Werke: Die Entstehung und Bekämpfung der Homöopathie, Berlin 1884, XII, 438 S., mit Anhang: die heutige Universitätsmedizin. Hahnemann's erste Kundgebung über sein neues Heilsystem, ZBV 1, 1882, S. 241–264. Zur therapeutischen Forschungsweise, ZBV 1, 1882, S. 411–427.

Literatur: ZBV (J. Sulzer) 5, 1886, S. 408–412. Lorbacher, Arnold: Ameke: Entstehung und Bekämpfung der Homöopathie etc., AHZ 108, 1884, S. 41/42, 57/58, 77/78, 81–83. Haehl, Richard: Dr. Wilhelm Ameke (Ein Lebensbild mit unveröffentlichten Briefen an A. Zöppritz), ZBV 48, 1931, S. 29-38. Haehl, Bd. 1, S. 136, 262; Bd. 2, S. 19, 119. Tischner, S. 127, 216, 420, 617, 682, 770.

Anken, Robert
* 23.5.1847 Bern, † 22.1.1891 Bern
Dr. med.

Wollte eigentlich Chirurg werden. Besuchte nach dem Staatsexamen noch ausländische Universitäten und wandte sich in Leipzig dem Studium der Homöopathie zu, nachdem sein an Lungenentzündung erkrankter Vater von den allopathischen Ärzten bereits aufgegeben worden war und von dem Homöopathen E. Schädler (s. dort) in Bern gerettet werden konnte. Praktizierte von etwa 1876 an in Bern.

Literatur: AHZ (A. Pfander) 123, 1891, S. 158. Dinges, S. 104. Erlach, S. 174/175. Villers, Bd. 2, S. 43.

Anstensen, Adam Adolph Albrecht
* 9.12.1833 (?) Beyendorf b. Magdeburg,
† 3.10.1875 Lippspringe
Studienort: Greifswald

Studierte 1859 in Greifswald. Ein Promotionsverfahren wurde lt. Angaben der Univ. Greifswald weder eröffnet noch abgeschlossen. Gegen A. und Kommilitonen wurde 1859 eine Disziplinaruntersuchung wegen Abreißens der Fahne der Burschenschaft Rugia eröffnet. Das Ergebnis ist nicht bekannt.

Bruder von F. Anstensen (s. dort). Gelangte durch den Einfluss seines Bruders zur Homöopathie und begann seine ärztliche Tätigkeit in Gernerode im Harz, praktizierte aber die letzten zehn Jahre vor seinem Tod in Görzke bei Brandenburg.

Literatur: AHZ 91, 1875, S. 143/144.

Anstensen, Ferdinand
* 27.9.1821 Potsdam, † 11.3.1879 Magdeburg
Studienorte: Greifswald, Halle, Berlin
Dr., Diss. med. Univ. Berlin 1845, *De haemorrhagia ventriculi*, 32 S.

Bruder von A. Anstensen (s. dort). Besuchte in Leipzig mehrere Monate die homöopathische Klinik und entschied sich hier für die Homöopathie. War zunächst homöopathischer Arzt in Quedlinburg. Seine Diagnosen und Heilmethoden verhalfen ihm zu großen Erfolgen.

Literatur: AHZ 98, 1879, S. 119. Hirsch, Bd. 1, S. 152. Meyer, S. 2, 54.

Argenti, Demetrius (genannt Döme)
* 26.9.1809 Vaitzen/Ungarn, † 27.10.1893 Vaitzen
Studienort: Pest
Dr., Diss. med. Univ. Pest 1836, *Medico-practica de cephalgia*, 15 S.

Ernennung zum königlichen Rat 1866. Erhielt im gleichen Jahr den Franz-Josephs-Orden. Wurde nach dem Tod von P. v. Balogh (s. dort) 1867 Präsident des ungarischen homöopathischen Vereins, seit 1855 Mitglied des Leipziger, seit 1857 auch des Wiener homöopathischen Vereins.

Gilt als einer der bekanntesten Vertreter der Homöopathie in Ungarn. War Hausarzt verschiedener bedeutender ungarischer Familien.

Werke: Homöopathische Behandlung verschiedener Krankheiten: für angehende Ärzte und gebildete Nichtärzte; mit einer Lebensbeschreibung Hahnemann's; aus dem Ungar. übers. v. Dr. Schleicher, Pest 1860, 484 S. Homöopathischer Begleiter zur Abwehr plötzlich entstandener Krankheiten; geschrieben für Nichtärzte, Pest 1863. Homöopathische Therapie zum Gebrauch für angehende homöopathische Ärzte und verständige Nichtärzte, Budapest 1895.

Literatur: LPZ 25, 1894, S. 11. Biographie (M. Schmideberg), AHZ 178, 1930, S. 127/128. Kóczían/Kölnei, S. 201–218. Weitere Literatur über A. erschien auf Ungarisch von Thewrewk Jozsef, Karcu, Moenich's Vutkuvics, Szinnyei, Györi Tibor; nähere Angaben waren nicht zu ermitteln. Haehl, Bd. 1, S. 122. Lucae, S. 73. Meyer, S. 2. Villers, Bd. 1, Teil 2, S. 14, 149; Bd. 2, S. 27. Horn, Sonja (Hrsg.): Homöopathische Spuren, darin Grass, Monika: Homöopathie im 19. Jahrhundert im Königreich Ungarn, S. 71–78, hier S. 74, 75.

Arndt, Rudolf Gottfried
* *31.3.1835 Bialken/Kreis Marienwerder,*
† *29.9.1900 Greifswald*
Studienorte: Halle, Greifswald
Dr., Diss. med. Univ. Greifswald 1860, *De digestione quaestiones quaedam*, 31 S.

War Psychiater und Biologe. Sein Name ist verknüpft mit dem „Biologischen Grundgesetz", das er in seinem Werk *Biologische Studien* beschreibt: „Überall zeigt sich: Kleine Reize fachen die Lebenstätigkeit an, mittelstarke fördern sie, starke hemmen sie und stärkste heben sie auf, aber durchaus individuell ist, was sich als einen schwachen, einen mittelstarken, einen starken oder so genannten stärksten Reiz wirksam zeigt." H. Schulz (s. dort) erkannte die Bedeutung der biologischen Regel für die Homöopathie und hoffte, damit eine Brücke zwischen Hochschulmedizin und Homöopathie schlagen zu können, konnte sich letztlich aber nicht durchsetzen (Eppenich, S. 216).

Werke: Biologische Studien: 1. Das biologische Grundgesetz, 2. Artung und Entartung, Greifswald 1892, VIII, 203 S.

Literatur: Hirsch, Bd. 1, S. 206. Tischner, S. 9, 30, 100, 676, 682, 693 f., 703. Schulz, Hugo: Rudolf Arndt und das Biologische Grundgesetz, Greifswald, 1918, 42 S. Lucae, S. 120, 121, 145, 215. NDB, Bd. 1, S. 362. DBE, Bd. 1, S. 175. Eppenich, S. 216.

Arnold, Johann Wilhelm
* *10.3.1801 Edenkoben/Rheinpfalz,*
† *9.6.1873 Heidelberg*
Studienort: Heidelberg. Hörte u. a bei: Tiedemann, Gmelin, Conradi, Puchelt, Chelius, Naegelé.
Dr., Diss. med. Univ. Heidelberg 1826, *De salis ammoniaci vi et usu,* 44 S.

Bruder des Physiologen F. Arnold. W. Arnold war Homöopath und Physiologe. Besuchte 1826 die medizinischen Lehranstalten in Paris. Versuche über die Befruchtung von Froscheiern mit stark verdünntem Samen. Versuche mit Strychnin an Fröschen. Tierversuche mit Aconit. Lehnte die Ansicht Hahnemanns über das Zustandekommen der homöopathischen Heilung ab und erklärte die Heilung u. a. mittels kleiner homöopathischer Gaben durch Beruhigung und Abstumpfung des Reizzustands im erkrankten Organ.

Werke: Lehrbuch der pathologischen Physiologie des Menschen, 2 Bde., Zürich 1837 und 1839; zweiten Bd. schrieb er zusammen mit seinem Bruder F. Arnold. Die Lehre von der Reflex-Function, für Physiologen und Aerzte, Heidelberg 1842, VII, 88 S. Einige Worte über Namen und Begriff der Homöopathie, HYG 9, 1839, S. 361–368. Ueber äussere und innere Aehnlichkeiten, HVJ 3, 1852, S. 161–178. Einige Worte über das Heilgesetz der Aehnlichkeit, HVJ 7, 1856, S. 414–428.

Literatur: NZK XVIII, 1873, S. 103. IHP 3, 1873, S. 431. Hirsch, Bd. 1, S. 209/210. Callisen, Bd. 1, S. 237; Bd. 26, S. 84/85. Tischner S. 393 f., 480, 483, 490f., 556, 574, 586, 588, 595, 603, 620, 632 f., 652, 661, 705, 724, 770. Eppenich, S. 306. Meyer, S. 2, 42. Rezension Schrön: Kritisches Repertorium der Journalistik und Literatur. Das Erbrechen, die Wirkung und Anwendung der Brechmittel – Eine physiologische, pathologische und therapeutische Monographie von Dr. Joh. Wilh. Arnold, Professor der Medizin zu Zürich, HYG 14, 1841, S. 160–165.

Assmann, Erich
* *25.10.1892 Dresden,* † *12.4.1961 Dresden*
Studienorte: Leipzig, Greifswald, Marburg
Dr., Diss. med. Univ. Marburg 1922, *Über Nephrolithiasis,* 69 S.

War wiederholt Präsident von internationalen Tagungen.
Ließ sich nach der Promotion in Dresden als praktischer Arzt nieder. Durch U. Atzerodt (s. dort) mit der Homöopathie bekannt geworden.

Seine weiteren Wegbereiter waren H. Wapler (s. dort) und A. Stiegele (s. dort). Führte Arzneimittelversuche durch und bearbeitete kritisch die Arzneimittellehren. Unterzog Crataegus erstmals einer Arzneimittelprüfung am Gesunden und erkannte dessen Bedeutung in der Digitalis- und Strophantin-Ära. Galt als einer der großen Ärzte der Homöopathie in der damaligen DDR.

Werke: Crataegus oxyacantha (Weißdorn), ZBV 47, 1930, S. 248–252, 278–282, 301–306. „Funktionelle Pathologie" und Homöopathie (Fortsetzung). Ein Kapitel über die homöopathische Behandlung der Leber- und Gallenblasenerkrankungen, AHZ 181, 1933, S. 137–175. Homöopathische Arzneimittelprüfungen, AHZ 185, 1937, S. 93–102. Homöopathische Arzneiverordnungslehre, AHZ 185, 1937, S. 284–296.

Literatur: AHZ (H. Unger) 206, 1961, S. 323–326. Zum 65. Geburtstag von Dr. Assmann, Dresden (H. Unger), AHZ 202, 1957, S. 586–588.

Attomyr, Joseph Johann Nepomuk
* 9.9.1807 Diakovár/Slavonien,
† 5.2.1856 Preßburg
Studienorte: Wien, München
Dr., Diss. med. Univ. München um 1831, *Quaedam quoad psychiatriam homoeopathicam.*

Hausarzt beim Grafen Carl Csàky (ca. 1831). Hausarzt beim Herzog von Lucca (ab ca. 1833 für drei Jahre). Mitglied folgender Vereine: Gesellschaft der Ärzte in Palermo, Leipzig und Anhalt-Köthen, Centralverein homöop. Ärzte, Verein homöop. Ärzte Österreichs für physiologische Arzneiprüfung, homöop. Collegium in Pennsylvanien, in Philadelphia und in Rio de Janeiro.

Gilt als ein Vorkämpfer der Homöopathie, insbesondere für Ungarn. Kam 1825 in Wien als Praktikant im Garnisonshospital mit M. Marenzeller (s. dort) in Kontakt. Im gleichen Jahr durch Regimentsarzt Dr. J. Müller (s. dort) für die Homöopathie gewonnen. Soll von der Schwindsucht durch *Sepia* geheilt worden sein. Vom Weiterstudium an der Wiener Josephs-Akademie wegen seiner homöopathischen Überzeugung ausgeschlossen ging er nach München und promovierte dort. Praktizierte nach einigen Jahren unsteten Lebens als homöopathischer Arzt in Budapest (1839–1840). Seine Scharfzüngigkeit brachte ihn in Konflikt mit anderen Ärzten. Seine Arbeiten erschienen z. T. unter dem Namen Dulatethes und Jota Alpha.

Werke: Attomyrade, oder die Homöopathik und die Josephs-Akademie in Berührung: zur Geschichte der Homöopathik, o. O. 1832, 74 S. Briefe über Homöopathie: Januar bis Ende 1833, Leipzig 1833, VI, 154 S. Die venerischen Krankheiten: ein Beitrag zur Pathologie und homöopathischen Therapie derselben, Leipzig 1836, 48 S. Theorie der Verbrechen auf Grundsätzen der Phrenologie basirt, Leipzig 1842, 64 S. Beiträge zur homöopathischen Arzneimittellehre (Ueber das Fettgift), Pressburg 1851, 47 S. Theorie der Homöopathie auf Grundsätze der Naturphilosophie basirt; ein Versuch, ACS 13, 1833, H. 1, S. 1–41.

Literatur: HVJ (J. O. Müller) 7, 1856, S. 249–256. Trauerbotschaft, AHZ 51, 1856, S. 152. AHZ (A. E. Nehrer) 52, 1856, S. 33–36. Josef Attomyr (M. Schmideberg), AHZ 178, 1930, S. 124–126. Kóczian/Kölnei, S. 201–218. Callisen, Bd. 26, S. 96/97. Tischner, S. 388, 496 f., 503, 529, 561 f., 571, 579, 589, 771. Hirsch, Bd. 1, S. 235. Haehl, Bd. 1, S. 185, 463; Bd. 2, S. 149, 205 f., 241, 277, 508. Eppenich, S. 44, 45, 55, 75, 91, 92, 306, 308, 312, 321, 327, 338. Lucae, S. 56, 57, 73, 214. Dinges, S. 83. Petry, S. 293. Horn, Sonja (Hrsg.): Homöopathische Spuren, darin Grass, Monika: Homöopathie im 19. Jahrhundert im Königreich Ungarn, S. 71–78.

Atzerodt, Ulrich
* 2.7.1866 Elberfeld, † 2.1.1933 Dresden
Studienort: Bonn. Hörte bei u. a. bei: Kekulé, Pflüger, Strasburger, Trendelenburg, Veit.
Dr., Diss. med. Univ. Bonn 1891, *Ueber Dermoide des Nasenrückens*, 40 S.

Fürst Günther von Schwarzburg-Rudolstadt verlieh ihm 1918 den Professorentitel. Erhielt 1908 einen russischen Orden und im gleichen Jahr das Ehrenkreuz vom Fürsten Günther. Arzt der Ortskrankenkasse und des Verbandes deutscher Handlungsgehilfen.

Studierte zunächst zwei Semester Theologie. Während seiner Ausbildung zum Chirurgen als Assistent bei F. Trendelenburg erkrankte er an einer schweren Halsdrüsengeschwulst. Wurde von J. Leeser (s. dort) vollständig geheilt. Widmete sich danach ganz der Homöopathie. War nach dem Urteil seiner Zeitgenossen ein Arzt von ungewöhnlicher Begabung.

Werke: Schmid, Edmund: Lehrbuch der homöopathischen Arzneimittellehre: geordnet nach anatomischen, physiologischen Gesichtspunkten; zum Selbststudium für praktische Ärzte und Studierende der Medicin; mit einer Einführung von U. Atzerodt, 2. Aufl., Radebeul 1930, XVI, 342 S.

Literatur: AHZ (E. Assmann) 181, 1933, S. 226/227. Villers, Bd. 2, S. 4; Bd. 2, Bibl., S. 2, 11.

Auster, Fritz
* 10.8.1902 Markranstädt b. Leipzig,
† 18.5.1966 Leipzig
Studienort: Leipzig
Dr., Diss. rer. nat. Univ. Leipzig 1942, *Über die Fettstoffe von Veratrum album*, 93 S.

Studierte zunächst vier Semester Schiffsbau an der TH Berlin-Charlottenburg. Entschloss sich 1934, Apotheker zu werden. Leitete von 1943 bis 1947 die Hirsch-Apotheke in Heidenau bei Dresden. Danach technisch-wissenschaftlicher Leiter der Arzneimittelgroßhandlung O. Stumpf, Leipzig. 1951 wissenschaftlicher Leiter von „Dr. Willmar Schwabe in Treuhand". Übernahm ab 1.7.1963 die staatliche Engel-Apotheke in Belzig. Widmete seine wissenschaftlichen Arbeiten schwerpunktmäßig der Phytotherapie. Beschäftigte sich mit der historischen Leistung von S. Hahnemann (s. dort) als Chemiker und Pharmazeut.

Werke: Fritz Auster/Johanna Schäfer: Arzneipflanzen (Pflanzenmonographien in Lieferungen), Leipzig 1958. Samuel Hahnemann als Chemiker und Pharmazeut, AHZ 200, 1955, S. 220–227. Rauwolfia in der internationalen homöopathischen Literatur, Planta medica, 5, 1957, S. 194–197. Über die Pharmakologie der Kamille als Antiphlogistikum, AHZ 204, 1959, S. 219–225.

Literatur: AHZ (H. Unger-Zwickau) 211, 1966, S. 405–408.

Bachmann, Johannes Ludwig Gerhard
* 9.9.1895 Obermais b. Meran,
† 15.3.1967 München
Studienort: München
Dr., Diss. med. Univ. München 1937, *Zur Frage der Glykogenbestimmung im menschlichen Blute*, 43 S.

Studierte vor seiner ärztlichen Tätigkeit an der Dresdner TH Architektur mit dem Abschluss als Dipl.-Ing. War bekannter Akupunkturarzt, der auch gute Kenntnisse in der Homöopathie und der Naturheilkunde besaß. Leitete viele Jahre die *Deutsche Zeitschrift für Akupunktur*.

Literatur: AHZ 212, 1967, S. 214/215.

Backhausen, Peter
* 26.12.1802 Linnich bei Aachen,
† Datum/Ort unbek.
Studienorte: Bonn, Heidelberg, Berlin
Dr., Diss. med. Univ. Berlin 1827, *De regeneratione lentis crystallinae*, 24 S.

Leibarzt der Prinzessin von Preußen in Düsseldorf. Praktizierte in Elberfeld und Düsseldorf.

Werke: Ueber Krankheitsbildung und Rückbildung, HYG 2, 1835, S. 85–110. Welche Arzneien sollen wir prüfen? HYG 2, 1835, S. 131–183. Vermischte Notizen (Scharlachfieber in Düsseldorf 1835–36 in „einer nahe gelegenen Versorgungsanstalt"), ACS 16, 1837, H. 1, S. 178/179. Das Oertliche in Krankheiten und Heil-Operationen, HYG 11, 1839, S. 306–321.

Literatur: Callisen, Bd. 1, S. 330; Bd. 26, S. 118. Haehl, Bd. 2, S. 360. Eppenich, S. 361.

Bähr, Bernhard
* 17.4.1828 Hannover, † 21.10.1884 Gmunden/Österreich
Studienorte: Göttingen, Wien
Dr. med.

Leibarzt König Georgs V. von Hannover. Königlicher Sanitätsrat. Vom Homöopathischen Zentralverein preisgekrönte Monographie zum Thema *Digitalis purpurea* (1855).

Machte bereits in Wien Bekanntschaft mit der Homöopathie und setzte, nach Hannover zurückgekehrt, seine homöopathischen Studien fort. Nach dem Tod des Leibarztes Weber wurde er dessen Nachfolger als Leibarzt König Georgs V. Als dieser seinen ständigen Wohnsitz in Österreich nahm, kehrte B. nach Hannover zurück und widmete sich seiner Praxis, wurde aber weiterhin vom König häufig zu Konsultationen gerufen.

Werke: Der animalische Magnetismus und die experimentirende Naturwissenschaft, Dresden 1853. Die Therapie nach den Grundsätzen der Homöopathie, Bd. 1–3, Leipzig 1862–1866.

Literatur: AHZ (Metz) 109, 1884, S. 159/160. LPZ 15, 1884, S. 175. Tischner, S. 619. 637 f., 718, 771. Meyer, S. 2, 43.

Bakker, Gerard Willem
* 1889 Den Helder, † 4.2.1972 Arnhem/Niederlande
Dr. med.

1956 Ehrenmitgliedschaft des DZVhÄ. 1960 Samuel-Hahnemann-Plakette des DZVhÄ für den besten Vortrag der Jahrestagung des DZVhÄ in Bad Harzburg (zum Thema „Die Beziehung Arzt und Patient in der Homöopathie"). Lange Jahre Vizepräsident der Liga Medicorum Homoeopathica Internationalis der Niederlande.
Vertrat besonders die Hochpotenz-Homöopathie. Gilt als einer der profiliertesten Verfechter der Homöopathie in den Niederlanden.

Werke: Positive Homöopathie, Ulm 1960. Hochpotenzen in neuester Zeit: Darmnosoden, Virusbekämpfung, DHM 7, 1956, S. 204–208. In Hahnemanns Spur, DHM 7, 1956, S. 397/398. Ähnlichkeit, ZKH 5, 1961, S. 264–268.

Literatur: ZKH (K. v. Petzinger) 16, 1972, S. 140–142.

Bakody, Joseph von
* 21.2.1795 Wieselburg/Ungarn, † 2.11.1845 Budapest/Ungarn
Studienort: Pest
Dr., Diss. med. Univ. Budapest 1820, *Salutare naturae et artis connubium*, 27 S.

Vater von Th. v. Bakody (s. dort). Angaben über sein Geburtsjahr differieren. Die richtige Angabe ist jedoch 1795 (M. Schmideberg, AHZ 178, 1930, S. 114). Gilt als Begründer der Homöopathie in Ungarn. Gelangte durch Heilerfolge während der Cholera-Epidemie der Jahre 1831/32 zu außerordentlichem Ansehen. Das führte zu heftigen Anfeindungen seitens allopathischer Kollegen, denen er 1832 mit seiner Broschüre *Rechtfertigung des Dr. Jos. Bakody in Raab gegen die grundlosen Angriffe zweier Ärzte mit gerichtlich beglaubigten Belegen* begegnete. Ließ sich 1836 in Pest nieder.

Werke: Authentischer Bericht über die glücklichen Erfolge der homöopathischen Heilmethoden in der asiatischen Cholera, Allgemeiner Anzeiger, 1831, S. 15–26. Homöopathische Heilung der Cholera zu Raab in Ungarn im Jahre 1831, Stein am Anger 1832, abgedruckt in AHZ 4, 1832, S. 29–31 und ACS 12, 1832, H. 1, S. 152–164. Rechtfertigung des Dr. Joseph Bakody in Raab, Leipzig 1832.

Literatur: AHZ (J. Attomyr) 24, 1845, S. 369–371. Biographie (M. Schmideberg): AHZ 178, 1930, S. 114–119. Kóczían/Kölnei, S. 201–218. Haehl, Bd. 1, S. 192, 194, 463; Bd. 2, S. 510. Callisen, Bd. 1, S. 366; Bd. 26, S. 127. Hirsch, Bd. 1, S. 297. Dinges, S. 170. Tischner, S. 511. Horn, Sonja (Hrsg.): Homöopathische Spuren, darin Grass, Monika: Homöopathie im 19. Jahrhundert im Königreich Ungarn, S. 71–78.

Bakody, Theodor von
* 5.5.1825 (?) Raab/Ungarn, † 29.3.1911 Budapest
Studienort: Wien
Dr. med., Rigorosum im Fach Geburtshilfe am 7.11.1855. Kein Hinweis auf Dissertation.

1861 Habilitation als Dozent für Naturheilkunde in Lemberg. 1873 Professor für homöopathisch-pathologische Experimentalforschung in Budapest.
Sohn von J. Bakody (s. dort), Schwiegersohn von G. A. Schréter (s. dort). Lt. Tischner ist er am 5.5.1825 geboren. Gemäß Nekrolog H. Wapler (s. unten) Geburt am 30.6.1826. Studierte zunächst Philosophie und Jura. Nahm am ungarischen Freiheitskampf 1848/49 teil. Machte in Lemberg Bekanntschaft mit der Homöopathie, der er jedoch anfangs skeptisch begegnete. Studium des Schrifttums zur Homöopathie sowie Eigenversuche mit Niedrigpotenzen machten ihn zum überzeugten Anhänger der Homöopathie. Setzte die Errichtung zweier Lehrstühle für Homöopathie in Budapest durch. Lehrstuhlinhaber für vergleichende homöopathische Pathologie und Experimentalforschung war F. Hausmann (s. dort), Lehrstuhlinhaber für vergleichende homöopathische Pathologie und Therapie war B. selbst. Nach dem Tod von F. Hausmann 1876 übernahm B. dessen Lehrstuhl. Nach seinem Tod gab es keinen homöopathischen Lehrstuhl mehr in Ungarn. Gründete 1866 das Krankenhaus „Bethesda". Führte den Turnunterricht in Ungarn ein.

Werke: Hahnemann redivivus. Apologetische Analekten aus den Schriften des Dr. Samuel Hahnemann und das Wesentliche aus dem Organon, Leipzig 1883, 161 S. Die naturwissenschaftliche Methode der homöopathischen Schule. Eröffnungsrede, gehalten auf der 44. Generalversammlung des homöopathischen Centralvereins Deutschlands in Ofen-Pest, am 10. August 1876, IHP 7/8, 1876, S. 485–498. Retorsion; Entgegnung auf die Abhandlung des Professor Jürgensen *Die wissenschaftliche Heilkunde und ihre Widersacher*, ZBV 2,

1883, S. 153–193. Zur Reform der medizinischen Therapie, Sendschreiben an Herrn Professor Rudolf Virchow, ZBV 2, 1883, S. 219–248. Über das Koch'sche Heilverfahren, AHZ 122, 1891, S. 33–45, 49–55.

Literatur: AHZ 159, 1911, S. 127. HMB (A. Stiegele) 10, 1911, S. 149–151. Erinnerungen an Dr. Theodor von Bakody (H. Wapler), AHZ 160, 1912, S. 313–334. Biographie (M. Schmideberg), AHZ 178, 1930, S. 210–223. Kóczián/Kölnei, S. 201–218. Theodor von Bakody, Arzt und Dichter, LPZ (Unterhaltungsbeilage) 69, 1938, Nr. 4 , S. 13u/14u; Nr. 5, S. 17u–19u. Tischner S. 163, 625, 628, 640, 650 f., 656, 705, 709, 713, 723, 743, 755, 771. Eppenich, S. 64, 315. Dinges, S. 25, 170. Lucae, S. 25, 75, 79, 80, 81, 85, 92, 99, 111, 120, 139, 143, 181, 194, 195, 200, 221. Hirsch, Bd. 1, S. 297. ÖBL, Bd. 1, S. 45. Faltin, S. 127. Lorbacher, Arnold: Prof. Bakody's in Budapest Neueste Arbeiten, AHZ 106, 1883, S. 44/45, 49–52. 57/58, 65/66, 74/75, 81–83, 105–107, 153/154. Meyer, S. 2, 47, 87. Villers, Bd. 2, S. 26.; Bd. 2, Bibl. S. 58. Horn, Sonja (Hrsg.): Homöopathische Spuren, darin Grass, Monika: Homöopathie im 19. Jahrhundert im Königreich Ungarn, S. 71–78, hier S. 76.

Balogh, Paul von
* 1794 Nagybárcza/Ungarn,
† 11.9.1867 Rimaszombat
Studienort: Pest
Dr., Diss. med. Univ. Pest 1823, *De evolutione et vita encephali*.

1830 Mitglied der ungarischen Akademie der Wissenschaften sowie 1834 korrespondierendes Mitglied der Berliner und der Lyoner ärztlichen Gesellschaft. Sekretär des 1846/47 gegründeten homöopathischen Vereins Ungarns.

Vater von T. v. Balogh (s. dort). Studierte zunächst Jura. Beherrschte mit 23 Jahren die italienische, französische, englische und deutsche Sprache. Wurde in Deutschland mit den Lehren der Homöopathie und mit S. Hahnemann (s. dort) persönlich bekannt. 1856 Aufenthalte in Paris, London und Brüssel.

Werke: Über die Cholera, Temesvár 1831. Gedenkrede auf Hahnemann, Budapest 1844.

Literatur: AHZ 75, 1867, S. 104. Biographie (M. Schmideberg), AHZ 178, 1930, S. 119–124. Kózián/Kölnei, S. 201–218. Haehl, Bd. 1, S. 139, 259, 390 f., 463. Callisen, Bd. 26, S. 136. Hirsch, Bd. 1, S. 310. Tischner S. 511. Lucae, S. 73. Meyer, S. 2. Horn, Sonja (Hrsg.): Homöopathische Spuren, darin Grass, Monika: Homöopathie im 19. Jahrhundert im Königreich Ungarn, S. 71–78, hier S. 74, 75.

Balogh, Tihamér von
* 31.10.1838 Pest, † 19.6.1907 Budapest
Studienort: Pest
Dr. med.

Sohn des Paul von Balogh (s. dort). War erfolgreicher homöopathischer Arzt und wird zusammen mit Th. v. Bakody (s. dort) und A. Szontagh (s. dort), mit dem er eng befreundet war, zu den angesehensten Homöopathen Ungarns gezählt. Schrieb ein Lehrbuch über die Hygiene (zwei Auflagen). Stellte in seinen wissenschaftlichen Arbeiten, die überwiegend in ungarischer Sprache erschienen, die praktischen Gesichtspunkte in den Vordergrund. Redigierte von 1870 bis 1873 die Zeitschrift *Hasonszenvi* (Homöopathische Blätter) sowie zusammen mit Th. v. Bakody die 1895 herausgegebene Zeitschrift *Homeopathia*.

Werke: Kritik der gegen die genuine Rachendiphtheritis angewandten Behandlungsmethoden, IHP 5/6, 1875, S. 449–474, 513–529, 577–611. Ein neues Heilmittel gegen Typhus abdominalis, ZBV 21, 1902, S. 273–301.

Literatur: Biographie (M. Schmideberg), AHZ 178, 1930, S. 231–234. Kóczián/Kölnei, S. 201–218. Meine ärztliche Laufbahn (Autobiographie), AHZ 178, 1930, S. 241–250. Tischner, S. 652. Horn, Sonja (Hrsg.): Homöopathische Spuren, darin Grass, Monika: Homöopathie im 19. Jahrhundert im Königreich Ungarn, S. 71–78, hier S. 77.

Balzli, Hans Otto Karl
* 1.10.1893 Rixingen (Réchicourt le Chateau)/ Kr. Saarbourg/Elsass, † 15.12.1959 Freiburg i. B.
Studienorte: Straßburg, Leipzig
Dr., Diss. med. Univ. Leipzig 1920, *Vokabularien im Codex Salernitanus der Breslauer Stadtbibliothek (Nr. 1302) und in einer Münchener Handschrift (Lat. 4622): beide aus dem XII. Jahrhundert*, 64 S.

Vertrat R. Haehl (Stuttgart) vor 1922 in seiner Praxis.

Werke: Medizinisches Taschenwörterbuch: mit Berücksichtigung der Fachausdrücke der Homöopathie, Regensburg 1926, 307 S. Die Gymnastikstunde der Frau: Körperpflege und Ernährung, Atemübungen und Gymnastik in gesunden und kritischen Zeiten des Frauenlebens, 4.–6. verb. u. verm. Aufl., Stuttgart 1929, 79 S. Balzli, Hans/Mirabeau, Yvette: Gepflegte Frau – Schöne Frau: Das Buch der modernen Kosmetik; mit 36 Bildern, zahlr. prakt. Anleitungen, vollst. Schminktechnik und über 100 Rezepten, Stuttgart

1932, 169 S. Arsen und Arsenwirkungen in historischer Beleuchtung, AHZ 170, 1922, S. 83–99. Allopathen und Homöopathen, ZBV 44, 1927, S. 225–240. Die Homöotherapie der Nebenhöhlenerkrankungen, ZBV 44, 1927, S. 287–313.

Literatur: Tischner, S. 727, 732. Haehl, Vorwort (S. 10).

Bamberg, Heinrich
** 22.2.1801 Meseritz/Großherzogtum Posen,
† 25.11.1853 Berlin*
Studienort: Berlin. Hörte Vorlesungen u. a. bei: Hufeland, Gräfe, Rudolphi, Rust.
Dr., Diss. med. Univ. Berlin 1826, *De hydrocephalo acuto,* 31 S.

Durch J. Stüler (s. dort) 1833 für die Homöopathie gewonnen. Praktizierte seit 1835 in Berlin. Unvollendet blieb seine Arbeit *Kurzgefaßter Abriß der Geschichte der Homöopathie von den ersten Quellen bis zur heutigen Zeit,* die 1854 erscheinen sollte.

Werke: Ideen über epidemische Krankheiten im Allgemeinen und besonders über die Cholera, AHZ 35, 1848, S. 193–198, 209–219.

Literatur: AHZ (F. Rummel) 47, 1853, S. 15/16. ZHK 3, 1854, S. 7. Callisen, Bd. 1, S. 392. British Journal of Homoeopathy, London, Bd. 12, 1854, S. 318.

Baráczhàz, Gregor Capdebo von
** 27.4.1776 Elisabethstadt/Siebenbürgen,
† 29.12.1839 Pest*
Studienort: Wien
Dr. med. Promovierte am 14.9.1801 in Wien zum Doktor der Medizin. Im Universitätsarchiv konnte keine Dissertation nachgewiesen werden.

Literatur: ACS (J. Attomyr) 22, 1845, H. 2, S. 184/185. Horn, Sonja (Hrsg.): Homöopathische Spuren, darin Grass, Monika: Homöopathie im 19. Jahrhundert im Königreich Ungarn, S. 71–78.

Bartels, Volckmar
* 27.4.1898 Magdeburg, † 10.8.1976 Berlin
Studienort: Berlin. Ärztliche Ausbildung u. a. bei: Bier, Sauerbruch, v. Bergmann, Bastanier.
Dr., Diss. med. Univ. Berlin 1933, *Beitrag zur Geschichte der naturwissenschaftlich-kritischen Richtung in der Homöopathie,* 48 S.

Ende der 1960er-Jahre Vorsitzender des Berliner Vereins Homöopathischer Ärzte. Ehrenzeichen des DZVhÄ 27.4.1968.

Schlug zunächst die Offizierslaufbahn ein. Teilnehmer am Ersten Weltkrieg. Danach Banklehre in Hamburg mit anschließender Tätigkeit im Metallhandel in Berlin bis 1924. Studierte dann Philosophie und Nationalökonomie, bevor er sich der Medizin widmete. Assistenzzeit in Danzig (Klinik E. Liek) sowie im Sudenburger Krankenhaus Marburg (G. Ricker). Promovierte bei A. Bier (s. dort). Er war über ein Jahr an der Berliner Homöopathischen Universitätsklinik tätig. Arbeitete mehr als 25 Jahre im Arbeitskreis von E. Gindler und H. Jacoby und beteiligte sich an der Erforschung der menschlichen Verhaltenslehre.

Werke: Die Rickersche Relations-Pathologie in ihrer Beziehung zur Homöopathie, AHZ 180, 1932, S. 78–91. Beitrag zur Geschichte der naturwissenschaftlich-kritischen Richtung in der Homöopathie, AHZ 180, 1932, S. 273–314. Der Ähnlichkeitssatz: similia similibus curantur, DHM 5, 1954, S. 283–293. Heilkunst oder Naturwissenschaft – Eine Standortfrage, DHM 5, 1954, S. 449–454. Hahnemann über die Niederkunft seiner Frau, AHZ 210, 1965, S. 260–274.

Literatur: AHZ (K. v. Petzinger) 222, 1977, S. 27. Volckmar Bartels 70 Jahre alt, AHZ 213, 1968, S. 172/173. Eppenich, S. 309, 319, 373. Tischner, S. 640, 710.

Bastanier, Ernst
* 30.8.1870 Berlin, † 28.4.1953 Berlin
Studienorte: Berlin, Königsberg. Hörte u. a. bei: v. Bergmann, Du Bois-Reymond, Gräfe, Rubner, H. Virchow.
Dr., Diss. med. Univ. Berlin 1897, *Ueber traumatische Perforationen des Trommelfells mit Berücksichtigung der Fremdkörper des Ohres,* 30 S.

Lehrauftrag für Homöopathie an der Universität 1928. Verleihung des Professorentitels 1939.

Gehörte einige Jahre dem Herausgeberkollegium der AHZ an. ZBV-Schriftleitung mit W. Grabert (s. dort) und O. Leeser (s. dort). 1949 Ehrenmitgliedschaft des DZVhÄ.

Nach Abschluss des Studiums und einer mehrjährigen Tätigkeit an der Universität Königsberg wurde er mit der Homöopathie bekannt. Seine Lehrer waren R. Windelband (s. dort), V. Schwarz (s. dort) sowie H. Wapler (s. dort). War mit A. Bier (s. dort) und G. Schimert (s. dort) befreundet. In seiner Antrittsvorlesung am 6.11.1928 versuchte er, eine Brücke zwischen der Schulmedizin und der Homöopathie zu bauen, indem er zeigte, dass Virchow, der bedeutende Exponent der

Schulmedizin, in manchem, besonders in seiner Reizlehre, der Homöopathie gar nicht so fern gestanden habe.

Damit war Bastanier der erste homöopathische Dozent, der in Preußen lehrte und damals auch der einzige für Homöopathie im deutschen Sprachgebiet. Im Herbst 1929 wurde für B. aus privaten Stiftungen (Madaus/Radebeul und Schwabe/Leipzig) eine homöopathische Poliklinik zur Unterweisung von Ärzten und Studenten eingerichtet.

Werke: Einführung in das Wesen der Homöopathie, Einleitung zu Kröner-Gisevius *Handbuch der homöopathischen Heillehre*, Bd. 3, Berlin 1911, S. 391–416. Wie sollen wir uns zur Homöopathie stellen? (contra Klemperer), TdG, H. 8, 1925, S. 418–422. Zur Causticum-Frage, ZBV 44, 1927, S. 509–518. Die Homöopathie im Wandel und Spiegel der Zeiten (Antrittsvorlesung vom 6.11.1928), DMW 4, 1929, S. 141–144. Ist die Homöopathie Wissenschaft? Sitzungsberichte des X. Kongresses der Liga Homoeopathica Internationalis in Budapest, Madaus 1935, S. 100–111. Wieviel Moleküle enthält eine Dosis As D 30? DMW 49, 1935, S. 1985–1987. Homöopathie und Endokrinologie, MeK 28, 1935, S. 904–906.

Literatur: DHM (H. Rabe) 4, 1953, S. 278/279. Professor Ernst Bastanier zum Gedächtnis (W. Gruchmann), HPP 24, 1953, S. 638. AHZ-Beilage (M. Kabisch) 198, 1953, zwischen S. 126/127. Verleihung des Professorentitels, AHZ 187, 1939, S. 93. Bastanier zum 70. Geburtstag (H. Rabe), ZBV 56, 1940, S. 185–188. Ernst Bastanier 70 Jahre alt (R. Tischner), AHZ 188, 1940, S. 95–96. Professor Ernst Bastanier zum Gedenken (F. Ficker), AHZ 215, 1970, S. 514–516. Haehl, Bd. 2, S. 173. Tischner, S. 141, 191, 221, 489, 699, 710, 764. Lucae, S. 20, 147, 149, 151, 152, 154, 159, 162, 164, 183, 190, 194, 195, 200, 203, 221. Faltin, S. 19, 186, 192. Dinges, S. 26.

Battmann, Carl Ludwig
* 19.6.1819 Radeburg, † 24.8.1866 Grossenhain
Studienort: Würzburg
Dr., Diss. med. Univ. Würzburg 1843, *De remediis uterinis*.

Wurde durch Hofrat Schwarze/Dresden mit der Homöopathie bekannt. Erzielte Erfolge bei der Bekämpfung der Cholera- und Nervenfieber-Epidemien.

Werke: Zwei Aconitheilungen, NZK 3, 1854, S. 168/169. Tetanus und Trismus geheilt durch Strychnin, NZK 9, 1860, S. 116/117. Einiges über die Heilbarkeit der Tuberculose, NZK 16, 1867, S. 29/30. Zur Gabenlehre. Ein Fragment; aus den hinterlassenen Papieren des Dr. Battmann, NZK 16, 1867, S. 37/38.

Literatur: NZK 15, 1866, S. 144. AHZ 73, 1866, S. 104. LPZ 12, 1866, S. 159. Meyer, S. 2, 42.

Baumann, Jacob Friedrich
* 30.3.1818 Augsburg, † 6.11.1879 Memmingen
Studienort: Erlangen
Dr., Diss. med. Univ. Erlangen 1841, *Systemate morborum psychicorum nosologico*.

Wurde 1849 mit der Homöopathie bekannt. Richtete sich eine Apotheke ein und begann 1852 mit der homöopathischen Behandlung. Polemik zwischen ihm und B. Hirschel (s. dort) in der AHZ führte zur Entfremdung gegenüber der Zeitschrift.

Werke: Das alte und neue Heilverfahren mit Medicin: nach den Schriften Anderer und nach eigener Erfahrung: für das denkende Publikum, Memmingen 1857, 182 S. Die Homöopathie und ihre Gegner, Memmingen 1869, 32 S. Drei polemische Schriften gegen B. Hirschel: Auch zur Abwehr, AHZ 87, 1873, S. 36–38. Zur Dosenfrage, AHZ 87, 1873, S. 69/70.

Literatur: AHZ 99, 1879, S. 176. AHZ (T. Kafka) 99, 1879, S. 206/207. HMB (Köck) 4, 1879, S. 120/121. Tischner, S. 772. Meyer, S. 2, 36.

Beer, Josef
* 1788 Lanz bei Falenau, † 30.3.1857 Prag
Dr. med.

Ritter von Baier.

Vorstandsmitglied des Waisenhauses zu St. Johann dem Täufer. Medizinalrat. Von Kaiser Ferdinand 1843 in den Ritterstand erhoben. Leibarzt des Fürsten Öttingen-Wallerstein.

Gehörte mit zu dem Personenkreis, der in der Homöopathie Böhmens bahnbrechend war.

Literatur: PMM 5, 1857, S. 77/78.

Beeskow, Albert
* 13.12.1863 Messingwerk/Provinz Brandenburg, † 21.4.1892 Eberswalde
Studienorte: Leipzig, Erlangen
Dr., Diss. med. Univ. Erlangen 1888, *Tremor mercurialis*, 49 S.

Assistenzarzt am homöopathischen Krankenhaus in Leipzig unter der Leitung von C. Heinigke (s. dort).

Werke: Kleinigkeiten aus der Praxis, LPZ 21/22, 1891, S. 198–200.

Literatur: LPZ 23,1892, S. 93. AHZ (J. Stifft) 124, 1892, S. 142. Tischner, S. 678.

Benninger, Franz Rudolf
* Datum/Ort unbek., † 23.2.1862 Graz
Dr. med.

Ritter des Constantin-Ordens, des heiligen Ludwig-Verdienst-Ordens und Besitzer der Parma'schen Militärdienst-Medaille, Mitglied der Turiner Akademie.
Pensionierter Leib- und General-Stabsarzt von Carl III., Herzog von Parma. Verschaffte der Homöopathie in Adelskreisen Ansehen.

Literatur: AHZ 64, 1862, S. 88. Prager medicinische Monatsschrift 10, 1862, S. 48. NZK 11, 1862, S. 48. Meyer, S. 2, 41.

Bergmann, Johannes Artur
* 1.11.1894 Gnadenstein/Kreis Borna, † 19.1.1942 (Heimatlazarett, ohne nähere Angaben)
Studienort: Leipzig. Akademische Lehrer waren u. a.: Spalteholz, v. Strümpell, Frühwald.
Dr., Diss. med. Univ. Leipzig 1921, *Ueber den Einfluß des Aolans als unspezifischer Reizkörper auf den Ausfall der kutanen Tuberkulinreaktionen*, 10 S.

Erster Vorsitzender des Sächsischen Vereins homöopathischer Ärzte.
Zunächst Landarzt in Oßling. Später Schul-, Betriebs- und Jugendarzt in Kamenz. Wurde durch J. G. Rademacher mit der Homöopathie bekannt.

Werke: Möglichkeiten der Therapie, Stuttgart 1939. Arznei und Mensch: Die Erfahrungslehre von J. G. Rademacher, Auswahl bearbeitet und erläutert von J. Bergmann, Stuttgart 1943, 205 S. Die Epidemiologie Rademachers und die Homöopathie, AHZ 182, 1934, S. 86–92. Zur Kasuistik der homöopathischen Behandlung der Lues II, AHZ 184, 1936, S. 313/314. Asthmabehandlung, AHZ 184, 1936, S. 453–458. Zur Behandlung stenokardischer Anfälle bei sichergestellter Koronarsklerose mit homöopathischen Mitteln nebst Beobachtungen von Heilung des Ziegenpeters durch Plumbum aceticum, AHZ 186, 1938, S. 160–163.

Literatur: AHZ 190, 1942, S. 65/66.

Bernstein, Karl Hugo
* 1808 Budapest, † 13.11.1877 Mailand
Studienort: verm. Pest.
Kein akad. Grad.

Ungarischer Dramatiker und Mediziner jüdischer Abstammung. Pseudonyme: Hugo; Karl Bernstein; Bern von Stein; Karl Hugo Amber (eigener Name) Börnstein; Karl Hugo Amber. Musste sein Medizinstudium (Chirurgie) wg. Geldmangels abbrechen. Trat 1830 in die Armee ein und ersparte sich einen Geldbetrag, der es ihm erlaubte, sein medizinisches Examen abzulegen. Diente 1830 in der polnischen Revolutionsarmee. Nach dem Fall von Warschau kehrte er nach Pest zurück, wo er als homöopathischer Arzt praktizierte. War 1836 in Großkanischa (ungarisch Nagykanizsa) als Homöopath tätig. Kam 1839 auf Einladung von S. Hahnemann (s. dort) nach Paris, blieb aber nur kurz. Paris wurde zum Wendepunkt in seinem Leben. Gab die Medizin auf und widmete sich der Dramaturgie. Zog weiter nach Berlin und Hamburg in der Absicht, das deutsche Bühnenwesen von Grund auf zu verbessern. Lebte 1841 als Homöopath in Wien. Kehrte 1844 nach Pest zurück, wo er 1846 eigene Bühnenstücke im ungarischen Nationaltheater aufführte. Begab sich 1847 wieder nach Paris. Dort wurde er von der Revolution überrascht und praktizierte bis 1848 erneut als Homöopath. 1850 lebte er in Neapel. Starb verarmt in Mailand.

Werke: Mosaik (Correspondenz der Homöopathie Pannoniens), 1. bis 3. Tafel, Leipzig 1837–1838. Doktor Ego, der fahrende Homöopath: Elhorama einiger Kunst- und Zunftverwandter, Leipzig 1839, 80 S. Der Saphir, geschliffen und à jour gefaßt vom Meister Bernstein. Hrsg. als Rokoko vom Freiherrn Bern von Stein, Leipzig 1839, 150 S. Das gemassregelte Genie (Gesamttitel: Les mémoires terribles d'un martyr monstre), Berlin 1862, 176 S.

Literatur: Jewish Encyclopedia (www.jewishencyclopedia.com), von Isidore Singer und Ludwig Venetianer. S. Wininger, Bd. 1, S. 353/354. PMM 5, 1857, S. 77/78.

Berthelen, Carl Andreas
* 1821 (Ort unbek.), † 1906 Hameln
Studienort: Leipzig
Dr., Diss. med. Univ. Leipzig 1846, *De hypochondriasis origine*, 32 S.

Vorsitzender des Impfzwanggegner-Vereins (o. J.).
War einer der bedeutendsten Anführer der impfgegnerischen Bewegung. Hatte bereits viele Jahre vor seinem Tod der Allopathie den Rücken gekehrt und sich der Homöopathie in

Verbindung mit der Naturheilkunde zugewandt. Praktizierte von 1860 bis 1880 in Zittau.

Literatur: LPZ 38, 1907, S. 14. Wolff, Eberhard: Medizinkritiker der Impfgegner im Spannungsfeld zwischen Lebenswelt- und Wissenschaftsorientierung, Medizinkritische Bewegungen im Deutschen Reich (ca. 1870 bis ca. 1933), Dinges (Hrsg.), MedGG-Beihefte 9, 1996, S. 86/87.

Bertuch, Johann Friedrich
* 17.6.1803 Tennstädt, Kreis Langensalza,
† 24.2.1887 Pasewalk
Studienort: Greifswald
Dr., Diss. med. Univ. Greifswald 1835, *De rheumatismo.*

Ausbildung zum Apotheker. Nach dem Medizinstudium ließ er sich als praktischer Arzt in Anclam nieder, verlegte jedoch 1839 seinen Wohnsitz nach Pasewalk. Nachdem er sich mit der Radermacher'schen Erfahrungslehre befasst und danach behandelt hatte, wandte er sich durch die Anregung von J. Aegidi (s. dort) dem Studium der Homöopathie zu und bestand 1853 das Dispensierexamen.

Literatur: ZBV 6, 1887, S. 505/506. AHZ 114, 1887, S. 80. LPZ (A. Rauch) 18, 1887, S. 62. Villers, Bd. 1, Teil 2, S. 10.

Bethmann, Heinrich
* 1.10.1797 Burgk bei Schleiz/Sächsisches Voigtland, † 8.8.1843 Burgk
Studienorte: Leipzig, Gießen
Dr. med. (Wurde am 19.3.1823 zum Dr. med. promoviert, ohne Diss. eingereicht zu haben. Hat lt. Dekanatsbuch mündliche Doktorprüfung abgelegt.)

Nach der Schulzeit kam er zu seinem Onkel nach Limbach bei Chemnitz, um dort die praktische Heilkunde zu lernen. Als der Onkel später eine Stelle als Oberarzt in den Militärspitälern zu Freiberg und Chemnitz annahm, wurde B. dort als Hilfsarzt angestellt und arbeitete bald in französischen und österreichischen Krankenhäusern, wo er es aufgrund seiner Geschicklichkeit bis zum Oberarzt brachte. Unternahm anschließend Reisen nach Holland und England in der Absicht Schiffsarzt zu werden, kehrte jedoch bald nach Deutschland zurück. Lehnte 1832 S. Hahnemanns (s. dort) Angebot ab, in Köthen als dessen Gehilfe zu arbeiten.

Werke: Homöopathische Heilungen: ACS 3, 1824, H. 2, S. 119–128; ACS 7, 1828, H. 1, S. 61–68; ACS 8, 1829, H. 3, S. 144–152; ACS 9, 1830, H. 1, S. 113–119. Complicirtes Asthma, ANN 1, 1830, St. 1, S. 116–125. Krämpfe, ANN 1, 1830, St. 2, S. 305–309. Cyphosis, nebst einigen Worten über den Missbrauch der Arzneien, ANN 1, 1830, St. 2, S. 366–369.

Literatur: AHZ (G. Groß) 26, 1844, S. 32. AHZ (G. Groß) 26, 1844, S. 78–80. Callisen, Bd. 2, S. 215/216; Bd. 26, S. 281. Tischner, S. 472.

Beuchelt, Armin Hellmuth
* 18.5.1895 Leipzig, † 19.1.1990 Georgsmarienhütte
Studienort: Leipzig. Hörte Vorlesungen, Kliniken und Kurse u. a. bei: Frühwald, Rabl, Spalteholz, v. Strümpell, Sudhoff.
Dr., Diss. med. Univ. Leipzig 1920, *Die Abhängigkeit der photoelektrischen Reaktion des Froschauges von den ableitenden Medien,* 30 S.

Ließ sich 1922 als Landarzt im Erzgebirge nieder, verlegte später seine Praxis nach Wurzen bei Leipzig. Seit 1932 praktischer homöopathischer Arzt. Musste infolge einer Denunziation in der DDR von 1948 bis 1952 eine Gefängnisstrafe verbüßen. Ließ sich danach 1953 in Osnabrück als praktischer homöopathischer Arzt nieder.

Werke: Praxis der wissenschaftlichen Homöopathie: mit differentialtherapeutischen Tabellen, Bd. 1, Leipzig 1949, XVI, 395 S.; Bd. 2, Leipzig 1950, VIII, 422 S. Jüngste schulmedizinische Bestätigung alter homöopathischer Erfahrung, AHZ 213, 1968, S. 531–534. Molekulargenetik und homöopathische Konstitutionstherapie, AHZ 215, 1970, S. 404–411. 50 Jahre eigene ambulante Diabetikerbehandlung im Spiegel moderner Erkenntnisse, AHZ 216, 1971, S. 156–161.

Literatur: Dr. Hellmuth Beuchelt 90 Jahre alt (H.-G. Wolff), AHZ 231, 1986, S. 28/29.

Bicking, Franz Anton
* 31.3.1809 Erfurt, † 14.1.1873 Berlin
Studienort: Berlin
Dr., Diss. med. Univ. Berlin 1833, *De phthisi laryngea,* 33 S.

Ernennung zum königlich geheimen Sanitätsrat (o. J.) und Leibarzt des Prinzen Albrecht von Preußen von ca. 1842 bis 1872. Vorsitzender der Prüfungskommission für homöopathische Ärzte zwecks Erlangung des Rechts zum Selbstdispensieren. Ritter des Roten Adlerordens.

War für den geistlichen Beruf vorgesehen und besuchte zunächst das Jesuiten-Colleg in Paderborn. Studierte dann Medizin in Berlin. Wurde nach der Promotion homöopathischer Arzt in Erfurt und praktizierte anschließend als Nachfolger von B. Vehsemeyer (s. dort) in Mühlhausen/Thüringen. Zog 1842 nach Berlin und versuchte Ende der 1840er-Jahre sich an der Berliner Universität zu habilitieren, scheiterte jedoch. Mit Prinz Albrecht von Preußen unternahm er größere Reisen. Teilnahme an den Kriegen gegen Frankreich und Österreich. Publizierte unter dem Pseudonym Ludwig Rüben sowohl Reisebeschreibungen als auch historische Dramen und Gedichte.

Werke: Die Verirrung der Medizin von ihrem Grundprincip und die Feststellung desselben in der homöopathisch-specifischen Heillehre, Berlin 1843. Die Heillehre von der Seite der Reaction aufgefasst, mit Hinweisung auf die Krankheit des Herrn Dr. Simon ..., welche in dessen Antwortschreiben & c. hervorgetreten ist, Berlin 1845, 98 S. Das Princip der Medicin in seiner Folgerung aus dem Begriff des Organischen, Berlin 1847, VI, 79 S.

Literatur: Hirsch, Bd. 1, S. 523. NZK 19, 1874, S. 7. Tischner, S. 470, 580, 744, 772. Lucae, S. 42, 185, 194, 201. Eppenich, S. 363. Lietzau, F.O.: Die Berliner medizinische Fakultät und Herr Dr. F. Bicking, Berlin, 80 S. DBE, Bd. 1, S. 514. Meyer, S. 3, 34, 73.

Bier, August
* 24.11.1861 Helsen/Waldeck, † 12.3.1949 Sauen über Beeskow/Brandenburg
Studienorte: Berlin, Leipzig, Kiel
Dr., Diss. med. Univ. Kiel 1888, *Beiträge zur Kenntnis der Syphilome der äußeren Muskulatur*, 38 S.

1899 Lehrstuhl für Chirurgie in Greifswald. 1903–1907 Leiter der Chirurgischen Klinik in Bonn. 1907–1932 Leiter der Chirurgischen Universitätsklinik Berlin.

Obwohl gefeierter Hochschullehrer und genialer Chirurg war er nicht nur Mediziner im engeren Sinne, sondern auch Biologe und Forscher. Bereicherte die Chirurgie durch neue Methoden (z. B. 1899 Einführung der Lumbalanästhesie) und übte durch seine naturphilosophische Lehre großen Einfluss auf die Ärzte aus. Sein Bestreben galt der Eingliederung der Forschungs- und Heilmethoden S. Hahnemanns (s. dort) in die Schulmedizin. Durch die Kenntnis der Arndt-Schulz'schen Regeln wurde er mit der Homöopathie vertraut. Eintreten für Heilgymnastik und Sport. Gründete nach dem Ersten Weltkrieg die Deutsche Hochschule für Leibesübungen und war deren erster Rektor. Erfinder des im Ersten Weltkrieg verwendeten Stahlhelms. Beteiligung an der deutschnationalen Professorenpolitik gegen die Weimarer Republik. Ab 1932 Anhänger Hitlers.

Werke: Wie sollen wir uns zu der Homöopathie stellen? 4. Aufl., München 1925, 36 S. Homöopathie und harmonische Ordnung der Heilkunde, München 1939, 279 S.

Literatur: Karl Vogeler: August Bier, Leben und Lebenswerk (mit Schriftenverzeichnis), München-Berlin 1941, 281 S. Zum Gedenken (O. Schlegel), HPP 1949, S. 246–248. Dem Andenken von Geheimrat Prof. Dr. Bier (A. Stiegele), AHZ 194, 1949, S. 3. Geheimrat August Bier zu seinem achtzigsten Geburtstag (H. Wapler), AHZ 189, 1941, S. 166. Zum 75. Geburtstage von Prof. Dr. August Bier (A. Stiegele), AHZ 184, 1936, S. 359–361. Geheimrat Bier zum 70. Geburtstag (K. Kötschau), AHZ 179, 1931, S. 273–276. Ficker, Friedbert: Ein Künstler der Heilkunde: zum 100. Geburtstag von August Bier, Sonderdruck aus Naturheilpraxis, 1962, H. 1, 1 S. August Bier en de homoeopathie, Diss. von A. van't Riet, Eindhoven 1978, 319 S. Feierstunde zum 125. Geburtstag von Prof. Dr. August Bier: 23. November 1986, Korbach 1986, 18 Bl. 50. Todestag August Bier, Stiftung August Bier für Ökologie und Medizin, Köln 2000, 195 S. NDB, Bd. 2, S. 230/231. Ärzte Lexikon, S. 59/60. Lucae, S. 129, 145, 146, 148, 149, 156, 179, 182, 189, 195, 201, 210. Tischner, S. 4, 5, 8, 9, 100, 171, 174, 235, 237 f., 241, 304 f., 321, 340, 343 f., 378, 611 f., 675, 697, 710, 756, 759 ff. Eppenich, S. 173, 368. Faltin, S. 80.

Bilfinger, Ferdinand (Friedrich)
* 26.1.1812 Vellberg/Jagstkreis,
† 19.2.1877 Schwäbisch Hall
Studienort: Tübingen
Dr., Diss. med. Univ. Tübingen 1837, *Ueber die Ursachen der endemischen Magenkrankheiten der gemässigten und kältern Länder überhaupt, und des Magenschlusses in Württemberg insbesondere.*

Leitete die internistische Abteilung des Städtischen Krankenhauses in Schwäbisch Hall (Eppenich, S. 112). 1840 Unterarzt in Zwiefalten und praktischer Arzt in Kirchheim unter Teck.

Literatur: ZHK (H. Hirschel) 22, 1877, S. 63/64. Tischner, S. 644. Eppenich, S. 107, 112, 332, 335, 382. Haehl, Bd. 1, S. 463. Medicinisches Correspondenz-Blatt, Stuttgart, Bd. 10, 1840, S. 184.

Billig, Heinrich Hugo
* 10.6.1819 Leisnig/Sachsen, † 15.10.1898 Leipzig
Studienort: Leipzig
Dr., Diss. med. Univ. Leipzig 1844, *De Dysenteria*, 36 S.

Herausgeber von Dr. Vogel's *Homöopathischer Hausarzt* und Müller's *Hausarzt*.
Sohn von Johann Heinrich Billig (s. dort). Praktizierte als Arzt in Chemnitz, danach zehn Jahre in Hohenstein/Ernstthal und Anfang der 1850er Jahre in Annaberg/Sachsen. Zog 1872 nach Stralsund. War von 1882 bis 1888 zweiter Arzt an der Poliklinik des homöopathischen Krankenhauses in Leipzig.

Werke: Die häutige Bräune der Kinder: ein Beitrag zu ihrer Erkennung nebst Anweisung derselben bei dem ersten Auftreten nach den Grundsätzen der Homöopathie zu begegnen: für Eltern und Freunde des homöopathischen Heilverfahrens, Leipzig 1866 oder 1867, 32 S. Dr. Vogel's Homöopathischer Hausarzt: ein leichtfaßlicher und praktischer Rathgeber für solche, welche die am häufigsten vorkommenden Krankheiten sicher, schnell und auf gefahrlose Weise selbst heilen wollen, nach dem Tode des Verf. neu bearb. von Dr. Hugo Billig, 18., wesentl. verm. und verb., mit zahlreichen Abb. vers. Aufl., Leipzig 1882, 431 S. Eine Excursion über Homöopathie und deren Stellung im Königreich Sachsen, NZK 10, 1861, S. 137–139, 145–148.

Literatur: AHZ 137, 1898, S. 174. LPZ 29, 1898, S. 213. Haehl, Bd. 1, S. 129; Bd. 2, S. 128. Lucae, S. 49, 185, 202. Tischner, S. 120, 811. Meyer, S. 3, 33. Villers, Bd. 1, Teil 2, S. 8; Bd. 2, S. 8, Bibl. S. 19.

Billig, Johann Heinrich
* 1779 (Ort unbek.), † 10.9.1855 Leisnig
Studienort: Chirurgische Academie (Ort unbek.)

Vater von Heinrich Hugo Billig (s. dort). War einer der ersten Homöopathen Sachsens. Zunächst Militärarzt. Ließ sich später in Leisnig als praktischer Arzt nieder. Lernte durch G. A. Schweikert (s. dort) in Grimma die Homöopathie kennen.

Literatur: ZHK 4, 1855, S. 192.

Bloss, Wolff Wilhelm
* 16.8.1906 Copitz-Pirna, † 16.10.1973 Nürtingen
Studienorte: München, Kiel, Leipzig
Dr., Diss. med. Univ. Leipzig 1930, *Beobachtungen an der Grippe-Epidemie des Winters 1928/29*, 56 S.

1953–1971 Zweiter Vorsitzender des LV Baden-Württemberg. Der DZVhÄ bestellte ihn später zum Vertreter bei der Bundesärztekammer. 1972 Verleihung des silbernen Ehrenzeichens des DZVhÄ.
Nach dem Studium Ausbildung im Johannisstätter Krankenhaus (später Rudolf-Hess-Krankenhaus) in Dresden, wo er Naturheilverfahren kennenlernte. 1935 eröffnete er eine internistische Praxis in Dresden-Freital. Nach dem Krieg siedelte er sich in Beuren bei Nürtingen an. Es erfolgte eine homöopathische Ausbildung im Robert-Bosch-Krankenhaus in Stuttgart. Zog 1948 nach Bietigheim um. Von dort kehrte er 1969 aus gesundheitlichen Gründen nach Nürtingen zurück. Übersetzung von L. Vanniers Vademecum der wichtigsten 100-jährigen Heilmittel. Bearbeitung von K. Stauffers Symptomenverzeichnis in Nachfolge von O. Schlegel (s. dort).

Werke: Samuel Hahnemann: „Geist der homöopathischen Heil-Lehre", HPP 20, 1949, S. 262–272. Oswald Schlegel 75 Jahre, AHZ 207, 1962, S. 670/671. Homöopathische Behandlung mit Tuberkulinen, ZKH 17, 1973, S. 171–174; S. 226–235.

Literatur: AHZ (P. Mössinger) 219, 1974, S. 118/119. Faltin, S. 192, 244 f., 348. Schoeler, S. 147.

Boffenmeyer, Robert
* 23.4.1869 Kirchheim unter Teck,
† 18.10.1908 Karlsruhe
Studienort: München
Dr., Diss. med. Univ. München 1894, *Ueber einen Fall von Lymphosarcomatose*, 16 S.

Werke: Der Volksarzt: Anleitung zur Selbstbehandlung nach den Grundsätzen der Homöopathie und Naturheilkunde, Cannstatt 1897, 148 S.; 3. Aufl., neu bearb. von A. Stiegele, Cannstatt um 1910, 152 S.

Literatur: AHZ 157, 1908, S. 95. HMB (H. Göhrum) 33, 1908, S. 174/175.

Bojanus, Carl Heinrich
* 23.8.1818 St. Petersburg, † 28.5.1897 Gut im Gouv. Samara/Russland
Studienorte: St. Petersburg, Moskau
Dr. med.

Hausarzt des Grafen Perowsky im Gouv. Tschernigow von ca. 1845 bis 1852. Das American Institute of Homoeopathy verlieh ihm Mitte der 1880er Jahre den Dr. h. c. und ernannte ihn zum korrespondierenden Mitglied.

Gilt als Nestor der homöopathischen Ärzte in Russland. Zunächst Tätigkeit als Kaufmann (1836–1838). Kam nach seinem Studium mit der Homöopathie in Berührung, in der er nach Aussage von S. Mossa (AHZ 135, 1897, S. 94) Bedeutendes geleistet hat. Praktizierte von 1853 bis 1863 als Arzt am Apanagenhospital in Nishny-Nowgorod, wo er auch als Chirurg tätig war. Führte in dieser Zeit u. a. Arzneimittelprüfungen von Spiraea ulmaria, Sinapis alba und der Osmium-Säure durch. Zog 1863 nach Moskau um und gründete ein kleines Privathospital. Lernte 1868 in Deutschland E. v. Grauvogl (s. dort) kennen. 1893 Teilnehmer am internationalen homöopathischen Kongress in Chicago.

Werke: Die moderne Wundbehandlung: kritisch beleuchtet, Leipzig 1878, 19 S. Die homöopathische Therapeutik in ihrer Anwendung auf die operative Chirurgie, Stuttgart 1880, 432 S. Geschichte der Homöopathie in Rußland, Stuttgart 1880, 151 S. Ueber die Ursachen und Bedingungen der Krankheit: Studien zum Werke F. Hausmann's; aus dem Nachlasse Dr. Carl Heinrich Bojanus, Berlin 1898, 97 S. (auch abgedruckt in ZBV 17, 1898, S. 185–282).

Literatur: HMB 22, 1897, S. 143. ZBV 16, 1897, S. 453–457. Biographische Notiz, AHZ (N. Bojanus, mit Bemerkung von S. Mossa) 135, 1897, S. 93–94. Alexander Kotok: The history of homeopathy in the Russian Empire until World War I, as compared with other European countries and the USA; similarities and discrepancies, Diss., Univ. Jerusalem 1999 (s. auch http://www.homeoint.org/books4/kotok). Tischner, S. 562, 654, 657, 659, 740, 743, 773. Villers, Bd. 1, Teil 2, S. 23, Bibl. S. 122, 136, 138, 146, 147, 148, 155; Bd. 2, Bibl. S. 3, 23, 29, 57, 67, 69, 70.

Bolle, Peter Meinolf
* 23.3.1812 (?) Marburg, † 28.1.1885 Aachen
Studienort: Greifswald
Dr., Diss. med. Univ. Greifswald 1838, *De cholera orientali, quae anno 1837 Gryphiae erupit, nonnullis quae de eodem morbo Lassani observavi adiectis*, 43 S.

Mitglied des DZVhÄ. Korrespondierendes Mitglied des Vereins für homöopathische Ärzte Österreichs und der Société de Pharmacodynamie homéopathique in Brüssel.

Ungeklärt bleibt, ob er am 23. oder 29.3.1812 geboren wurde. Ließ sich 1862 als Wundarzt, Arzt und Geburtshelfer in Aachen nieder, nachdem er zuvor in Paderborn praktiziert hatte. Gab seit 1855 in Paderborn die *Populäre homöopathische Zeitschrift zur Aufklärung des Volkes über Wirksamkeit und Wesen der homöopathischen Heilmethode* heraus, die bis 1871 erschien. Bereits 1853 hatte er die „Erlaubnis zur Dispension homöopathischer Arzeneien" erhalten und leitete später in Aachen eine eigene homöopathische Apotheke (Mitteilung des Stadtarchivs Aachen vom 14.3.2002). 1868 Genehmigung zur Eröffnung einer homöopathischen Heilanstalt in der alten Kaiserstadt (Eppenich, S. 166). Dieses Institut war offensichtlich wenig erfolgreich, denn ein halbes Jahr nach Eröffnung teilte er auf Anfrage der Regierung mit, dass nur zwei Patienten behandelt wurden. Bekannt durch sein Eintreten für die konservative Wundbehandlung, den sog. „Bolle'schen Wundverband", der durch die Entdeckung der Antiseptik und Aseptik überholt wurde.

Werke: Antiseptisches Wundheilverfahren mit Arnica-Tinktur mit ausgezeichneter Casuistik, 1864. Anleitung zur sicheren und schnellen Heilung der Cholera: unter Angabe der Mittel für verständige Laien und angehende homöopathische Ärzte, Aachen 1866. Populäre Anleitungen zur Kenntnis und Beurteilung der Heilkunde im Allgemeinen und der Homöopathie im Besonderen, 2. Aufl., Aachen 1866. Anleitung zur sicheren und schnellen Heilung der Wunden und Verletzungen: mit Angabe der Mittel und des Verbandsmaterials; nebst dazu gehörigen Zeichnungen, Aachen 1895, XII, 105 S.

Literatur: AHZ 110, 1885, S. 48. PHZ 16, 1885, S. 35. Zum Andenken an den Veteranen, HMB 10, 1885, S. 34–37. Lenzen, Dieter: Diss., RWTH Aachen 1979, Beitrag zur Aachener Medizinalgeschichte des 19. Jahrhunderts. Tischner, S. 622/623, 639, 773. Eppenich, S. 70, 161, 166–168, 205, 318, 333, 339, 340, 354, 360, 365–367, 380. Meyer, S. 3, 48. Stadtarchiv Aachen, Schreiben a. d. IGM v. 14.2.2004.

Bönninghausen, Carl Anton Hubert Walburgis von
* 15.11.1826 Darup, † 13.6.1902 Haus Darup
Dr. med.

Sohn von C. v. Bönninghausen (s. dort). Ließ sich 1857 in Paris als homöopathischer Arzt nieder und vermählte sich dort mit Sophie Bohrer, der Adoptivtochter S. Hahnemanns (s. dort). Wurde 1870 als Deutscher aus Frankreich ausgewiesen und zog auf sein Gut in Darup, wo er seine Praxis fortsetzte.

Literatur: AHZ 145, 1902, S. 63. Kottwitz, S. 251, 257.

Bönninghausen, Clemens Maria Franz von
* 12.3.1785 Haus Heringhaven bei Tubbergen/ Provinz Overijssel, Niederlande, † 26.1.1864 Münster
Studienort: Groningen/Niederlande
Dr., Diss. jur. Univ. Groningen 1806, *De jure venandi*.

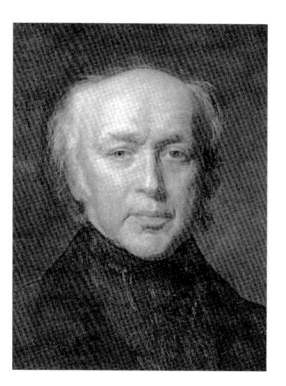

Viele Ehrungen, darunter u. a. Ehrenmitgliedschaft der homöopathischen Gesellschaften von London, Madrid, Palermo, Paris, Pennsylvania und Rio de Janeiro. Verleihung des Dr. med. h. c. (Cleveland 1854). Ernennung zum Ritter der Ehrenlegion am 20.4.1861 durch Kaiser Napoleon III.

Gelangte auf Umwegen zur Homöopathie und zählt zu den berühmtesten Homöopathen nach S. Hahnemann (s. dort). Nach dem Jurastudium zunächst Advokat am Provinzialgericht in Deventer und Eröffnung einer eigenen Kanzlei. Begleitete seinen Vater an den Hof des damaligen Königs von Holland, Louis Napoleon. War bis 1810 u. a. Auditeur beim Staatsrat und Privatbibliothekar des Königs. 1811 kurzfristig Präsident des Arrondissements-Rats in Almelo. Zog 1813 nach Darup bei Coesfeld, wo er 1816 die Funktion des landrätlichen Kommissars für den Kreis Coesfeld inne hatte. 1826 Umzug nach Münster. Wurde im gleichen Jahr Direktor des botanischen Gartens. Mit der Heilung von der Schwindsucht 1828 durch A. Weihe (Großvater von A. Weihe jun., s. dort) begann sein Interesse an der Homöopathie. Briefkontakt mit S. Hahnemann (s. dort). Ab 1830 therapierte er selbst homöopathisch und behandelte zunächst ohne offizielle Legitimation. Führte bis Ende 1836 als Katasterkommissar nebenbei eine homöopathische Praxis. 1843 genehmigte Friedrich Wilhelm I. von Preußen offiziell seine Tätigkeit als Homöopath. Gründete 1848 die „Versammlung homöopathischer Aerzte Rheinlands und Westphalens". Zu seinen berühmten Patienten zählten u. a. Kaiserin Eugénie von Frankreich und die Dichterin Annette von Droste-Hülshoff. Führte als einer der ersten Homöopathen auch Tierheilungen durch.

Werke: Systematisch-Alphabethisches Repertorium der antipsorischen Arzneien, nebst einem Vorworte Hahnemann's über Wiederholung der Gabe eines homöopathischen Heilmittels, Münster 1832, 229 S. Therapeutisches Taschenbuch für homöopathische Ärzte, zum Gebrauche am Krankenbette und beim Studium der reinen Arzneimittellehre, Münster 1846, 506 S. Aphorismen des Hippokrates. Nebst den Glossen eines Homöopathen, Leipzig 1863, 640 S.

Literatur: AHZ 68, 1864, S. 56. Den Manen unseres Bönninghausen, AHZ (V. Meyer) 68, 1864, S. 89–95. LPZ (A. Nebel) 40, 1909, S. 109/110. Haehl, Bd. 1, S. 95, 166, 180, 186, 197, 198, 199, 202, 215, 218, 238, 240, 246, 253, 255, 379 f., 402, 430 f.; Bd. 2, S. 88, 90, 165, 177, 256, 295, 466, 467, 468, 494 f. Hirsch, Bd. 1, S. 595. Tischner, S. 196, 198, 236, 301, 473, 499, 748. Dinges, S. 10, 23 f., 32, 59, 108, 156, 158, 166–169, 173. Eppenich, S. 43, 120, 129, 222, 305, 308, 320, 339, 340, 347, 356, 362. Lucae, S. 14, 43, 123, 205. DBE, Bd. 1, S. 631. Meyer, S. 3, 49. Villers, Bd. 2, Bibl. S. 7, 39. Gypser, Klaus-Henning: „Generalregister zu den Werken Bönninghausens", Heppenheim 1992, 52 S. Gypser, Klaus-Henning: Der „Genius der Arznei" bei Bönninghausen, ZKH 36, 1992, S. 221–223. Stahl, Martin: Der Briefwechsel zwischen Samuel Hahnemann und Clemens von Bönninghausen (mit Auflistung der ungedruckten und gedruckten Werke sowie Literatur), Heidelberg 1997, 319 S. Nachlass Bönninghausen im IGM. Jütte, Samuel Hahnemann, S. 101, 150 ff., 156 f., 159 f., 166, 177, 182, 184, 190 f., 205, 217, 221, 223 f., 238f., 242 f., 250. Kottwitz, Friedrich: Clemens Maria Franz von Bönninghausen (1785–1864), Diss. med. Univ. Berlin 1983, 364 S.

Bönninghausen, Friedrich Paul Hubert von
* 14.4.1828 Münster, † 6.8.1910 Münster
Studienorte: Bonn, Berlin
Dr., Diss. med. Univ. Berlin 1859, *De diabete mellito*, 35 S.
Sanitätsrat

Dritter Sohn von C. v. Bönninghausen (s. dort). Studierte zunächst Jura, wurde am 25.6.1855 Referendar. Schied am 21.7.1855 auf eigenen Wunsch aus dem Staatsdienst aus und studierte Medizin. Nach dem Studium Tätigkeit in der Praxis seines Vaters, die er nach dessen Tod 1864 fortführte. Wirkte mehr als 50 Jahre als Homöopath.

Literatur: AHZ 158, 1910, S. 351/352; LPZ 41, 1910, S. 305/306. Haehl, Bd. 1, S. 433. Krankenjournale im Nachlass v. Bönninghausen (Bestand P) im IGM. Kottwitz, Friedrich: Clemens Maria Franz von Bönninghausen, 1983, 364 S.

Borchers, Hermann
* 1814 (Ort unbek.), † 24.6.1882 Bremen
Dr. med.

Literatur: AHZ (E. Krummacher) 105, 1882, S. 128; ZBV 2, 1883, S. 268. Meyer, S. 4, 35.

Böttger, Hans-Erich
* 7.11.1919 Dessau, † 9.12.1992 Fuldatal-Simmershausen
Studienorte: Köln, Graz, Innsbruck
Dr. med. (o. Diss.)

Praktizierte nach einer chirurgischen Ausbildung am Stadtkrankenhaus in Kassel (1956) und Fuldatal-Simmershausen (ab 1963). Besuchte später in Bad Nauheim Kurse für Homöopathie von W. Münch (s. dort). Leitete von 1982 bis zu seinem Tod den Arbeitskreis zur Weiter- und Fortbildung homöopathischer Ärzte in Kassel. Übte nach Aufgabe seiner Kassenpraxis eine privatärztliche Tätigkeit aus, widmete sich noch intensiver der Homöopathie und arbeitete mit an der Akademie (Durchführung von Arzneimittelprüfungen) in Celle.

Literatur: AHZ (K.-H. Illing) 238, 1993, S. 71/72. Laudatio zum 70. Geburtstag (K.-H. Illing), AHZ 235, 1990, S. 109/110.

Bourzutschky, Johannes
* 29.9.1858 Potsdam, † 8.8.1927 Kiel
Studienort: Halle
Dr., Diss. med. Univ. Halle 1883, *Zur Histologie des carcinoma ventriculi*, 30 S.

Mitglied des Zentralvereins und des Berliner Vereins homöopathischer Ärzte. Sanitätsrat.
War kein Anhänger moderner diagnostischer und therapeutischer Methoden, sondern beschränkte sich prinzipiell auf die „reine Homöopathie".

Werke: Schnelle Wirkung homöopathischer Mittel in chronischen Fällen, ZBV 19, 1900, S. 136–140. Beobachtungen und Erfahrungen über Neurasthenie, ZBV 26, 1907, S. 356–372. Einige Worte über Erkältung, ZBV 40, 1923, S. 180–185.

Literatur: ZBV (F. Gisevius) 44, 1927, S. 413/414. LPZ 58, 1927, S. 379. Villers, Bd. 1, Teil 2, S. 6. Villers, Bd. 2, S. 5.

Braun, Artur
* 21.1.1923 München, † 14.11.2001 München
Studienort: München
Dr., Diss. med. Univ. München 1950, *Über agastrische Anämien*, 51 S.

Von 1958 bis 1989 erster Vorsitzender des Münchner Homöopathischen Krankenhausvereins. Von 1973 bis 1980 zweiter Vorsitzender des Landesverbandes Bayern des DZVhÄ. Seit 1958 ärztliches Mitglied des Stiftungsausschusses des Krankenhauses für Naturheilweisen. 1975 A. Stiegele-Preis für sein Buch *Methodik der Homöotherapie*. 1976 Samuel-Hahnemann-Plakette des DZVhÄ.
Von 1953 bis 1956 wissenschaftlicher Assistent am Pettenkofer-Institut in München. Machte 1953 erste Erfahrungen mit einem homöopathischen Komplexmittel und besuchte einen Vierteljahreskurs bei O. Leeser (s. dort). Etwa Mitte der 1950er Jahre Lehrtätigkeit bei einem der ersten Weiterbildungskurse des LV Bayern in Bad Brückenau. Seine Lehrtätigkeit (über vier Jahrzehnte) begann mit Weiterbildungsveranstaltungen und Tagungen des DZVhÄ. Leitete von 1972 bis 1989 Ärztekurse für Naturheilwesen. Führte die Homöopathie in den universitären Bereich ein und ließ die Lehrbuchtradition des 19. Jahrhunderts wieder aufleben.

Werke: Methodik der Homöotherapie, Regensburg 1975, 183 S. Das Unterdrückungssyndrom – seine Entstehung und homöopathische Behandlung, AHZ 221, 1976, S. 60–66. Eine Folge kasuistischer Beiträge zum Kapitel der chronischen Krankheiten, ZKH 23, 1979, S. 59–63. Ein Fall von ...?, ZKH 23, 1979, S. 177–184, 239–242. Heilpflanzen-Safari in den Anden und im nordperuanischen Urwald, AHZ 224, 1979, S. 232–247. Der Wissenschaftscharakter der Homöopathie, AHZ 239, 1994, S. 137–146.

Literatur: In memoriam Dr. med. Artur Braun, AHZ (B. Ostermayr) 247, 2002, S. 32/33. Laudatio zum 70. Geburtstag von A. Braun (B. Ostermayr), AHZ 238, 1993, S. 69–71. Wer blieb und was bleibt?, AHZ 220, 1975, S. 181. Eppenich, S. 314. Faltin, S. 248, 261.

Brauner, Ignaz
* 1811 (Ort unbek.), † 5.11.1856 Prag
Dr. med.

War Leibarzt des Fürsten Oettingen-Wallerstein.

Literatur: NZK 1, 1856, S. 127. Prager medicinische Monatsschrift 4, 1856, S. 200.

Breyer, Hans
* 19.8.1879 Künzelsau, † 7.5.1967 Freudenstadt
Studienort: Tübingen
Dr., Diss. med. Univ. Tübingen 1903, *Über die Wirkung verschiedener einatomiger Alkohole auf das Flimmerepithel und die motorische Nervenfaser*, 32 S.

1916 Charlottenkreuz und die Rote-Kreuz-Medaille 3. Klasse. 1940 Ehrenmitgliedschaft des DZVhÄ.

War unter den süddeutschen Homöopathen eine bekannte Persönlichkeit, die sich bis ins hohe Alter für die Homöopathie einsetzte. Führte den Gedanken von den „Schichten der Ähnlichkeit" in die Homöopathie ein. War von 1903 bis 1907 zunächst Assistenzarzt in der Heilanstalt Christophsbad Göppingen. Lernte bei R. Haehl (s. dort) in Stuttgart 1908 für die Dauer von vier Monaten die Homöopathie kennen. Im gleichen Jahr Praxiseröffnung in Freudenstadt.

Werke: J. Mezger – „Aus Lehre und Praxis der Homöopathie", Stuttgart-Leipzig 1937, 344 S. (darin erschienen Breyers Veröffentlichung über *Schlüssel-Symptome*, S. 116–134). Jod bei der kruppösen Pneumonie, AHZ 158, 1910, S. 401–419. Die Ähnlichkeit, HPP 6/2, 1935, S. 626–628. Schichten der Ähnlichkeit, DHM 4, 1953, S. 269–277, 340–353, 415–420.

Literatur: AHZ (P. Mössinger) 212, 1967, S. 314/315. Dr. med. Hans Breyer 19.8.1879–7.5.1967 – ein Lebensbild, von O. Schoell, Freudenstädter Heimatblätter, Beilage zur Schwarzwaldzeitung *Der Grenzer*, X. Bd., Nr. 12, vom 15.6.1967.

Brisken, Franz Ferdinand Wilhelm
* 28.8.1811 Arnsberg, † 31.5.1888 Münster i. W.
Studienorte: Bonn, Berlin
Dr., Diss. med. Univ. Berlin 1834, *Philinus et Hahnemannus seu veteris sectae empiricae cum hodierna secta homoeopathica comparatio*, 36 S.

Praktizierte nach einer Zwischenstation an einem unbekannten Ort in Unna und verlegte 1840 seinen Wohnsitz nach Werl. Hier wurde er durch A. Petrasch (s. dort) und in Soest von F. Gauwerky (s. dort) mit der Homöopathie bekannt gemacht. Wirkte seit Anfang der 1840er Jahre in Arnsberg. Verlebte seine letzten Jahre bei seinem Schwiegersohn in Münster.

Literatur: AHZ 116, 1888, S. 190. Meyer, S. 4, 33.

Bruckner-Burckhardt, Theophil
* 5.11.1821 Binningen bei Basel, † 6.11.1896 Basel
Studienorte: Freiburg, Heidelberg, Würzburg, Berlin, Basel
Dr., Diss. med. Univ. Basel 1846, *De digitalis purpureae virtutibus exhibita*.

Wanderte 1847 nach Nordamerika aus, wo er bis 1856 blieb. In der Schweizer Kolonie Highland (im US-Staat Illinois) lernte er durch H. Detwiler (s. dort) die Homöopathie kennen. Knüpfte Kontakte zu C. Hering (s. dort), die er bis zu dessen Tod aufrechterhielt. Kehrte 1856 als ausgebildeter Homöopath nach Basel zurück, wo er eine homöopathische Praxis eröffnete. Machte die deutschen Homöopathen mit den damals neuen amerikanischen Heilmitteln von Hale bekannt. Nachdem J. Leeser (s. dort) als erster die Lehre von den Weihe'schen Druckpunkten in den 1880er Jahren übernommen hatte, folgten bald auch H. Göhrum (s. dort), G. Rapp (s. dort) und Bruckner (s. dort; Tischner, S. 666; Erlach, S. 183). War lt. Erlach (S. 182, unter Hinweis auf Tischner, S. 640) neben E. Schädler (s. dort) der bekannteste Schweizer Homöopath in der zweiten Hälfte des 19. Jahrhunderts.

Werke: Beiträge zur wissenschaftlichen Begründung der Homöopathie: eine kurze Darstellung des Wesens und der Resultate der neuen Heilmethode, Basel 1858, 63 S. Hale's new remedies: oder die neueren vegetabilischen Arzneimittel Nordamerika's, Leipzig 1869, 104 S. Homöopathischer Hausarzt, Anleitung zur Selbstbehandlung nach den Grundsätzen der Lehre Hahnemann's mit besonderer Berücksichtigung der neuesten homöopathischen Literatur Nordamerika's, Leipzig VIII, 1870, 225 S. Der Kulturkampf gegen den Impfzwang oder die Zwangs-Impfung und Zwangs-Revaccination im Widerspruche mit der Verfassung, mit der Erfahrung und mit dem gesunden Menschenverstande, Basel 1876. Die Heilung der Zahnschmerzen durch homöopathische Arzneien als Prüfstein der Wahrheit der Homöopathie, 6. Aufl., Leipzig o. J., 48 S.

Literatur: Dr. med. Theophil Bruckner in Basel (G. Puhlmann), LPZ 26, 1895, S. 5. LPZ (G. Puhlmann) 27, 1896, S. 223/224. ZBV 15, 1896, S. 575. ACV 6, 1897, S. 62. HMB 21, 1896, S. 189/190. Tischner, S. 640, 666, 690, 724, 773. Dinges, S. 104–107. Erlach, S. 181–185. Meyer, S. 121. Villers, Bd. 1, Teil 2, S. 15; Bd. 2, S. 43, Bibl. S. 6, 7, 20, 28, 46, 48.

Bruker, Max-Otto
* 16.11.1909 Reutlingen, † 6.1.2001 Lahnhöhe
Studienorte: Tübingen, München, Berlin, Wien
Dr., Diss. med. Univ. Tübingen 1934, *Ein Fall von metastatischem Karzinom der Iris, des Corpus ciliare und der Chorioidea bei latentem Primärtumor*, 48 S.

Praktizierte nach seiner Assistentenzeit 1938 in Bremen. 1945 Leitung der Pflege-Einrichtung der Inneren Mission für seelisch-geistig Behinderte in Lemgo. Begann hier mit der Verwirklichung seiner Vorstellungen von einer ganzheitlich-biologischen Medizin. 1949 Leiter des neu eröffneten Krankenhauses Eben-Ezer (existierte bis 1974) in Lemgo. Ziel war die Anregung der Selbsthilfekräfte des Patienten durch Kombination von biologisch vollwertiger Ernährung, Homöopathie sowie Kneipp'schen und anderen naturheilkundlichen Maßnahmen. Nach 1974 Gründung und ärztliche Leitung des Krankenhauses Lahnhöhe in Bad Salzuflen. 1978 Gründung der gemeinnützigen Gesellschaft für Gesundheitsberatung, die sich nach der Gründung der Bruker-Stiftung und dem Bau des Max-Otto-Bruker-Hauses in unmittelbarer Nähe zur Klinik Lahnhöhe befand. Gilt als ein Pionier der ganzheitlich orientierten Medizin (Naturheilkunde) in Deutschland. Hatte Verbindungen zur rechtsradikalen Szene. Die linke Berliner Tageszeitung *taz* bezichtigte ihn, rechtsradikales Gedankengut zu verbreiten und Kontakte zu neonazistischen Organisationen zu unterhalten. Gehörte zu den Erstunterzeichnern eines Aufrufs *Ausländerstopp jetzt*, der 1983 in der Zeitschrift *Deutsche Zukunft* erschien.

Werke: Der Zucker als pathogenetischer Faktor; Gesammelte Forschungsergebnisse als Basis für umwälzende Erneuerungen der Diätetik, Bad Homburg 1962, 64 S. Ärztlicher Rat aus ganzheitlicher Sicht: Fragen und Antworten aus der Sprechstunde, 4. Aufl., Lahnstein 1996, 448 S. Wie können (und müssen) die Heilerfolge homöopathischer Behandlung gesteigert werden? AHZ 207, 1962, S. 367–371.

Literatur: AHZ (K.-H. Gebhardt) 246, 2001, S. 116. Faltin, S. 20, 22, 320. Jütte, Robert: Geschichte der Alternativen Medizin, S. 58/59. Wer blieb und was bleibt?, AHZ 220, 1975, S. 181. Melzer, Vollwerternährung, MedGG-Beihefte 20, 2003, S. 13, 316, 318 f., 330, 332, 335, 339 f., 343, 355 ff., 376, 381 f., 384, 385, 393, 395, 406.

Brutzer, Carl Ernst
* 31.1.1794 Riga, † 5.3.1877 Riga
Dr., Diss. med. Univ. Dorpat 1822, *Rabai caninae et hydrophobiae historiae, ejusdemque partis prioris, primae lineae*, 70 S.
Staatsrat. Mitglied der livländischen Medizinalbehörde.

Bereiste 1818 Dänemark, Deutschland, Italien, Frankreich, Holland und die Schweiz. Vollendete seine Studien in Wien und Göttingen. Kehrte 1821 nach Livland zurück und zog 1826 nach Riga, wo er Arzt bei der Choleraheilanstalt war. Praktizierte zunächst als Allopath auf dem Land, wurde aber bald mit der Homöopathie bekannt. Bei der Gesellschaft der Ärzte Rigas reichte er 1833 die Frage ein: „Ist es dem gewissenhaften Arzte unter den jetzigen Umständen erlaubt, die Homöopathie ungeprüft zu lassen?" Die Antwort ist nicht bekannt. Über dieselbe Frage kam es 1835 zu einem Streit mit seinem Studienfreund Baerens. Als Folge dieses Streits trat B. aus der Gesellschaft der Ärzte aus. 1836 nahm er sich erneut derselben von der Gesellschaft korrespondierender Ärzte in Petersburg gestellten Frage an. Vereitelte damit mögliche Pläne der Gesellschaft, Maßnahmen gegen die Hömöopathie zu unternehmen.

Werke: Ueber das Wesen der Homöopathie, o. O., o. J. Anleitung für den Landmann sich und seine Hausgenossen in Krankheitsfällen richtig zu behandeln, o. O., o. J.

Literatur: Bojanus, C., Geschichte der Homöopathie in Russland, Stuttgart 1880. Callisen, Bd. 3, S. 256; Bd. 26, S. 474. AHZ 94, 1877, S. 96. BJH 38, 1880, S. 310, 315. Tischner, S. 742.

Buchinger, Otto jun.
* 19.3.1913 Flensburg, † 22.5.2003 Bad Pyrmont
Studienort: Göttingen
Dr., Diss. med. Univ. Göttingen 1939, *Über Injektionsschäden durch Chinin und chininhaltige Medikamente*, 22 S.

Bundesverdienstkreuz am Bande (o. J.), Ehrenplakette der niedersächsischen Ärztekammer (1994), Niedersächsisches Verdienstkreuz (1996).

Sohn von O. Buchinger sen. (s. dort). Nach dem Studium acht Monate Medizinalassistent an der Medizinischen Poliklinik Göttingen. Von 1939 an Militärdienst als Arzt. Nach der

Kriegsgefangenschaft 1946 Leitender Arzt in der väterlichen Klinik in Bad Pyrmont. War um 1950 einige Monate Gastarzt am Robert-Bosch-Krankenhaus in Stuttgart. Vorträge im In- und Ausland. Seit 1996 im Ruhestand. Die Klinik für Naturheilverfahren und Ganzheitsmedizin in Bad Pyrmont wird von Sohn A. Buchinger in dritter Generation geleitet.

Werke: Die Heilfastenkur, ihre Geschichte, Bedeutung und Praxis, Stuttgart 1949. Gesundwerden, Gesundbleiben durch die Heilfastenkur, Hannover 1952. Zur Technik der Heilfastenkur, in: Naturheilverfahren, Einführung und Fortbildung, Stuttgart 1953. Älter werden ohne zu altern, Hannover 1974.

Literatur: AHZ (K.-H. Gebhardt) 248, 2003, S. 308. Fastenarzt Buchinger gestorben, Stuttgarter Zeitung, 4.6.2003. Herr Dr. med. Otto Buchinger 80 Jahre alt (K.-H. Gebhardt), AHZ 238, 1993, S. 165/166. Laudatio Dr. med. Otto Buchinger zum 75. Geburtstag (M. Tiedemann), AHZ 233, 1988, S. 115/116.

Buchinger, Otto sen.
* 16.2.1878 Darmstadt, † 16.4.1966 Überlingen
Studienorte: Gießen, München
Dr., Diss. med. Univ. Gießen 1902, *Über den Einfluß des Pepsins auf die elektrische Leitfähigkeit der Milch*, 58 S.

Erhielt 1953 zu seinem 75. Geburtstag das Ehrenbürgerrecht von Bad Pyrmont sowie das Bundesverdienstkreuz.
Vater von O. Buchinger jun. (s. dort). Gilt als Gründer der Buchinger'schen biologischen Fastenheilverfahren. Studierte zunächst Jura, wechselte dann zur Medizin. Trat als Arzt (1902–1918) in die Kaiserliche Kriegsmarine ein und war dort zehn Jahre Leibarzt bei Prinz Adalbert. Eine Polyarthritis zwang ihn 1918, aus der Marine auszuscheiden. Eine Fastenbehandlung, Diäten und homöopathische Mittel bewirkten seine vollständige Genesung. Fand im Fasten nicht nur eine Heilmethode, sondern den erlebten Beweis einer Weltanschauung. Wurde Fastenarzt und gründete Fastensanatorien. Zuerst 1936 in Bad Pyrmont und 1953 in Überlingen am Bodensee.

Werke: Führung und Fasten, Stuttgart 1930. Heilung der Mandelentzündung durch die Roedermethode, Hannover 1932. Das Heilfasten und seine Hilfsmethoden als biologischer Weg, 22. Aufl., Stuttgart 1942, 208 S. Ums Ganze: Wege und Spuren, Bad Pyrmont 2. Aufl. 1947, 208 S. Vom Marinearzt zum Fastenarzt (Autobiographie), Freiburg 1955, 251 S.

Literatur: HPP 37, 1966, S. 412. Dr. Otto Buchinger 80 Jahre alt (W. Zabel), HPP 29, 1958, S. 84–86. Dr. Otto Buchinger 75 Jahre alt (W. Eisenberg), AHZ 198, 1953, S. 108/109. Dr. med. Otto Buchinger zum 100. Geburtstag (Fahrner), HPP 49, 1978, S. 63. Lexikon der Naturheilkunde, S. 111.

Buchmann, Otto
* 21.8.1819 Gardelegen, † 3.2.1887 Alvensleben
Studienorte: Magdeburg, Halle
Dr., Diss. med. Univ. Halle 1869, *Die atmosphärische Nervenreizung tritt immer zugleich mit atmosphärischer Dunstbildung auf*, 29 S.

Studierte zunächst bis 1840 drei Jahre an der damaligen medicinisch-chirurgischen Lehranstalt Magdeburg und bestand die für Wundärzte erster Klasse vorgeschriebenen Staatsprüfungen. 1840 Escadron-Chirurg in Saarbrücken. Konnte 1869 durch ministerielle Erlaubnis Promotionsprüfungen ablegen. 1872 Physicats-Prüfung vor der königlichen wissenschaftlichen Deputation. Praktizierte in Alvensleben bei Magdeburg.

Werke: Mikroskopische und anderweitige Beobachtungen und Untersuchungen: zum Nachweis der Löslichkeit von Metallen und andern harten Körpern; hauptsächlich in den Verdünnungen aus homöopathischen Verreibungen, Leipzig 1881, VIII, 92 S. Beitrag zur physiologischen Wirkung des Arsenicum album, HVJ 10, 1859, S. 119–127. Physiologische Versuche mit Induction von Arzneistoffen durch Emanation, HVJ 15, 1864, S. 301–320. Auch ein Wort zur Gabenfrage, AHZ 73, 1866, S. 185–188, 193–196, 201–204.

Literatur: AHZ 114, 1887, S. 69–71. Tischner, S. 619, 717 f., 774. Haehl, Bd. 2, S. 450. Eppenich, S. 347, 352. Meyer, S. 4, 33.

Buchner, Joseph Benedikt
* 21.3.1813 Landshut, † 7.11.1879 München
Studienorte: Würzburg, München
Dr., Diss. med. Univ. München 1839, *De lactatione (Über das Selbststillen)*.

1851 Ernennung zum Honorarprofessor für Homöopathie an der Universität München. Inhaber der Erinnerungszeichen für 1866 und 1870/71, Träger des königl. sächsischen Erinnerungskreuzes, Ritter des königl. preußischen Kronordens IV. Klasse, des königl. württembergischen Olgaordens, des Ordens Adolf von Nassau und des k. k. Franz-Josef-Ordens.
Gilt als der wichtigste Vertreter der Münchener Schule. Hat Bedeutendes als Arzneimittel-

prüfer geleistet. Studierte zunächst neben Theologie auch Philosophie und erhielt 1835 in München die niederen Weihen. Im gleichen Jahr begann er mit dem Medizinstudium in München, dann ein Jahr in Würzburg. Assistierte nach der Approbation bei J. Ringseis (s. dort), J. Roth (s. dort), E. Nusser (s. dort) und J. Reubel (s. dort). Weitere Ausbildung erfolgte in Wien. Promovierte 1841 in Erlangen an der philosophischen Universität. Avancierte nach Eröffnung seiner ärztlichen Praxis 1845 schnell zu einem der bekanntesten Ärzte in München. M. Quaglio (s. dort) wurde sein Schwager. Unterhielt eine sehr große Praxis mit Patienten aus den Adelskreisen. Zu seinen Patienten zählten u. a. König Max II. von Bayern und Königin Therese. Auf Anregung von B. wurde 1859 das zweite homöopathische Krankenhaus in München gegründet, welches er leitete und das bis 1879 bestand.

Werke: Homöopathische Arzneibereitungslehre, München 1840, 149 S. Resultate der Kranken-Behandlung allopathischer und homöopathischer Schule, München 1843, 15 S. Morbus brightii, Leipzig 1870, VI, 138 S. Ueber die Wirkungen des Flusskrebses, HYG 17, 1842, S. 1–19. Das Aehnlichkeitsprincip in Kirche, Staat, Leben und Wissen, ACS 22, 1845/46, H. 3, S. 1–62.

Literatur: AHZ 99, 1879, S. 168. AHZ (M. Quaglio) 99, 1879, S. 175. HMB 4, 1879, S. 119/120. HMG (Gerster), 5, 1879, S. 93–94. ZHK 28, 1879, S. 183. Dinges, S. 25, 41. Lucae, S. 59, 60, 61, 85, 182, 183, 195. Eppenich, S. 94–97, 107, 328, 329, 359. Stolberg, S. 33, 42–44, 49, 50, 53–55, 58, 59, 61, 63–65, 76, 77, 79, 82, 85, 90, 91. Tischner, S. 194, 471, 485, 504 f., 559, 563, 586, 596, 639, 774. Haehl, Bd. 1, S. 463; Bd. 2, S. 327, 429, 502 f. Meyer, S. 4, 49, 68.

Burkhard, Albert Rudolf
* 11.4.1848 Berlin, † 24.2.1908 Berlin
Studienort: Berlin. Seine Lehrer waren u. a.: Du Bois-Reymond, Hirsch, Traube, Virchow.
Dr., Diss. med. Univ. Berlin 1872, *Ueber völlig abgehauene und wieder angewachsene Stücke der Nase*, 40 S.

Nach dem Tod von V. Sulzer (s. dort) von 1900 bis 1907 neben R. Windelband (s. dort) Mitredakteur bei ZBV.
War einer der Gründer der Poliklinik des Berliner Vereins homöopathischer Ärzte.

Werke: Curare gegen Diabetes mellitus, ZBV 16, 1897, S. 1–5.

Literatur: AHZ 156, 1908, S. 70. ZBV (R. Windelband), 27, 1908, S. 192. Villers, Bd. 1, Teil 2, S. 3; Bibl. S. 145, 148.

Bürkner, Julius
* 6.2.1809 Breslau, † 28.5.1850 Breslau
Studienort: Breslau
Dr., Diss. med. Univ. Breslau 1833, *De fistula vesico-vaginali*, 27 S.

1836 Mitglied des Breslauer Gewerbevereins, dessen erster Sekretär er 1839 wurde.
War in Breslau städtischer Armenarzt (1834–1840). Eröffnete 1838 ein Hospital (Augusten-Hospital) für kranke Kinder armer Eltern, dessen Schirmherrschaft die Fürstin von Liegnitz übernahm. Kuren, welche Prießnitz durch Anwendung kalten Wassers zu großem Erfolg gemacht hatte, erregten seine Aufmerksamkeit. Gründete 1839 eine Wasserheilanstalt im Scheitinger Park bei Breslau.

Werke: Der Waldenburger Kreis und seine Heilquellen, Breslau 1840. Schlesiens Wasser-Heilanstalten und Priessnitzen's Heilmethode, Breslau 1841.

Literatur: AHZ 40, 1850, S. 102–106. Hirsch, Bd. 1, S. 759/760.

Bürkner, Karl
* 8.1.1815 (?) Oranienbaum bei Dessau,
† 29.5.1890 Dessau
Studienort: Leipzig
Dr., Diss. med. Univ. Leipzig 1841, *De phlebolithis*, 32 S.

Um etwa 1841 Reisearzt bei Graf Walujew. Sanitätsrat. Außerordentliches Mitglied für homöopathische Angelegenheiten des herzoglichen Medicinalkollegiums (o. J.).
Nach ZBV 9, 1890, S. 506 geboren am 8. Juni 1815, während die AHZ 120, 1890, S. 177/178 den 8.1.1815 nennt. Widmete sich 1842 in Wien homöopathischen Studien. Ließ sich 1844 in Wörlitz bei Dessau nieder, zog dann aber 1847 nach Dessau, wo er bis zu seinem Tod praktizierte. Gründete den Verein Anhaltiner homöopathischer Ärzte (o. J.).

Werke: Abbildungen zur Lehre von den Unterleibsbrüchen, auf 9 Tafeln mit erläuterndem Texte: nebst einer ausführlichen Darstellung des Herabsteigens der Hoden; zum Gebrauch der Studirenden bearbeitet von K. Bürkner, Berlin 1844. Das Ozon und seine Bedeutung für die Homöopathie, NZK 1, 1852, S. 129/130. Be-

richt über die Leistungen homöopathischer Kliniken und Hospitäler, PHZ 2, 1856, S. 78/79.
Literatur: AHZ (A. Villers) 120, 1890, S. 177/178. ZBV (Maylaender) 9, 1890, S. 506–509. Meyer, S. 4, 37. Villers, Bd. 1, Teil 2, S. 5.

Bute, Georg Heinrich
* 27.5.1792 Herzogtum Schaumburg-Lippe Bückeburg, † 13.2.1876 Nazareth/Pennsylvania*
Dr. med.

Verließ nach der napoleonischen Eroberung Deutschlands und drohender Einberufung in die französische Armee sein Vaterland und erreichte auf abenteuerlichem Weg Philadelphia/USA im August 1819. Hier schloss er sich in Nazareth/Pa. der Herrnhuter Gemeinde an. Erhielt 1828 den Auftrag, als Missionar nach Surinam/Südamerika zu gehen, wo er 1829 landete. Traf C. Hering (s. dort) und B. bezeichnete diese Begegnung „als den bedeutendsten Tag und Wendepunkt in seinem Leben" (Krannich, S. 85). Von einer schweren Krankheit (vermutlich Fleckfieber) durch Hering homöopathisch geheilt, schloss er sich der neuen Lehre an und wurde von Hering achtzehn Monate lang unterrichtet. Hering schickte ihn 1831 nach Philadelphia, wo eine Cholera-Epidemie ausgebrochen war. Bute bat Hering, ihm bei der Bekämpfung der Krankheit zu helfen. Wurde Partner Herings und war Teilnehmer an mehreren Arzneimittelprüfungen. Praktizierte sechs Jahre lang in Philadelphia. Wegen seiner angegriffenen Gesundheit zog er sich nach Nazareth/Pa. zurück.

Literatur: Krannich, S. 85 f., 104, 107, 109 f., 121, 245, 264, 293, 299. King, Bd. 1, S. 137/138. Culture, Knowledge and Healing, S. 141, 287.

Camerer, Johann Wilhelm
* 1800 Stuttgart, † Datum/Ort unbek.*
Studienort: Tübingen
Dr., Diss. med. Univ. Tübingen 1828, *Versuche über die Natur der krankhaften Magenerweichung*, 122 S.

Verleihung des Ritterkreuzes 1. Klasse des Friedrichsordens.
1866 Militäroberarzt. Nach der Entlassung im gleichen Jahr praktischer Arzt in Gerstetten (1868). Stadtarzt zu Langenau (1872).

Literatur: Württemb. Medicinisches Correspondenzblatt, General-Register Jahrgang 1866–1875, Stuttgart 1877, S. 22. Callisen, Bd. 3, S. 425; Bd. 27, S. 11/12.

Caspar, Carl Hugo
* 1817 (Ort unbek.), † 14.3.1893 Meran*
Dr. med.

Prager Homöopath. Von 1849 bis 1851 Assistent von F. Wurm(b) (s. dort) in Wien.

Werke: Homöopathisch-klinische Studien (zusammen mit Wurmb), Wien 1852, 268 S. Parallelen zwischen Homöopathie und Allopathie, Wien 1856, VIII, 100 S.
Literatur: LPZ 24, 1893, S. 90/91. AHZ 126, 1893, S. 127. Tischner, S. 655, 774. Dinges, S. 86. Lucae, S. 219. Petry, S. 294. Meyer, S. 4, 60.

Caspari, Karl Gottlob
* 9.2.1798 Zschortau/Sachsen, † 15.2.1828 Leipzig*
Studienort: Leipzig
Dr., Diss. med. Univ. Leipzig 1822, *De ieiunii morbis sanandis usu*, 30 S.

Leibarzt der Fürstin von Salm-Reiferscheidt/Steiermark und des Grafen Zaluski/Russland.
Wandte sich nach einigen Jahren der Behandlung nach allopathischen Grundsätzen der Homöopathie zu. Auf Empfehlung des russisch-kaiserlichen Staatsrats und Generalkonsuls von Freigang in Leipzig wurde ihm die neu zu errichtende Professur der Homöopathie in Krakau angeboten, die er allerdings ausschlug. Obwohl er viele Schriften auf dem Gebiet der Chirurgie veröffentlichte, war sein Hauptbetätigungsfeld die Homöopathie. Endete durch Selbstmord im Fieberwahn.

Werke: Vollständiges Verzeichnis seiner Veröffentlichungen findet sich in „Bibliotheca medico-chirurgica et anatomico-physiologica" von Wilhelm Engelmann, Hildesheim 1965, S. 105. Homöopathische Veröffentlichungen: Meine Erfahrungen in der Homöopathie: vorurtheilsfreie Würdigung des Hahnemann'schen Systems, als Versuch, dasselbe mit den bestehenden Heilmethoden zu vereinigen, Leipzig 1823, 190 S. Handbuch der Diätetik für alle Stände; nach den Grundsätzen der Homöpathie abgefaßt, Leipzig 1825. Homöopathisches Dispensatorium für Ärzte und Apotheker: worin nicht nur die in der reinen Arzneilehre vom Hofrath Hahnemann enthaltenen Arzneien, sondern auch die im homöopathischen Archiv abgedruckten und viele bisher noch ganz unbekannte aufgenommen und mit praktischen Bemerkungen begleitet worden sind, Leipzig 1825, 67 S. Homöopathischer Haus- und Reisearzt: oder unentbehrliches Hülfsbuch für alle Hausväter auf dem Lande, die entfernt von der Stadt wohnen, um sich dadurch ohne Arzt in schnellen Krankheitsfällen selbst Hülfe verschaffen und die dazu nöthige Haus-Apotheke verfertigen zu können, Leipzig 1826, VIII, 104 S. Die allgemeine homöopathische Diagnostik: nebst einer erfahrungsgemäßen Darstellung der Heilkräfte der positiven Electricität, Leipzig 1827, 196 S.

Literatur: ACS 7, 1828, H. 2, S. 165–172. Neuer Nekrolog der Deutschen, 6, 1828, T. 1, S. 105–107. Hirsch, Bd. 1, S. 848. Haehl, Bd. 1, S. 436. Tischner, S. 245, 413, 430–432, 441, 456, 586, 774. Eppenich, S. 347. Lucae, S. 35, 36, 183, 202, 203, 220. Dinges, S. 41, 162. Wittern, Frühzeit, S. 196–199. W. E. Wislicenus: Erinnerungen zu der Würdigung der Homöopathie durch Herrn Dr. Caspari, ACS 3, 1824, H. 1, S. 138–165; H. 2, S. 52–83. Jütte, Samuel Hahnemann, S. 158.

Cohn, Josef
* 8.5.1815 Poznan (Posen), † 11.11.1886 Stettin
Studienort: Berlin
Dr., Diss. med. Univ. Berlin 1844, *De impotentia virili atque de sanatione ejus ope cauterisationis constituenda*, 40 S.

Ernennung zum Sanitätsrat 1879.
Promovierte 1840 (Studienort unbekannt). Wurde 1878 durch Heilungen anlässlich einer Diphtherie-Epidemie im Stift Salem in Torney bei Stettin bekannt.

Werke: Homöopathische Heilungen von Dr. Cohn, PHZ 6, 1860, S. 160-166.

Literatur: AHZ 113, 1886, S. 167. Meyer, S. 5, 38.

Cramer, Traugott
* 11.2.1856 Rüdersdorf/Kreis Niederbarnim,
† 27.12.1922 Karlsruhe
Studienorte: Halle, Leipzig, Straßburg, Kiel
Dr. med.

Seit 1894 in Karlsruhe. Zunächst von 1887 bis 1891 praktischer Arzt in Buttstädt bei Weimar und von 1891 bis 1893 in Bremen. Wurde dann von K. v. Villers (s. dort) in Dresden zum Homöopathen ausgebildet und ließ sich anschließend 1894 als homöopathischer Arzt in Karlsruhe nieder. Behandelte zweimal Großherzog Friedrich I. von Baden.

Literatur: AHZ (R. Heppe) 171, 1923, S. 142/143. ZBV (Braun) 40, 1923, S. 142/143.

Cyriax, Bernhard
* 11.8.1820 Gotha, † 1896 Berlin
Dr. med.

Wanderte als Kind mit seinen Eltern in die USA aus, kehrte aber in den 1870er Jahren nach Deutschland zurück. Ließ sich als Führer der Spiritualistischen Gemeinde in Leipzig nieder.

Literatur: LPZ 27, 1896, S. 113. Homoeopathic Bibliography of the United States, S. 56. Cleave's Biographical Cyclopaedia, S. 109.

Dahlke, Paul
* 25.1.1865 Osterode/Ostpreußen,
† 28.2.1928 Berlin-Frohnau
Studienort: Berlin. Studierte u. a. bei: Du Bois-Reymond, Koch, Lewin, Leyden, Liebreich, Virchow.
Dr., Diss. med. Univ. Berlin 1887, *Ueber den Hitzschlag*, 31 S.
Medizinalrat (o. J.)

1890 Dispensierexamen. Führte danach in Berlin-Zehlendorf eine erfolgreiche homöopathische Praxis. Beteiligte sich um die Jahrhundertwende als Dozent an den homöopathischen Ferienkursen für homöopathische Ärzte in der Berliner Poliklinik. Bei Reisen nach Asien zu Beginn des 20. Jahrhunderts lernte er den Buddhismus kennen. Gilt als Begründer des Neobuddhismus in Deutschland. Gründete 1924 das „Buddhistische Haus" in Berlin-Frohnau. War von 1915 bis 1917 Schriftleiter der *Berliner Homöopathischen Zeitschrift* und deren Nachfolgerin, der *Zeitschrift des Berliner Vereins homöopathischer Ärzte*. Veröffentlichte neben Aufsätzen in homöopathischen Zeitschriften zahlreiche Werke über den Buddhismus. Hielt 1926 zehn Vorlesungen mit Kolloquien am Württembergischen Medizinalkollegium in Stuttgart mit dem Thema: Die historischen und geistigen Grundlagen der Homöopathie. Fasste diese Vorlesungen zusammen in seinem Buch: *Heilkunde und Weltanschauung* (s. unten). Galt als einer der schreibfreudigsten homöopathischen Ärzte im deutschsprachigen Raum um die Wende des vorigen Jahrhunderts. Sein Schüler H. Meng (s. dort) schildert ihn als distanziert, verstandesklar, ja sogar fanatisch und vergleicht ihn in dieser Hinsicht mit Lenin. Setzte sich mit E. Schlegel (s. dort) sachlich-kritisch auseinander.

Werke: Arzneimittellehre. 1. Teil: Gesichtete Arzneimittellehre; 2. Teil: Repertorium; 3. Teil: Vergleichende Arzneimittellehre, Berlin 1914, 273 S. Heilkunde und Weltanschauung, Stuttgart 1928, 212 S. Verzeichnis seiner Aufsätze in Fachzeitschriften in ZKH 42, 1998, S. 226–227.

Literatur: ZBV (H. Meng) 45, 1928, S. 221–233. Paul Dahlke, Heilkunde und Weltanschauung (O. Leeser), ZBV 45, 1928, S. 233–236. Homöopathie und Wirklichkeitsschau; zum 50. Todestag von Paul Dahlke (E. Schmeer), AHZ 223, 1978, S. 10–12. Paul Dahlke (1865–1928) zum 70. Todestag (R. Goldmann), ZKH 42, 1998, S. 223–228. Tischner, S. 707/708, 757, 774. Dinges, S. 110. NDB, 3. Bd., S. 478. DBE, 2. Bd., S. 429. Ahlemeier Heinrich: Paul Dahlke; Leben und Werk, Dissertation, Berlin 1991, 102 S. Faltin, S. 192. Villers, Bd. 2, S. 2; Bibl., S. 3, 7, 29, 30, 64.

Dammholz, Hugo
* *30.1.1865 Guben, † 6.12.1951 Leonberg*
Dr. med.

Jahrelang als Schriftleiter der ZBV tätig (o. J.). Sanitätsrat.
Organisator und Verwalter des Hahnemann-Hauses in Berlin und der Wieseke-Stiftung. Leitete zeitweilig die Berliner homöopathische Poliklinik (o. J.).

Werke: Myristica sebifera; ein Heilmittel für chirurgische Erkrankungen, ZBV 29, 1910, S. 210–223.

Literatur: AHZ (H. Rabe) 197, 1952, S. 26/27. DHM (H. Rabe) 3, 1952, S. 64.

Deckers, Albert
* *1.9.1914 (Ort unbek.), † 2.11.1997 Iserlohn*
Dr. med.

War sechs Jahre lang (o. J.) Vorsitzender des Verbands der homöopathischen Ärzte von Nordrhein-Westfalen.
Erwarb seine homöopathischen Grundkenntnisse bei J. Mezger (s. dort).

Literatur: AHZ (H. Gerd-Witte) 243, 1998, S. 26. Laudatio zum 80. Geburtstag, AHZ 240, 1995, S. 76.

Degen, Friedrich Hermann
* *26.12.1813 Dahlen, † 18.4.1862 Dahlen*
Studienort: Leipzig
Dr., Diss. med. Univ. Leipzig 1839, *De ratione medicinae Hippocraticae*, 28 S.

Praktizierte in Dahlen/Sachsen.

Literatur: AHZ (V. Meyer) 64, 1862, S. 160. NZK 11, 1862, S. 66/67. Meyer, S. 5, 37.

Dehler, Otto
* *20.7.1902 Rossenbach/Kr. Waldbroel, † 15.9.1975 (Ort unbek.)*
Studienorte: Tübingen, Innsbruck, Bonn
Dr., Diss. med. Univ. Bonn 1929, *Zur Frage der Synthalinbehandlung bei Diabetes mellitus*, 27 S.

Oberarzt am Stuttgarter Homöopathischen Marienkrankenhaus von 1933 bis 1936. Chefarzt der homöopathisch-biologischen Abteilung des DRK-Krankenhauses in Wuppertal-Elberfeld von 1937 bis 1943. Chefarzt am Kreiskrankenhaus in Freudenstadt von 1943 bis 1964.
Schüler von A. Stiegele (s. dort).

Werke: Die Allergie und ihre Bedeutung für die ärztliche Praxis, DHM 1, 1950, S. 105–116. Beitrag zur Homöotherapie der Erkrankungen des Harnsystems, Naturheilverfahren 2, 1954, S. 151–157.

Literatur: AHZ (H. Lennemann) 220, 1975, S. 243/244. Faltin, S. 20, 38, 185, 192, 282, 349.

Dehnen, Heinrich
* *7.7.1896 Mülheim Ruhr-Speldorf, † 15.4.1965 Mülheim Ruhr*
Studienort: Bonn
Dr., Diss. med. Univ. Bonn 1922, *Psychische und nervöse Störungen bei Malaria*, 2 S.

Literatur: AHZ (W. Schwarzhaupt) 210, 1965, S. 279.

Deichmann, Hilmar
* *26.2.1917 Hannover, † 20.3.1980 Hannoversch Münden*
Studienort: Göttingen
Dr., Diss. med. Univ. Göttingen 1945, *Untersuchungen über die Beeinflussung des Wasser-Salz-Stoffwechsels durch Orasthin, Tonephin und Hypophysin unter besonderer Berücksichtigung der Salyrgandiurese*, 49 gez. Bl.

Gehörte ab 1962 zum wissenschaftlichen Beirat der Erfahrungsheilkunde. Schriftleitung der ZKH 1974–1980.

Klinische Ausbildung in Chirurgie und Innerer Medizin am Krankenhaus in Hannoversch Münden, wo er sich 1947 als praktischer Arzt niederließ. Vertragsarzt der Landespolizeischule Niedersachsen in Hannoversch Münden von 1950 bis 1970.

Werke: Gedanken über Asthma und Dysbakterie (ein Dreiergespräch), Heidelberg 1952, 28 S. Dysbakterieprobleme, Ulm 1954, 22 S. Catena medica; Theorie und Praxis zur biologischen Therapie; Homöopathie, Akupunktur, Erfahrungsheilkunde in Einzeldarstellung; vielleicht ein Lehrbuch der inneren Therapie für Fortgeschrittene, Heidelberg 1976, 336 S. Beiträge zu Campanulales, in: Leesers Lehrbuch der Homöopathie, Bd. 4, 2., verb. Aufl., Heidelberg 1988, S. 807–982.

Literatur: ZKH (K.-H. Illing) 24, 1980, S. 97–99. AHZ (M. v. Ungern-Sternberg) 225, 1980, S. 127–128.

Denicke, Carl Friedrich
* 3.1.1785 Freyberg, † 5.5.1838 Wittenberg
Dr. med.

Ausgedehnte Praxis in Wittenberg.

Literatur: AHZ 177, 1838, S. 192.

Dermitzel, Karl
* 1868 Clewitz/Provinz Brandenburg, † 18.4.1918 Berlin-Charlottenburg
Studienort: Erlangen
Dr., Diss. med. Univ. Erlangen 1890, *Über multiple Sklerose*, 35 S.

Mitbegründer der „Deutschen Homöopathischen Liga". Erster Redakteur der 1903 gegründeten *Homöopathischen Rundschau*. Nach dem Tod von R. Windelband (s. dort) 1909 übernahm er die Redaktion der *Berliner Homöopathischen Zeitschrift*.

Werke: Naturgemäße Heilweise und Homöopathie, Berlin 1901, 31 S.

Literatur: HRB 16, 1918, S. 41. ZBV 37, 1918/19, S. 60/61.

Detwiler, Heinrich
* 13.12.1795 Langenbruch b. Basel, † 21.4.1887 Hellertown/Pennsylvania
Studienorte: Freiburg/Breisgau, Basel
Dr. med.

Wanderte 1817 in die USA aus und ließ sich in Pennsylvania nieder. Hier traf er W. Wesselhoeft (s. dort) und studierte mit diesem die Homöopathie, die er von 1828 bis 1852 in Hellertown/Pa. praktizierte. Wurde 1835 eines der Gründungsmitglieder der „Allentown Academy" und 1844 einer der Organisatoren des „American Institute of Homoeopathy". Ebenso war er 1866 beteiligt an der Gründung der „Pennsylvania State Homoeopathic Society". Bei einem Besuch in Europa zusammen mit seinem ältesten Sohn begegnete er 1836 S. Hahnemann (s. dort) in Paris. Anlässlich dieses Europa-Besuches holte er bei seiner Alma Mater nach Vorlage der Prüfungsprotokolle von 1816 das formelle Diplom ab, das er damals in Anbetracht seiner Jugend nicht erhalten hatte. D. war auch an vielen geschäftlichen Unternehmen beteiligt (so war er z. B. Präsident der „North Penn Iron Company", Erlach, S. 193) und erarbeitete sich ein großes Vermögen.

Literatur: Krannich, S. 85, 110, 123 ff., 132, 293. Winston, S. 28, 36, 549. King, Bd. 1, S. 128–132. Culture, Knowledge and Healing, S. 140/141, 287. Rogers, S. 4, 18. Erlach, S. 192/193. Tischner, S. 746. Haehl, Bd. 2, S. 362. Dinges, S. 269 f. Jütte, Samuel Hahnemann, S. 212.

Deventer, Ludwig
* 1813 (Ort unbek.), † 5.7.1892 Berlin
Dr. med.

Praktizierte in Berlin-Tempelhof.

Werke: Homöopathischer Rathgeber für Nichtärzte, Berlin 1856, IV, 244 S. Homöopathischer Rathgeber für Nichtärzte oder Anweisung, sich selbst in vielen Krankheitsfällen homöopathisch zu behandeln, 5., verm. und verb. Aufl., Berlin 1876, 550 S. Die Pocken und ein Heil- und Schutzmittel dagegen, Berlin 1876, 72 S. Homöopathische Pharmacopöe, mit Anhang: Ueber Wirkung und Anwendung einiger wichtiger Arzneimittel, 3. Aufl., Berlin 1886, VI, 315 S.

Literatur: ZBV (R. Windelband) 11, 1892, S. 410. LPZ 23, 1892, S. 152. HMB, 17, 1892, S. 142. Tischner, S. 716. Meyer, S. 5, 57. Villers, Bd. 1, Teil 2, S. 4; Bd. 2, Bibl., S. 51, 55.

Devrient, Wilhelm
* 17.5.1884 (Ort unbek.), † 9.7.1959 (Ort unbek.)
Dr. med.

War Balte und begann nach Erlangung von drei Universitätsgraden seine wissenschaftliche Tätigkeit als Pharmakologe und Pharmachemiker. Auch Dozent und Fachberater der pharmazeutischen Industrie. Durch Verbindung zur amerikanischen Homöopathie verließ er die experimentelle Medizin und wandte sich der Lehre S. Hahnemanns (s. dort) zu. Niederlassung als homöopathischer Arzt 1933 in Berlin. Gründete 1951 die Zeitschrift *Heilkunde – Heilwege*.

Literatur: AHZ 204, 1959, S. 486. Zum 75. Geburtstag, AHZ 204, 1959, S. 250.

Dingfelder, Hermann
* 17.7.1892 Unterfranken, † 12.2.1958 (Ort unbek.)
Studienorte: Würzburg, München
Dr., Diss. med. Univ. München 1926, *Über vermeidbare Erblindungen*, 26 S.

Leiter des LV Bayern im DZVhÄ.

Errichtete 1921 eine Praxis in München. Bemühte sich seit dieser Zeit um die Förderung und den Ausbau des dortigen homöopathischen Krankenhauses. Rettete 1924 nach der Inflation dieses Haus mit privaten Mitteln vor dem wirtschaftlichen Ruin und schuf eine neue Grundlage für die homöopathische Behandlung. Organisierte 1951 im Auftrag der bayerischen Regierung den Münchener homöopathischen Krankenhausverein neu und setzte durch, dass dem DZVhÄ die Sorge für das Krankenhaus übertragen wurde.

Werke: Über Mandel-Behandlung des praktischen Arztes, ZBV 15, 1936, S. 54–57. Die Homöopathie in Bayern, DHM 6, 1955, S. 339/340. Herpes zoster, DHM 6, 1955, S. 492–495.

Literatur: AHZ (H. Schoeler) 203, 1958, S. 154. Zum 65. Geburtstag (W. Zimmermann), AHZ 202, 1957, S. 491–494.

Dinkelaker, Helmut
* 29.5.1908 Thalheim bei Tuttlingen, † 10.3.1984 Erdmannsweiler/Gmde. Königsfeld/Schwarzwald
Studienorte: Tübingen, Königsberg, Berlin
Dr., Diss. med. Univ. Tübingen 1937, *Über das weiße Blutbild bei der anaphylaktischen Maus*, 19 S.

Wurde 1977 zum Ersten Vorsitzenden des DZVhÄ des Landesverbandes Baden-Württemberg gewählt. Seit Sommer 1974 Pressereferent im DZVhÄ.

Durch seine Initiative ist nach 1978 die Weiterbildung homöopathischer Ärzte in Baden-Württemberg konzipiert und die Gründung der Akademie Homöopathischer Ärzte in Bad Imnau betrieben worden.

Werke: Maury, Emmerick A.: „Heilen Sie Ihre Kinder mit Homöopathie", übers. aus d. Frz. H. Dinkelaker, Stuttgart 1980, 127 S. Die Mistel in der Therapie (zusammen mit K. A. Kass), Heidelberg 1982, 58 S. Leitsymptom: Husten, (o. J.), 2 S. Ärztlich-homöopathische Arbeitsgemeinschaften Ja oder Nein? Homöopathie am Scheideweg, AHZ 210, 1965, S. 26–32.

Literatur: AHZ (K.-H. Gebhardt) 229, 1984, S. 120/121. Zum 75. Geburtstag (K.-H. Gebhardt) AHZ 228, 1983, S. 123/124. Zum 70. Geburtstag (K.-H. Gebhardt), AHZ 223, 1978, S. 110/111. Faltin, S. 192, 240, 249, 350.

Dittrich, Ernst Rudolph
* 22.3.1825 Dittrichsdorf, † 6.6.1877 Dresden
Studienort: Leipzig
Dr., Diss med. Univ. Leipzig 1850, *De luxationibus sterno clavicularibus*, 16 S.

Praktizierte in Eythra bei Leipzig.

Literatur: ZHK 22, 1877, S. 96. AHZ 94, 1877, S. 200. LPZ 8, 1877, S. 82. Meyer, S. 5, 39.

Donner, Fritz
* 3.7.1896 Stuttgart, † 8.5.1979 Berlin
Studienorte: Tübingen, Freiburg, Rostock
Dr., Diss. med. Univ. Rostock 1924, *Über Nephrotropie des Milanols*, 21 S.

Von 1932 bis 1944 Mitarbeiter der AHZ.

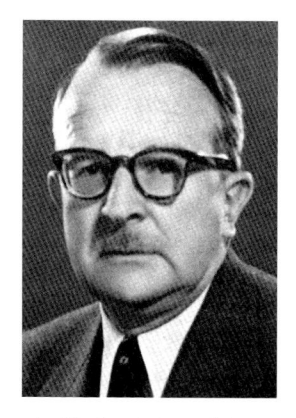

Stammt aus einer väterlicherseits durch viele Generationen gehenden Arztfamilie. Sohn von H. Donner (s. dort). Schüler von H. Wapler (s. dort) Leipzig, E. Scheidegger sen. (s. dort) Basel, und A. Stiegele (s. dort) Stuttgart. Nach einigen Jahren als Assistenzarzt (1917/18) und Oberarzt (1928–1930) am Robert-Bosch-Krankenhaus in Stuttgart übersiedelte er 1931 nach Berlin, wo er zunächst als Oberarzt (1931–1939) der homöopathischen Universitäts-Poliklinik unter E. Bastanier (s. dort) tätig war. Von 1934 bis 1945 Dozent für Homöopathie an der Berliner Akademie für die ärztliche Fortbildung. Übernahm von 1936 bis 1943 die homöopathische Abteilung des Rudolf-Virchow-Krankenhauses in Berlin. Nach dem Krieg von 1945 bis zu seinem Ruhestand 1960 wurde ihm die ärztliche Direktion des Städtischen Behring-Krankenhauses in Berlin-Zehlendorf und die Leitung der Inneren und Infektions-Abteilung übertragen. Betrieb nach dem Zweiten Weltkrieg in dem ihm anvertrauten Krankenhaus keine klinische Homöopathie.

Werke: Hughes-Donner: Einführung in die homöopathische Arzneimittellehre, Radebeul/Dresden 1932, 228 S. Die homöopathische Behandlung der Hals-, Nasen- und Ohrenkrankheiten: therapeutische Notizen, Leipzig 1938, 55 S. Quellenverzeichnis der Arzneiprüfungen von 800 der wichtigsten homöopathischen Heilmittel, Leipzig 1937, 60 S. Bemerkungen zu der Überprüfung der Homöopathie durch das Reichsgesundheitsamt von 1936 bis 1939 (Donner-Report), Manuskript, o.J., 40 S., abgedruckt in *Homöopathie und Wissenschaftlichkeit*, Robert Willi, Essen 2003.

Literatur: AHZ (H. Ritter) 224, 1979, S. 163–165. Zum 80. Geburtstag (H. Ritter), AHZ 221, 1976, S. 117–120. Zum 70. Geburtstag, AHZ 211, 1966, S. 315–217. Zum 65. Geburtstag, AHZ 206, 1961, S. 439. Zum 60. Geburtstag, AHZ 201, 1956, S. 255/256. Tischner, S. 715, 723, 745, 749. Faltin, S. 2, 19, 37 f., 80, 126 f., 134, 171, 176, 185, 269, 277, 281, 283, 285, 290–293, 296, 298, 304, 308 f., 312, 314, 326, 350. Lucae, S. 14, 151, 152, 156, 163, 165, 203.

Donner, Hans
* 30.11.1861 Korntal b. Stuttgart,
† 22.2.1906 Stuttgart
Studienorte: Tübingen, München
Dr., Diss. med. Univ. München 1886, *Über einen seltenen Fall von Augenmuskelrheumatismus.*

Vater von F. Donner (s. dort). Wollte ursprünglich Theologe werden. Begann seine praktische Tätigkeit in Baden-Baden, wo er von Hofrat Schwarz für die Homöopathie gewonnen wurde. Ließ sich 1888 in Cannstatt, dem Wohnsitz seiner Eltern, nieder. Von 1890 bis 1893 in Heilbronn tätig, praktizierte aber ab 1894 als Spezialarzt für Magen- und Harnkrankheiten in Stuttgart. War kein Homöopath im Sinne der alten Schule, sondern Eklektiker, der sich bei der Wahl seiner Mittel nicht auf eine Heilmethode beschränkte, sondern auch Anleihen bei anderen Schulen machte, wenn er glaubte, damit dem Kranken nützen zu können.

Werke: Die Homöopathie: ihre Stellung als Wissenschaft zur Medizin; Vortrag gehalten am 20.3.1891 in Heilbronn, Heilbronn 1891, 34 S. Der Impfzwang: eine kritische Beleuchtung desselben; Vortrag, gehalten am 11.1.1891 in Heilbronn, Heilbronn 1891, 32 S. Vortrag über Neurasthenie, Heilbronn 1892, 38 S. Über Spätformen von angeborener Syphilis (Syphilis congenita tarda): in Form einer Casuistik, Leipzig 1896, 186 S.

Literatur: AHZ (Lorenz) 152, 1906, S. 109/110. HMB 31, 1906, S. 46. Zur Erinnerung an Dr. med. Hans Donner, HMB 31, 1906, S. 76–80. LPZ 37, 1906, S. 59/60. Villers, Bd. 2, S. 7.

Dorcsi, Mathias
* 19.1.1923 Wien, † 27.5.2001 München
Studienorte: Wien, Innsbruck
Dr. med. (o. Diss.)

1968 Verleihung der Samuel-Hahnemann-Plakette des DZVhÄ in Berlin für seinen Vortrag *Aconitum napellus*. 1975 Vorsitzender der Österreichischen Gesellschaft für homöopathische Medizin. 1985 Goldene Ehrennadel des Landes Wien. 2000 Goldenes Ehrenzeichen der Republik Ungarn. 1988 Eröffnung des „Mathias-Dorcsi-Zentrums für Homöopathie" in Wien.

Gilt als einer der Wegbereiter der Homöopathie in Österreich. Legte bei H. Öhmisch (s. dort) in Wien 1953 das homöopathische Kolloqium ab. War im gleichen Jahr einer der Mitbegründer der „Vereinigung homöopathischer Ärzte in Österreich". 1956 Berufung als Oberarzt an das Institut für Physikalische Medizin im Krankenhaus Lainz in Wien, dessen Primarius er 1978 wurde. 1965 Ernennung zum Leiter des „Hauses der Barmherzigkeit für chronisch Kranke". 1975 Gründung des „Ludwig Boltzmann-Instituts für Homöopathie" in Wien. 1980 Lehrauftrag für Homöopathie zunächst am pharmazeutischen Institut der Universität in Wien, der 1984 an die Medizinische Fakultät verlegt wurde. Übersiedelte 1988 nach München. Zahlreiche Kurse für Homöopathie in Deutschland, Ungarn, Italien u. a. Ländern. Suchte nach Möglichkeiten, dem Kliniker den Zugang zur Homöopathie zu erleichtern. Wollte die Homöopathie aus ihrem Ghetto-Dasein heraus- und der modernen Medizin zuführen.

Werke: Medizin der Person, Homöopathie, Bd. 1, Heidelberg 1970, 183 S. Ätiologie, Homöopathie, Bd. 2, Heidelberg 1977, 229 S. Konstitution, Homöopathie, Bd. 3, Heidelberg 1977, 332 S. Organotropie, Homöopathie, Bd. 4, Heidelberg 1977, 143 S. Arzneimittellehre, Homöopathie, Bd. 5, Heidelberg 1983, 891 S. Symptomenverzeichnis, Homöopathie, Bd. 6, Heidelberg 1985,

429 S. Bewährte Indikationen der Homöopathie, Karlsruhe 1985, 263 S. Homöopathie heute, ein praktisches Handbuch (Mitarbeit von H. Gyürky und I. Rumpold), Reinbek bei Hamburg 1990, 313 S.

Literatur: ÖGHM (G. Peithner) 12, 2001, Sonderausgabe, S. 1–3. Nachruf (R. Appell), AHZ 246, 2001, S. 165. Dieses Mehr an menschlichem Hintergrund (von Appell, zum 70. Geburtstag), AHZ 238, 1993, S. 25/26. Lebenslauf, DocHom, Bd. 9, S. 10–75. Mathias Dorcsi wurde 65 Jahre (M. Stübler), AHZ 233, 1988, S. 70/71. Laudatio zum 60. Geburtstag (Gasper), AHZ 228, 1983, S. 124–126. „Samuel" für Dr. med. Mathias Dorcsi, AHZ 213, 1968, S. 411. Faltin, S. 117, 250, 287–289, 322, 351. Lucae, S. 12, 84. Dinges, S. 89–92, 94.

Dörr, Carl Ludwig Emil
* 15.8.1848 Reinheim in Hessen,
† 5.4.1906 Wiesbaden
Dr. med.

Als junger Arzt in der königlich-preußischen Armee lernte er durch P. C. Kirsch (s. dort), Mainz, die Vorzüge der Homöopathie kennen und wurde sein Assistenzarzt. Nach dessen Tod übernahm er den größten Teil seiner Praxis in Mainz und Wiesbaden.

Literatur: AHZ (Stumpf) 152, 1906, S. 142/143. HRB 4, 1906, S. 86/87. ZBV 25, 1906, S. 316–318. Villers, Bd. 1, Teil 2, S. 9; Bd. 2, S. 9.

Drinneberg, Wolfgang
* 19.11.1902 Karlsruhe, † 12.3.1981 Mülheim/Ruhr
Studienort: Berlin
Dr., Diss. med. Univ. Berlin 1935, *Über einen durch physikalische Hyperthermie wesentlich gebesserten Fall von Myelitis transversa*, 29 S.

Erster Vorsitzender des LV Nordrhein-Westfalen im DZVhÄ (o. J.). Verleihung der Samuel-Hahnemann-Plakette des DZVhÄ 1956 für seinen Vortrag *Lycopodium*. Silberne Ehrennadel 1973 (Wien). Leiter der Fortbildungsnachmittage in Essen. Leiter von Ärztekursen AMP unter R. Schnütgen (s. dort).

Sein besonderer Einsatz galt den Einführungs- und Weiterbildungskursen vor allem im „Essener Kreis". Sein ganzes Engagement setzte er in den Aufbau und die Fortführung der homöopathischen Bibliothek.

Werke: Sapindales, Celastrales, Rhamnales, Malves, Thymelaeales, Violales. In: Leesers Lehrbuch der Homöopathie, Bd. 4, Pflanzliche Arzneistoffe II, 2., verb. Aufl., Heidelberg 1988, S. 164–269. Einige organotrope Lebermittel, DHM 4, 1953, H. 3, S. 118–132; 157–164. Gedanken über einige Rheuma- und Gichtmittel, DHM 6, 1955, S. 410–421. Magnesium, AHZ 210, 1965, S. 260–274, 406–418, 464–476.

Literatur: In memoriam Dr. Wolfgang Drinneberg (H. Lennemann), AHZ 226, 1981, S. 160/161. Zum 60. Geburtstag (H. Lennemann), AHZ 207, 1962, S. 793/794. Drinneberg-Nachlass im IGM.

Durocher, Ludwig
* 31.8.1814 Ottobeuren, † 3.10.1877 Augsburg
Studienort: München
Dr., Diss. med. Univ. München 1836, *Das Binden des Unterleibes nach der Geburt: in diäthetischer und therapeutischer Beziehung*, 43 S.

Verleihung des Verdienstkreuzes für die Jahre 1870/71 durch den König von Bayern am 14.7.1871.
Praktizierte in Augsburg.

Literatur: ZHK 22, 1877, S. 159. Stolberg, S. 42, 43, 58, 59. Meyer, S. 5, 33.

Dusensy, Salomon
* 30.11.1802 Prag, † 20.7.1864 Paris
Dr. med.

Behandelte seine Kranken auf Wunsch auch allopathisch, doch widmete er der Homöopathie die meiste Aufmerksamkeit.

Werke: Die Krankheiten der durchsichtigen Hornhaut, in systematischer Ordnung, Prag 1833.

Literatur: AHZ 69, 1864, S. 48. NZK 13, 1864, S. 135. Meyer, S. 5, 53.

Eberle, Franz Xaver
* 1829 Mindelheim, † 17.9.1893 Nürnberg
Studienorte: Ingolstadt Landshut, München
Dr., Diss. med. Univ. München 1856, *Beobachtungen über die Bleichsucht*, 16 S.

Leibarzt des Grafen Gravenreuth in Affing (o. J.).
Wirkte kurz in Bayreuth und anschließend 31 Jahre in Nürnberg. War Anhänger der niedrigen Potenzen. Führte seit 1873 eine genaue Liste über alle in seiner Praxis behandelten Fälle der Diphtherie. Seine Aufzeichnungen überließ

er Möser-Liegnitz für dessen Veröffentlichung *Zur homöopathischen Behandlung der Diphtherie* (AHZ 122, 1891, S. 182).

Literatur: AHZ 127, 1893, S. 141. Stolberg, S. 42, 59, 71, 77, 102. Meyer, S. 5, 32. Villers, Bd. 1, Teil 2, S. 10.

Ehrhardt, Johann Heinrich Wilhelm
* 1794 Gera, † 25.8.1848 Merseburg
Studienort: Leipzig
Dr., Diss. med. Univ. Leipzig 1820, *De aneurysmate aortae*, 58 S.

Werke: Vorwort zur Malinkrankheit (hier beschreibt er seinen Übertritt zur Homöopathie), morbus malicus, und Arsenik, ein Specificum dagegen, ACS 18, 1840, H. 1, S. 1–52. Nachtrag zu der im vorigen Hefte mitgetheilten Abhandlung über die Malinkrankheit, ACS 18, 1840, H. 2, S. 165–171.

Literatur: AHZ (F. Rummel) 35, 1848, S. 337-341.

Eichelbaum, Friedrich Ferdinand
* 5.3.1816 Luckau, † 16.9.1882 Wittenberg
Studienort: Berlin
Dr., Diss. med. Univ. Berlin 1842, *De iride ejusque inflammatione*, 36 S.

Praktizierte 30 Jahre in Wittenberg.

Literatur: AHZ 105, 1882, S. 88. Meyer, S. 6, 62. Villers, Bd. 1, Teil 2, S. 7.

Eichelberger, Otto
* 6.5.1918 München, † 25.7.2005 München
Studienort: München
Dr., Diss. med. Univ. München 1944, *Über das Zusammentreffen von Meniskusverletzungen und Kniegelenktuberkulose*, 28 S.

1969 Verleihung der Samuel-Hahnemann-Plakette des DZVhÄ für seinen Vortrag *Hahnemann und der Konstitutionsbegriff*. Erhielt 1996 die Clemens von Bönninghausen-Medaille vom Bund Deutscher Heilpraktiker. 1976–1980 Landesvorsitzender des DZVhÄ in Bayern.

Arbeitete mit homöopathischen und anthroposophischen Heilmitteln. Schüler von A. Voegeli (s. dort). Lernte in seiner Anfangszeit als Kassenarzt H. Dingfelder (s. dort), W. Gawlik (s. dort), M. Stübler (s. dort) und G. Wünstel (s. dort) kennen. Gründete 1976 die homöopathische Akademie in München. Arbeitete seit 1971 mit M. Dorcsi (s. dort) zusammen. War 1972 mehrere Wochen bei P. Schmidt. Hier lernte er die Synonyma nach dem Kent'schen Repertorium aufzuzeichnen und zusammenzufassen. Bemühte sich 1974 erfolglos um die Einrichtung eines Lehrstuhls für Homöopathie an der Universität Witten-Herdecke. Verbesserte die Anamnesetechnik und schuf die Grundlagen der Computer-Repertorisation. Lehrer der klassischen Homöopathie in der Nachkriegszeit.

Werke: Klassische Homöopathie, Bd. 1: Lehre und Praxis, 3. Aufl., Heidelberg 1983, 774 S.; Bd. 2: Praxis und Forschung, 2. Aufl., Heidelberg 1987, 995 S.; Bd. 3: Homöopathie und Anthroposophie I, Heidelberg 1987, 840 S.; Bd. 4: Homöopathie und Anthroposophie II, 2. Aufl., Heidelberg 1994, 944 S. Fragebogen zur homöopathischen Behandlung, München 1991, VI, 33 S. Hahnemann und der Konstitutionsbegriff, Acta homoeopathica, ZKH 15, 1971, S. 15–31.

Literatur: HOM (Peter M. Purkert) II, 2005, S. 8/9. ZKH (Horst Hauptmann) 49, 2005, S. 139. Zum 80. Geburtstag (W. Gawlik), AHZ 243, 1998, S. 110/111. Laudatio zum 70. Geburtstag (Braun), AHZ 233, 1988, S. 162/163. Dr. med. Eichelberger – 70 Jahre (D. Sieber), ZKH 32, 1988, S. 128. Homöopathie: Das Machbare und das Unendliche: Festschrift für Dr. med. Otto Eichelberger (darin Zeittafel, Biographie und Zeitgeschichte S. 190–214), Heidelberg 1988, 225 S.

Eidherr, Martin
* 1829 Goumersdorf/Niederösterreich, † 29.11.1874 Wien
Dr. med. (o. Diss.), Promotion 1855.

1862/63 Hrsg. der *Zeitschrift des Vereins der homöopathischen Ärzte Österreichs* und längere Zeit dessen Sekretär (o. J.).

Nach seiner Tätigkeit am Spital auf der Wieden in Wien (1855–1859), wo er zum Schluss als Sekundararzt wirkte, kam er 1859 als Assistenzarzt an das Spital der Barmherzigen Schwestern in der Leopoldstadt, das damals F. Wurm(b) (s. dort) leitete. Nach dessen Tod 1864 übernahm M. Eidherr die Spitalleitung.

Werke: Aus meiner Praxis: Belladonna, NZK 8, 1859, S. 155–157. Erfahrungen über Cyclamen europaeum, AHZ 59, 1859, S. 38/39, 43–45, 54–55. Arzneiprüfungen: Die Reinwirkungen des weissen Mohnsaftes, nach den physiologischen Prüfungsergebnissen, ZVhÄÖ 1, 1862, H. 3, S. 1–28.

Literatur: AHZ (F.C. Weinke) 90, 1875, S. 16. IHP 5/6, 1875, S. 128. LPZ 6, 1875, S. 20. Tischner, S. 620, 622, 639, 715, 774. Dinges, S. 86 f. Meyer, S. 6, 60. Horn, Sonja (Hrsg.): Homöopathische Spuren, darin Specht, Heidemarie: Homöopathie in Niederösterreich, S. 117–128, hier S. 119, 124.

Eisenberg, Werner
* 22.9.1902 (Ort unbek.),
† 28.10.1984 Witzenhausen
Studienorte: Marburg, Halle
Dr., Diss. med. Univ. Halle 1930, *Die Bedeutung der Urethroskopie für Diagnose und Therapie von Harnröhrenerkrankungen*, 56 S.

Erhielt seine internistische Ausbildung bei O. Buchinger (s. dort) und A. Stiegele (s. dort). Dispensierexamen und Colloquium in Berlin 1932/33. Ließ sich in Witzenhausen nieder, wo er Leiter der Klinik am Warteberg war.

Literatur: Dr. Werner Eisenberg 65 Jahre alt (A. Kautzsch), AHZ 213, 1968, S. 75. Faltin, S. 20.

Eisenmenger, Ferdinand
* 10.7.1826 Edenkoben, † 22.2.1886 Heidelberg
Studienorte: Tübingen, Heidelberg
Dr. med. Staatsexamen 1850. Es konnte keine Promotion in Heidelberg festgestellt werden.

Werke: Klinische Erfahrungen: Intermittens durch Arsenwasserstoffgas erzeugt, NZK 1, 1852, S. 103/104.

Literatur: AHZ (A. Lorbacher) 113, 1886, S. 15. Meyer, S. 6, 43.

Elb, Joseph sen.
* 1815 Dresden, † 13.4.1875 Dresden
Studienort: Leipzig
Dr., Diss. med. Univ. Leipzig 1838, *De venaesectione*, 24 S.

Mitte der 1850er Jahre Ernennung zum Ehrenmitglied des freien Vereins für Homöopathie in Leipzig und 1861 zum Medizinalrat.

Werke: Zur Erkenntniss und Heilung der häutigen Bräune, HVJ 2, 1851, S. 367-404. Fall von Menstrualkolik, NZK 1, 1852, S. 4. Brechmittel im Croup? NZK 7, 1858, S. 148/149. Similia similibus curantur, NZK 17, 1868, S. 33-35, 41-43.

Literatur: AHZ 90, 1875, S. 207/208. AHZ 90, 1875, S. 144, Tischner, S. 441. Meyer, S. 6, 38.

Elwert, Wilhelm
* 14.10.1793 Hildesheim, † 11.1.1867 Harburg
Studienorte: Göttingen, Berlin
Dr., Diss. med. Univ. Braunschweig 1818, *Geschichte einer merkwürdigen Krankheit*, 110 S. (Es ist nicht gesichert, ob dies seine Diss. ist, s. unten.)

Medizinalrat und Hofmedicus (des Königs v. Hannover). Ritter des Guelphenordens (o. J.). Am 30.6.1845 Ernennung zum korrespondierenden Mitglied des Rheinischen Vereins für praktische Medizin (AHZ 29, 1845, S. 272).

Wurde durch G. Mühlenbein (s. dort) auf die Homöopathie aufmerksam gemacht. War mit F. Rummel (s. dort) befreundet. Praktizierte zunächst in Hildesheim, übersiedelte jedoch 1837 nach Hannover. Die dortige Praxis gab er 1858 auf und zog auf sein Landgut bei Itzehoe. Praktizierte später in Harburg.

Werke: Die Blausäure, das wirksamste Heilmittel in Lungenbeschwerden und einigen nervösen Krankheiten; nebst chemischen Bemerkungen über die beste Bereitungsart derselben, Hildesheim 1821, 126 S. Behandlung der asiatischen Cholera nebst einem Verzeichnisse der dazu in Bereitschaft zu haltenden Heilmittel, Hildesheim 1831. Bemerkungen über den Gebrauch natürlicher und künstlicher Mineralwasser, mit Rücksicht auf die Grundsätze des homöopathischen Heilverfahrens, Hannover 1837. Das Blutlassen, kritisch untersucht, Hildesheim 1838. Die Homöopathie und die Allopathie auf der Wage der Praxis, Bremen 1844, 193 S.

Literatur: AHZ (F. Elwert, Neffe) 74, 1867, S. 87/88. NZK 12, 1867, S. 47/48. Callisen, Bd. 6, S. 51-53; Bd. 27, S. 453. Haehl, Bd. 1, S. 463. Eppenich, S. 164, 364. Hirsch, Bd. 2, S. 405/406. Lucae, S. 40. Tischner, S. 571, 775. Das gelehrte Hannover, Bd. 1, Bremen 1823. Meyer, S. 6, 44.

Eschenmayer, Adolph Carl August
* 4.7.1768 Neuenbürg/Württemberg,
† 17.11.1852 Kirchheim unter Teck
Studienorte: Stuttgart (Karlsschule), Tübingen
Dr., Diss. med. Univ. Tübingen, 1796, *Principia quaedam disciplinae naturali, in primis chemiae ex metaphysica naturae substernenda*, 27 S.

1797 praktischer Arzt in Kirchheim. 1800-1811 Oberarzt in Sulz a. N. und gleichzeitig Leibarzt der Herzogin von Württemberg.

Sollte zunächst Kaufmann werden, studierte jedoch Medizin. Verband in seiner Lehrtätigkeit Naturphilosophie und Medizin. Zählte zu den durch die romantische Naturphilosophie bestimmten Medizinern, denen eine philosophische Weltsicht mit theologischem Einschlag wichtiger war als reines Fachwissen. Als Arzt und Philosoph interessierte ihn sehr der animalische Magnetismus. Gründete mit Christian Friedrich Nasse und Dietrich Georg Kieser das

Archiv für den thierischen Magnetismus (1817–1824). Beinflusst durch J. Kerner war er zunehmend an okkultistischen und spiritistischen Phänomenen interessiert, die sich vor allem an Kerners *Seherin von Prevorst* manifestierte.

Werke: Die Epidemie des Croups zu Kirchheim im Königreich Württemberg in den Jahren 1807, 1808, 1809, 1810, Stuttgart 1812, 118 S. Versuch die scheinbare Magie des thierischen Magnetismus aus physiologischen und psychischen Gesetzen zu erklären, Wien 1816, 136 S. Die Allöopathie und Homöopathie: verglichen in ihren Principien, Tübingen 1834, VII, 134 S.

Literatur: BBK, Bd. 17 (2000), Spalten 347–354. DBE, Bd. 3, S. 173/174. NDB, Bd. 4, S. 644. Tischner, S. 531, 581, 775. Haehl, Bd. 1, S. 463.

Fallscheer, Karl
* 18.5.1871 Esslingen, † 1915 Lügumkloster/Schleswig
Studienort: Bonn
Dr., Diss. med. Univ. Bonn 1909, *Über einen Fall von Chondrosarkom der Pleura*, 33 S.

Homöopathischer Arzt in Elberfeld.

Literatur: ZBV 6, 1915, S. 214. LPZ 47, 1916, S. 72.

Faulwasser, Eduard
* 24.4.1827 Bernburg a. S., † 1.7.1904 Bernburg a. S.
Studienorte: Heidelberg, Würzburg, Berlin
Dr., Diss. med. Univ. Berlin 1849, *De tuberculosi cerebri eiusque tunicarum*, 32 S.

1894 Geheimer Sanitätsrat. Verleihung der Ritterinsignien 1. Klasse des Hausordens Albrechts des Bären (o. J.). Hohe türkische Orden (o. Bezeichnung). 1902 Ehrenmitglied des Berliner Vereins homöopathischer Ärzte.
Zunächst Assistenzarzt bei Troschel in Berlin. 1850 praktischer Arzt in Bernburg. 1901 Mitarbeiter des *Deutschen Homöopathischen Arzneibuches*. Übernahm in diesem Zeitraum die Hauptredaktion der im Auftrag des homöopathischen Centralvereins herausgegebenen *Deutschen Homöopathischen Arzneimittellehre* (Bd. 1 erschien 1903). Vermachte dem Verein testamentarisch seine umfangreiche Bibliothek.

Werke: Vergleichende Arzneiwirkungslehre in therapeutischen Diagnosen (Arzneimittel-Diagnosen), enthaltend die Unterschiede der ähnlichen und verwandten Mittel, von H. Gross und C. Hering, übers. u. hrsg. von E. Faulwasser, Leipzig 1892, 575 S. Deutsche homöopathische Arzneimittellehre: im Auftrag des homöopathischen Central-Vereins Deutschlands, hrsg. von E. Faulwasser und R. Windelband, Berlin 1903, Bd. 1, VIII, 691 S., Bd. 2, 191 S.

Literatur: AHZ (S. Mossa) 149, 1904, S. 77/78. HMB 29, 1904, S. 140. Tischner, S. 775. Meyer, S. 6, 34. Villers, Bd. 1, Teil 2, S. 4; Bd. 2, S. 3, Bibl. S. 5.

Feldmann, Theodor
* 17.2.1848 Melbecke i. W.,
† 7.6.1914 Mönchengladbach
Studienorte: Gießen, Leipzig
Dr. med. (Promotion in Leipzig nicht nachweisbar).

1910 Ernennung zum Sanitätsrat.
Von 1874 bis 1886 als Landarzt in Westfalen tätig, seit 1886 in Mönchengladbach. Wandte sich bereits während der Studienzeit zur Homöopathie und erlangte frühzeitig das Dispensierrecht.

Literatur: LPZ 45, 1914, S. 262/262. ZBV 33, 1914, S. 300. Villers, Bd. 1, Teil 2, S. 6; Bd. 2, S. 10.

Fielitz, Heinrich August
* 1796 (Ort unbek.), † 4.10.1877 Harzburg
Studienort: Halle
Dr., Diss. med. Univ. Halle 1819, *De variis methodis frenandi furibundos*, 44 S.

Hofmedicus (o. J.), Ritter.
Wurde nach dem Tod von C. Hartlaub (s. dort) durch G. Mühlenbein (s. dort) veranlasst nach Braunschweig zu ziehen, wo er als dessen Gehilfe tätig war. Ließ sich 1874 in Harzburg nieder. Berichtete in der AHZ von 1836 über die Tierheilung bei Pferden (s. unten).

Werke: Materialien zu einer künftigen allgemeinen Medicinal-Verfassung für Homöopathie, Leipzig 1835, XXIV, 48 S. Thierheilungen, AHZ 8, 1836, S. 261–264. Maulklemme, Hirschkrankheit, AHZ 11, 1837, S. 278–280. Die medicinischen Weltweisen, Sondershausen 1857, 52 S.

Literatur: Haehl, Bd. 1, S. 448, 463. Bd. 2, S. 208. Tischner, S. 775/776. Meyer, S. 6, 35.

Findeisen, Hermann
* 1860 Danzig, † 17.12.1933 Danzig
Studienort: Würzburg
Dr., Diss. med. Univ. Würzburg 1878, *Ein Fall von Hirnsyphilis,* 29 S.

Ging nach seiner Approbation im Jahr 1887 für einige Zeit nach Budapest, um dort bei Th. v. Bakody (s. dort) die Homöopathie kennenzulernen. War mit H. Wapler (s. dort) befreundet. Nach bestandenem Dispensierexamen (1888) ließ er sich in Danzig nieder.

Werke: Zur Lehre von der Arzneiwirkung, ZBV 7, 1888, S. 305–330.

Literatur: AHZ (R. Tischner) 182, 1934, S. 41. Tischner, S. 653. Villers, Bd. 2, S. 4.

Finzelberg, Johann Heinrich Julius
* 2.12.1810 Jüterbog, † 28.11.1840 Magdeburg
Studienort: Berlin
Dr., Diss. med. Univ. Berlin 1835,
De putrescentia uteri, 31 S.

Zog 1839 von Magdeburg nach Halberstadt, um die Stelle des nach Braunschweig verzogenen H. Fielitz (s. dort) einzunehmen.

Werke: Wie man Erfahrungen benutzt, die in das herrschende System nicht so recht passen, AHZ 13, 1838, S. 232–238.

Literatur: AHZ (F. Rummel) 19, 1840, S. 62.

Fischer, Anton
* 1792 Pribislau, † 1867 Brünn
Studienort: Olmütz
Mitglied der homöopathischen Vereine in Wien und Leipzig.

Gilt als Nestor der Homöopathie in Österreich. F. versuchte bereits seit 1818 mit homöopathischen Mitteln chronisch Kranke zu heilen. Kam mit 16 Jahren in das Haus eines Chirurgen, wo er ein kümmerliches Leben führte. Begann als praktischer Arzt und blieb sein ganzes Leben ein Anhänger der Homöopathie. Praktizierte zunächst in Rosice (Rossitz), ab 1825 in Brünn (Brno). Zu seinen einflussreichsten Patienten zählte der damalige Gouverneur von Mähren und Schlesien, Graf Inzaghi, sowie der General Freiherr von Lederer. Die Verfolgung durch die Medizinalbehörden veranlasste ihn, für einige Jahre nach Raigern zu gehen, das dem Benediktinerorden unterstand. S. Hahnemann (s. dort) korrespondierte häufig mit ihm. Erzielte viel beachtete Erfolge bei der Bekämpfung der Cholera-Epidemie von 1831.

Werke: Einige Erfahrungen aus meiner langjährigen Praxis, dem homöopathischen Congress zu Paris gewidmet und übersendet, AHZ 75, 1867, S. 93/94, 97–101.

Literatur: PMM 12, 1864, S. 156/157. Hože, Materialien zur Geschichte der Homöopathie in Böhmen und Mähren, in: PMM 4, 1856, S. 177–185, hier S. 179. ZHK 13, 1868, S. 6/7. LPZ 14, 1868, S. 156. LPZ 5 1874, S. 82. Meyer, S. 7, 36.

Fischer, Felix
* 20.11.1868 Zittau, † 18.1.1921 Leipzig
Studienort: Leipzig
Dr. med. (kein Diss.-Nachweis möglich).

Seit 1910 Vorstandsmitglied des Homöopathischen Centralvereins Deutschlands.
 Studierte zunächst in Berlin Schiffsbautechnik. Approbation 1894 in Leipzig. Nach vierjähriger praktischer Tätigkeit als Arzt in Ahrensfelde bei Berlin wollte er Zahnarzt werden, doch wurde diese Absicht nicht verwirklicht. Stattdessen wandte er sich der Homöopathie zu.

Literatur: AHZ (Wiener) 169, 1921, S. 1/2. Tischner, S. 681.

Fischer, Franz
* 5.4.1817 Neckarsulm, † 5.11.1878 Weingarten/Württemberg
Studienorte: Tübingen, Freiburg, Heidelberg
Dr. med.

Wurde 1872 zum Präsidenten des homöopathischen Centralvereins berufen.

Werke: Die Stellung der ärztlichen Berufsarten zur Gewerbefreiheit: nebst einem Anhange: Die Gesundheitspflege, Ravensburg 1861, IV, 86 S. Vorträge gehalten bei der Generalversammlung der „Hahnemannia" am 24. Februar 1870 zu Stuttgart, Stuttgart 1870 (?), 23 S.

Literatur: LPZ 9, 1878, S. 132. ZHK 23, 1878, S. 176. AHZ 97, 1878, S. 160. Lucae, S. 22, 91. Tischner, S. 507, 558, 776. Meyer, S. 7, 60.

Fischer, Hermann Alexander
* 18.5.1823 Neuruppin, † 7.10.1895 Westend bei Berlin
Studienort: Berlin. Hörte u. a. bei: J. Müller, Traube, Romberg, Virchow, v. Graefe, Langenbeck.
Dr., Diss. med. Univ. Berlin 1852, *De singularum scholarum circa venaesectionem sententiis.*

Langjähriges Vorstandsmitglied im Centralverein (o. J.). Mitglied der Prüfungskommission angehender homöopathischer Ärzte in Preußen bis 1894.
Studierte zunächst in Berlin Philologie und bestand 1848 sein Doktor- und Oberlehrerexamen. Begann im gleichen Jahr in Berlin das Medizinstudium. War zuerst Assistent bei dem Chirurgen Langenbeck. Lernte dann die Homöopathie kennen. Seine Heilerfolge wurden schnell bekannt. So heilte er den hochbetagten preußischen General v. Pape von einer Blasen- und Lungenentzündung. Ein anderer bekannter Fall war die Heilung der vor der Erblindung stehenden Großherzogin von Baden (o. Namen) 1887/1888. Vermachte dem homöopathischen Krankenhaus in Leipzig 50 000 Mark.

Werke: Klinische Arzneimittellehre: eine Reihe von Vorlesungen, gehalten am Hahnemann Medical College in Philadelphia von dem verstorbenen E. Farrington, M.D.: aus dem Englischen übersetzt von H. Fischer, Leipzig 1891, 734 S. Die Zubereitung der Jenichen'schen Hochpotenzen, AHZ 124, 1892, S. 114–116.
Literatur: ZBV (P. Dahlke) 14, 1895, S. 461–464. LPZ 26, 1895, S. 204/205. DPM 14, 1895, S. 309. HMB 20, 1895, S. 209/210. Eppenich, S. 337. Tischner, S. 748, 776, 816. Meyer, S. 7, 34. Villers, Bd. 1, Teil 2, S. 3; Bd. 2, S. 4.

Fleischmann, Friedrich Ludwig
* 18.10.1806 Nürnberg, † 22.12.1886 Dießen/Ammersee
Studienort: Erlangen
Dr., Diss. med. et phil. Univ. Erlangen 1832, *Dalmatiae nova serpentum genera*, 35 S.

1848 Medizinalrat und Gerichtsarzt in Dillingen.
Aus seinem Leben ist wenig bekannt. Hielt Vorlesungen in Anatomie. Im Wintersemester 1834/35 hielt er wöchentlich zweimal Vorlesungen über *Die Wirkungsart der homöopathischen Heilmittel*. Sein Wunsch, Professor am anatomischen Institut in Erlangen zu werden, erfüllte sich nicht. Er zog deshalb 1848 nach Dillingen, wo er als Gerichtsarzt tätig war.

Werke: Leitfaden für Curgäste in Wasserheilanstalten, Nürnberg 1840.
Literatur: Tischner, S. 506. Lucae, S. 62, 183, 204, 220. Stolberg, S. 17, 29, 42, 48. Callisen, Bd. 28, S. 63. Hirsch, Bd. 2, S. 538. HYG (F. Schrön informiert als „Curiosum" über die Ankündigung Fleischmanns, Vorlesungen über homöopathische Heilmittel zu halten) 1, 1834, S. 499.

Fleischmann, Friedrich Wilhelm Carl
* 1799 Pezdikau/Böhmen, † 23.11.1868 Wien
Studienort: Wien
Dr., Diss. med. Univ. Wien 1832, *Methodus formulas concinnandi permultis exemplis illustrata*, 186 S.

Primarius des Spitals der grauen Schwestern in Gumpendorf, Ritter des k. k. Franz-Joseph-Ordens, des päpstlichen Gregorordens, des kgl. baierischen Michaelsordens, des kgl. sächs. Albrechtsordens, des kgl. preuss. Kronenordens, des Luccaschen Ludwigsordens, Mitglied des Doctorcollegiums in Wien, des Centralvereins homöopathischer Ärzte Deutschlands.
Einer der angesehensten homöopathischen Ärzte seiner Zeit in Wien. Wurde wahrscheinlich von S. Hahnemann (s. dort) behandelt und gelangte so zur Homöopathie. Von 1835 bis zu seinem Tod Chefarzt des Spitals der grauen Schwestern in Gumpendorf und 1844 neben C. Hampe (s. dort), P. A. Watzke (s. dort) und F. Wurm(b) (s. dort) Mitherausgeber der *Österreichischen Zeitschrift für Homöopathie*. Lehrte seit 1851 als Dozent über die Homöopathie an der Universität in Wien.

Werke: Das Wirken der barmherzigen Schwestern in Wien: nebst einer kurzen Lebensgeschichte ihres heiligen Stifters Vincenz von Paul, Wien 1839. Notizen über das Spital der barmherzigen Schwestern in Gumpendorf – Die Leistungen der Homöopathie in einer tabellarischen Übersicht, der, vom Jahre 1835 bis Ende 1843 in demselben behandelten Kranken, nebst einigen Krankengeschichten, ÖZfH 1, 1844, H. 1, S. 176–203.
Literatur: AHZ 77, 1868, S. 176. Callisen, Bd. 28, S. 64. Dinges, S. 80–83, 85 ff., 93. Eppenich, S. 130. Hirsch, Bd. 2, S. 539. Lucae, S. 67, 68, 69, 70, 71, 177, 183, 186, 204, 221. Tischner, S. 509 ff., 622, 738, 776. Haehl, Bd. 2, S. 197, 506. Petry, S. 296/297. Meyer, S. 7, 60, 68. Berthold, Susanne, S. 38. Horn, Sonja (Hrsg.): Homöopathische Spuren, darin Dorffner, Gabriele: Versuche einer Institutionalisierung der homöopathischen Lehre im 19. Jahrhundert, S. 55–70, hier S. 60.

Flury, Rudolf Karl
* 5.3.1903 Solothurn, † 23.5.1977 Bern
Studienorte: Wien, Paris, Zürich
Dr., Diss. med. Univ. Zürich 1928, *Ergebnisse der Graham'schen Cholecystographie am Zürcher Kantonsspital.*

War über 20 Jahre Präsident des Schweizerischen Vereins Homöopathischer Ärzte. Mitglied und Schatzmeister des Rates der Internationalen Liga für Homöopathie.
Zählte zu den führenden homöopathischen Ärzten der Schweiz. Nach seiner Assistenzzeit in Rohrschach praktizierte er 1932 als homöopathischer Arzt und Nachfolger von Dr. Pfänder in Bern. 1943 Studium der Philosophie in Fribourg. Erarbeitete sich mit einem Kreis gleich gesinnter homöopathischer Kollegen in dieser Zeit die Materia medica homoeopathica in LM-Potenzen. Enge Freundschaft mit A. Hänni (s. dort), mit dem er in München Ende der 1960er Jahre Kurse über das Kent'sche Repertorium abhielt. Hat nicht viel veröffentlicht.

Werke: Realitätserkenntnis und Homöopathie: Einführung in das Ordnungsprinzip des Praktischen Repertoriums/Dr. med. Flury. Aus Vorträgen u. Manuskripten, hrsg. v. Gerhard Resch u. Mechthild Flury-Lemberg, mit Beitr. v. Josef Wolf u. M.D. Philippe, Bern 1979, 141 S. Un cas d'eczéma guéri par Aurum, AAS 3, 1934, S. 48–51. Die Entstehung der Homöopathie, AAS 4, 1935, S. 43–52. Ein Arzneimittelvergleich: Pulsatilla und Silicea, AAS 8, 1938, S. 47–62. Sycotische Nosoden, AAS 23, 1953, S. 22–30. Repertorium und Klinik, SZH 4, 1958, S. 46–58.
Literatur: AHZ (Braun) 222, 1975, S. 196–198. Dinges, S. 107, 110–115. Erlach, S. 202–208.

Folkert, Wilhelm
* 20.7.1893 Berlin, † Datum/Ort unbek.
Studienort: Köln
Dr., Diss. med. Univ. Köln 1920, *Über operative Behandlung der Uterusmyome mit besonderer Berücksichtigung der Enukleation,* 25 S.

Praktizierte 13 Jahre in Bad Kreuznach, ging dann nach Frankfurt und hat sich anschließend in Kelkheim/Hessen niedergelassen. Studierte bei J. Leeser (s. dort), Bonn, die Materia medica homoeopathica und legte in Berlin das Dispensierexamen ab. Sein Lebenswerk besteht in der Verbindung von astronomisch-astrologischen Gedanken mit der Homöopathie.

Werke: Sphären: Eine westöstliche Synthese der Heilkunst: Diagnose und Therapie mit den 92 Elementen, Frankfurt 1958, 287 S. Geheime Kräfte der Modalitäten: Grundlage der Konstitution, Kelkheim 1972, 84 S.
Literatur: Zum 75. Geburtstag (Kautzsch), AHZ 214, 1969, S. 25.

Förster, Karl Gustav
* 2.7.1826 Lichtenberg, † 21.12.1903 Görlitz
Studienort: Berlin
Dr., Diss. med. Univ. Berlin 1851, *De dysenteria ejusque variis speciebus,* 28 S.

Ließ sich 1855 in Görlitz nieder und fand dort zur Homöopathie. Fast 25 Jahre lang Mitglied des Stadtverordneten-Collegiums.

Literatur: AHZ (Mischner) 148, 1904, S. 61. Meyer, S. 7, 41. Villers, Bd. 1, Teil 2, S. 6, Bibl. S. 117; Bd. 2, Teil 2, S. 6.

Franz, Carl Gottlob
* 8.5.1795 Plauen, † 8.11.1835 Leipzig
Studienort: Leipzig
Dr., Diss. med. Univ. Leipzig 1825, *Monographiae de labio leporino,* 40 S.

Einer der ersten und ergebensten Schüler S. Hahnemanns (s. dort). Studierte 1813 zunächst Theologie in Leipzig. Nachdem ihn Hahnemann von einem hartnäckigen Hautausschlag geheilt hatte, wechselte er zur Medizin und wurde für einige Zeit sein Gehilfe. Arbeitete mit an zahlreichen Arzneimittelprüfungen. Betreute kurz nach 1825 für mehrere Monate die Gräfin v. Trautmannsdorf, Wien, kehrte dann aber nach Leipzig zurück und eröffnete dort eine homöopathische Praxis.

Werke: Asa foetida nach Hahnemanns Methode, ACS 1, 1822, H. 3, S. 187–220. Zink, ACS 6, 1826/27, H. 2, S. 152–196. Die Wirkung des Broms, durch Versuche dargestellt, Jahrbuch für Pharmakologie, Bd. 30, Berlin 1828, S. 32–99.
Literatur: ACS (E. Stapf) 15, 1836, H. 3, S. 167–170. Callisen, Bd. 6, S. 448. Hirsch, Bd. 2, S. 607. Haehl, Bd. 1, S. 111, 207, 225–227. 229, 413, 419, 460; Bd. 2, S. 104, 114, 196, 235, 248, 257, 281, 290, 312, 313, 320. Lucae, S. 37, 183, 204, 207. Tischner, S. 268, 315, 424, 439, 472, 594, 596, 776. Schreiber, S. 42. Heidel, S. IV Nachwort.

Freytag, Hermann Ludwig
* 7.6.1834 Plauen, † 18.4.1901 Leipzig
Studienort: Leipzig. Hörte u. a. bei: Bock, Wunderlich, Coccius.
Dr., Diss. med. Univ. Leipzig 1857, *De amblyopia in nephritide albuminosa observata.*

Wandte sich bereits während seiner Studienzeit der Homöopathie zu. Nach dem Staatsexamen ging er 1857 ins Ausland, u. a. nach Paris. Ließ sich dann in Leipzig als praktischer homöopathischer Arzt nieder. Vermachte dem Homöopathischen Krankenhaus in Leipzig 10 000 Mark.

Literatur: LPZ 32, 1901, S. 90. AHZ 142, 1901, S. 158/159. Tischner, S. 776. Meyer, S. 7, 47. Villers, Bd. 1, Teil 2, S. 8; Bd. 2, S. 8.

Freytag, John Bernhard Eberhart
* 20.4.1764 Halberstadt, † 14.4.1846 Bethlehem/Pennsylvania
Dr. med.

Über sein Leben ist nicht viel bekannt. War 1835 neben C. Hering (s. dort) und H. Detwiler (s. dort) einer der Gründungsmitglieder der „Allentown Academy". Praktizierte in Bethlehem/Pa., wo er starb.

Literatur: Krannich, S.110, 122, 129 f., 139, 154, 299. King, Bd. 1, S. 134/135. Culture, Knowledge and Healing, S. 140. Tischner, S. 746. Haehl, Bd. 2, S. 225.

Fritsche, Herbert
* 14.6.1911 Berlin, † 20.6.1960 München
Studienort: Berlin
Dr., Diss. Univ. Berlin 1936, *Beiträge zur Oekologie der Land-Isopoden Groß-Berlins,* 58 S. (Math.-naturwissenschaftliche Diss.)

Hrsg. der Zeitschrift *Die Säule* (o. J.). Schriftführer der Deutschen Gesellschaft für wissenschaftlichen Okkultismus (o. J.). 1949 Hrsg. der esoterischen Zeitschrift *Merlin.* Seit 1958 Lehrer für Homöopathie an der Heilpraktiker-Fachschule in München.
Befasste sich mit Zoologie, Psychologie und Philosophie und schrieb auf diesen Gebieten bedeutende Werke. Widmete sich aber auch dem Magisch-Okkulten. Als Lyriker verfasste er ca. 350 Gedichte. Blieb Grenzgänger und Außenseiter. Wollte zunächst Universitätslaufbahn einschlagen. Bei den Vorarbeiten zu seiner Habilitationsschrift über die Oberaugenbrauengeschwülste der Menschenaffen stieß er auf E. Schlegels (s. dort) Kommentar zu S. Hahnemanns (s. dort) Organon und damit auf die ihm bis dahin unbekannte Homöopathie. Von 1936 an war sein Denken zentral auf das Helfen und die Heilkunst gerichtet. Seine neuen Lehrer wurden als Homöopath F. Gisevius (s. dort) und der Esoteriker S. Schwab. In einem Brief (1956) an seinen Freund Gerhard Nebel bezeichnete er P. Schmidt als den einzigen ihm bekannten souveränen Homöopathen. Nach mehreren Wochen „Schutzhaft" 1941 fand er Aufnahme in O. Buchingers sen. (s. dort) Kuranstalt in Bad Pyrmont, dessen Assistent er wurde. 1941 entdeckte er das Prinzip der „Homoeopathia Divina" im kosmischen Geschehen. Zog 1953 nach Stuttgart. Folgte 1958 einem Ruf als Lehrer für Homöopathie an der Heilpraktiker-Fachschule in München.

Werke: Iatrosophia: metabiologische Heilung und Selbstheilung, Leipzig 1937, 111 S. Hahnemann: die Idee der Homöopathie, Berlin 1944, 434 S. Erlösung durch die Schlange: Mysterium, Menschenbild und Mirakel homöopathischer Heilkunst, Stuttgart 1953, 155 S.

Literatur: In memoriam Herbert Fritsche (E. Schmeer), ZKH 4, 1960, S. 243–246. Dr. Herbert Fritsche gestorben (A. Baginsky), NHP 13, 1960, S. 190/191. AHZ 205, 1960, S. 382. Zoologe, Yogi und Literat (G. Nebel), FAZ 24.6.1960. Wir gedenken Herbert Fritsches! NHP 18, 1965, S. 281. Zum Gedächtnis Herbert Fritsche (E. Kalaß), NHP 20, 1967, S. 179/180. Zum 10. Todestag von Herbert Fritsche am 20.6.1970 (E. Schmeer), ZKH 14, 1970, S. 187/188. Zum 20. Todestag von Herbert Fritsche am 20.6.1980 (E. Schmeer), NHP 33, 1980, S. 863/864. Herbert Fritsche zum Gedenken – Anmerkungen zu seinem 70. Geburtstag am 14.6.1981 (E. Schmeer), ZKH 25, 1981, S. 128–130. Zum 80. Geburtstag von Herbert Fritsche (M. Terlinden), VHK Juni 1991, S. 33–35. Eppenich, S. 298, 299, 318, 319, 335, 338, 341, 346, 349, 352, 355, 358, 359, 377. Fritsche, Herbert: Briefe an Freunde: 1931-1959, Herbert Fritsche, Stuttgart 1970, VIII, 247 S.

Frühauf, Hermann
* 18.12.1902 Groß-Steinheim a. M.,
† 18.6.1974 Frankfurt
Studienort: Bern
Dr., Diss. med. Univ. Berlin 1928, *Veränderungen der Serumstruktur bei Genitalcarcinom,* 13 S.

Vorsitzender des Roten Kreuzes in Offenbach (1968).

Eröffnete 1928 in Offenbach homöopathische Praxis. Leitete seit 1956 ein homöopathisches Krankenhaus (o. Namen und Ort).

Werke: Veränderung der Serumstruktur bei Genitalkarzinom, Berlin 1928. Ehe und Geburtenregelung, Mainz 1957.

Literatur: Zum 65. Geburtstag (A. Kautzsch), AHZ 213, 1968, S. 24/25.

Fuchs, Anton
* 1831 München, † 27.5.1905 Augsburg
Dr. med.

Nach seinem Studium Anstellung als Choleraarzt in München. Übersiedelte 1865 nach Regensburg, wo er 17 Jahre lang praktizierte. Weitere 22 Jahre wirkte er in Augsburg, wohin er 1882 zog. War 48 Jahre als Homöopath tätig.

Literatur: LPZ 36, 1905, S. 112. Stolberg S. 59, 64. Villers, Bd. 1, Teil 2, S. 3; Bd, 2, S. 1.

Furlenmeier, Martin Beat
* 7.10.1932 Arlesheim/Schweiz, † 23.6.1994 Basel
Studienort: Basel
Dr., Diss. med. Univ. Basel 1969, *Nachkontrolle von 31 habituellen Schulterluxationen, operiert nach den Prinzipien Eden-Brun*, 28 S.

Gründete 1986 die „Schweizerische Ärztegesellschaft für Homöopathie und Phytotherapie" (SAHP), deren Präsident er wurde.
Studierte in Basel zunächst elf Semester Botanik, Physik und Mathematik, bevor er sich dem Medizinstudium zuwandte. Erarbeitete sich danach autodidaktisch Kenntnisse in der Homöopathie. Bei Besuch von Kursen in Rheinfelden und Überlingen lernte er J. Mezger (s. dort), M. Dorcsi (s. dort), P. Schmidt und A. Voegeli (s. dort) kennen. In gleichem Maße wie er Kent relativierte, wandte er sich vermehrt dem Werk von C. v. Bönninghausen (s. dort), Boger und C. Hering (s. dort) zu. Hielt später Gastvorlesungen über Homöopathie an der Universität in Basel. Eröffnete 1965 eine Praxis in Liestal, die er 1990 nach Bubendorf verlegte.

Werke: Kraft der Heilpflanzen, Zürich 1978, 200 S. Wunderwelt der Heilpflanzen (Schweizer Ausgabe: Kraft der Heilpflanzen), Eltville 1978, 200 S. Mysterien der Heilkunde: Allopathie, Homöopathie, Aromatherapie, Osmotherapie, Phytotherapie, Spagyrik, Gemmotherapie; Darstellung der wissenschaftlichen Grundlagen und Prinzipien aller arzneilichen Therapieformen unter Einbeziehung dessen, was sich der Wissenschaft entzieht, Stäfa 1981, 357 S. Eine Lachesis-Kasuistik als Beitrag zum Nachweis der gesetzmäßigen Wirksamkeit einer Hochpotenz, ZKH 37, 1993, S. 13–15. Verifikationen aufgrund latenter Symptome, ZKH 37, 1993, S. 189–192.

Literatur: ZKH (U. Steiner) 38, 1994, S. 206–208. Zum 60. Geburtstag (K.-H. Gypser), ZKH 36, 1992, S. 207/208. Erlach, S. 211/212.

Gastier (Vorname unbek.)
* 1790 (Ort unbek.), † 2.3.1868 Cleventia
Dr. med.

War einer der ersten Schüler S. Hahnemanns (heißt es in der Todesnachricht).

Literatur: NZK 17, 1868, S. 56.

Gauwerky, Friedrich jun.
* 15.2.1845 Soest, † 9.10.1888 Badenweiler
Studienort: Halle
Dr., Diss. med. Univ. Halle 1872, *Zur Behandlung der Syphilis*, 38 S.

Sohn von F. Gauwerky sen. (s. dort). Homöopathischer Arzt in Soest.

Literatur: AHZ 117, 1888, S. 136. Meyer, S. 7, 56.

Gauwerky, Friedrich sen.
* 29.7.1791 Soest, † 15.12.1859 Soest
Dr. med.

Mitglied der „Versammlung der homöopathischen Aerzte Rheinlands und Westphalens".
Vater von F. Gauwerky jun. (s. dort). Sandte 1850 eine Petition zur Errichtung eines Lehrstuhls für Homöopathie an den preußischen König Friedrich Wilhelm IV. (1795–1861), die aber abgelehnt wurde.

Werke: Die Diagnose des Blasensteines, NZK 1, 1852, S. 109/110.

Literatur: PHZ 6, 1860, S. 16. Lucae, S. 48, 185, 205. Stahl, S. 171/172.

Gawlik, Willibald
* 3.8.1919 Ratibor/Oberschlesien,
† 19.9.2003 Greiling bei Bad Tölz
Studienorte: Breslau, Düsseldorf, München
Dr., Diss. med. München 1950, *Die Callusfrühbestrahlung bei Fingerfrakturen,* 21 S.

1968–1980 Erster Vors. des LV Bayern im DZVhÄ. 1969–1975 Erster Vors. des DZVhÄ. 1976–1991 Erster Vors. des Arbeitskreises Homöopathie im ZÄN. Ab 1978 Mitgl. der Kommission D im BGA. Ab 1981 bis 1991 Erster Vors. dieser Kommission. Ab 1980 Mitgl. der HAB-Komm. beim BGA. 1972 Samuel-Hahnemann-Plakette des DZVhÄ (für den 1966 gehaltenen Vortrag *Glonoinum;* s. unten). 1973 Goldenes Ehrenzeichen des DZVhÄ. 1987 Ehrennadel des ZÄN. 1992 Goldene Hufelandmedaille vom Zentralverband der Ärzte für Naturheilverfahren.
   Nach dem Zweiten Weltkrieg und fünf Jahren russischer Kriegsgefangenschaft wiederholte er 1950 das Staatsexamen in München, da ihm alle persönlichen Papiere abhanden gekommen waren. Danach Assistenzzeit in einigen Kliniken in München, im Krankenhaus Naila sowie am Homöopathischen Krankenhaus München-Höllriegelskreuth. 1955 Niederlassung als Facharzt für Allgemeinmedizin mit Zusatzbezeichnung „Homöopathie" und „Naturheilverfahren" in Bad Tölz. Gründete 1976 mit Kollegen den Arbeitskreis „Homöopathie im Zentralverband der Ärzte für Naturheilverfahren" (ZÄN) in Freudenstadt.

Werke: Lexikon besonderer in der Homöopathie gebräuchlicher Begriffe, Autor G. Wünstel, Mitarbeit u. a. von W. Gawlik, Arbeitskreis im ZÄN, Freudenstadt 1983, 24 S. Arzneimittel und Persönlichkeitsportrait: Konstitutionsmittel in der Homöopathie, Stuttgart 1990, 272 S.; 2., völlig überarb. und erw. Aufl., Stuttgart 1996, 362 S. Homöopathie und konventionelle Therapie: Anwendungsmöglichkeiten in der Allgemeinpraxis, 2., völlig überarb. und erw. Aufl., Stuttgart 1992, 357 S. Götter, Zauber und Arznei, Berg am Starnberger See 1994, 702 S. Die homöopathische Anamnese: 6 Tabellen, Stuttgart 1996, 134 S.

Literatur: AHZ (K.-H. Gebhardt) 248, 2003 S. 311. ZKH (M. Hadulla) 47, 2003, S. 187/188. Abschied von Willibald Gawlik (M. v. Ungern-Sternberg), Homöopathie – aktuell, 4/2003, S. 11; DJH (M. Barthel), Bd. 18, 2003 H. 1, S. 88. Nachruf Dr. Willi Gawlik (E. Rau), HZ 2, 2003, S. 17. ÖGHM (K. Connert) 14, 2003, S. 2/3. Laudatio zum 80. Geburtstag (W. Buchmann), AHZ 244, 1999, S. 161. Laudatio zum 80. Geburtstag (K. Hör), Karlsruhe 2000, 19 S. Rosa damascena: Eine homöopathische Arzneimittelselbsterfahrung: Die Rose – Botanik, Geschichte, Medizin (B. Ostermayr, A. Wölfel), Herrn Willibald Gawlik zum 80. Geburtstag, Greifenberg 1999, 89 S. Laudatio zum 75. Geburtstag (A. Braun), AHZ 239, 1994, S. 159–161. Laudatio zum 70. Geburtstag, (G. Wünstel), AHZ 234, 1989, S. 164–166. Laudatio zum 65. Geburtstag (G. Wünstel), AHZ 230, 1985, S. 68/69. Faltin, S. 249–251, 287, 352. Eppenich, S. 330.

Gerd-Witte, Heinrich
* 14.10.1919 Bohmte bei Osnabrück,
† 3.8.2001 Bohmte
Studienort: Münster
Dr., Diss. med. Univ. Münster 1944, *Der Mord mit verschiedenen Werkzeugen unter besonderer Berücksichtigung der Leichenbefunde,* 36 S.

1964–1972 Erster Vors. des LV NRW im DZVhÄ. 1981–1987 Lehrauftrag für Homöopathie an der Universität Düsseldorf. Leitete 23 Jahre den Arbeitskreis homöopathischer Ärzte in Münster.
   Zehnjährige Ausbildung an verschiedenen Kliniken in Hamburg mit Schwerpunkten in Pädiatrie, Innerer Medizin, Röntgenologie und Chirurgie. Die homöopathische Ausbildung begann 1953 im Robert-Bosch-Krankenhaus in Stuttgart mit einem Vierteljahreskurs. Ließ sich 1957 als Kassenarzt in Greven und später in homöopathischer Privatpraxis in Münster nieder. 1961 Dispensierexamen.

Werke: Voisin, Henri: Materia medica des homöopathischen Praktikers (Übersetzung aus d. Frz. „Matière médicale du practicien homéopathe" v. H. Gerd-Witte), Heidelberg 1969, XIV, 1244 S. Kompendium der homöopathischen Arzneisymptome, Heidelberg 1981, 631 S. Übersicht der homöopathischen Arzneisymptome, 2., wesentlich erw. Aufl., Schäftlarn 1993, 831 S. Henry Voisin – Ein Nachruf, AHZ 220, 1975, S. 239/240.

Literatur: AHZ (H. Kant) 246, 2001, S. 254. ZKH (A. Czimmek) 45, 2001, S. 211/212. Laudatio zum 75. Geburtstag (K.-H. Illing), ZKH 38, 1994, S. 253/254. Laudatio zum 70. Geburtstag (M. v. Ungern-Sternberg), AHZ 239, 1989, S. 255–257. Schoeler, S. 147.

Gerhardt, Adolph von
* *Datum/Ort unbek.,* † 1918 Weimar
Dr. med.

Über sein Leben ist uns nichts bekannt.

Werke: Die Beseitigung der Krankheiten durch odische Einflüsse: eine Anweisung zur schnellen, sichern und angenehmen Herstellung der Gesundheit, Jena 1864, VII, 144 S. Vorwort (12 S.) zum 2. Bd. von Brandt, Karl: Homöopathisches Gesundheits-Buch: Eine vollständige und gründliche Anweisung, um alle in der Familie vorkommenden Krankheiten schnell, billig und gefahrlos ohne Beistand eines approbierten Arztes selbst zu beseitigen, 2 Bde., Berlin 1864/65. Handbuch der Homöopathie: Mit Benutzung fremder und eigener Erfahrungen nach dem neuesten Standpunkte der Wissenschaft, Gotha 1868, VIII, 546 S. Gomeopatija (in russ. Sprache), Moskau 1993, 775 S.

Literatur: LPZ 49, 1918, S. 165. Villers, Bd. 2, S. 6.

Gersdorff, Heinrich August, Freiherr von
* *18.1.1793 Herrnhut, † 30.9.1870 Eisenach*
Studienort: Leipzig
Dr. jur.

Geheimer Regierungsrat.

Mitarbeiter an den Arzneimittelprüfungen S. Hahnemanns (s. dort). Letzterer war der Taufpate eines von Gersdorffs Kindern. Hahnemann redete ihn in seinen Briefen oft mit „theuerster Freund und Gevatter" an. Trat zunächst als Kadett in österreichische Heeresdienste. In der Völkerschlacht bei Leipzig 1813 wurde er schwer verletzt und musste den Militärdienst aufgeben. Setzte sein vor dem Militärdienst begonnenes Jurastudium fort und trat in den Weimarer Staatsdienst. Bei Einführung der Geschworenengerichte wurde er zum ersten Präsidenten ernannt. Wandte sich bereits früh der Homöopathie zu. Behandelte in Eisenach als Laienpraktiker homöopathisch bedürftige Personen.

Werke: Heilung einer gefährlichen Krankheit durch Idiosomnambulismus und die von dem Kranken im magnetischen hellsehenden Zustande verordneten homöopathischen Arzneimittel, nach eigener sorgfältiger Beobachtung geschildert, Eisenach 1833, X, 182 S.

Literatur: AHZ 81, 1870, S. 112. LPZ 1, 1870, S. 76. Haehl, Bd. 1, S. 166, 186, 240, 253, 436–438; Bd. 2, S. 115, 142, 181, 217, 273, 338, 400, 497. Tischner, S. 198, 293. Dinges, S. 29. Lucae, S.123. Gersdorff, Gunther von: Heinrich August von Gersdorff, Biographische Notizen, Düsseldorf 1996 (Ms.), 19 S. Briefe Hahnemann's, mitgetheilt von Dr. H. Goullon in Weimar, (17 Briefe Hahnemanns an Gersdorff aus dem Besitz der Familie Gersdorff), ZBV 16, 1897, S. 382–413.

Gerson, Gustav
* *16.4.1811 Dresden, † 19.12.1866 Dresden*
Studienorte: Leipzig, Würzburg
Dr., Diss. med. Univ. Würzburg 1838, *De pleuritide*.

Erhielt 1860 den Roten Adlerorden.

Wurde nach Beendigung des Studiums durch Hofrath Wolf in Dresden mit der Homöopathie vertraut.

Literatur: AHZ (V. Meyer) 74, 1867, S. 31–32. NZK (B. Hirschel) 16, 1867, S. 14/15. Meyer, S. 8, 38.

Gerstel, Adolph Heinrich
* *19.4.1805 (Ort unbek.), † 10.1.1890 Wien*
Studienort: Prag
Dr. med.

Wirkl. Mitgl. der homöop. Vereine Oesterreichs, des DZVhÄ, Ehrenmitglied des Vereines für spezifische Heilkunde homöopathischer Aerzte Bayerns, des freien Vereines homöop. Aerzte Leipzigs, des Berliner homöopathischen Vereines, des American Institute of Homoeopathy, korresp. Mitgl. des ungar. homöop. Vereines und der Academia omeopatica di Palermo, Ausschuss-Ehrenrath des „Janus" in Wien, Mitgl. der geografischen Gesellschaft und mehrerer anderer humanitärer und wissensch. Vereine.

Galt bei seinem Tod als Senior der homöopathischen Ärzte Wiens. Fühlte sich schon während seiner Studienzeit zur Homöopathie hingezogen und vertiefte sein Wissen durch Briefverkehr mit S. Hahnemann (s. dort). Wurde nach der Promotion 1831 zunächst Cholera-Arzt in Brünn und danach dort praktischer homöopathischer Arzt. Übersiedelte 1842 nach Wien und fand im Juli 1842 Aufnahme als Mitglied der Wiener medizinischen Fakultät. 1868 Ausschussmitglied des Unterstützungs-Instituts des Wiener medizinischen Doctoren-Collegiums. War 43 Jahre bis zu seinem Tod Actuar der Witwen- und Waisen-Societät des Wiener medizinischen Doctoren-Collegiums.

Werke: Wissenschaftliche Begründung des Principes der Homöopathie: nach dem gegenwärtigen Stande der Physiologie und Pathologie, Wien 1843, 46 S. Daphne Mezereum: eine physiologische Arzneistudie, Leipzig 1878, 141 S. Beobachtungen über die Cholera und ihre homöopathische Behandlung in Wien, ACS 11, 1831/32, H. 2, S. 121–127. Der Sturmhut, Aconitum Napellus, ÖZfH 1, 1844, H. 2, S. 1–227. Cholera und Homöopathie, NZK 3, 1854, S. 197–199.

Literatur: ZBV 9, 1890, S. 168–171. LPZ 21, 1890, S. 52/53. Hirsch, Bd. 2, S. 730. Haehl, Bd. 1, S. 194, 463; Bd. 2, S. 224, 312, 510. Tischner, S. 491, 581, 596, 639, 672, 777. Dinges, S. 81. Petry, S. 299/300. Meyer, S. 8, 60. Villers, Bd. 1, Teil 2, S. 14. Horn, Sonja (Hrsg): Homöopathische Spuren, darin Grass, Monika: Homöopathie im 19. Jahrhundert im Königreich Ungarn, S. 71–78, hier S. 74. Teilnachlass im Bestand Varia des IGM.

Gerster, Carl
* 25.4.1813 Miltenberg, † 30.1.1892 Regensburg
Studienort: München
Dr., Diss. med. Univ. München 1836, *De statu atrabilario*, 32 S.

Längere Zeit (o.J.) Vorstand des Bayerischen homöopathischen Vereins.
Im Anschluss an sein Staatsexamen wurde er nach zweijähriger Assistenzzeit an einem Krankenhaus in München als Hofarzt beim Fürsten von Löwenstein eingestellt, mit dem er nach Wien kam und dort im Spital der barmherzigen Schwestern in Gumpendorf die Homöopathie kennenlernte, zu der er sich 1847 bekannte. War neben der Homöopathie sehr erfahren in der Naturheilkunde und Hydrotherapie. Wandte den Mesmerismus an.

Werke: Was ist Homöopathie?: Zur Aufklärung für Jedermann und allen Freunden und Feinden der Homöopathie gewidmet, Regensburg 1848, 48 S. Praktische Anleitung zur pathologischen Chemie für Aerzte: Aus eigenen Erfahrungen nach Heller's Methode zusammengestellt, Augsburg 1849, 42 S. Odisch-magnetische (hypnotische) Heilwirkungen: Ungläubigen zur Belehrung und Kranken zum Heile, Regensburg, 2. Aufl., 1889, VI, 163 S. Das homöopathische Spital der barmherzigen Schwestern in Wien, AZH 2, 1849, S. 95–97, 99–102, 103–106, 107/108.

Literatur: AHZ (C. Köck) 124, 1892, S. 95. LPZ 23, 1892, S. 53. Jahrestage der Homöopathie: Zum 100. Todestag von Carl Gerster sen. (1814–1892), Versuch einer Rekonstruktion des Gedankenwelt und des geistigen Umfeldes eines homöopathischen Arztes der Mitte des 19. Jahrhunderts (J. Willfahrt), ZKH 36, 1992, S. 239–250. Stolberg, S. 42, 43, 49, 58–61, 73, 77, 79, 85, 91, 96. Tischner, S. 506. Meyer, S. 8, 51. Villers, Bd. 1, Teil 2, S. 16.

Gersuny, Wolfgang
* 1801 (Ort unbek.), † 4.1.1879 Teplitz
Dr. med.

Goldene Verdienstmedaille, verliehen durch den deutschen Kaiser (o. Namen). Sächsischer Albrechtsorden, verliehen durch den König von Sachsen (o. Namen).

Literatur: AHZ 98, 1879, S. 24. Meyer, S. 8, 58, 75.

Gescher, Julius
* 4.5.1898 Traben-Trabach/Mosel, † 25.5.1945 Berlin
Studienorte: Bonn, München
Dr., Diss. med. Univ. München 1924, *Selbstbeobachtung bei einem Fall von relativer Grünsichtigkeit mit Unterwertigkeit für Rot*, 14 S.

Machte 1930 das Dispensierexamen. Wurde 1931 Facharzt für Augenheilkunde. Vertrat die sog. naturwissenschaftlich-kritische Richtung der Homöopathie, in gewissem Gegensatz zu „buchstabengetreuen" Schülern S. Hahnemanns (s. dort), die die Hoch- und Höchstpotenzen der Mittel bevorzugten. Setzte sich mit der umstrittenen Augendiagnose des Ungarn von Peczely kritisch und z.T. ablehnend auseinander. Heiratete 1938 die Witwe von Joachim Ringelnatz. War einige Jahre Schriftleiter des ZBV.

Werke: Wege zur praktischen Homöopathie: Wissenschaft und Methode, Stuttgart 1935, 188 S. Über Augendiagnose, 2. Aufl., Berlin 1938, 16 S. Homöopathie und Augenheilkunde, HPP 6, H. 17, 1935, S. 603–618. Begriffsbestimmung in der Homöopathie, Die Medizinische Welt 9, Nr. 30, 1935, S. 1089–1091. Der Fieberbegriff als homöopathischer Gedanke, in: Die Bedeutung der Homöopathie für die ärztliche Praxis, 1938, S. 144–153.

Literatur: In memoriam zum 75. Geburtstag Julius Geschers (V. Bartels), AHZ 218, 1973, S. 124–126. NDB, Bd. 6, S. 338/339.

Gessner, Otto
* 23.8.1895 Elberfeld, † 30.5.1968 (Ort unbek.)
Studienort: Marburg
Dr., Diss. med. Univ. Marburg 1920, *Beitrag zur Verbreitung, Statistik und Casuistik der Echinococcenkrankheit der Menschen*, 15 S.

Sein Werk *Die Gift- und Arzneipflanzen von Mitteleuropa* galt bei seinem Tod als Standardwerk der Phytotherapie. Bei der Besprechung der einzelnen Arzneipflanzen erwähnte er stets auch die Bedeutung und Anwendung in der Homöopathie.

Werke: Die Gift- und Arzneipflanzen von Mitteleuropa: mit besonderer Berücksichtigung ihrer Wirkungen, Heidelberg 1931, VIII, 128 S. Beiträge zur Pharmakologie von O. Gessner und B. Barger, in: Handbuch der experimentellen Pharmakologie (Ergänzungswerk), 6. Bd., Berlin 1938, V, 245 S. Über das Salamandergift, Halle (Saale) 1943, 20 S. Die Gift- und Arzneipflanzen von Mitteleuropa, Otto Gessner; hrsg. u. neu bearb. von Gerhard Orzechowski, Heidelberg 1974, X, 582 S. Ein lippischer Heilspruch, Sudh. Archiv 36, 1943, S. 99–102.

Literatur: AHZ (H. Schoeler) 213, 1968, S. 461/462.

Gisevius, Bruno
* *21.7.1839 Rössl in Ostpreußen, † 25.10.1910 Berlin*
Studienorte: Erlangen, Berlin, Halle
Dr., Diss. med. Univ. Halle 1864, *De typhi abdominalis symptomatologia*, 31 S.

Sohn von Friedrich E. Gisevius (geb. 1796) und Vater von Friedrich P. Gisevius (s. dort). Galt bei seinem Tod als Nestor der Berliner homöopathischen Ärzte. Studierte zunächst Jura, wechselte aber nach einigen Semestern zur Medizin. Erzielte zu Beginn seiner ärztlichen Tätigkeit große Erfolge bei der Behandlung der Cholera mit homöopathischen Arzneimitteln. Gründete nach 1866 eine Praxis in Freienwalde a. O. und erzielte hier Erfolge bei der Behandlung von Typhus-, Scharlach- und Malaria-Epidemien. Zog dann nach Potsdam um und half in der väterlichen Praxis. Leitete im deutsch-französischen Krieg 1870/71 das Etappen-Lazarett am Potsdamer Bahnhof und wandte dort den in Vergessenheit geratenen Bolle'schen Arnika-Verband an. Führte nach dem Krieg seine Praxis in Freienwalde bis 1884 fort. Im gleichen Jahr übersiedelte er nach Berlin. Kämpfte für das Dispensierrecht zusammen mit R. Windelband (s. dort).

Werke: C. Hering's „Kurzgefaßte Arzneimittellehre" (Übersetzung v. Condensed Materia medica), 3. Ausg., rev., verm. u. bestät. durch E.A. Farrington, übers. von B. Gisevius, 1. Bd., Berlin 1889, 567 S; 2. Bd., Berlin 1893, 563 S.

Literatur: ZBV 29, 1910, S. 494–496. HRB 8, 1910, S. 133. LPZ 42, 1911, S. 17. Tischner, S. 623. Hirsch, 2. Bd., S. 764/765. Haehl, Bd. 2, S. 492 f., 501. Villers, Bd. 1, Teil 2, S. 4; Bd. 2, S. 2, Bibl. S. 33.

Gisevius, Friedrich Eduard
* *25.12.1796 Sorquitten/Ostpreußen,*
† 21.1.1871 Potsdam
Studienort: Berlin
Dr., Diss. med. Univ. Berlin 1819, *Petechiarum disquisitio*, 34 S.

Vater von B. Gisevius (s. dort). Kam durch K. Aegidi (s. dort), einen Schüler S. Hahnemanns (s. dort), zur Homöopathie. Wurde nach den Befreiungskriegen, die er als Militärarzt mitmachte, Kreisphysikus in Königsberg.

Literatur: Callisen, Bd. 7, S. 233. Hirsch, Bd. 2, S. 764. Meyer, S. 8, 53.

Gisevius, Friedrich Paul
* *6.8.1867 Freienwalde/Kr. Oberarnim, † 13.5.1946 Berlin-Willmersdorf*
Studienort: Berlin
Dr., Diss. med. Univ. Berlin 1892, *56 Fälle operativer Behandlung von Tubenerkrankungen*, 82 S.

Sanitätsrat

Sohn von B. Gisevius (s. dort). F. Gisevius wurde homöopathischer Arzt in dritter Generation. War einer der bekanntesten homöopathischen Ärzte der damaligen Zeit in Berlin. Rief mithilfe des „Berliner Vereins homöopathischer Ärzte" Ausbildungskurse für Ärzte ins Leben und wirkte fast 50 Jahre als Dozent.

Werke: Handbuch der homöopathischen Heillehre (hrsg. von E. Kröner und F. Gisevius), Bd. 1–3, Berlin 1906–1911. Der Lebenswille des Körpers: Altes und Neues über Konstitutionsleiden; für Leidende und Heilende, Berlin (um 1920), 64 S. Ausgewählte Arznei-Prüfungsprotokolle, hrsg. von F. Gisevius und H. Rabe, Reihe 1, H. 1–3, Berlin, 1926–1934 (ein Buch), 272 S. Die Homöopathie vor dem Richterstuhle des Experiments, AHZ 139, 1899, S. 81–88, 97–102.

Literatur: Gedenktage (W. Devrient), Sanitätsrat Dr. med. Friedrich Gisevius zum Gedächtnis, HPP 20, 1949, S. 144/145. Eppenich, S. 115, 224, 340, 355. Lucae, S. 105, 106, 125, 126, 147, 157, 186, 210. Tischner, S. 216, 680, 708, 719.

Glasor, Jacob
* *1789 Luditz/Böhmen, † 17.2.1837 Coesfeld/Westfalen*
Studienort: Gießen
Dr., Diss. med. Univ. Gießen 1816.

1834 Leibarzt des Fürsten zu Salm-Horstmar.

Unternahm im Anschluss an sein Studium Reisen zur Weiterbildung nach München und Wien. Nach seiner Rückkehr 1817 wurde ihm das Kreis-Physikat zu Grünberg im Großherzogtum Hessen übertragen, das er 18 Jahre lang inne hatte. Der Homöopathie wandte er sich 1824 zu. Besuchte zu Studienzwecken 1827 Paris (Aufenthalt zwei Monate) und 1832 London (Aufenthalt vier Wochen).

Werke: Alphabetisch-nosologisches Repertorium der Anzeigen zur Anwendung der bis jetzt bekannten homöopathischen Arzneien, in verschiedenen Krankheitszuständen nach S. Hahnemann's und anderen homöopathischen Schriften bearbeitet, Heidelberg und Leipzig 1833, VIII, 165 S. Mittheilungen aus dem Gebiete des homöopathischen Heilverfahrens, ACS 10, 1831, H. 1, S. 83–107. Ueber die Erblichkeit der Psora, ACS 10, 1831, H. 2, S. 1–17.

Literatur: AHZ 193, 1837, S. 200/201. Callisen, Bd. 28, S. 214.

Goeze, Hermann
* 26.4.1822 Itzehoe, † 12.12.1885 Hamburg
Studienort: Kiel
Dr., Diss. med. Univ. Kiel 1847, *Symbolae ad tuberculoseos acutae miliaris infantum cognitionem.*

War seit 1855 in Itzehoe als Kreisphysikus tätig und praktizierte seit 1860 die Homöopathie. 1870 erfolgte die Übersiedelung nach Hamburg. Wurde 1866 dadurch bekannt, dass er den achtfachen Mörder Timm Thode, den man schon in eine „Irrenanstalt" überweisen wollte, als Simulanten entlarvte und zu einem Geständnis brachte.

Literatur: AHZ 112, 1886, S. 8. ZBV 5, 1885, S. 407. LPZ 17, 1886, S. 12. HMB 11, 1886, S. 29. Ein Jubiläum (zum 25jährigen Jubiläum seines Übertritts zur Homöopathie), LPZ 16, 1885, S. 49/50.

Göhrum, Christian Hermann
* 13.6.1861 Stuttgart, † 16.3.1945 Stuttgart
Studienorte: Tübingen, Göttingen
Dr., Diss. med. Univ. Göttingen 1887, *Ein Beitrag zur Lehre der Pfortaderthrombose*, 26 S.

War gemeinsam mit H. Stifft und K. M. Haedicke (s. dort) von 1892 bis 1893 Schriftleiter der AHZ. Mitbegründer der Fachzeitschrift *Hippokrates* 1928. Mitarbeit im Arbeitsausschuss des Württembergischen Vereins für Lebenspflege.

Hausarzt und Freund von Robert Bosch d. Ä. seit etwa 1918. Zunächst Studium der Landwirtschaft in Stuttgart-Hohenheim. Bekanntschaft mit G. Jaeger (s. dort), der ihn zum Medizinstudium bewog und der Göhrums Lehrer und Schwiegervater wurde. Göhrum hatte maßgeblichen Anteil an Boschs homöopathischem Engagement und förderte die Stellung der Homöopathie in Stuttgart. So war er Anfang der 1920er-Jahre Vorkämpfer für die Errichtung eines homöopathischen Aushilfskrankenhauses in Stuttgart und das später errichtete Robert-Bosch-Krankenhaus.

Werke: Behandlung der Tuberculose mit Tuberculin, AHZ 123, 1891, S. 178–181. Die Weihe'sche Heilmethode und die Homöopathie, AHZ 124, 1892, S. 37-49. Dr.-Ing. e. h. Robert Bosch und die Neue Deutsche Heilkunde, HPP 7, 1936, S. 839–843. Homöopathisches im Weltgeschehen, HPP 8, 1937, S. 789–793. Zum 70. Geburtstag von A. Stiegele, HPP 12, 1941, S. 1221/1222.

Literatur: Zum 80. Geburtstag (A. Stiegele), HPP 12, 1941, S. 781. Zum 70. Geburtstag, AHZ (A. Stiegele) 179, 1931, S. 171–173. HMB 56, 1931, S. 81/82. Heuss, S. 535, 596, 638. Eppenich, S. 118, 313, 335, 336. Seiler, S. 25, 34, 54, 58, 59, 60, 61, 62, 63, 64, 70, 71, 73, 75, 76, 77, 79, 90, 98, 109, 112, 113, 119, 120, 126, 129, 131. Faltin, S. 26, 30, 69, 72, 74–76, 81, 90, 192, 352. Eppenich, S. 118, 313, 335, 336. Villers, Bd. 1, Teil 2, S. 11; Bd. 2, S. 4, 7, 11, 12, Bibl. S. 20, 28, 37, 53, 69, 70. Weil, S. 15.

Goldammer, Julius
* 27.3.1818 Neisse, † 17.5.1891 Neisse
Studienort: Breslau
Dr., Diss. med. Univ. Breslau 1842, *De metritide ejusque exitu*, 43 S.

Studierte zunächst zwei Jahre Theologie an der Universität in Breslau, wechselte dann aber zur Medizin. Als Homöopath bediente er sich meist höherer Potenzen.

Literatur: AHZ (Möser-Liegnitz) 122, 1891, S. 190/191. Meyer, S. 8, 50. Villers, Bd. 1, Teil 2, S. 9.

Gottbrecht, Carl
* 3.8.1860 Berlin, † 1927 Dortmund
Studienort: Greifswald
Dr., Diss. med. Univ. Greifswald 1886, *Experimentelle Untersuchungen über die Wirkung des Thallins*, 51 S.

Sanitätsrat

Literatur: LPZ 58, 1927, S. 398.

Götze, Franz
* 1825 (Ort unbek.), † 10.10.1910 Weimar
Dr. med.

Sanitätsrat

Literatur: AHZ 158, 1910, S. 352. 50-jähriges Doktorjubiläum, AHZ 143, 1901, S. 127. Meyer, S. 8, 60. Villers, Bd. 1, Teil 2, S. 12, Bibl. S. 129.

Goullon, Heinrich jun.
* 8.6.1836 Berka a. d. Ilm, † 25.10.1906 Weimar
Studienorte: Jena, Leipzig, Berlin, Paris
Dr., Diss. med. Univ. Jena 1859, *De meningitide granulosa*, 30 S.

War Mitarbeiter der AHZ, der LPZ, der NZK sowie der *Allgemeinen Zeitschrift für Pharmacie, Pharmakologie und Toxikologie*.
Assistenzzeit an der Großherzoglichen „Irren-Heilanstalt" in Jena. Wurde durch seinen Vater H. Goullon sen. (s. dort) mit der Homöopathie bekannt. Reiste 1861 für vier Monate nach Paris und besuchte dort die Kliniken von Ricord, Chassagnac und Desmarres. Hielt sich 1862 ein Jahr in Russland auf. Ließ sich nach seiner Rückkehr in Stadtremda bei Rudolstadt nieder. Praktizierte seit 1865 bis zu seinem Tode in Weimar.

Werke: Grundriß der Geisteskrankheit: Unterhaltende und belehrende Mittheilungen über das Schicksal der Irren: Mit zwei Tafeln Abbildungen Geisteskranker, Sondershausen 1867, XII, 280 S. Die Krankheiten der ersten Lebensjahre und ihre homöopathische Behandlung: nach eigenen Erfahrungen zusammengestellt, Leipzig 1869 VI, 121 S. Die skrophulösen Erkrankungen und die Vorzüge ihrer Behandlungsweise nach den Prinzipien und Erfahrungen der Homöopathie, dargestellt und durch zahlreiche Beispiele gelungener Heilungen begründet, Leipzig 1871, 251 S. Diabetes mellitus und seine erfolgreiche Behandlung: mit besonderer Berücksichtigung des homöopathischen Heilverfahrens; vom Centralverein homöopathischer Aerzte Deutschlands gekrönte Preisschrift, Leipzig 1872, 129 S.

Literatur: LPZ 37, 1906, S. 183–185. HRL 4, 1906, S. 181/182. HMB 32, 1907, S. 13. Dr. Heinrich Goullon in Weimar (G. Puhlmann), LPZ 21, 1890, S. 161/162. Fischer (1880–1930), Bd. 1, S. 523. Tischner, S. 639, 777. Eppenich, S. 203, 377, 379. Villers, Bd. 1, Teil 2, S. 12; Bibl. S. 111, 112, 113, 114, 116, 117, 120, 124, 126, 127, 128, 129, 132, 134, 135, 139, 141, 142, 143, 144, 147, 148, 149, 150, 152, 153, 154, 156, 157; Bd. 2, Bibl. S. 1, 2, 4–10, 13–15, 17, 20–25, 28, 29, 32, 34–40, 43, 45, 46, 52, 56–63, 65–67, 69, 71.

Goullon, Heinrich Conrad Ludwig sen.
* 29.3.1801 Weimar, † 13.5.1883 (?) Weimar
Studienorte: Jena, Berlin
Dr., Diss. med. Univ. Berlin 1822, *De plica polonica*, 36 S.

Geh. Medizinalrat. Ehem. Vors. der Grossherzoglich Weimarischen Medizinal-Kommission. Mitglied der Medizinal-Prüfungskommission, Referent im Staatsministerium. Amts-, Stadtgerichts- und Kreisphysikus. Inhaber des Comturkreuzes des Falkenordens, des N.-L. Eichenkronenordens. 1854, 1865, 1877 Präs. des Centralvereins homöopathischer Ärzte Deutschland. Ärztl. Vorstandsmitglied der Gothaischen Lebensversicherungsbank. Ehrenbürger von Berka (o. J.). Ritter.
Vater von H. Goullon jun. (s. dort). Es konnte nicht geklärt werden, ob er am 13. oder 14. Mai 1883 gestorben ist. Besuchte 1822 verschiedene Spitäler in Paris. 1826 Umzug von Berka nach Weimar, wo er sich mit der Homöopathie befasste. Erhielt 1830 die Stelle als Stadt- und Amtsphysikus in Weimar. Gründete im gleichen Jahr den Thüringischen Verein für Homöopathie, der später (o. J.) wieder aufgelöst wurde.

Werke: Darstellung der Homöopathie vom praktischen wie vom naturphilosophischen Standpunkt: nebst einer Anleitung zur einfachsten homöopathischen Behandlung der häufigsten Krankheiten für Nichtärzte und Anfänger, Leipzig 1859, 248 S.

Literatur: LPZ 14, 1883, S. 91. ZBV 2, 1883, S. 519. LPZ 11, 1883, S. 91. AHZ 106, 1883, S. 167. Medizinalrath Dr. Heinrich Goullon sen. in Weimar, LPZ 26, 1895, S. 89/90. Callisen, Bd. 7, S. 319. Haehl, Bd. 1, S. 463; Bd. 2, S. 217, 273, 399, 497. Tischner, S. 495, 570, 639, 777. Meyer, S. 9, 60.

Grabert, Werner
* 8.2.1890 Berlin, † 28.6.1938 Berlin
Studienort: Berlin
Dr., Diss. med. Univ. Berlin 1914, *Anthropologische Untersuchungen an Herero- und Hottentotten-Kehlköpfen*, 94 S.

Von 1928 bis 1930 Schriftleiter der *Deutschen Zeitschrift für Homöopathie* (ZBV).
Homöopathische Ausbildung erfolgte am homöopathischen Krankenhaus in Berlin. Praktizierte in Spandau bis 1937.

Werke: Der rationale und der irrationale Standpunkt in der Medizin; eine prinzipielle Stellungnahme zu der

Frage: Ist eine Einheitsfront der homöopathischen Ärzte möglich? ZBV 45, 1928, S. 92–105. Die homöopathische Situation, ZBV 45, 1928, S. 135–155. Wann wenden wir eine Arznei in homöopathischem, wann in allopathischem Sinne an? ZBV 45, 1928, S. 263–281.

Literatur: ZBV (H. Rabe) 17, 1938, S. 193/194. Beyer, W: Entgegnungen auf die Aufsätze W. Graberts, ZBV 45, 1928, S. 282–285. Fiessler, K. A.: Bemerkungen zu den Aufsätzen von Grabert und der Entgegnung von Beyer, ZBV 45, 1928, S. 285–288.

Graff, Alexander
* *1901 (Ort unbek.)*, † *1972 (Ort unbek.)*
Dr. med.

Gebürtiger Deutschrusse; leitete nach seiner Habilitation ein experimentell-toxikologisches Institut in Kiew. Kam 1945/46 nach München und baute sich eine homöopathische Privatpraxis auf. Vertrat vehement die naturwissenschaftlich-kritische Richtung. Seine Homöopathie ist nicht mehr „hahnemannisch", denn sie basiert auf der Toxikologie. Seine Spezialität waren Strumapatienten.

Werke: Die Ganzheitsmedizin in der Sprechstunde, Ingolstadt 1955.

Literatur: AHZ (E. Schmeer) 218, 1978, S. 72/73.

Grauvogl, Eduard von
* *18.2.1811 Eichstädt*, † *31.8.1877 München*
Studienort: Landshut-München
Dr., Diss. med. Univ. Landshut-München 1837, *Über die Unterschenkel-Brüche und ihre neuesten Verbände*, 26 S.

1855 Mitgl. des Vereins für specifische Heilkunde der homöop. Aerzte Bayerns. 1858 Mitgl. des Centralvereins homöopathischer Aerzte. 1870 Ehrenmitgl. der St. Petersburger Gesellschaft homöop. Aerzte. 1875 Ehrenmitgl. des Ungarischen Vereins homöop. Aerzte sowie im gleichen Jahr Mitgl. der homöop. Gesellschaft in Michigan. 1868 schwedischer Vasa-Orden. St. Annenorden 2. Klasse (o. J.).

Hielt sich nach dem Studium zur weiteren Ausbildung zwei Jahre im Ausland (u. a. in Wien) auf. Wurde 1839 Militärarzt in Ansbach. Behandelte 1853 vier Wochen den bayerischen König Maximilian II. in Hohenschwangau. Lebte seit 1857 bis zu seiner Übersiedelung nach München (1873) in Nürnberg. Gehörte bis 1873 der Bayerischen Armee an. Übte zu Beginn seiner ärztlichen Tätigkeit scharfe Kritik an der Homöopathie, wurde aber 1850 selbst Homöopath. Machte sich, angeregt durch J. Buchner (s. dort), mit den Schriften S. Hahnemanns (s. dort) vertraut. Lernte nach 1866 F. Hausmann (s. dort) in Pest kennen. Im Frühjahr 1868 unternahm er für längere Zeit eine Reise nach Helsingör, wohin er zu dem erkrankten Baron Blixen-Finnmark (verheiratet mit einer Prinzessin von Hessen, einer Schwester der schwedischen Königin) gerufen wurde. Folgte 1871 dem Ruf des Generalgouverneurs von Finnland, dem Grafen Adlerberg, der ihn zu klinischen Vorlesungen über die Homöopathie an der Universität Helsingfors eingeladen hatte. Doch lehnte sich die gesamte medizinische Fakultät gegen ihn auf, insbesondere, weil ihm eine klinische Abteilung für Homöopathie am Krankenhaus eingerichtet wurde. Der Querelen müde kehrte er nach Deutschland (München) zurück. Unternahm 1873 und 1875 Reisen nach Russland.

Werke: Die Grundgesetze der Physiologie, Pathologie und homöopathischen Therapie, Nürnberg 1860, 678 S. Das homöopathische Aehnlichkeitsgesetz: offenes Sendschreiben an Herrn Prof. Dr. Justus Freiherrn von Liebig etc. etc., Leipzig 1861, XXXVII, 125 S. Lehrbuch der Homöopathie, Nürnberg 1866, Teil 1–2 (in einem Bd.), Teil 1: XXIV, 279 S., Teil 2: 390 S.

Literatur: AHZ 95, 1877, S. 96. AHZ (nebst biogr. Skizze, C. Bojanus) 96, 1878, S. 31/32, 46–48, 62/63. LPZ (G. Puhlmann) 24, 1893, S. 28–30. Callisen, Bd. 28, S. 265, Hirsch, Bd. 2, S. 836. Haehl, Bd. 1, S. 463; Bd. 2, S. 171. Tischner, S. 557, 624, 648, 662, 667, 671, 712, 742, 778. Eppenich, S. 149, 359, 360. Stolberg, 42, 43, 59, 78, 79, 82, 88, 89. Meyer, S. 9, 51. Czech, Barbara: Die Konstitutionslehre Eduard von Grauvogls, in: Konstitution und Typologie in der Homöopathie des 19. und 20. Jahrhunderts, München 1996, S. 67–86.

Greenfield, George
* *1866 (Ort unbek.)*, † *7.1.1915 Halle/Saale*
Dr. med.

Machte sich unter Dr. Rohowski in Leipzig mit der Homöopathie vertraut. Praktizierte mehrere Jahre in Leipzig und Pirmasens. Übersiedelte 1897 nach Cottbus, wo er seine Praxis wegen Krankheit aufgeben musste.

Literatur: LPZ 46, 1915, S. 45.

Greussing, Julius August
* 1820 (Ort unbek.), † 31.12.1903 Feldkirch
Dr. med.

Inhaber des Goldenen Verdienstkreuzes mit der Krone (o. J.).

Literatur: LPZ 35, 1904, S. 28. AHZ 148, 1904, S. 62. Meyer, S. 9, 39. Villers, Bd. 1, Teil 2, S. 13; Bd. 2, S. 26, 27.

Griesselich, Philipp Wilhelm Ludwig
* 9.3.1804 Sinsheim/Baden, † 23.8.1848 Altona
Studienorte: Mainz, Würzburg, Heidelberg

Promotion zum Dr. med. 1824 in Heidelberg. Hat keine Dissertation vorgelegt, die damals als Zulassungsarbeit nicht üblich war (Faber, S. 6).
Seit 1847 Generalstabsarzt des 8. Badischen Armeekorps.
Gilt als kritischer Verfechter der Lehre vom Homoion. Widmete sich bereits während seiner Studienzeit der Botanik. Wurde nach dem Examen zunächst Regimentsarzt der großherzoglich-badischen Artilleriebrigade in Karlsruhe. Seine Unzufriedenheit mit der damaligen Schulmedizin führte ihn 1828 zur Homöopathie. Besuchte 1832 S. Hahnemann (s. dort) in Köthen. Lehnte jedoch die Hochpotenzen entschieden ab. Gründete 1833 den „Homöopathischen Verein des Großherzogthums Baden" (seit 1837, nach anderen Angaben seit 1840, Rheinischer Verein für praktische Medizin, besonders für specifische Heilkunde) und gründete 1834 als Organ dieses Vereins die medizinische Fachzeitschrift *Hygea, Zeitschrift besonders für specifische Heilmethoden*. Wurde ab 1836 alleiniger Herausgeber der *Hygea*, die er bis zu seinem Tod redigierte und deren Artikel er größtenteils selber schrieb. Er und seine Freunde führten in der *Hygea* eine spitze Feder und übten rücksichtslos Kritik. Wurde zum Wortführer der „naturwissenschaftlich-kritischen" Richtung.

Werke: Skizzen aus der Mappe eines reisenden Homöopathen, Karlsruhe 1832, 165 S. Kritisches Repertorium der homöopathischen Journalistik, Leipzig 1835, 225 S. Kleine botanische Schriften: Ein Abdruck von Aufsätzen aus *Geiger's Magazin für Pharmacie und Annalen der Pharmacie*, Karlsruhe 1836, 396 S. Handbuch zur Kenntnis der homöopathischen und specifischen Heilkunst: auf dem Wege der Entwicklungsgeschichte, Karlsruhe 1848, XVI, 310 S.

Literatur: Dr. Griesselich's Krankheitsgeschichte und Leichenerfund (C. Groos), AHZ 35, 1848, S. 354–359. AHZ 37, 1849, S. 274–276. Biographie des Oberstabsarztes Dr. Ludwig Griesselich, ÖZfH 4, 1849, S. 467–477. L. Griesselich, zum Verständnis und Würdigung desselben (K. Müller), HVS 1, 1850, S. 129–146. Philipp Wilhelm Ludwig Grießelich (G. Puhlmann), LPZ 24, 1893, S. 213–215. Zwanzig Jahre aus der Geschichte der Homöopathie in Baden, LPZ 38, 1907, S. 226–228; LPZ 39, 1908, S. 11–13, 29–31, 50–52. Die Griesselichfeier im homöopathischen Krankenhause zu Basel am 10. März, anläßlich dessen 10jährigen Bestehens, AHZ 177, 1929, S. 1–11. Ludwig Griesselich: Zur 125. Wiederkehr seines Geburtstages am 9. März 1929, von F. König, Lyss/Schweiz (sein Leben, seine Lehre und Stellung zu Hahnemann, Nachwort und Griesselichs Werke), AHZ 177, 1929, S. 11–40. Faber, Mainz 1993, 243 S. Dinges, S. 32–34, 388, 391–393, 396. Faber, Karl-Heinz: Die homöopathische Zeitschrift *Hygea* als Spiegel einer neuen Heilmethode, in: Dinges (Hrsg.), Homöopathie, S. 255–269. Eppenich, S. 64, 75–77, 157, 211, 316, 321–323, 358. Haehl, Bd. 1, S. 438–441. Lucae, S. 21, 25, 40, 42, 43, 121, 205, 216. Tischner, S. 198 ff., Callisen, Bd. 28, S. 275–277.

Groos, Eduard Albert
* 21.2.1806 Schloss Wittgenstein bei Laasphe in Westfalen, † 12.12.1891 Schloss Wittgenstein
Studienorte: Marburg, Bonn, Berlin
Dr., Diss. med. Berlin 1830, *De epiphora seu dacryorrhysi*, 26 S.

1839 Berufung zum Hofrat und Leibarzt von Fürst Alexander von Wittgenstein. 1881 Roter Adlerorden 4. Klasse. Im gleichen Jahr Ehrenbürger von Laasphe.
Ließ sich 1831 als Landarzt in Laasphe nieder. Machte 1835 die Bekanntschaft mit C. v. Bönninghausen (s. dort) in Münster. Wurde Schwager von L. Griesselich (s. dort), der ihn nach einem langjährigen Briefverkehr über die Grundsätze und Grundanschauungen der neuen Schule dazu bewog, zur Homöopathie überzutreten. Gab den niedrigen Potenzen den Vorzug. Auch zwei seiner fünf Söhne waren homöopathische Ärzte in Magdeburg und Barmen.

Werke: Die Erfahrungen eines alten Arztes vorzüglich auf dem Gebiete der Homöopathie: eine biographisch-medizinische Skizze, Iserlohn 1885, 407 S.

Literatur: AHZ (F. Groos, Magdeburg) 125, 1892, S. 145–150. ACV 1, 1892, S. 309–311. Tischner, S. 779. Callisen, Bd. 7, S. 444. Meyer, S. 9, 46.

Groos, Eduard
* 1875 Laasphe i. W., † 20.5.1957 Laasphe
Studienort: Marburg
Dr., Diss. med. Univ. Marburg 1900, *Über das Flächenwachstum der Placenta bzw. der Placentaranlage in der ersten Hälfte der Schwangerschaft*, 30 S.

Literatur: DHM (R. Schnütgen) 8, 1957, S. 398.

Groos, Ernst
* 27.6.1846 Laasphe, † 24.9.1921 Barmen
Studienort: Bonn
Dr., Diss. med. Univ. Bonn 1868, *Ueber die diätetische Behandlung des Menschen im ersten Lebensjahr*, 27 S.

Geheimer Sanitätsrat.
War jüngster Sohn von E. A. Groos (s. dort). Zunächst Assistent seines Vaters. Ließ sich 1869 in Barmen als homöopathischer Arzt nieder.

Literatur: AHZ (Groos-Remscheid) 170, 1922, S. 175/176. E. Groos 50 Jahre Arzt in Barmen, AHZ 167, 1919, S. 217. Villers, Bd. 1, Teil 2, S. 3; Bd. 2, S. 1.

Groos, Oskar
* 19.12.1835 Laasphe, † 28.5.1903 Laasphe
Studienorte: Gießen, Bonn, Berlin
Dr., Diss. med. Univ. Berlin 1857, *De corporis laesionibus vi quadam mechanica allatis*, 28 S.

1865 Kreisphysikus in Mühlhausen.
Sohn von E. A. Groos (s. dort). Sein jüngerer Bruder war E. Groos (s. dort). Zunächst drei Jahre tätig in Eisbergen b. Rinteln, danach zehn Jahre in Mühlhausen/Thüringen. Praktizierte von 1871 bis 1898 in Magdeburg.

Werke: Ein Beitrag zur Kenntniss epidemischen Cerebrospinal-Meningitis, NZK 18, 1869, S. 106–109, 113–116, 121–124, 129–132. Zur putriden Bronchitis, NZK 19, 1870, S. 145/146, 155/156.

Literatur: AHZ 146, 1903, S. 191. AHZ (Studentkowski/Schwiegersohn) 147, 1903, S. 11/12. ZBV (Studentkowski) 22, 1903, S. 283/284. Tischner, S. 779. Villers, Bd. 1, Teil 2, S. 9; Bd. 2, S. 9.

Groß, Gustav Wilhelm
* 6.9.1794 Kaltenborn bei Jüterbog,
† 18.9.1847 Klebitz bei Zahna
Studienorte: Leipzig, Halle
Dr., Diss. med. Univ. Halle 1817, *Num usui sit in curatione morborum nomenclatura?* 26 S.

Mitglied des Lausitzer schlesischen Vereins homöopathischer Aerzte, des freien Vereins für Homöopathie in Leipzig sowie der homöopathischen Gesellschaften in Paris, Palermo und Madrid.
Nähere Bekanntschaft mit S. Hahnemann (s. dort) und seit 1814 sein loyaler Schüler. Sein Eintreten für die Isopathie, einer Spielart der Homöopathie, erregte Hahnemanns Unwillen. Eine Aussöhnung mit ihm kam auf Veranlassung von G. erst 1835 zustande. Praktizierte ab 1818 als homöopathischer Arzt in Jüterbog. Gründer und Mitarbeiter bei ACS (1822), seit 1837 Redakteur dieser Zeitschrift. Neben F. Hartmann (s. dort) und F. Rummel (s. dort) von 1832 bis 1847 Mitherausgeber der AHZ.

Werke: Diätetisches Handbuch für Gesunde und Kranke mit vorzüglicher Berücksichtigung der homöopathischen Heilkunst, Leipzig 1824, VIII, 310 S. Beurtheilung des Anti-Organon des D. Joh. Chr. Aug. Heinroth, öffentl. Profess. d. psychisch. Heilk. an der Universität zu Leipzig, Arztes am Waisen-, Zucht- und Versorgungshause zu St. Georgen daselbst usw., Leipzig 1826, 280 S. Die homöopathische Heilkunst im Verhältniß zum Staate, Leipzig 1829, XVI, 134 S. Homöopathie und Leben: oder die Homöopathie, nach ihrem gegenwärtigen Verhältniß zum Leben, nach ihrem allseitigen, wohltätigem Einfluß auf alle Lebensverhältnisse, betrachtet; zur Beherzigung für die Laien in der Homöopathie, Leipzig 1834, VIII, 566 S.

Literatur: AHZ (F. Rummel) 33, 1847, S. 241/242. AHZ (F. Rummel) 34, 1848, S. 193–198. Dinges, S. 34. Eppenich, S. 38. Lucae, S. 14, 37. Tischner, S. 268, 386, 415/416, 423, 439, 452, 469, 474, 496, 516, 561, 566, 576, 585, 587, 589, 602, 618, 779, 781. Callisen, Bd. 7, S. 451–453; Bd. 28, S. 290/291. Hirsch, Bd. 2, S. 867. Haehl, Bd. 1, S. 111, 134, 136, 149, 166 f., 203, 206, 208, 213, 219, 352, 413 ff., 417, 435, 454; Bd. 2, S. 104, 110, 114, 143, 208, 221, 228, 237, 241, 242, 247, 256 f., 280 f., 284 f., 290, 299, 300 f., 302, 415, 504. Schreiber, S. 41/42. Wittern, Frühzeit, S. 200–206. Jütte, Samuel Hahnemann, S. 169.

Groß, Rudolf Hermann
* 31.10.1813 Kaltenborn bei Jüterbog,
† 13.8.1865 Barmen
Studienort: Berlin
Dr., Diss. med. Univ. Berlin 1840, *De analogia infantilem inter et muliebrem organismum*, 26 S.

Neffe von Gustav Wilhelm Groß (s. dort). Studierte von 1832 bis 1834 Jura, dann Medizin. Seine Promotion wurde durch nicht näher bekannte Umstände verzögert. War Arzt in Halberstadt, Neu-Ruppin, Wusterhausen, Jüterbog und seit 1860 in Barmen.

Werke: Ueber den gegenwärtigen Zustand der Homöopathie, über die Juden und mehrere Andere, Sondershausen 1858, 15 S. H. Gross und C. Hering: Vergleichende Arzneiwirkungslehre in therapeutischen Diagnosen (Arzneimittel-Diagnosen) enthaltend die Unterschiede der ähnlichen und verwandten Mittel; von H. Gross und C. Hering, aus dem Engl. bearb. u. hrsg. von Ed. Faulwasser, Leipzig 1892, 575 S.

Literatur: AHZ 71, 1865, S. 80. Tischner, S. 779. Meyer, S. 9, 45.

Gross, Wilhelm
* 3.6.1846 Oberstdorf, † 4.1.1910 Nürnberg
Studienort: München
Dr., Diss. med. Univ. München 1871, *Über die Wasserscheu beim Menschen*.

1886 Ernennung zum Bahnkassenarzt, später (o. J.) zum Postarzt.
Nach einer Tätigkeit als Assistenzarzt in der chirurgischen Abteilung des Krankenhauses in Nürnberg begann er dort ab 1871 seine Tätigkeit als praktischer homöopathischer Arzt.

Literatur: AHZ 158, 1910, S. 47. ZBV 29, 1910, S. 110/111. LPZ 41, 1910, S. 44. Villers, Bd. 1, Teil 2, S. 10; Bd. 2, S. 10.

Grossmann, Johann Carl Heinrich
* 6.2.1826 Jauer/Provinz Schlesien,
† 20.5.1898 Breslau
Studienort: Jena
Dr., Diss. med. Univ. Jena 1860, *De polypis ani cum ad nexa historia morbi in puero observati et ope ligaturae ablati*, 27 S.

Bis 1862 Militärarzt. Während seiner Militärzeit in Brieg lernte er die Homöopathie kennen. Seit 1862 Privatpraxis.

Literatur: AHZ (Weidner-Breslau) 137, 1898, S. 78/79. Villers, Bd. 1, Teil 2, S. 4; Bd. 2, S. 3.

Grubenmann, Adolf
* 23.9.1840 Teufen/Schweiz, † 31.8.1929 St. Gallen/Schweiz
Studienorte: Zürich, Würzburg, Prag, Wien
Dr. med. Im Examens-Protokoll fehlt Angabe eines Diss.-Titels, die nach dem Reglement von 1836 nicht verlangt wurde.

Schätzte die Homöopathie bereits in den ersten Jahren seiner ärztlichen Tätigkeit. Begann mit der homöopathischen Behandlung 1865 in Teufen (Appenzell). Übersiedelte 1874 nach St. Gallen.

Werke: Über homöopathische Behandlung der Lupusformen. Hauptmittel Thuja, AHZ 95, 1877, S. 156/157. Die homöopathische Behandlung der Diphtherie, AHZ 150, 1905, S. 149–151.

Literatur: AHZ (E. Scheidegger) 178, 1930, S. 134/135. Erlach, S. 214/215. Villers, Bd. 1, Teil 2, S. 15; Bd. 2, S. 43.

Gruner, Carl Ernst
* 1797 (Ort unbek.), † 25.11.1875 Augsburg

Aus seinem Leben ist nichts bekannt.

Werke: Carl Gruner's homöopathische Officin, gegründet 1854; homöopathisches Apotheken und Centralversandgeschäft sämmtlicher homöopathischer Essenzen und homöopathischer Arzneipräparate, homöopathische Dispensatorien, für Apotheker und Aerzte, Dresden, o. J., 71 S. Homöopathische Pharmakopöe, im Auftrag des Centralvereins homöopathischer Aerzte, bearb. und zum Gebrauch der Pharmaceuten hrsg.; mit einem Vorwort von C. Fr. Trinks, Dresden, 1843, XII, 193 S.; 3., verm. Aufl., Leipzig 1864, XII, 240 S. Tabellarische Vergleichung der Arzneimittelvorschriften des Grunerschen Arzneibuches mit den entsprechenden Artikeln des amtlichen Homöopathischen Arzneibuches, (bearb. und hrsg. mit Hermann Otto und Fritz Menge), Stuttgart, o. J., 26 S.

Literatur: ZHK 20, 1875, S. 194. Tischner, S. 472, 586, 716. Hermann Otto: Tabellarische Zusammenstellungen zum amtlichen Homöopathischen Arzneibuch sowie tabellarische Vergleichung der Homöopathischen Pharmakopöe von Gruner mit dem amtlichen Homöopathischen Arzneibuch von Hermann Otto und Fritz Menge, Stuttgart 1935, 46 S.

Grünewald, Ludwig Heinrich Emil August
* 13.9.1857 Dornholzhausen bei Homburg v. d. Höhe, † 29.9.1925 Berlin
Studienorte: Tübingen, Erlangen, Würzburg
Dr., Diss. med. Univ. Würzburg 1885, *Ueber die Radicaloperation angeborener Hernien*, 53 S.

Bekundete zunächst besonderes Interesse für die Chirurgie. Wurde jedoch bald auf die Homöopathie aufmerksam, über die er sich in Wien, Budapest (bei Th. v. Bakody, s. dort), Leipzig und Berlin informierte. In Berlin legte er das preuß. Dispensierexamen ab und ließ sich in Frankfurt a. M. als homöopathischer Arzt nieder. Besuchte 1892 die bedeutendsten homöopathischen Institute in den USA. Zeigte auch Interesse an der Schulmedizin.

Literatur: ZBV (J. Schier sen.) 42, 1925, S. 588–590. AHZ (Schier) 174, 1926, S. 96/97. Villers, Bd. 1, Teil 2, S. 6, 7; Bd. 2, S. 6.

Gumpert, Martin
* *13.11.1897 Berlin, † 18.4.1955 New York*
Studienorte: Berlin, Heidelberg. Hörte u. a. bei: Arndt, Bier, Bonhoeffer, Czerny, Flügge, Lewin, Rubner, Virchow.
Dr., Diss. med. Univ. Berlin 1923, *Der Streit um den Ursprung der Syphilis*, 44 S.

War bis 1927 an der dermatologischen Abteilung des Rudolf-Virchow-Krankenhauses beschäftigt. Bis 1933 leitender Direktor der Städtischen Klinik für Haut- und Geschlechtskrankheiten in Berlin-Wedding. War schriftstellerisch tätig und schrieb auch Ärzte- und Forscherbiografien, so z. B. einen biografisch gehaltenen Roman über S. Hahnemann (s. dort). Wurde 1933 seiner ärztlichen Ämter enthoben und 1935 aus dem Reichsverband Deutscher Schriftsteller ausgeschlossen. Wählte 1936 den Weg in die Emigration und ging nach New York. Seit 1942 US-Staatsbürger.

Werke: Hahnemann: die abenteuerlichen Schicksale eines ärztlichen Rebellen und seiner Lehre, der Homöopathie, Berlin 1934, 256 S. Hölle im Paradies: Selbstdarstellung eines Arztes (Autobiographie), Vorwort von Frithjof Trapp (Neudruck d. Ausg. Stockholm, 1939), Hildesheim 1983, XXIII, 280 S.

Literatur: NDB, Bd. 7, S. 306/307. DBE, Bd. 4, S. 255. IBDCEE, Bd. 1, S, 435/436. AHZ 200, 1955, S. 320. DHM (Kurze Erwähnung als Hahnemann-Biograph) 6, 1955, S. 532. Koren, S. 187. Jütte, Samuel Hahnemann, S. 10. Geiger, Karin: Der diagnostische Blick – Martin Gumpert als Arzt, Medizinhistoriker und ärztlicher Schriftsteller, Remscheid 2004, 238 S. Appell, Rainer. Ein geübter und ernsthafter Augenzeuge – Zur Erinnerung an Martin Gumpert (1897–1955), AHZ 250, 2005, S. 85–89.

Gutmann, Salomo
* *20.7.1789 Szeredt (damals Ungarn, im heutigen Sered/Westslowakei), † 20.5.1852 Leipzig*
Studienorte: Leipzig, Königlich Sächsische Chirurgisch-medicinische Akademie in Dresden.
Ohne akad. Grad.

Dürfte der erste homöopathisch behandelnde Zahnarzt gewesen sein. Absolvierte wahrscheinlich vor 1820 eine zahnärztliche Lehre. War ab 1821 in Leipzig ansässig und praktizierte dort als Zahnarzt. Ursprünglich jüdischen Glaubens ließ er sich 1835 in Leipzig taufen. Kam bereits während seiner Leipziger Studienzeit mit der Homöopathie in Berührung und beteiligte sich schon früh an der Hahnemann'schen Arbeitsgemeinschaft für Arzneimittelprüfungen. Nach 1830, ab 1833 eindeutig belegt, erfolgten homöopathische Zahnbehandlungen. Bezeichnete sich später als einer der Ärzte, welche „die homöopathische Heillehre kurz nach ihrer Erfindung studirten" (Heidel, Nachwort, S. III). Er hatte später noch Kontakt mit K. Hornburg (s. dort) und K. Franz (s. dort), dem er 1833 sein Werk über die Anwendung der Homöopathie in der Zahnheilkunde widmete, das erste Buch dieser Art. War sicherlich ein Pionier auf dem Gebiet der homöopathischen Behandlung von Zahnkrankheiten.

Werke: Ueber die Behandlung der Zähne und des Zahnfleisches: eine Schrift für alle diejenigen, denen die Erhaltung der Zähne am Herzen liegt, Leipzig 1828, 80 S. Freimüthige Worte an Freund und Feind über das Verbot der homöopathischen Zahnapotheke; ein kleiner Beitrag zur Geschichte der Homöopathie, Leipzig 1831, 24 S. Die Dynamik der Zahnheilkunde: bearbeitet nach den Grundsätzen der Homöopathie; Reprint der Orig.-Ausg., Leipzig 1833, Heidelberg 1990, VII, 160, XI S.

Literatur: Caris-Petra und Günter Heidel, Nachwort, Reprint Leipzig 1990, 11 S. Callisen, Bd. 7, S. 543; Bd. 28, S. 327. Haehl, Bd. 2, S. 114. Schreiber, S. 44.

Haarer, Karl Christian
* 28.2.1832 Tübingen, † 30.3.1884 Friedrichshafen
Studienort: Tübingen
Dr. med. Diss. in Tübingen nicht nachgewiesen.

Nach dem Studium ärztliche Praxis zunächst in Friedrichshafen. Übersiedelte dann nach Hemigkofen am Bodensee. Nach achtjähriger Praxis begann er, sich der Homöopathie zuzuwenden. Kenner der Rademacher'schen Heillehre. Zog 1859 nach Langenargen am Bodensee. Unternahm 1860 eine sechsmonatige Studienreise nach München, Wien, Berlin und Leipzig. Zog 1864 wieder nach Friedrichshafen.

Literatur: HMB 9, 1884, S. 78. AHZ 108, 1884, S. 120.

Haas, Karl
* 25.1.1905 Basel, † 5.11.1964 Basel
Dr., Diss. phil. Univ. Basel 1930, *Beiträge zur Pharmakochemie von Equisetum arvense L. und Monographie der Herbae Equiseti.* IV, 96 S.

Wuchs nach dem frühen Tod seines Vaters im Hause seines Onkels, dem Apotheker Richard Wagner-Schlageter (s. dort), auf. Arbeitete nach dem Studium in seiner Apotheke, die er nach dessen Tod übernahm. Wurde Mitglied des SVHA.

Werke: Hahnemann, der Chemiker und Apotheker: eine historische Studie, Ulm 1956, 44 S. Petasites; Die Pestwurz, AHZ 205, 1960, S. 147–150.

Literatur: AHZ 209, 1964, S. 617/618. Schoeler, S. 148. Erlach, S. 217–219.

Haedicke, Karl Max
* 26.3.1860 Bad Schmiedeberg/Bez. Halle,
† 8.3.1923 Buchholz-Friedewald i. d. Sächsischen Schweiz
Studienorte: Leipzig, Rostock, Berlin, Jena
Dr., Diss. med. Univ. Jena 1884, *Harnsteine und deren Operationen beim Manne,* 28 S.

Ging nach dem Studium 1887 auf eine Weltreise und praktizierte ein Jahr in Honolulu. Ließ sich 1889 als Arzt in Leipzig nieder. Legte 1890 in Berlin das Dispensierexamen ab. War von 1892 bis 1893 zusammen mit H. Stifft und C. H. Göhrum (s. dort) Schriftleiter der AHZ.

Literatur: AHZ (Euringer) 171, 1923, S. 143/144. ZBV 40, 1923, S. 288. Eppenich, S. 60, 313. Villers, Bd. 2, S. 8, Bibl. S. 27, 29, 30, 36, 42, 57, 62.

Haehl, Erich Karl Hermann
* 10.8.1901 Stuttgart, † 26.11.1950 Stuttgart
Studienorte: Tübingen, München, Berlin
Dr., Diss. med. Univ. Tübingen 1927, *Die „Vaterländische Gesellschaft der Ärzte und Naturforscher Schwabens" (1801–1808), eine Vorgängerin der „Gesellschaft deutscher Naturforscher und Ärzte". Eine geschichtliche Studie,* 92 S.

Sohn von R. Haehl (s. dort).

Werke: Geschichte des Deutschen Zentralvereins Homöopathischer Ärzte, Leipzig 1929, 232 S. Alphabetisch geordnetes Verzeichnis von Nekrologen und Lebensbeschreibungen homöopathischer Ärzte und Apotheker mit Quellenangabe, AHZ 179, 1931, S. 159–170. Samuel Hahnemann: eine biographische Skizze – Das Hahnemann-Museum in Stuttgart und sein Schöpfer Dr. med. homöop. Richard Haehl, Stuttgart 1932, 36 S. Die Homöopathie in Württemberg: Bilder aus ihrer Geschichte, Ms., Stuttgart um 1933, 85 S. Zum Arzt berufen: Heilkunst der alten und der neuen Welt im Lichte eines ärztlichen Lebens (nach dem Manuskript von Richard Haehl), Leipzig 1934, XI, 305 S.

Literatur: Dinges, S. 43. Eppenich, S. 60, 306, 307, 309, 312, 313, 316–319, 326. Tischner, S. 472, 626, 749.

Haehl, Richard
* 15.12.1873 Kirchheim unter Teck,
† 7.2.1932 Stuttgart
Studienort: Hahnemann-Medical College, Philadelphia
Dr. med. homoeop., Hahnemann-Medical College, Philadelphia.

Langjähriger Sekretär der Laienbewegung Hahnemannia. Viele Jahre Schriftleiter der HMB. Ehrenmitgliedschaften: Hahnemannia, DZVhÄ, American Institute of Homeopathy (Titel Master of Arts), homöopathischen Ärztevereins Nordamerikas, Hahnemann Alumni Association.

Zunächst Lehrling und Geselle im väterlichen Glasergeschäft. Erhielt durch Befürwortung des damaligen Sekretärs der Hahnemannia (Landesverein für Homöopathie Württemberg) A. Zöppritz ein Stipendium und studierte an dem von C. Hering (s. dort) in Philadelphia gegründeten „Hahnemann-Medical College". Erwarb dort den Titel Dr. med. homoeop., den er durch behördliche Erlaubnis des württembergischen Innenministeriums von 1911 auch in Deutschland führen durfte. Praktizierte nach Rückkehr aus den USA als Arzt in Stuttgart. Beschäftigte sich intensiv mit der Frauenheilkunde. 1909 zweite Amerikareise und vorzeitige Rückkehr wegen Krankheit. Im Ersten Weltkrieg Chirurg in einem Lazarett. 1927 dritte Amerikareise. Seine hauptsächlichen Arbeiten galten der Erforschung von S. Hahnemanns Leben und Schaffen. So sammelte er bereits vor seiner Studienzeit Hahnemann-Objekte. Diese Sammlungen setzte er in seinem späteren Leben fort. Erwarb den gesamten Nachlass von S. Hahnemann (s. dort) und C. v. Bönninghausen (s. dort). Gründete mit diesen Erwerbungen 1920 das Hahnemann-Museum in Stuttgart. War einer der Vorkämpfer vom 1906 gegründeten „Verein Stuttgarter homöopathisches Krankenhaus" und der „Stuttgarter homöopathisches Krankenhaus-G.m.b.H.", deren Aufsichts- und Verwaltungsrat er wurde.

Werke: Die Wechseljahre der Frau, Stuttgart 1912, 38 S. Kurze Anleitung für die Hauspraxis mit homöopathischen Mitteln, 18. Aufl., Stuttgart 1921, 40 S. Samuel Hahnemann: sein Leben und Schaffen; aufgrund neu gefundener Akten und unter Benützung der gesamten in- und ausländischen homöopathischen Literatur, Mitwirkung von K. Schmidt-Bull, Leipzig 1922, Bd. 1, XVI, 508 S.; Bd. 2, XVI, 527 S.

Literatur: LPZ (E. Haehl) 63, 1932, S. 74–76. ZBV (H. Göhrum) 11, 1932, S. 49–52. AHZ (H. Wapler) 180, 1932, S. 123. HMB (mit kurzem Rückblick über sein Leben und Schaffen) 57, 1932, S. 33–37, 65–68. Zum 50. Geburtstag (H. Balzli), AHZ 171, 1923, S. 185–187. Dinges, S. 389. Eppenich, S. 40, 118, 127, 154, 157, 158, 217, 222, 287, 297, 300–302, 304, 306–311, 315, 322, 327, 331, 334, 339, 356, 361, 376–378, 383, 387, 388. Lucae, S. 131, 132, 181. Stahl, S. 15, 16, 18, 26, 32, 150, 156, 158, 162, 170, 171, 174–176, 179, 180, 189, 196, 198, 206, 208, 209, 213, 218, 223, 256–258. Tischner, S. 4, 27, 45, 54, 56, 120, 124, 130, 132, 136, 148, 149, 162, 165, 190 f., 216, 241, 268, 271, 281, 285, 298, 317, 320, 617, 779, 789, 810. Henne: Eine Erinnerung an Dr. Richard Haehl, HMB 92, 1967, S. 105–108. Faltin, S. 23, 26–28, 30, 32, 63, 78 f., 193, 198–202, 214, 223, 352. Jütte, Samuel Hahnemann, S. 46, 60, 78, 96, 195, 239, 244, 248.

Hagel, Josef
* 10.3.1854 Altheim/Oberamt Biberach, † 1.9.1901 Ravensburg
Studienort: Ingolstadt-Landshut-München
Dr., Diss. med. Univ. Ingolstadt-Landshut-München 1884, *Die Geburten im Oberamt Laupheim des Königreichs Würtemberg vom Jahre 1882, verglichen mit denen des Königreichs Sachsen und einigen preussischen Hebammenlehranstalten*, 34 S.

Ließ sich 1882 in Laupheim nieder und übersiedelte 1883 nach Ravensburg.

Literatur: AHZ (Mattes-Ravensburg) 143, 1901, S. 110. HMB 26, 1901, S. 162. Villers, Bd. 2, S. 10. Medicinisches Correspondenzblatt, Bd. 50, S. 22.

Hahnemann, Friedrich
* 30.11.1786 Dresden, † vermutl. St. Louis/USA
Studienort: Leipzig
Dr., Diss. med. Univ. Leipzig 1812, *De ulceris venerei cancrosi ortu et curatione*, 39 S.

Friedrich Hahnemann, das zweite Kind von S. Hahnemann (s. dort), war von Geburt an ein Sorgenkind und litt an der Englischen Krankheit. Allerdings war er geistig frühreif und galt als Sprachentalent. Neben der Medizin studierte er Philosophie (Promotion 1811, De somno naturali). Praktizierte seit 1812 in Wolkenstein/Sachsen. Habilitierte sich 1813 in Leipzig als Privatdozent der Medizin und hielt 1817 in Halle Vorlesungen (s. Koch unten). Seine 1811 erschienene Schrift *Friedrich Hahnemann, des Sohnes Widerlegung der Anfälle Hecker's auf das Organon der rationellen Heilkunde: ein erläuternder Kommentar zur homöopathischen Heillehre* wird dem Vater zugeschrieben, auch wenn Beiträge des Sohnes nicht ausgeschlossen werden. Praktizierte 1815 als homöopathischer Arzt in Wolkenstein/Erzgebirge. Wann es zum Bruch mit dem Vater kam, kann nicht mehr rekonstruiert werden. Begab sich jedoch bald über Holland und Hamburg nach England, wo er sich vermutlich bis 1827 aufgehalten hat. Wanderte möglicherweise von dort in die USA aus. 1832/33 tauchte in St. Louis ein Mann auf, dessen Beschreibung auf den Sohn passt und der Cholerakranke kostenlos und mit großen Heilerfolgen behandelt haben soll. Gilt seitdem als verschollen.

Werke: Friedrich Hahnemann, des Sohnes Widerlegung der Anfälle Hecker's auf das Organon der rationellen Heilkunde: ein erläuternder Kommentar zur homöopathischen Heillehre, Dresden 1811, 228 S. De medicamentorum confectione et exhibitione per pharmacopolas, Jena 1818, 27 S. Ueber den Unterschied zwischen natürlichen und künstlichen Krankheiten, Allgemeine medicinische Annalen, 1818, S. 290–298.

Literatur: Friedrich Hahnemann (R. Tischner), LPZ 66, 1935, S. 61–64, 85–87. Biographische Plaudereien (A. Lorbacher), AHZ 121, 1890, S. 69. Haehl, Bd. 1, S. 40, 99, 174 ff.; Bd. 2, S. 97, 114, 19 ff., 194, 342, 346, 351. Lucae, S. 206. Tischner, S. 152, 251 ff., 315, 810. Callisen, Bd. 8, S. 53/54. Jütte, Samuel Hahnemann, S. 46, 95, 98, 103, 106, 146/147, 203, 206. Koch, Hans-Theodor: Neues zur Biographie Friedrich Hahnemanns, AHZ 207, 1962, S. 357–367.

Hahnemann, Christian Friedrich Samuel
* *10.4.1755 Meißen, † 2.7.1843 Paris*
Studienorte: Leipzig, Wien, Erlangen
Dr., Diss. med. Univ. Erlangen 1779, *Conspectus adfectuum spasmodicorum aetiologicus et therapeuticus*, 20 S.

1791 Mitglied der Mainzer Akademie der nützlichen Wissenschaften. 1822 Ernennung zum Hofrat des Herzogs Ferdinand von Anhalt-Köthen (1793–1848). Begründer der Homöopathie. Nach Studienbeginn in Leipzig war er 1777 in Wien gezwungen, das Medizinstudium zu unterbrechen und im gleichen Jahr eine Stelle als Leibarzt und Bibliothekar bei Baron Samuel v. Bruckenthal in Hermannstadt/Siebenbürgen anzunehmen. Nach der Erlanger Promotion Aufenthalt in Hettstedt (1780–1781). Danach unstetes Wanderleben bis zur längerfristigen Niederlassung in Torgau (1805) an 20 Orten im nord- und mitteldeutschen Raum. Zunächst zog er 1789 weiter nach Leipzig, wo er das Werk des schottischen Pharmakologen William Cullen über die Materia medica übersetzte. Ob der damit in Verbindung gebrachte Chinarinden-Selbstversuch tatsächlich der Ausgangspunkt des homöopathischen Prinzips *similia similibus curentur* gewesen ist, bleibt umstritten. Nach Zwischenstation in Georgenthal (1792–1793), wo er sich der Behandlung Gemütskranker widmete, folgten u. a. Aufenthalte in Pyrmont, Braunschweig, Altona, Hamburg, Eilenburg, Torgau (1805–1811) und Leipzig (1811–1821). Wurde 1812 Privatdozent an der Leipziger Universität und hielt Vorlesungen über Homöopathie. Nach Streitigkeiten mit Leipziger Apothekern wegen Eigenherstellung und Vertrieb von Heilmitteln (Dispensierrecht) ließ er sich in Köthen (1821–1835) nieder und betrieb eine große und erfolgreiche homöopathische Praxis. Heiratete nach dem Tod seiner Frau 1835 die Französin Mélanie d'Hervilly und zog mit ihr nach Paris. Führte mit ihrer Unterstützung bis zu seinem Tod seine homöopathische Praxis weiter.

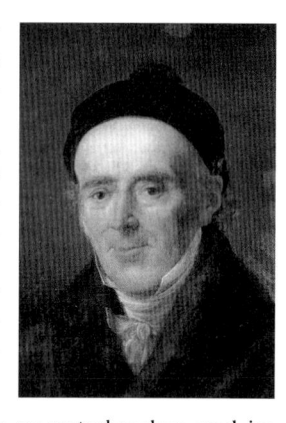

Werke: Hauptwerke: Organon der rationellen Heilkunst, 1. Aufl., Dresden 1810, XLVIII, 222 S.; 2., verm. Aufl., Dresden 1819, 228 S.; 3., verb. Aufl., Dresden 1824, XXIV, 281 S.; 4., verb. und verm. Aufl., Leipzig 1829, XVI, 307 S.; 5., verb. und verm. Aufl., Dresden/Leipzig 1833, XXII, 304 S., 6. Aufl. (hrsg. v. A. Lutze, mit Abdr. der Vorreden und wichtigsten Varianten der 5 bis jetzt erschienenen Aufl., neuen Bemerkungen und einem Anh. aus Samuel Hahnemanns Schriften), Coethen 1865, XVI, 356 S.; nach der handschriftl. Neubearb. Hahnemanns für die 6. Aufl./hrsg. und mit Vorw. vers. von Richard Haehl, Leipzig 1921, LXXVII, 347 S.; nach der handschriftl. Neubearb. Hahnemanns für die 6. Aufl./neu hrsg. und stilistisch völlig überarb. von Kurt Hofstetter, Heidelberg 1974 und 1986, jeweils 237 S. Reine Arzneimittellehre, 6 Teile, 1. Aufl., Dresden 1811–1821; 2., verm. Aufl., 6 Teile, Dresden/Leipzig 1822–1827; 3., verm. Aufl. 2 Teile, Dresden/Leipzig 1830–1833; 3., unveränd. Nachdr. der Ausg. letzter Band, mit einem Geleitw. von Hanns Rabe, Bd. 1–6, Heidelberg 1983. Die chronischen Krankheiten: ihre eigenthümliche Natur und homöopathische Heilung, 1. Aufl., 4 Teile, Dresden/Leipzig 1828–1830; 2., viel verm. Aufl., Dresden/Leipzig 1835–1837; unveränd. Nachdr. der 2. Aufl., mit einem Geleitw. von Hanns Rabe, 5 Teile, Heidelberg 1956. Lt. Josef M. Schmidt (Die Publikationen Samuel Hahnemanns, Sudh. Archiv 72, 1988, S. 14) erschienen von Hahnemann innerhalb von 60 Jahren (1779–1839) ca. 14 000 Seiten an selbstständigen Schriften und (1777–1806) ca. 12 000 Seiten an Übersetzungen und Bearbeitungen. Es wird daher auf die obige Veröffentlichung Schmidts im Sudh. Archiv 72, 1988, S. 14–36 verwiesen. Vom gleichen Autor: Die Bibliographie der Schriften Samuel Hahnemanns, Rauenberg 1989, 88 S. Katalog der Bibliothek des Homöopathie-Archivs, aus den Beständen des Instituts für Geschichte der Medizin der Robert Bosch Stiftung, hrsg. von Renate Wittern, Stuttgart 1988, S. 64–73. Samuel Hahnemann, Die Krankenjournale, Kritische Gesamtedition, hrsg. von Robert Jütte, Heidelberg/Stuttgart 1991 ff. Gesammelte kleine Schriften von Samuel Hahnemann, hrsg. von Josef M. Schmidt und Daniel Kaiser, Heidelberg 2001, XXVIII, 977 S.

Literatur: Callisen, Bd. 8, S. 38–53; Bd. 28, S. 348–355. Haehl, Richard: Samuel Hahnemann, sein Leben und Schaffen, 2 Bde., Leipzig 1922. Gumpert, Martin: Hahnemann, die abenteuerlichen Schicksale eines ärztlichen Rebellen und seiner Lehre der Homöopathie, Berlin 1934. Ritter, Hans-Theodor: Samuel Hahnemann, der Begründer der Homöopathie, sein Leben und Werk in neuer Sicht, 2., erw. Aufl., Heidelberg 1974. Handley, Rima: Eine homöopathische Liebesgeschichte. Das Leben von Samuel und Mélanie Hahnemann, München 1993. Tischner, Geschichte der Homöopathie, Hahnemann – Leben und Werk, Wien/ New York (Neudruck) 1998, S. 101–345, Original 1932–1939. Handley, Rima: Auf den Spuren des späten Hahnemann: Hahnemanns Pariser Praxis im Spiegel der Krankenjournale, Stuttgart 2001, 272 S. Kathrin Schreiber: Samuel Hahnemann in Leipzig: die Entw. d. Homöopathie zwischen 1811 und 1821 – Förderer, Gegner und Patienten, Stuttgart 2002. Jütte, Robert: Samuel Hahnemann, Begründer der Homöopathie, München 2005, 280 S. DBE, Bd. 4, S. 334. NDB, Bd. 7, S. 513–514. Dinges M, Jütte R (Hrsg.): Samuel Hahnemann und sein Umfeld, Stuttgart 2005, 126 S.

Hammerschmidt, Johannes Bernhard Maximilian
* 24.6.1828 Altena/Westfalen, † 25.1.1919 Elberfeld
Studienort: Berlin
Dr., Diss. med. Univ. Berlin 1853, *De peritonitide*, 30 S.

Kam durch C. v. Bönninghausen (s. dort) und F. Gauwerky (s. dort) zur Homöopathie. Besuchte 1855 Wien und lernte im homöopathischen Krankenhaus in der Leopoldstadt F. Wurm(b) (s. dort) kennen. Machte später in Berlin das Dispensierexamen. Zog 1858 nach Elberfeld.

Literatur: AHZ (Groos) 167, 1919, S. 36. AHZ 167, 1919, S. 16. Meyer, S. 9, 38. Villers, Bd. 1, Teil 2, S. 6; Bd. 2, S. 5.

Hampe, Clemens
* 1803 Lutschowitz/Böhmen, † 20.7.1884 Wien
Dr., Diss. med. Univ. Wien 1832, *Diss. exhibens Loimographos saeculi XV.*

Leibarzt des Fürsten Alois von Liechtenstein. Mitherausgeber der ÖZfH 1844–1848.

War seit spätestens 1838 Homöopath, ließ aber auch die Allopathie und die Hydropathie gelten. Gründete 1842 zusammen mit W. Fleischmann (s. dort), A. Watzke (s. dort), und F. Wurm(b) (s. dort) den „Verein homöopathischer Ärzte Österreichs".

Werke: Ueber Vereinigung der pathologisch-anatomischen Diagnostik mit der specifischen Heilmethode, HYG 10, 1839, S. 1–21, 97–127. Ueber die Nothwendigkeit der pathologisch-anatomischen Diagnostik zur gründlicheren Beurtheilung des Verhaltens der specifischen Heilmethode zu der allopathischen, in ihrer praktischen Anwendbarkeit, HYG 10, 1839, S. 289–307. Der Materialismus in der Pathologie und Arzneimittellehre, HYG 12, 1840, S. 97–111, 238–254. Die Sufficienz der Hydropathic vom homöopathischen Standpuncte aus, ÖZfH 1, 1844, 1, H. 2, S. 241–252.

Literatur: Tischner, S. 391, 484, 510, 559, 572, 583, 620, 779. Dinges, S. 82 f., 85 f., 93. Lucae, S. 70. Petry, S. 302/ 303. Meyer, S. 9, 69, 73. Horn, Sonja (Hrsg.): Homöopathische Spuren, darin Dorffner, Gabriele: Versuche einer Institutionalisierung der homöopathischen Lehre im 19. Jahrhundert, S. 55–70, hier S. 66.

Hänni, Alexander
* 18.3.1891 Basel, † 9.9.1975 Bern
Studienort: Bern
Dr., Diss. med. Univ. Bern 1916, *Über die Wirkung des morphinfreien Pantopons*. IV, 28 S.

Begann mit Flury (s. dort), dessen Freund er war, nach dem Zweiten Weltkrieg in Bern die „Berner Colloquien". Ab 1959 (mit Flury) zeitweilig Dozent an den Ärztekursen am homöopathischen Krankenhaus in München-Höllriegelskreuth.

Werke: La théorie Hahnemannienne de la psore, Protokoll der wissenschaftlichen Sitzung, 11.6.1944, Bern 1944, Ms., IGM, 18 S. Ueber die Behandlung venerischer Krankheiten, ZBV 42, 1925, S. 167–175. Die Werke Hahnemanns, AHZ 216, 1971, S. 2–12; 69–78.

Literatur: Erlach, S. 221–224.

Hantel, Friedrich-Wilhelm
* 2.6.1920 Königsberg, † 3.10.1988 Waldorf bei Bonn
Studienorte: Wien, Marburg, Bonn
Dr., Diss. med. Univ. Bonn 1950, *Über das Phänomen der Zwangskrankheit,* 26 S.

Seit 1981 Vorlesungen über Homöopathie an der Universität Bonn. Mitarbeiter im Mikrobiologischen Institut in Herborn.

Fachausbildung zum Frauenarzt. Oberarzt in der Geburtshilflich-Gynäkologischen Abt. des Marienkrankenhauses in Siegen. 1958 praktischer Arzt in Wenden/Biggesee. Seit 1967 in Bonn. Begann bereits in Siegen, Patienten homöopathisch zu behandeln. Es bestanden Kontakte zu Reckeweg und M. Dorcsi (s. dort).

Werke: Empfehlungen zur Mikrobiologischen Therapie und Ernährungstherapie für Jung und Alt, Autor Hantel, Hrsg. V. Rusch, Arbeitskreis für Mikrobiologische Therapie e. V., 4. Aufl. Herborn-Dill 1988, 58 S.

Literatur: AHZ (Scherer) 234, 1889, S. 31/32.

Hardenstein, Ernest
* 12.1.1807 Griechenland, † 15.10.1880 Vicksburg, Miss./USA
Studienort: Berlin
Dr. med.

Der Vater war Deutscher, die Mutter Griechin. Ging nach dem Studium 1828 nach Russland und sammelte an dortigen Cholerakrankenhäusern Erfahrungen zur Bekämpfung der Seuche. Wurde nach seiner Rückkehr in Deutschland Schüler S. Hahnemanns (s. dort). Gelegentlich einer Weltreise gefiel es ihm in den USA so gut, dass er sich in New Orleans niederließ. Half bei der Bekämpfung der Typhusepidemie in Kentucky und bei den Cholera-Epidemien in Kalifornien. Bekämpfte 1878 erfolgreich das Gelbfieber. Praktizierte danach in Cincinnati und Vicksburg.

Werke: Yellow Fever; a treatise, o.J. Hardenstein, Ernest: The Epidemic of 1878 and its Homeopathic treatment; a general history of origin, progress, and end of the plague in the Missisipi valley; to this is added a treatise, by A.O.H. Hardenstein, M.D., and other valuable papers and statistics, from the most reliable sources, New Orleans 1879, 105 S.

Literatur: AHZ 102, 1881, S. 39.

Hartlaub, Carl Georg Christian
* 7.4.1795 Lichtenstein/Sachsen,
† 5.2.1839 Braunschweig
Studienort: Leipzig
Dr., Diss. med. Univ. Leipzig 1824, *Nonnulla de venaesectionis in organismum universum vi et in curanda nominatim inflamatione*, 29 S.

Bruder von H. Hartlaub (s. dort). Interessierte sich bereits während der Studienzeit für die Homöopathie. Hielt zwischen 1827 und 1829 als Privatdozent Vorlesungen an der Universität Leipzig über die Homöopathie. Zog 1830 nach Braunschweig und half G. Mühlenbein (s. dort) in dessen Praxis. Führte C. Hering (s. dort) an die Homöopathie heran und beschäftigte ihn einige Zeit als Assistenten (Krannich, S. 294).

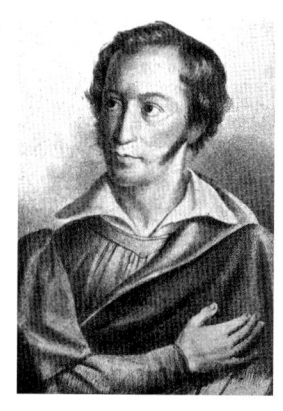

Werke: Katechismus der Homöopathie: oder kurze und faßliche Darstellung der Grundsätze des homöopathischen Heilverfahrens für Ärzte und Nichtärzte, Leipzig 1824, XII, 155 S. Systematische Darstellung der reinen Arzneiwirkungen: zum practischen Gebrauch für homöopathische Ärzte, 9 Bd., Leipzig/Dresden 1826–1830. Kurzer Abriss der homoeopathischen Heilmethode zur Belehrung für Laien, Leipzig 1829, 64 S. Systematische Darstellung der antipsorischen Arzneimittel (Hrsg. C.G.C. Hartlaub, C.F. Trinks), Dresden/Leipzig o.J.

Literatur: Tischner, S. 315, 416, 439, 472 ff., 498, 532, 565, 571, 579, 588, 740, 775, 780. Callisen, Bd. 7, S. 158–162; Bd. 28, S. 389–391. Lucae, S. 36, 37, 183, 207, 220. Hirsch, Bd. 3, S. 70. Haehl, Bd. 1, S. 167, 206, 215, 441–443, 448, 460; Bd. 2, S. 281, 313, 502. Wittern, Frühzeit der Homöopathie, S. 218–222. Krannich, S. 10, 22 f., 25, 137, 178, 240 ff., 294.

Hartlaub, Hermann
* 18.12.1807 Stollberg bei Chemnitz,
† 18.3.1886 Schlitz/Oberhessen
Studienort: Leipzig
Dr., Diss. med. Univ. Leipzig 1833, *Num quis medicorum potest esse simul deditus homoeopathiae et allopathiae, salva conscientia?* 31 S.

Ehrenmitgliedschaft des Berliner und des Sächsisch Anhaltinischen Vereins homöopathischer Ärzte.
Bruder von C.G.C. Hartlaub (s. dort). War Famulus bei M. Müller (s. dort). 1833 dreimonatiger Aufenthalt bei Hahnemann (s. dort) in Köthen. Praktizierte später als homöopathischer Arzt in Reichenau bei Zittau, Neuwied und Blankenburg in Thüringen.

Werke: Kritik der sogenannten Pharmacopoea homoeopathica polyglotta: oder: die Neue Pharmacopöe im Widerspruch mit der homöopathischen Pharmacie sowie mit der Homöopathie überhaupt, und mit sich selbst, Jena 1873, VIII, 37 S. Mein Gang in der Arzneiberatung: ein Beitrag zur homöopathischen Pharmacie, Leipzig 1850, 40 S.

Literatur: AHZ 112, 1886, S. 103. ZBV (H. Fischer) 6, 1887, S. 150–152. Callisen, Bd. 28, S. 391. Tischner, S. 618, 639, 718, 780, 816. Haehl, Bd. 1, S. 210, 212, 442; Bd. 2, S. 205, 274, 286, 314 f. Eppenich, S. 322. Meyer, S. 10, 50. Jütte, Samuel Hahnemann, S. 187.

Hartmann, Franz
* *18.5.1796 Delitzsch, † 10.10.1853 Leipzig*
Studienorte: Berlin, Leipzig, Jena
Dr. med. (Diss. lässt sich nicht nachweisen).

1832 Mitbegründer der AHZ. 1836 Präses des Zentralvereins. Miglied der Société Gallicane, des Hom. med. College of Pennsylvania, der Academia Omeopatica di Palermo, der Irish Hom. Society, des Vereins der physiologischen Arzneimittellehre zu München und der hom. Aerzte Österreichs für physiologische Arzneiprüfungen.

Studierte zunächst Theologie. Durch seinen früheren Mitschüler C. Hornburg (s. dort), der ebenfalls Medizin in Leipzig studierte, wurde er mit S. Hahnemann (s. dort) bekannt und war dessen Schüler. Später war er zwei Jahre Oberarzt an der Homöopathischen Heilanstalt in Leipzig, die nachfolgend in eine Poliklinik umgewandelt wurde. Führte daneben eine umfangreiche Privatpraxis in Leipzig. Großen Einfluss auf ihn hatte das Erscheinen des von E. Stapf (s. dort) gegründeten *Archivs für die Homöopathische Heilkunst* (1822), denn dadurch wurde er auf den Weg der medizinischen Schriftstellerei geführt. Gründete 1832 mit F. Rummel (s. dort) und G. Gross (s. dort) die AHZ, die er bis zu seinem Tod redigierte. Trotz seiner Verehrung für Hahnemann bewahrte er seine Unabhängigkeit und vertrat seine von Hahnemann abweichenden Meinungen vehement.

Werke: Ueber die Anwendung der *Nux vomica* in Krankheiten: nach homöopathischen Grundsätzen, aus der Erfahrung gezogen, Leipzig 1828, IX, 133 S. Diäthetik für Kranke, die sich einer homöopathischen Behandlung unterwerfen, Leipzig 1830, X, 164 S. Therapie akuter Krankheitsformen: mit Inbegriff einiger Kinder- und Frauenzimmerkrankheiten, nach homöopathischen Grundsätzen, 1. Teil, Leipzig 1831, XXII, 386 S.; 2. Teil, Leipzig 1832, XII, S. 387–781. Die Kinderkrankheiten und ihre Behandlung: nach den Principien des homöopathischen Heilsystems, Leipzig 1852, XIV, 621 S. Thérapeutique homéopathique des maladies des enfants, par Fr. Hartmann, traduit de l'allemand avec notes par Léon Simon, Paris/London/Madrid, 1853, XII, 688 S.

Literatur: AHZ 46, 1853, S. 271. AHZ (F. Rummel) 47, 1854, S. 41–43, 49–51. ZHK 3, 1854, S. 40. HVJ 4, 1853, S. 468. Biographische Plaudereien (A. Lorbacher), AHZ 121, 1890, S. 68–69. Callisen, Bd. 7, S. 166–167; Bd. 28, S. 392–394. Haehl, Bd. 1, S. 108, 131, 144, 167, 171, 206 f., 209, 212, 213, 223, 225, 226, 227, 230, 232 f., 235 f., 238, 278 f., 281, 415 f., 418, 424, 449, 454; Bd. 2, S. 95, 102 f., 114, 119, 151 f., 189, 287, 299, 313. Hirsch, Bd. 3, S. 74. Tischner, S. 268, 314, 424, 439, 471 f., 474, 478 ff., 573, 618, 637, 780. Eppenich, S. 40–42, 44, 45, 52, 54, 94, 129, 304, 306, 310. Lucae, S. 27, 29, 30. Dinges, S. 34. Schreiber, S. 42/43. Jütte, Samuel Hahnemann, S. 104 ff., 109 ff., 115 f., 119, 148, 148, 167, 190.

Hartung, Christoph II
* *11.5.1779 Römhild/Thüringen,*
† 5.6.1853 Baden bei Wien
Studienort: Wien
Dr. med.

1818 Verleihung der goldenen Civil-Ehrenmedaille. Mitglied der Hahnemannschen Arzneimittel-Prüfungskommission (o. J.). 1837 Ernennung zum kaiserlich-königlichen Rath und zum obersten Militärarzt des lombardisch-venetianischen Königreichs beim Generalkommando Radetzky in Mailand. 1839 Mitglied und Vortragender des Central-Vereins homöopathischer Ärzte in Leipzig.

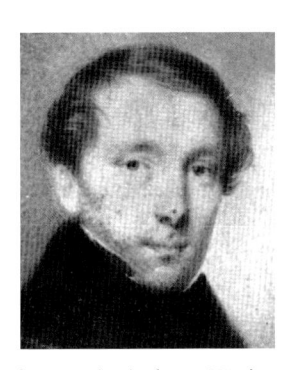

Vater von E. Hartung (s. dort). Wegbereiter der Homöopathie in Salzburg und in der Lombardei. Stand seit 1800 in österreichischem Militärdienst. 1819–1826 Studium der Homöopathie. 1830 Versetzung nach Salzburg und Tätigkeit als erster homöopathischer Arzt in dieser Stadt. Nach seinem Vorschlag Errichtung eines Militärbades in Hofgastein. 1833 Chefarzt und Stabsfeldarzt in Mailand. War Schüler S. Hahnemanns (s. dort) und Mitglied in dessen Arzneimittelprüfungs-Kommission. Als erfolgreicher Homöopath wurde er ein bekannter und gesuchter Arzt seiner Zeit. Durch die aufsehenerregende Heilung des an einer bösartigen Augengeschwulst erkrankten Feldmarschalls Radetzky 1841 und seinen Auseinandersetzungen mit der Allopathie sowie durch seine internationale Anerkennung in allen Gesellschaftsschichten hat er zur Verbreitung der Homöopathie und zur Aufhebung des seit 1819 in Österreich geltenden Homöopathieverbotes beigetragen. Hahnemann schenkte ihm kurz vor seinem Tod 1843 als Anerkennung für seine Verdienste sein in Carneol geschliffenes Portrait sowie seine Büste. Hartung, der fünf Sprachen beherrschte, stand am Beginn einer Familien-Dynastie, die in den folgenden 200 Jahren in ununterbrochener Folge von sieben Generationen mehr als ein Dutzend Ärzte hervorbrachte.

Werke: Homöopathische Heilung der Cholera, Leipzig 1837. Fragmente aus den hinterlassenen Schriften des Hofrathes Hahnemann, hrsg. von J. Buchner (tatsächlich: Memoiren aus dem Leben und Wirken eines Arztes, geschr. von Chr. Hartung), Augsburg 1848.

Literatur: Es gibt 52 Publikationen über Chr. Hartung. Hartungscher Aktenbestand im Österreichischen Staatsarchiv-Kriegsarchiv, Wien, über die Jahre 1798–1885. Hartung, Erhard: Kaiserlich-Königlicher Rath und dirigierender Stabsarzt Dr. Christoph Hartung: 1779 Römhild – 1853, Baden/Wien; ein bedeutender Homöopath der ersten Stunde, Nürnberg 1998, 79 S. (mit Publikationen über Chr. Hartung auf S. 66–68). Hartung von Hartungen, Klaus D.: Mailänder Impressionen: Christoph Hartung und seine Beziehungen zu Radetzky und Hahnemann, AHZ 213, 1968, S. 257–260. Eine unbekannte Hahnemannreliquie (R. Tischner), in: Almanach zum Hahnemann-Jubiläums-Kongress vom 4.–9.9.1955, hrsg. von H. Rabe, Stuttgart 1955, S. 25–27. Tischner, S. 508 ff., 728, 781. Haehl, Bd. 2, S. 114. Dinges, S. 81, 247. Petry, S. 303. Jütte, Samuel Hahnemann, S. 245, 250. Mitteilungen v. Klaus Hartung v. Hartungen a. d. IGM 2002.

Hartung von Hartungen, Christoph IV
* 8.6.1849 Wien, † 15.4.1917 Terlan bei Meran
Studienort: Wien
Dr. med. Promotion am 24.7.1873
(keine Diss. nachgewiesen).

Träger des Marianerkreuzes des Deutschen Ritterordens. Mitglied der Anthropologischen Gesellschaft Österreichs, der Deutschen Fichtegesellschaft, des Vereins homöopathischer Ärzte Österreichs. Gründer des *Freien Hygieinischen Blatt*, Österreich und des *Anti-Anarchisten*, Österreich.
Sohn von E. Hartung v. Hartungen (s. dort) und Vater von Chr. V v. Hartungen (s. dort). Ausbildung am Allgemeinen Wiener Krankenhaus und an Instituten mit Schwerpunkt Neurologie. Daneben Studium der Homöopathie bei seinem Vater. Danach, zusammen mit seinem Vater, freiberuflicher Arzt in Wien. 1888 Gründung eines Reform-Sanatoriums in Form einer Natur- und Wasserheilanstalt mit Lufthütten-Kolonie in Riva am Gardasee, das Homöopathie praktizierte und darüber hinaus durch einen geistigen, moralischen und ethischen Bewusstseinswandel zu beeinflussen versuchte. Um 1900 war das „Sanatorium Dr. v. Hartungen" international bekannt und Treffpunkt u. a. zahlreicher bekannter Schriftsteller und Künstler. Zum Freundes- und Patientenkreis zählten u. a. Thomas und Heinrich Mann, Chr. Morgenstern, S. Kneipp, H. Sudermann, S. Freud, R. Steiner und Künstler, wie z. B. Eugen d'Albert, Louis Kolitz.

Werke: Über virile Schwäche und deren Heilbarkeit auf inductivem Wege, Wien 1884. Die Hygiene der Krankenpflege, Wien 1891. Handbuch der klimatischen Heilkunde, Berlin 1892. Die Medizin, die Naturheilweise und das Volk, Reichenberg 1893.

Literatur: ZBV 36, 1917, S. 166. Doctor von Hartungen's Homöopathisches Sanatorium in Riva am Gardasee, AHZ 139, 1899, S. 189/190. Ai confini della Mitteleuropa: Il Sanatorium Dr. von Hartungen di Riva del Garda (Dr. Christoph IV Hartung v. Hartungen, seine Familie und sein Werk), Dr. A. Tonelli, Trient 1995, 366 S. Mitteilungen von Klaus Hartung von Hartungen an das IGM.

Hartung von Hartungen, Christoph V
* 22.5.1882 Weidling bei Wien, † 15.1.1967 Meran
Studienort: Wien
Dr., Diss. med. Univ. Wien 1906 – Dr., Diss. med. Univ. Padua 1914, *Contributo alla cura della malattie dei bronchi, dell'intestini e nervose a base costituzionale (Methodischer Beitrag zur Heilung von Bronchial-, Magen- und Nervenerkrankungen)*.

Sohn von Chr. IV Hartung von Hartungen (s. dort). 1907–1914 Studien und Assistentenjahre in Österreich, Italien und Deutschland. Nach dem Ersten Weltkrieg freiberuflicher Arzt und Homöopath in Wien, Meran und Seis am Schlern. War Kosmopolit und setzte sich mit den Entwicklungsperioden in der Pflanzen- und Tierwelt auseinander. Diskussionen mit S. Freud, dessen Familie er medizinisch behandelte. Mit dem französischen Nobelpreisträger Romain Rolland korrespondierte er über ethisch-religiöse Fragen der indischen Religions-Philosophie. Mit Carla, Thomas und besonders Heinrich Mann verbanden ihn über viele Jahre enge Beziehungen. Sein Ruf als international bekannter Homöopath verschaffte ihm eine exklusive Patienten-Klientel aus weiten Teilen der Welt. Zu seinem Patienten- und Freundeskreis zählte z. B. der Dirigent Enrico Benvenuti, der Sänger Benjamino Gigli oder der Maler Franz v. Defregger. Der Regisseur Luchino Visconti engagierte den 72-Jährigen als den General in seinem Film *Senso*.

Werke: Homosexualität und Frauenemanzipation, Beitrag zur Lösung dieser Frage, Leipzig 1910. Die wichtigsten homöopathischen Mittel bei Nerven- und Gemüths-Krankheiten, DHM 4, 1953, S. 72–80, 165–174, 263/264. Über Hochpotenzen, DHM 5, 1954, S. 472–475. Zu Prof. Otto Prokops und Priv. Dozenten Ludwig Prokops „Homöopathie und Wissenschaft", AHZ 203, 1958, S. 142–148, 161–174.

Literatur: AHZ 212, 1967, S. 316. Mitteilungen von Klaus Hartung von Hartungen an das IGM 2002 (o. D.).

Hartung von Hartungen, Erhard
* 17.1.1819 Teschen/österr. Schlesien,
† 9.9.1893 Weidling bei Wien
Studienort: Wien
Dr., Diss. med. Univ. Wien 1845,
Recentiora quaedam circa theoriam et therapiam rheumatismi.

Jahrelang Leibarzt des Königs Georg V. von Hannover. Ritter des Guelphen-Ordens und des Ernst-August-Ordens.

Sohn von Christoph II Hartung (s. dort), Vater von Christoph IV Hartung von Hartungen (s. dort). Durchlief als Sekundärarzt etliche Stationen des Wiener Allgemeinen Krankenhauses und des Bürgerhospitals. Studierte daneben Homöopathie bei seinem Vater. Anschließend freiberuflicher homöopathischer Arzt in Wien. Seine Heilerfolge und seine Uneigennützigkeit machten ihn zum bekannten und volkstümlichen Arzt. Wurde gesuchter Arzt des Hochadels (z. B. Fürstenhäuser Liechtenstein, Sachsen-Coburg-Gotha, Schwarzenberg, Montenuova, Lobkowitz), der hohen Militärs (z. B. Feldmarschall v. Heß) und von Staatsbeamten des In- und Auslands. Er und seine Nachkommen wurden 1867 von Kaiser Franz Joseph I. von Österreich „für alle künftige Zeiten" in den erblichen Adelsstand des Österreichischen Kaiserstaates erhoben.

Werke: Der homöopathische Selbstarzt, Wien 1854.

Literatur: Mitteilungen von Klaus Hartung von Hartungen, Hartungshausen, Holstein an das IGM 2002. Villers, Bd. 1, Teil 2, S. 14.

Hartung, Gustav Ernst Hugo
* 24.4.1868 Wittstock a. d. Dosse,
† 8.10.1928 Berlin
Studienorte: Heidelberg, Berlin. Hörte Vorlesungen, Kliniken und Kurse u. a. bei: v. Bergmann, du Bois-Reymond, Schweninger, R. Virchow.
Dr., Diss. med. Univ. Berlin 1891, *Betrachtungen über Diarrhöen und deren Behandlung nach den Principien des Herrn Prof. Schweninger*, 28 S.

Praktizierte mehr als 25 Jahre in Berlin. Seine wissenschaftlichen Arbeiten lagen vorwiegend auf dem Gebiet der Stoffwechselerkrankungen und Nervenleiden. Beschäftigte sich aber auch eingehend mit psychischen Studien.

Werke: Fingerzeige zur schnellen Urindiagnostik für den Praktiker, ZBV 23, 1904, S. 115–126, 154–161. Eiweissstoffe (sic) des Harnes, deren Klassifikation und Reaktion, ZBV 27, 1908, S. 1–13. Paracelsus in seiner Bedeutung für unsere Zeit, ZBV 27, 1908, S. 47–57. Über die interne Anwendung des Schwefels, besonders in der neuen Form der Tinctura sulforis thio-therpenica physiologica, ZBV 27, 1908, S. 321–334. Viscum Album, AHZ 176, 1928, S. 123–127.

Literatur: ZBV 45, 1928, S. 509.

Hartz, Joseph Bernhard von
* 20.7.1804 München, † 29.1.1862 München
Studienort: München
Dr. med.

Zunächst Unterarzt im 1. Artillerie-Regiment in München. Wurde 1831 zur Kommandantschaft nach Forchheim versetzt. 1839 Beförderung zum Bataillonsarzt in Straubing, 1848 zum Regimentsarzt in München und 1859 zum Stabsarzt im kgl. Artilleriecorps-Kommando München. In den letzten zwölf Lebensjahren als Homöopath tätig.

Literatur: NZK 11, 1862, S. 25/26. Stolberg, S. 42, 43. Meyer, S. 10, 49.

Hasslocher, Ludwig
* 25.3.1785 Diedesfeld bei Neustadt,
† 3.11.1856 Landau
Studienort: Mainz
Dr. med.

Das medizinische Examen bestand er 1816. Seit 1819 in Landau als praktischer Arzt tätig, lernte er durch Freundschaft mit L. Griesselich (s. dort) um 1831 die Homöopathie kennen und wandte sich von der Allopathie ab. Legte 1847 seine Praxis aus Krankheitsgründen nieder und verblieb drei Jahre bei seinem kaufmännisch tätigen Sohn in Lyon. Nach unglücklichen Spekulationen seines Sohnes verlor der Vater sein gesamtes Vermögen, kehrte nach Landau zurück und eröffnete wieder seine Praxis.

Literatur: NZK 6, 1857, S. 32. Der Eilbote, Nr. 90, 8.1.1856. British Journal of Homoeopathy, London Bd. 15, 1857, S. 325/326.

Haubold, Carl
* *17.4.1796 Leipzig, † 8.6.1862 Bad Ems*
Studienort: Leipzig
Dr., Diss. med. Univ. Leipzig 1821, *Vitiliginis leprosae rarioris historia cum epicrisi,* 37 S.

Onkel von G. A. Haubold (s. dort). Seine Bekanntschaft mit M. Müller (s. dort), F. Hartmann (s. dort) und K. Franz (s. dort) führte ihn etwa 1828 zur Homöopathie. Im Wintersemester 1829/30 Vorlesung mit K. Franz (s. dort) über Homöopathie.

Werke: Des Guidi, Sébastien: Brief an Frankreichs Aerzte über die Homöopathie; aus dem Französischen übersetzt; mit einem Vorwort von C. Haubold, Leipzig 1832, VI, 42 S. Homöopathisches Repertorium der in der Geschlechtssphäre des Mannes wie des Weibes vorkommenden Krankheitserscheinungen: mit Angabe des jedem einzelnen Falle entsprechenden Heilmittels; ein Hand- und Hülfsbüchlein für den Laien, der des Arztes sich zu bedienen keine Gelegenheit hat sowie für angehende Ärzte, Hildburghausen/Leipzig 1863, 90 S. Homöopathische Heilungen, ACS 9, 1830, H. 1, S. 90–104.

Literatur: AHZ 64, 1862, S. 200. AHZ (V. Meyer) 65, 1862, S. 7/8. Haehl, Bd. 1, S. 443/444. Callisen, Bd. 8, S. 196; Bd. 28, S. 408. Tischner, S. 314, 439, 479, 533, 781, 815. Lucae, S. 37, 183, 205, 207, 220. Eppenich, S. 40, 310. Meyer, S. 10, 47.

Haubold, Gustav Arthur
* *Datum/Ort unbek., † 2.1.1874 Leipzig*
Dr. med.

Geburtsdatum lässt sich nicht mehr ermitteln. Neffe von C. Haubold (s. dort), dessen Praxis er übernommen hatte.

Literatur: IHP 4, 1874, S. 64.

Haubold, Rudolf
* *10.8.1893 Zschoppau, † 21.2.1942 vermisst in Russland*
Studienorte: Leipzig, München
Dr., Diss. med. Univ. Leipzig 1920, *Ein Münchener handschriftlicher Text angeblich des Alkindi: De signis astronomiae applicatis ad medicinam,* 7 S.

Zweiter Vorsitzender des Gaues Sachsen im DZVhÄ.

Sohn eines Oberstudienrates. Überzeugter Anhänger der Homöopathie.

Literatur: AHZ (E. Assmann) 190, 1942, S. 66-68.

Haupt, Wilhelm Albert
* *23.4.1836 Rabenstein bei Chemnitz, † 2.9.1916 Chemnitz*
Dr. med. homoeop., Hahnemann-Medical College in Philadelphia. Die dem Promotionsvortrag zugrunde liegende Arbeit lautet: *Pure Culture of Bacteria. A paper read before the Amer. Inst. of Homoeopathie at its Thirty-eighth Session held at St. Louis, June, 1885.*

Gehörte lange Jahre dem Landesverein für Homöopathie im Königreich Sachsen als Vorstandsmitglied an.

Jahrzehnte hindurch wohlhabender Kaufmann in Chemnitz. Wurde durch Kontakt mit H. Billig (s. dort), C. G. Vogel (s. dort) und G. Puhlmann (s. dort) mit der Homöopathie vertraut, zu der er sich seit 1857 bekannte. Seine Hauptbeschäftigung blieb jedoch die bakteriologische Forschung und Untersuchung.

Werke: Die Pilze als Krankheitserreger: ein Beitrag zur Aetiologie der Infektionskrankheiten, Leipzig 1877, 80 S. Nachprüfung der Wesselhoeft'schen „Mikroskopischen Untersuchungen verriebener Metalle", NZK 28, 1879, S. 81–83, 91–93. Die Bolle'schen Sublimat-Inhalationen gegen Keuchhusten im Lichte der Pilzforschung, AHZ 106, 1883, S. 33–34, 41–42. Die Gold-Verreibungen, AHZ 108, 1884, S. 105–107, 113–114, 121–123, 129/130.

Literatur: LPZ 47, 1916, S. 230–232. Tischner, S. 627, 682, 700, 714, 716.

Hausmann, Franz
* 9.11.1811 Horatitz in Böhmen, † 22.6.1876 Budapest
Studienorte: Leitmeritz, Prag, Zürich, Wien
Dr., Diss. med. Univ. Wien 1841, *Gagea und Lloydia*, 58 S.

Vater von R. Hausmann (s. dort). Spielte in der ungarischen Homöopathie eine bedeutende Rolle. Der Naturphilosoph Oken beeinflusste ihn während seines Studiums in Zürich nachhaltig. Unter diesem Einfluss entwickelte er Gedanken zur vergleichenden Pathologie. Wurde 1844 Hausarzt beim Grafen Georg v. Károlyi und ließ sich in Pest nieder. Hier betrieb er eine ausgedehnte Praxis. Wurde 1871 Oberarzt des Elisabethinums, einem homöopathischen Krankenhaus in der Franzenstadt (Ferencváros).

Werke: Ueber die Ursachen und Bedingungen der Krankheit, Leipzig 1867, VIII, 871 S. Dr. Franz Hausmann's kleine Schriften: nebst einem Anhange: Handschriftlicher Nachtrag von Dr. Hausmann mit Satzfehlerverbesserungen zu seinem großen Werke: Ueber die Ursachen und Bedingungen der Krankheit, geseh. und hrsg. von C. Bojanus, sen., Leipzig 1895, IV, 188 S. Verschiedene Abhandlungen (Titel in Ungarisch und Deutsch) in ungarischen Fachzeitschriften sind aufgelistet in AHZ 178, 1930, S. 133/134.

Literatur: IHP 7, 1876, S. 436. AHZ 93, 1876, S. 15/16. Hausmann's letzte Stunden und letzte Worte (übermittelt von Th. v. Bakody), AHZ 93, 1876, S. 24. Portrait (M. Schmideberg), AHZ 178, 1930, S. 128–134. Kóczían/Kölnei, S. 201–218. Tischner, S. 596, 625, 653, 743, 772, 782. Dinges, S. 25. Lucae, S. 73, 78, 79, 81, 85, 181, 183, 194, 195, 203, 207, 221. Ueber die Ursachen und Bedingungen der Krankheiten: aus dem Nachlass des Dr. Carl Heinrich Bojanus: Studien zum Werke F. Hausmann's, ZBV 17, 1898, S. 185–282. Hirsch, Bd. 3, S. 92. Petry, S. 303/304. Meyer, S. 10, 52. Horn, Sonja (Hrsg.): Homöopathische Spuren, darin Grass, Monika: Homöopathie im 19. Jahrhundert im Königreich Ungarn, S. 71–78, hier S. 75.

Hausmann, Roland
* 21.5.1846 (Ort unbek.), † 1.6.1886 Feldhof bei Graz
Studienorte: Würzburg, Wien
Dr. med.

Sohn von F. Hausmann (s. dort). Widmete sich während der Studienjahre in Wien besonders der Augenheilkunde. Studierte in Marseille die dortige Cholera-Epidemie. Bis zu seinem Tod leitender Oberarzt des in Franzenstadt gelegenen homöopathischen Krankenhauses. Starb in geistiger Umnachtung.

Literatur: M. Schmideberg (Übersetzung eines ungarischen Nachrufs von 1898), AHZ 178, 1930, S. 240.

Haynel (auch Heynel), Adolph Ferdinand
* 1.1.1796 Lommatzsch (heute Kr. Meißen), Bez. Dresden, † 28.8.1877 Dresden
Studienort: Jena
Dr., Diss. med. Univ. Jena 1820, *Analecta ad historiam circuitus sanguinis*, 32 S.

War Schüler und Mitprüfer von S. Hahnemann (s. dort) sowie zehn Jahre ein enger Vertrauter der Familie Hahnemann. Hahnemann nahm ihn und Th. Mossdorf (s. dort) von Leipzig mit nach Köthen. Lt. F. Hartmann (s. unten) führte H. ein wahres Nomadenleben und wirkte beim ersten Auftreten der Cholera in Berlin, später in Merseburg, wo er F. Rummel (s. dort) unterstützte. Wanderte 1835 nach Nordamerika aus und wohnte zuerst in Reading/Pa. Übersiedelte anschließend nach Philadelphia. Lebte 1838 in Baltimore, wo er als Homöopath praktizierte. Zog dann 1845 nach New York. Einige Jahre vor seinem Tod kehrte er nach Deutschland zurück.

Werke: Meine Erlebnisse und Erfahrungen in der Homöopathie (F. Hartmann), AHZ 38, 1850, S. 357/358. King, Bd. 1, S. 198. Haehl, Bd. 2, (Verzeichnis von Hahnemanns Mitprüfern) S. 114. Meyer, S. 130. Schreiber, S. 46. Krannich, S. 118.

Hegewald, Leonhard
* 5.6.1830 Mundenheim bei Mannheim, † 18.1.1908 Meiningen
Studienorte: Paris, Heidelberg
Dr. med. (Diss. nicht nachweisbar).

Mitglied der Versammlung Deutscher Aerzte und Naturforscher unter Eisenlohr und Volz. Mitglied des Aerztlichen Vereins von Großbritannien unter Sir William Fergusson.

Kam nach dem Tod seiner Eltern mit neun Jahren nach Paris. Ernennung zum Leibarzt der Fürstin Galyzin in Petersburg auf Empfehlung des Großherzogs von Baden. In den 1850er Jahren war er zunächst Militärarzt in Spanien und danach in der französischen Armee, wo er 1859 unter Napoleon III. im Krieg gegen Österreich in Italien teilnahm. Später (o. J.) ging er nach London und war dort im British

Museum tätig. Mitte 1870 ließ er sich in Meiningen nieder. Übernahm hier neben seiner ärztlichen Tätigkeit eine Professur am dortigen Gymnasium für Latein und Französisch.

Werke: Hahnemann's Atomentherapie: ein ernstes Wort über einen ernsten Gegenstand, Meiningen 1884, 68 S. Rede: Ueber die Zweckmäßigkeit der Arzneimittel in der Behandlung der Krankheiten: ein Mahnruf an alle, die auf Irrwegen wandeln, mit einer Bekehrungsgeschichte, Leipzig 1894, 20 S. Die Atomentherapie nach 40jähriger Erfahrung; wissenschaftl. besprochen von Hegewald, 2. verm. Aufl., Stuttgart 1897, 144 S. Aus der Mappe eines Arztes, 2., verm. Aufl., Berlin 1897, 83 S. Seine sonstigen Schriften sind in LPZ 32, 1901, S. 44 aufgeführt.

Literatur: AHZ 156, 1908, S. 31. LPZ 39, 1908, S. 34. Tischner, S. 634.

Heinigke, Carl
* 4.5.1832 Gößnitz/Herzogtum Altenburg,
† 19.3.1889 Leipzig
Studienorte: Jena, Leipzig. Seine Lehrer waren u. a.: Funke, Bock, Thierfelder, Wunderlich.
Dr., Diss. med. Univ. Leipzig 1856, *De causis obstipationis,* 24 S.

Studierte zunächst in Jena allgemeine Botanik, Optik und Chemie. Praktizierte nach dem Studium der Medizin in Gößnitz, Hohenstein-Ernstthal und Glauchau. Der Versuch, sich 1870 an der Universität in Leipzig als Privatdozent zu habilitieren, scheiterte ebenso wie ein späterer Versuch in Würzburg am Widerstand der Fakultät. Kam dann auf Veranlassung des Centralvereins 1870 nach Leipzig, um an der dort vom Centralverein geführten Poliklinik Medizinstudenten und jungen Ärzten Unterricht in der Homöopathie zu erteilen. Der Mangel an Zuhörern veranlasste ihn, diese Stelle 1871 aufzugeben und die Leitung der neu errichteten Schwabe'schen Poliklinik zu übernehmen. Leitete von 1888 bis zu seinem Tod das neue Leipziger Homöopathische Krankenhaus.

Werke: Die Principien der Homöopathie: nebst erläuternden pharmakologischen Studien für Aerzte und Studierende der Medicin, Leipzig 1871, III, 146 S. Der Keuchhusten und dessen Heilung: ein Wort der Belehrung für Eltern, Leipzig 1872, 30 S. Handbuch der homöopathischen Arzneiwirkungslehre: nach den vorhandenen Quellen bearbeitet, Leipzig 1880, VIII, 600 S. Die homöopathische Heilmethode vor der dritten Strafkammer des kgl. Landgerichts zu Leipzig: mit besonderer Berücksichtigung des von E. L. Wagner in Leipzig abgegebenen Gutachtens, Leipzig 1881, 57 S.

Literatur: LPZ 20, 1889, S. 67. LPZ (P. Puhlmann) 20, 1889, S. 69, 87. AHZ 118, 1889, S. 103/104. Tischner, S. 629, 639, 656, 678, 782. Eppenich, S. 56–58, 68, 70, 313, 318, 360. Lucae, S. 53, 54, 55, 62, 186, 208. Villers, Bd. 1, Bibl. S. 121, 131.

Heisler, August Gustav
* 12.9.1881 Mannheim, † 7.2.1953 Tübingen
Studienorte: Kiel, Heidelberg, München, Freiburg
Dr., Diss. med. Univ. Freiburg 1905, *Untersuchungen über die Infectiosität von Tuberkelbazillen verschiedener Herkunft,* 67 S.

1952 Verleihung der Paracelsus-Medaille.
Ließ sich nach dem Examen 1910 in Königsfeld/Schwarzwald nieder und unterhielt dort eine Praxis. Daneben war er in seinem im gleichen Ort befindlichen Sanatorium tätig. Unterhielt Kontakt mit führenden Ärzten seiner Zeit. Berufungen an drei Universitäten wurden abgelehnt. Versuchte, einen Meinungsaustausch zwischen Klinik-, Stadt- und Landärzten in seiner Zeitschrift *Der Landarzt* herbeizuführen. War mit A. Bier (s. dort), M. Buber und A. Schweitzer befreundet, mit dessen Hilfe er 1924 die Stiftung „Geistige Nothilfe" gründete, die Gelehrten und Künstlern eine Begegnungsstätte sein sollte.

Werke: Nahrungsmitteltabelle zur Aufstellung und Berechnung von Diätverordnungen: für Krankenhaus und Praxis, von H. Schall und A. Heisler, 2., bedeutend verm. Aufl., Würzburg 1910, 56 S. Landarzt und Naturheilverfahren, 3. Aufl., Stuttgart 1939, 80 S. Vom Naturbeobachten zur Naturforschung, Stuttgart 1939, 93 S. Dennoch Landarzt: Erfahrungen und Betrachtungen aus der Praxis, 4., durchges. u. erw. Aufl., München 1944, 333 S. Der Arzt als Diener der Natur, Stuttgart 1950, 123 S.

Literatur: DHM (O. Schlegel) 4, 1953, S. 354/355. HPP (W. Zabel) 24, 1953, S. 97/98. NDB, Bd. 8, S. 457. DBE, Bd. 4, S. 551.

Heits, Edward
* 21.4.1911 Hamburg, † 12.5.2004 Sereetz
Studienorte: Hamburg, Königsberg
Dr. med. (Diss. nicht nachweisbar).

Medizinalrat und Kommandoarzt Küste beim Bundesgrenzschutz, den er 1971 als Oberstarzt verließ.
Neben seiner beruflichen Tätigkeit hat er über Jahrzehnte den Referateteil der AHZ betreut.

Sein Hauptverdienst ist die Erstellung eines Registerbandes für die AHZ für die Jahre 1832–1981.

Werke: Gustav Adolf Neuber und die Asepsis: eine historische Studie anläßlich des 100. Geburtstages G. A. Neubers am 24. Juni 1950 (zusammen mit G. E. Konjetzny), Stuttgart 1950, 45 S. Kent's Arzneimittelbilder: Vorlesungen zur homöopathischen Materia medica, von J. T. Kent, neu übers. und hrsg. von E. Heits, Ulm 1958, 787 S.

Literatur: Laudatio: Dank an Dr. med. Edward Heits (K.-H. Gebhardt), AHZ 243, 1998, S. 251. AHZ (K.-H. Gebhardt) 249, 2004, S. 197. Schoeler, S. 148.

Helbig, Carl Gottlob
* 12.3.1799 Zittau/Sachsen, † 13.11.1869 Dresden
Studienort: Leipzig
Dr., Diss. med. Univ. Leipzig 1832, *De obesitatis morbosae genesi*, 24 S.

Ehrenmitglied des homöopathischen Vereins im Großherzogtum Baden sowie der Lausitzisch-Schlesischen Societät homöopathischer Aerzte. 1850 Ernennung zum fellow uncorresponding member des „Homoeopathic Medical College of Pennsylvania" in Philadelphia und 1856 zum Mitglied der Leipziger medicorum homoeopathicorum societas.

Wird bei Tischner (S. 782) als eigenwillige Persönlichkeit beschrieben.

Werke: Die Allöopathie, von C. G. Helbig und C. F. Trinks, 1. Bd., 1. H., Nr. 1–25, Dresden/Leipzig 1834, 196 S. Ueber Krankheitsursachen und Heilmittel nach ihren reinen Wirkungen, in Verb. mit mehreren Mitarbeitern, hrsg. v. C. G. Helbig; H. 1: Die Muskatnuss: nach homöopathischen Grundsätzen bearb., Leipzig 1833, XXIV, S. 63 S. Die Macht der Aehnlichkeit, und wie es zu erklären ist, daß Aehnliches Aehnliches heilt, Leipzig 1842, IV, 99 S.

Literatur: NZK 19, 1870, S. 14. AHZ 80, 1870, S. 16. Callisen, Bd. 28, S. 460. Tischner, S. 471, 596, 603, 655, 782. Dinges, S. 140. Meyer, S. 10, 38.

Helfrich, Johannes
* 17.1.1764 Weisenberg/Northampton,
† 8.4.1846 Weisenberg

Diplom der Allentown Academy

War Sohn des Pastors Johann Heinrich Helfrich aus Mosbach. Der Sohn gehörte zu den ersten deutschen Förderern der Homöopathie in Nordamerika, für die er durch W. Wesselhoeft (s. dort) gewonnen wurde. Enger Freund von C. Hering (s. dort). Nach dem intensiven Studium homöopathischer Lehrbücher behandelte er die Patienten in seinem Haus, das mit 20 bis 30 Hilfesuchenden am Tag bald einen krankenhausähnlichen Zustand annahm. Wesselhoeft, der sich damals in Bath/Pa. niedergelassen hatte, besuchte ihn wöchentlich und half bei der Behandlung. Helfrich gehörte 1835 zu den Gründungsmitgliedern der „Allentown Academy", von der er bald eines der ersten gewährten Diplome erhielt und so zum Arzt (physician) avancierte. Sein ältester Sohn John Henry wurde 1846 graduierter Arzt in Philadelphia.

Literatur: Krannich, S. 7, 32, 144, 213 f., 218, 295. King, Bd. 1, S. 136. Culture, Knowledge and Healing, S. 141.

Hellweg, Friedrich
* 25.2.1884 Krünsebeck/Kr. Halle i. W.,
† 3.12.1964 Magdeburg
Studienorte: Tübingen, Marburg, Leipzig, München
Dr., Diss. med. Univ. München 1908, *Über Multiplizität primärer Geschwülste: Endotheliom der Lunge und Adenocarcinom der inneren Genitalien*, 31 S.

Sanitätsrat in Künsebeck Halle i. W.

Literatur: AHZ (K. Suchantke) 210, 1965, S. 129/130.

Helwig, Rudolph Otto
* 22.9.1876 Bad Salzuflen, † 1965 (Ort unbek.)
Studienort: Gießen
Dr., Diss. med. Univ. Gießen 1902, *Über einen Fall von Osteogenesis imperfecta*, 33 S.

Literatur: ZKH 9, 1965, S. 45.

Hencke, Carl August
* 14.11.1801 Döbeln/Sachsen, † 23.12.1880 Riga
Studienort: Jena
Dr. med. (Erhielt Doktortitel in absentia.)

Leibarzt des Grafen Keyserling (o. J.).

Wandte sich schon als Militärarzt der Homöopathie zu. Arbeitete bei K. Trinks (s. dort) in Dresden und machte durch ihn die Bekanntschaft mit Graf Keyserling. Ging mit diesem 1837 nach Russland. Ließ sich 1841 als praktischer Arzt in Riga nieder. Förderte die Homöopathie in Russland. War 1862 Mitbegründer der Marien-Diakonissenanstalt in Riga.

Werke: Die Homöopathie Hahnemann's: oder die Heilkunde der Erfahrung; aus Hahnemann's Schriften kurz zusammengestellt, Riga 1861, IV, 74 S. Beiträge zur Pharmacodynamik – (Aconitum Napellus), ACS 20, 1843, H. 1, S. 181–186. Zwei Fälle aus der heurigen Cholera-Epidemie, AHZ 83, 1871, S. 119/120. Matricaria Chamomilla. AHZ 83, 1871, S. 149–151, 157–159, 165–168.

Literatur: AHZ (J. Brauser) 102, 1881, S. 14/15. LPZ 12, 1881, S. 30. Tischner, S. 596, 718, 742, 783.

Hendrichs, Anton Hubert
* 5.5.1815 Münstereifel, † 29.9.1883 Köln
Studienorte: Bonn, Berlin
Dr., Diss. med. Univ. Berlin 1841, *De chorea Sancti Viti*, 27 S.

Vater von M. Hendrichs (s. dort). Nach seiner Assistenzzeit an der Nasseschen Klinik in Bonn, lernte er später in Wien die dortigen Spitäler kennen. Förderte zusammen mit seinem Studienfreund W. Stens (s. dort) die Homöopathie im Rheinland.

Werke: Ilex aquifolium als Tinktur für ausgeprägte Indikation bei Augapfelentzündung mit Staphylombildung und gleichzeitiger perorbitaler Knochenhautentzündung, berichtet auf der in Dortmund am 27. Juli 1871 bzw. 25./26. Juli 1877 abgehaltenen Versammlung des Vereins der homöopathischen Aerzte Rheinlands und Westphalens, AHZ 83, 1871, S. 129; AHZ 95, 1877, S. 160.

Literatur: AHZ 107, 1883, S. 120. AHZ (Weber) 107, 1883, S. 148/149, 158–160. Meyer, S. 10, 45.

Hendrichs, Max
* 8.10.1851 Köln, † 29.11.1919 Köln
Studienorte: Bonn, Würzburg, Halle. Seine Lehrer waren u. a.: Pflüger, R. Volkmann, Olshausen, Graefe.
Dr., Diss. med. Univ. Halle 1873, *Ueber die physiologischen Wirkungen und die therapeutische Verwendung des Atropins*, 31 S.

Sohn von A. H. Hendrichs (s. dort). Seit 1873 in Köln als homöopathischer Arzt tätig.

Literatur: AHZ 167, 1919, S. 264. Villers, Bd. 1, Teil 2, S. 8; Bd. 2, S. 8.

Henne, Heinz
* 5.8.1923 Stuttgart, † 14.11.1988 Stuttgart
Studienorte: Tübingen, Freiburg
Dr., Diss. med. Univ. Tübingen 1950, *Verteilung der Geburtsmonate bei Schizophrenie*, 21 S.

War lange Jahre Mitglied im wissenschaftlichen Beirat der AHZ.

Entstammte einer Familie, die enge Kontakte zum Firmengründer Robert Bosch d. Ä. und zu dessen „rechter Hand", Hans Walz, pflegte. Zunächst beschäftigt am pharmakologisch-toxikologischen Institut in Tübingen. Später Ausbildung zum Facharzt für Innere Medizin. War 1952 Assistenzarzt im Robert-Bosch-Krankenhaus, Stuttgart, 1956 bis 1967 Oberarzt. Arbeitete vom 1.1.1964 bis 31.3.1965 am Institut für Geschichte der Medizin in Tübingen. Danach Studienaufenthalt am Institut für Geschichte der Medizin in Wien. Von 1967 bis 1978 Leiter der medizinhistorischen Forschungsstelle im Robert-Bosch-Krankenhaus in Stuttgart und Leiter des Hahnemann-Archivs im gleichen Krankenhaus, dem Vorläufer des Instituts für Geschichte der Medizin der Robert Bosch Stiftung.

Werke: Quellenstudien über Samuel Hahnemanns Denken und Wirken als Arzt: Zum Beginn der Edition seiner Krankenjournale, Stuttgart 1963, 59 S. Hahnemanns Krankenjournale Nr. 2 und 3, Stuttgart 1963, XXXII, 419 S. Hahnemanns Krankenjournale Nr. 4, Stuttgart 1968, 354 S. Hahnemann, ein Arzt im Aufbruch einer neuen Zeit, Stuttgart 1979, XV, 55 S.

Literatur: In memoriam Heinz Henne (5.8.1923–14.11.1988), AHZ (L. Fäh) 234, 1989, S. 72–76. Dinges S. 113. Faltin, S. 6, 64, 117 f., 123, 133 f., 170, 176, 180, 192 f., 198 f., 201, 204–209, 220, 225 f., 228, 247 f., 251, 260, 286–288, 302, 317, 332 f., 346, 353–357 (Veröffentlichungen, Vorträge, Referenz).

Henner, Ernst Richard
* 7.12.1878 Reutlingen, † 22.4.1908 Reutlingen
Studienort: München
Dr., Diss. med. Univ. München 1904, *Klinischer Beitrag zur reflektorischen Erregung der Gefässmuskeln*, 21 S.

Sohn von J. G. Henner (s. dort).

Literatur: HBM 33, 1908, S. 80.

Henner, Johann Georg
* 29.12.1843 Ballendorf bei Ulm, † 27.1.1913 Reutlingen
Studienort: Tübingen

Promotion nicht feststellbar.

Vater von E. R. Henner (s. dort). Machte nach einem wundärztlichen Studium sein Examen 1866 in Tübingen und ließ sich im gleichen Jahr zu Asch im Oberamt Blaubeuren nieder. Verzog 1867 nach Eningen u. A. und übersiedelte 1875 nach Reutlingen.

Literatur: HMB (E. Schlegel) 38, 1913, S. 46/47. Villers, Bd. 1, Teil 2, S. 10.

Henseler, Josef
* 1835 (Ort unbek.), † 18.7.1884 Marienbad
Dr. med.

Früher in Bregenz tätig. Zog sich aber aufgrund seiner schlechten Gesundheit nach Marienbad zurück.

Literatur: AHZ 109, 1884, S. 72.

Heppe, Richard
* 13.3.1870 Dortmund, † 30.6.1942 Oberstdorf
Studienorte: Bonn, Marburg, München
Dr., Diss. med. Univ. München 1893, *Ueber Arthrodese*, 19 S.

Sanitätsrat

Verdankt E. Schlegel (s. dort) die Einführung in die Lehre S. Hahnemanns (s. dort). Die Beschäftigung mit den Arbeiten von H. Schulz (s. dort) führte ihn auf die Seite der biologisch orientierten Ärzte und war maßgeblich für sein späteres therapeutisches Handeln. In der Leipziger Poliklinik machte er sich mit der Homöotherapie bekannt und ließ sich im Mai 1895 in Kassel als praktischer Arzt nieder. Hahnemanns Lehren waren ihm zwar ein wertvolles Mittel für sein therapeutisches Handeln, allerdings war er auch davon überzeugt, dass die philosophischen Ideen des späten Hahnemanns veraltet seien und daher nicht mehr maßgeblich sein könnten. Trotzdem anerkannte er den Kern von Hahnemanns Lehre (z. B. similia similibus curantur, die Wirkung relativ kleiner Arzneimengen sowie die Notwendigkeit der Arzneiprüfungen am gesunden Menschen). Zählte nach 1922 zu den Mitarbeitern der AHZ.

Werke: Allopathie, Homöopathie, Isopathie: therapeutische Studien, Kassel 1906, 57 S. Arteriosklerose, AHZ 171, 1923, S. 87–92. Konstitution, AHZ 172, 1924, S. 112–122. Biologisches Denken, AHZ 175, 1927, S. 179–189.

Literatur: AHZ 190, 1942, S. 126. Zum 70. Geburtstag (E. Scheidegger), AHZ 188, 1940, S. 58–60.

Hergt, Otto Max
* 1845 Weserstedt, † 15.10.1900 Jena
Dr. med. (Promotion nicht nachweisbar).

Seit 1887 Homöopath.

Literatur: AHZ (H. Goullon d. J.) 141, 1900, S. 156. LPZ 31, 1900, S. 171/172.

Hering, Constantin(e)
* 1.1.1800 Oschatz/Sachsen,
† 23.7.1880 Philadelphia/USA
Studienorte: Chirurgisch-medizinische Akademie Dresden, Leipzig, Würzburg.
Dr., Diss. med. Univ. Würzburg 1826, *De medicina futura*.

Gilt als einer der Pioniere der Homöopathie in den USA. Zunächst (1818) Studium der Mathematik und des Griechischen. Abbruch aus unbekannten Gründen. 1821 Bekanntschaft mit der Homöopathie. Kontakt in Leipzig mit S. Hahnemann (s. dort) und Besuch seiner Vorlesungen. 1823 Assistent bei K. Hartlaub (s. dort). Nach der Promotion Mathematiklehrer und Hausarzt am Blochmann-Erziehungs-Institut in Dresden. 1827 Expeditionsreise nach Surinam/Südamerika. Praktischer Arzt und Leibarzt des Statthalters in Paramaribo. 1833 Umzug nach Philadelphia. 1835 Gründung der „Allentown Academy", Fakultätsleitung Hering. Der Academy gehörten die deutschen Homöopathen C. Wesselhoeft (s. dort), E. Freytag (s. dort), J. Romig, H. Detwiler (s. dort) und A. Bauer an. Im gleichen Jahr Gründung der „North American Academy of Homoeopathic Medicine", später umbenannt in „North American Academy of Homoeopathic Healing Art". Hahnemann erbittet 1841/42 bei Hering für Mélanie Hahnemann ein Doktor-Diplom der „Allentown-Academy", was sie 1842 erhält. Zusammen mit Williamson und Jeanes 1848 Gründung des noch heute bestehenden „Hahnemann-College" in Philadelphia. Hier wirkte er bis 1869 als Professor der Arzneimittellehre. 1851 erstmaliges Erscheinen des *Nordamerikanischen Homöopathischen Journals*. 1871

Aufgabe der Funktionen als Leiter der Wissenschaftsbereiche für Materia medica und homöopathische Praxis am „Hahnemann-College".

Werke: Wirkungen des Schlangengiftes: zum ärztlichen Gebrauche vergleichend zusammengestellt; mit einer Einleitung über das Studium der homöopathischen Arzneimittellehre, Leipzig 1837, VIII, 116 S. Homöopathischer Hausarzt: ursprünglich für die deutschen Bürger der Vereinigten Staaten nach den besten vaterländischen Werken und eignen Erfahrungen bearbeitet, 1. Aufl., Jena 1835. Amerikanische Arzneiprüfungen: Vorarbeiten zur Arzneimittellehre als Naturwissenschaft, Leipzig/Heidelberg 1857, Teil 1, XI, 886 S. Der Schmerzensschrei aus allen Ecken: ein Volkslied mit homöopathischen Randzeichnungen von Constantin Hering, Sondershausen 1863, 49 S. Analytical therapeutics, New York/ Philadelphia 1875, Volume 1, 352 S. Condensed materia medica, by C. Hering Comp. with the assistance of A. Korndoerfer and E. A. Farrington, New York 1877, XV, 870 S. The guiding symptoms of our materia medica, Philadelphia 1879–1891, Volume 1–10. Hering's kurzgefasste Arzneimittellehre, 3. Ausg., revid., verm. und bestätigt durch E. A. Farrington; aus dem Engl. von Friedrich Gisevius, Berlin, Bd. 1, 1889, 567 S.; Bd. 2, 1893, 563 S.

Literatur: AHZ 101, 1880, S. 64. AHZ 101, 1880, S. 70/71. LPZ 11, 1880, S. 113. NZK 21, 1880, S. 93. Biographische Plaudereien (A. Lorbacher), AHZ 121, 1890, S. 68–70. Haehl, Bd. 1, S. 215, 378, 379, 419, 465 ff.; Bd. 2, S. 141, 166, 296, 302, 360, 362 ff., 521 f. Tischner, S. 244, 388, 470, 472, 497 f., 518, 566, 583, 585, 589, 595 f., 601 f., 626, 632, 718, 723, 746 f., 783. Callisen, Bd. 28, S. 494/495. Hirsch, Bd. 3, S. 181. Lucae, S. 60, 167, 172, 206. Eppenich, S. 62, 157, 302, 314, 337, 383, 388. Gypser, Klaus-Henning: Herings medizinische Schriften: 3 Bde., hrsg. v. Klaus-Henning Gypser, Göttingen 1988. Winston, S. 5, 18, 30–34, 59–72, 549. King, Bd. 1, S. 111–161; Bd. 2, S. 37–141. Krannich, Egon: Die milde Macht ist groß, 312 S. Culture, Knowledge and Healing, S. 33, 75, 91, 104, 116, 141, 143, 152, 157, 158, 184, 222, 223, 226, 232, 237, 286. Dinges, S. 9, 269 f., 292, 307, 393, 398. Rogers, S. 4, 13, 15–20, 24, 43, 44, 45, 53, 55, 77, 91, 92, 101, 198, 272–275, 279. Jütte, Samuel Hahnemann, S. 179, 248.

Herold, Hieronymus
* 1812 München, † 1894 München
Studienort: München
Dr., Diss. med. Univ. München 1838, *De febris intermittendibus (Die Wechselfieber)*, 76 S.

Früher in Wasserburg am Inn. Von 1869 bis 1880 in München. In den Kriegsjahren 1870/71 viel gesuchter homöopathischer Arzt und Chirurg. Bis etwa 1893 Tätigkeit in einem (unbekannten) Ort am Fuße des Wendelsteins. Später Ruhestand in München.

Literatur: LPZ 25, 1894, S. 31. Stolberg, S. 42, 43, 59, 77, 80. Eppenich, S. 91, 327.

Herrmann, Carl Theodor
* 1796 Prettin, † Datum/Ort unbek.
Studienorte: Leipzig, Berlin
Dr., Diss. med. Univ. Berlin 1819, *De abusu fasciarum abdominalium in puerperis*, 28 S.

War Schüler S. Hahnemanns (s. dort) und von eher marginaler Bedeutung. Aufgewachsen in Torgau. Studierte 1815 in Leipzig, verließ aber später wieder die Universität. Auch von ihm ist, wie bei Teuthorn (s. dort), wenig bekannt. Nahm anfangs an Arzneiprüfungen Hahnemanns teil, doch hat man später nichts mehr von ihm gehört. Wandte sich offenkundig von der Homöopathie ab. Ein Grund dürfte der Wechsel des Studienortes gewesen sein, denn er ging 1818 nach Berlin, wo er ein Jahr später mit einer Diss. über den Missbrauch von Bauchwickeln im Kindbett promovierte.

Literatur: Schreiber, S. 44.

Hess, Walter
* 3.5.1913 Dürrwangen-Balingen,
† 20.6.2002 Dürrwangen-Balingen
Studienorte: Tübingen, Kiel
Dr., Diss. med. Univ. Tübingen 1938, *Ein Beitrag zur Frage der Leberveränderungen bei der Basedowschen Krankheit*, 31 S.

1983–1990 Erster Vorsitzender des Landesverbandes Baden-Württemberg. Seit 1987 im wissenschaftlichen Beirat der ZKH tätig.

Klinische Weiterbildung in Heidelberg und Tübingen. Inspiriert durch das Studium der Arbeiten von A. Bier (s. dort) wurde er auf die Homöopathie aufmerksam. Gründete 1975 im Auftrag des DZVhÄ eine studentische Arbeitsgruppe für Allgemeinmedizin und Homöopathie in Tübingen, die er bis 1992 leitete. War von 1982 bis 1992 maßgeblich an der Ausbildung homöopathischer Ärzte in Bad Imnau beteiligt. Sein Interesse galt der Philosophie sowie angrenzender Wissenschaften (z. B. Anthroposophie).

Werke: Homöopathische Hausapotheke: Wegweiser zum homöopathischen Denken und Behandeln, Stuttgart 1981, 190 S. Ausgewählte Fälle aus der Praxis eines homöopathischen Arztes, Heidelberg 1995, 796 S. Eine Beobachtung mit Phytolacca, ZKH 31, 1987, S. 27–29. Die Hahnemannsche Wende in der Heilkunst, ZKH 31, 1987, S. 163–168. Schwindel-Tabacum, ZKH 32, 1988, S. 194–196.

Literatur: ZKH (A. Wegener) 46, 2002, S. 219. Hahnemannia Info, IV/2002, S. 6. Beobachtete Wirklichkeit: Erfahrungen mit der Homöopathischen Heilkunst: Herrn Dr. med. Walter Hess zum 80. Geburtstag am 3. Mai 1993, in Dankbarkeit gewidmet von Freunden, Schülern und Kollegen, hrsg. von A. Grimm und H. G. Oomen, Karlsruhe 1993, 68 S. Dr. Walter Hess zum 80. Geburtstag (A. Wegener), ZKH 37, 1993, S. 37. Dr. Walter Hess zum 75. Geburtstag (A. Wegener), ZKH 32, 1988, S. 177. Laudatio zum 70. Geburtstag von Dr. Walter Hess (H. Dinkelaker), AHZ 228, 1983, S. 165/166. Nachlass im IGM.

Hesse, Martin
* 6.7.1900 Halle, † 31.8.1968 Herzberg
Studienorte: Halle, Innsbruck. Lehrer und Professoren waren u. a.: Abderhalden, Budde, Eisler, Grote, Wetzel.
Dr., Diss. med. Univ. Halle 1925, *Das Vorkommen des Influenzabazillus als specifischer Krankheitserreger und als Saprophyt*, 31 S.

Besuchte als Hospitant vor 1933 Kurse am Homöopathischen Krankenhaus Stuttgart. Ab 1930 bis zu seinem Tod in Herzberg als praktischer homöopathischer Arzt tätig.

Literatur: AHZ (H. Unger) 213, 1968, S. 506.

Heusterberg, Karl-Heinz
* 14.12.1906 Danzig, † 2.8.2000 Bad Aibling
Studienorte: TH Danzig, Innsbruck, Königsberg, Marburg
Dr., Diss. med. Univ. Marburg 1939, *Die Behandlung der Sehnenverletzungen*, 42 S.

Studierte zunächst an der Technischen Hochschule in Danzig, wandte sich aber nach drei Jahren der Medizin zu. Nach dem Staatsexamen Assistenzzeit an Kliniken in Königsberg und Dresden. 1936 Ausbildung zum Urologen in Bad Wildungen. War nach dem Krieg 16 Jahre Landarzt in Bad Wildungen, Chirurg am dortigen Stadtkrankenhaus sowie Leiter der dortigen Kurkrankenanstalt. 1962 Eröffnung einer urologischen Praxis mit Naturheilkunde und Homöopathie in München. Weiterbildung in der klassischen Homöopathie sowie Teilnahme an Seminaren von A. Voegeli (s. dort). Von 1975 bis 1982 zahlreiche Vorträge im europäischen und überseeischen Ausland.

Werke: Die biodynamische Behandlung urologischer Krankheitserscheinungen: eine Behandlung des kranken Menschen, Heidelberg 1972, 332 S.

Literatur: Prof. Dr. Karl-Heinz Heusterberg 80 Jahre alt (O. Eichelberger), AHZ 232, 1987, S. 31–33.

Heyder, Gustav Ludwig Theophron
* 1798 Dresden, † 14.11.1858 Freiberg/Sachsen
Studienort: Leipzig
Dr., Diss. med. Univ. Leipzig 1833, *Quaedam de staphylomate*, 26 S.

Literatur: PHZ 4, 1858, S. 14. NZK 8, 1859, S. 16.

Hilberger (Vorname unbek.)
* Datum/Ort unbek., † Triest (Datum unbek.)
Dr. med.

Werke: Klinische Skizzen, als Beitrag zur Pathologie und Therapie verschiedener Krankheitsformen, NZK 3, 1854, S. 28/29, 139/140, 174–176, 199–201. NZK 4, 1855, S. 172/173. Einige Heilungsfälle mittels hoher Verdünnungen, NZK 9, 1860, S. 60–62, 68, 77/78. Beitrag zur Lehre von der Syphilis und ihrer Behandlung. NZK 9, 1860, S. 147/148, 156–158, 165–167.

Literatur: LPZ 14, 1883, S. 74. ZBV 2, 1883, S. 519. Meyer, S. 11, 58.

Hirsch, Johann Jacob
* 30.9.1805 Prag, † 29.11.1887 Prag
Studienorte: Prag, Wien
Dr., Diss. med. Univ. Wien 1831, *De antimonio*.

Zunächst Landarzt in Petschau bei Carlsbad, ließ er sich 1832 in Prag als Arzt nieder, wo er sich der Homöopathie zuwandte. Beschäftigte sich auch mit der Orthopädie und eröffnete in Prag ein gymnastisch-orthopädisches Institut für Kinder, welche an Leiden der Rückenwirbelsäule erkrankt waren.

Werke: Der homöopathische Arzt in der Kinderstube: eine Belehrungsschrift für Eltern und jüngere Fachgenossen, Leipzig 1865, XII, 268 S. Die naturgemäße Behandlung der Rückgratsverkrümmung und deren prophylaktische Behandlung, Leipzig, o. J.

Literatur: LPZ 19, 1888, S. 29/30. Meyer, S. 11, 53.

Hirschel, Bernhard
* 15.1.1815 Dresden, † 15.1.1874 Dresden
Studienort: Leipzig
Dr., Diss. med. Univ. Leipzig 1838, *Scientia naturae medicinae magistra,* 31 S.

Sanitätsrat. 1852 Gründung der ZHK, deren Herausgeber er bis zu seinem Tod blieb.
  Jüdischer Abstammung. Nach seinem Studium 36 Jahre als praktischer Arzt in Dresden tätig. Ungefähr fünf bis sechs Jahre nach Beginn seiner ärztlichen Praxis wandte er sich der homöopathischen Lehre zu, durch die er seine größten Erfolge errungen hat.

Werke: Die Homöopathie: eine Anleitung zum richtigen Verständniss und zum Selbststudium derselben, Dessau 1851, XVI, 367 S. Grundriss der Homöopathie nach ihrem neuesten Standpunkte: und eine Anleitung zum Studium und zur Praxis derselben, 2., verm. und verb. Aufl., Dessau 1854, XX, 486 S. Der homöopathische Arzneischatz in seiner Anwendung am Krankenbette: für Familie und Haus, Dresden 1856 XVI, 174 S. Die Magenschmerzen: insbesondere der Magenkrampf – Gastrodynie, auch Cardialgie genannt – ihre Auffassung und Behandlung nach homöopathischen Grundsätzen, Leipzig 1866, VIII, 280 S.

Literatur: IHP (G. Puhlmann) 4, 1874, S. 125–127. NZK (E. Lewi) 23, 1874, S. 16. AHZ (H. Goullon, jun.), 88, 1874, S. 49–51. Callisen, Bd. 28, S. 541. Hirsch, Bd. 3, S. 236/237. Tischner, S. 440 f., 619, 629, 632 f., 652, 713, 719, 721, 783, 815. Haehl, 2. Bd., S. 89, 170. Eppenich, S. 340, 354. Dinges, S. 27, 33–38. Wininger, Bd. 3, S. 127/128. Koren, S. 62. Meyer, S. 11, 38. Jütte, Samuel Hahnemann, S. 258.

Höfer, Reinhold
* 27.11.1883 Binswangen/Oberamt Göppingen, † 6.4.1963 Heidenheim/Brenz
Studienorte: Tübingen, Freiburg, Berlin, Zürich, München
Dr., Diss. med. Univ. München 1912, *Dauerresultate von Prolapsoperationen mit Dammplastik nach Küstner,* 34 S.

Zunächst Studium der Theologie und Philosophie in Tübingen. Arbeitete 1912/13 als Assistent bei R. Haehl (s. dort) in Stuttgart und erhielt dort seine homöopathische Spezialausbildung. Sah eine besondere Aufgabe in der Aufklärung der Bevölkerung über die schädlichen Folgen des Alkohols und des Tabakmissbrauchs. Gründete Blaukreuzler-Bewegung im Brenztal.

Literatur: AHZ 208, 1963, S. 403. Dr. med. Reinhold Höfer Goldenes Doktorjubiläum, AHZ 207, 1962, S. 513/514.

Hofrichter, Franz Josef
* 6.8.1803 Zelezny Brod (Eisenbrod, Nordböhmen), † 5.10.1883 Prag
Dr. med.

Nestor der Prager Homöopathen. Lehrte seit 1851 bis zu seinem Tod an der Medizinischen Fakultät in Prag als Dozent für spezielle Therapie und Homöopathie.

Werke: Die Misère eines alten Arztes, IHP 9/10, 1877, S. 525-539.
Literatur: AHZ 107, 1883, S. 128. Tischner, S. 511, 783. Meyer, S. 11, 53. Adamec, S. 113.

Hollenberg, August
* 20.6.1898 Riga, † 27.12.1984 Magdeburg
Studienort: Leipzig
Dr., Diss. med. Univ. Leipzig 1924, *Unerlaubte Entfernung von der Truppe zwei Tage vor der dauernden Entlassung aus dem Heeresdienst,* 33 S.

1960 Ernennung zum Sanitätsrat. 1973 Verleihung des silbernen Ehrenzeichens des DZVhÄ.
  Eröffnete 1931 Praxis für Innere Krankheiten in Magdeburg. Nach Rückkehr aus russischer Kriegsgefangenschaft baute er in Magdeburg eine neue Praxis auf und besuchte seit den 1950er-Jahren homöopathische Kongresse und Tagungen in der Bundesrepublik.

Werke: Mitarbeit an Leesers *Lehrbuch der Homöopathie,* Bd. 1, Pflanzliche Arzneistoffe, XII. Abt.: Fungi, (o. J. und o. Verlagsort), S. 219–273. Zur Reform des homöopathischen Schrifttums, AHZ 207, 1962, S. 90–99.

Literatur: AHZ (E. Urban) 230, 1985, S. 128/129. Sanitätsrat August Hollenberg zum 80. Geburtstag (H. Ritter), AHZ 223, 1978, S. 203/204. Schoeler, S. 148.

Hornburg, Christian Gottlob Karl
* 18.10.1793 Chemnitz, † 28.1.1834 Leipzig
Studienort: Leipzig

Ohne Staatsprüfung.
  Nach anderer Schreibweise Hornberg. Studierte 1813 zunächst Theologie in Leipzig, wechselte dann zur Medizin. Hörte neben anderen schulmedizinischen Vorlesungen vor allem die von S. Hahnemann (s. dort) und zählte zu

seinem direkten Schülerkreis. Führte seinen Schulfreund F. Hartmann (s. dort) bei Hahnemann ein. Mehrere Versuche an verschiedenen Hochschulen (Leipzig, Gießen, Marburg), die medizinische Doktorwürde zu erlangen, misslangen wegen seiner Vorliebe der Homöopathie und der Verspottung allopathischer Hochschulprofessoren. Eine homöopathische Behandlung führte schließlich 1831 zu einem spektakulären, von ihm nicht verschuldeten Todesfall. Die gerichtliche Untersuchung zog sich über zwei Jahre hin und endete mit einer Verurteilung zu einer zweimonatigen Gefängnisstrafe. Daraufhin brach er körperlich zusammen und starb an den Folgen eines Blutsturzes.

Literatur: ACS (E. Stapf) 14, 1834, H. 2, S. 120–127. AHZ 4, 1834, S. 78–80. Tischner, S. 268, 271, 424, 784. Haehl, Bd. 1, S. 111, 121, 188, 212, 416, 418, 460; Bd. 2, S. 104, 114, 234, 285, 300, 491. Schreiber, S. 43 (dort als Hornberg bez.).

Horner (Vezekényi), Stephan
* *1808 Üllö bei Pest/Ungarn*,
† *7.5.1891 (Ort unbek.)*
Studienort: Pest/Ungarn
Dr., Diss., med. Univ. Pest *1832, De scarlatina.*

Praktizierte seit 1835 in Gyöngyös. Nach der Heilung seines Kindes von einem skrofulösen Leiden durch den dortigen Homöopathen Bagnár, der auch ihn von einem Nervenfieber heilte, wandte er sich der Homöopathie zu. Gründete 1838 ein städtisches Krankenhaus mit zunächst sechs Betten, das 1878 auf 120 Betten erweitert wurde, dessen Leiter er bis ins hohe Alter blieb. Wurde wegen seiner Verdienste geadelt, änderte seinen Namen und nannte sich fortan „von Vezekényi".

Werke: Mehrere Beiträge in ungarischer Sprache in ungarischen medizinischen Fachzeitschriften.

Literatur: M. Schmideberg, AHZ 178, 1930, S. 234/235. Kóczían/Kölnei, S. 201–218. Tischner, S. 512, 784. Meyer, S. 11, 42. Horn, Sonja (Hrsg.): Homöopathische Spuren, darin Grass, Monika: Homöopathie im 19. Jahrhundert im Königreich Ungarn, S. 71–78, hier S. 74, 78.

Hötzer, Konrad
* *19.6.1924 Stuttgart*, † *10.2.2005 Stuttgart*
Studienort: Tübingen
Dr., Diss. med. Univ. Tübingen 1953, *Der Einfluß der weiblichen Sexualhormone auf die Cholinesterase und Acetylcholinesterase des Blutes,* 27 S.

1961–1964 homöopathischer Arzt in Gaildorf. 1965–1966 Oberarzt der Inneren Abteilung des Kreiskrankenhauses in Freudenstadt. Von 1966 bis 1969 Chefarzt des Kneipp-Sanatoriums Sonnenhof/Lützenhardt. 1969–1973 Leiter der Poliklinik des Robert-Bosch-Krankenhauses in Stuttgart.

Wurde nach 1953 von P. Mössinger (s. dort) in Schwäbisch Hall zum Facharzt für Innere Medizin und in der Homöopathie ausgebildet.

Werke: Gesunderhaltung durch naturgemäße Lebensweise und Homöopathie, HMB 95, 1970, S. 195–204. Hahnemann und Kneipp, AHZ 217, 1972, S. 205–212. Die Homöopathie der Migräne und der psychogenen Kopfschmerzen, AHZ 225, 1980, S. 204–210.

Literatur: Faltin, S. 97, 143, 145, 148–150, 153 f., 156 f., 159–162, 165, 179, 189, 192 f., 195, 197, 230–233, 240, 248, 250, 260–262, 277, 286 f., 323, 337, 346, 357/358 (Auflistung der Veröffentlichungen und Vorträge). Schoeler, S. 148.

Höveler, Victor
* *13.10.1914 Elten/Niederrhein*,
† *24.7.1998 Bad Arolsen*
Studienorte: Münster, Kiel, Köln, Freiburg, Düsseldorf, Jena
Dr., Diss. med. Univ. Düsseldorf 1940, *Eine Untersuchung über Zusammenhänge zwischen dem Weltmannschen Koagulationsband und der Takata-Reaktion bei Lungentuberkulose. Zugl. ein Beitr. zur Frage d. allergischen Entstehung v. Hepatopathien,* 16 S.

War mehr als 20 Jahre im Vorstand des LV NRW.

Praktizierte nach dem Krieg von 1945 bis 1953 als Landarzt am Niederrhein. Bis 1981 in Kleve als homöopathischer Arzt tätig. Mit einem von ihm erfundenen Sauerstoffbehandlungsgerät konnte nachgewiesen werden, dass der damit applizierte Sauerstoff die Wirkung eines gleichzeitig injizierten homöopathischen Medikaments beim Patienten verstärkte.

Werke: Eigenbluttherapie: eine Fibel für die Praxis, Heidelberg 1978, 43 S. Der interessante Fall: Prämenstrueller Knoblauchgeruch, AHZ 225, 1980, S. 267/268.

Literatur: Laudatio zum 80. Geburtstag (H. Kant), AHZ 240, 1995, S. 76. Dr. Victor Höveler zum 70. Geburtstag (K. Kleinschmidt), AHZ 230, 1985, S. 125/126.

Huber, Eduard
* 17.11.1847 Görz, † 8.5.1883 Pola
Studienorte: Graz, Wien
Dr. med. (keine Dissertation).

Wurde nach seiner Promotion Assistent von E. v. Hartungen (s. dort) in Wien, wo er sich mit den Lehren S. Hahnemanns (s. dort) vertraut machte. Hausarzt der fürstlichen Familie Auersperg. 1878 (bis zu seinem Tod) Primararzt des im gleichen Jahr durch J. Taubes Ritter von Lebenswarth (s. dort) neu gegründeten homöopathischen Kinderspitals in Wien.

Werke: *Audiatur et altera pars*: Erwiderung auf Prof. Dr. Th. Jürgensen's Angriff der Homöopathie in R. Volkmann's Sammlung klinischer Vorträge Nr. 106: *Die wissenschaftliche Heilkunde und ihre Widersacher*, Wien 1877, 49 S. Geschichte der Homöopathie in Österreich (Cisleithanien), Sammlung wissenschaftlicher Abhandlungen auf dem Gebiete der Homöopathie, hrsg. von C. Heinigke, Serie 1, Nr. 2, Leipzig 1878, S. 43–56.

Literatur: AHZ (F. Weinke) 106, 1883, S. 199/200. Tischner, S. 507, 509, 631, 656, 785. Lucae, S. 72.

Huber, Wilhelm
* 7.2.1806 Reichenau/Böhmen, † 6.1.1859 Steyr
Studienort: Wien
Dr., Diss. med. Univ. Wien 1834, *De apoplexia*.

1848 Abgeordneter in der Nationalversammlung in Frankfurt.
Von Studienende bis 1841 Leibarzt der Gräfin Erdödy in Freistadl an der Waag. Behandelte im Mai 1842 in Paris im Auftrag der Gräfin Esterhazy den erkrankten Sohn Albert, den er zur Kur nach Eaux Bonnes in den Pyrenäen begleitete. Eröffnete 1843 eine Praxis in Linz. Gelangte 1852 durch seinen Bruder und Homöopathen Wenzel Huber zur Homöopathie. 1854 bis zu seinem Tod Ordinarius im homöopathischen Spital der Barmherzigen Schwestern in St. Anna, Steyr.

Werke: Beitrag zur Kenntnis der physiologischen Wirkungen des Jodwassers zu Hall in Oberösterreich, ÖZfH 2, 1845, S. 525–539. Praktische Mitteilungen aus dem Gebiete der Homöopathie, ÖZfH 4, 1848, S. 429–446.

Literatur: AHZ (J. P. Huber, Neffe) 60, 1860, S. 24. Tischner, S. 596, 785. Petry, S. 306/307. Meyer, S. 12, 43.

Hübotter, Franz
* 5.12.1881 Weimar, † 23.3.1967 Berlin
Studienorte: Heidelberg, Berlin, Jena
Dr., Diss. med. Univ. Jena 1906, *Zwei Fälle von seltenen Orbitalerkrankungen. I. Einseitiger, spontaner, recidivierender, nicht pulsierender Exophthalmus. II. Orbitalphlegmone mit Osteomyelitis der Orbitalknochen und Siebbeinempyem*, 46 S.

Machte sich um die Medizingeschichte des Orients verdient. Studierte neben der Medizin auch orientalische Sprachen (chinesisch, türkisch, persisch, arabisch) und promovierte 1912 an der Universität in Leipzig zum Doktor der Philosophie. Widmete sich bereits während des Medizinstudiums der Homöopathie und bestand 1926 das homöopathische Examen. Erwarb gleichzeitig das homöopathische Dispensierrecht. Ging 1921 als Dozent für Medizin und deutsche Sprache an die japanische Hochschule in Kumamoto. Legte das japanische medizinische Staatsexamen in Tokio ab und wirkte am Lepra-Krankenhaus der französischen Mission. Von 1926 bis 1927 leitender Arzt am norwegischen Missionskrankenhaus in Jiyang/China. Nachdem er 1927 seine Dozententätigkeit in Berlin wieder aufgenommen hatte, übersiedelte er 1930 nach Tsingtau (China), wo er 20 Jahre lang als Arzt tätig war. Wurde Ende 1951 nach der Machtergreifung durch die Kommunisten in China inhaftiert, enteignet und des Landes verwiesen. Nach der Ausweisung ließ er sich in Berlin als praktischer Arzt nieder. Hier verwendete er neben der Homöopathie auch seine Kenntnisse der Akupunktur.

Werke: Beiträge zur Kenntnis der chinesischen sowie tibetanisch-mongolischen Pharmakologie, Berlin 1913, 324 S. 3000 Jahre Medizin: ein geschichtlicher Grundriss, umfassend die Zeit von Homer bis Gegenwart, unter besonderer Berücksichtigung der Zusammenhänge zwischen Medizin und Philosophie, Berlin 1920, 535 S. Die chinesische Medizin zu Beginn des 20. Jahrhunderts und ihr historischer Entwicklungsgang, Leipzig 1929, 356 S. 50 Jahre ärztliche Praxiserfahrung: als Ergänzung zu den medizinischen Lehrbüchern, Berlin 1960, 231 S. Die Akupunktur – eine Ordnungstherapie/Gerhard Bachmann; mit einem historischen Abriß von Franz Hübotter, hrsg. von Rolf v. Leitner, Bd. 1, 3. Aufl., Heidelberg 1890, 342 S.; Bd. 2 (Bildband), 3. Aufl., Heidelberg 1980, 24 S.

Literatur: AHZ 212, 1967, S. 215. Professor Franz Hübotter zum 85. Geburtstag, AHZ 211, 1966, S. 547–549. Fischer, Bd. 1, S. 668/669.

Ide, Justus Hellmuth Gottlieb
* 1.4.1839 Penkun/Pommern,
† 13.10.1915 Gross-Lichterfelde
Studienorte: Halle, Würzburg, Berlin
Dr., Diss. med. Univ. Berlin 1862, *Nonnulla de partium efficacium quantitate, quae in medicinis continentur,* 32 S.

Ernennung zum Sanitätsrat am 5.7.1894.
Praktizierte von 1863 bis 1909 in Stettin und brachte dort sowie in der Provinz die Homöopathie zu hohem Ansehen.

Werke: Die Zeiten des Auftretens und der Verschlimmerung der Beschwerden mit ihren vorzüglichen Arzneien: systematisch und alphabetisch aufs Neue zusammengestellt, Berlin um 1906, 72 S. Die Zeiten des Auftretens und der Verschlimmerung der Beschwerden mit ihren vorzüglichen Arzneien. ZBV 25, 1906, S. 153–184, 217–256.

Literatur: AHZ 163, 1915, S. 338/339. LPZ 46, 1915, S. 316. ZBV (Kröner) 35, 1916, S. 76/77. Villers, Bd. 1, Teil 2, S. 11, Bibl. S. 139.

Ilgen, Emil
* 9.3.1816 Pannrod/Amt Idstein,
† 1863 vermutlich Wiesbaden
Studienorte: Marburg, Heidelberg
Dr. med. (ohne Dissertation).

Wurde 1847 von der herzoglichen Regierung als Augenarzt nach Wiesbaden berufen. Wandte sich nach dem Tod seiner Tochter der Homöopathie zu.

Werke: Das Seh-Organ: anatomisch, vergleichend anatomisch, physiologisch und pathologisch, durch Abbildungen erläutert; mit Rücksicht der Gewebslehre und Entwicklungsgeschichte; nach den besten Quellen und eignen Beobachtungen zusammengestellt, Wiesbaden 1850.

Literatur: AHZ 67, 1863, S. 135/136.

Illing (geb. Pfitzner), Gerda
* 8.3.1923 Breslau, † 5.1.1987 Kassel
Studienorte: Breslau, Jena
Dr., Diss. med. Univ. Jena 1950, *Furunkelbehandlung unter besonderer Berücksichtigung des Karbolsäureverfahrens,* 22 S., plus Anhang 6 S.

Literatur: AHZ (M. Tiedemann) 232, 1987, S. 71/72.

Imhäuser, Hedwig
* 25.5.1903 Olpe, † 20.11.1988 Hamm
Studienort: Kiel
Dr., Diss. med. Univ. Kiel 1936, *Ueber Beziehungen der Spina bifida zu Mißbildungen am Medullarrohr, insbesondere zur Syringomyelie,* 31 S.

Erhielt 1951 als erste Frau die Samuel-Hahnemann-Plakette.
Fand durch F. Stockebrand (s. dort) zur Homöopathie. Assistenzzeit an der Kinderklinik in Hamm und an der Universitätsklinik Münster. 1957 Mitbegründerin der *Zeitschrift für Klassische Homöopathie* (ZKH).

Werke: Homöopathie in der Kinderheilkunde, Ulm 1970. Zur Frage der Behandlung des Keuchhustens, ZBV 59, 1943, S. 92–94. Homöopathie im Säuglings- und frühen Kindsalter, DHM 3, 1952, S. 33–45.

Literatur: Laudatio Hedwig Imhäuser zum 85. Geburtstag (Deckers), AHZ 233, 1988, S. 247/248. Schoeler, S. 148.

Ivanovich, Andreas
* *Datum/Ort unbek.,* † *Datum/Ort unbek.*
Dr., Diss. med. Univ. Pest 1834, *De magnete.*

Ließ sich 1847 in Kapronca/Kroatien nieder, wo er zum Stadtphysikus ernannt wurde. Kehrte aber 1856 als praktischer Arzt nach Pest zurück. Nach Heilung von einer schweren Krankheit durch P. v. Balogh (s. dort), wandte er sich der Homöopathie zu.

Werke: Homöopathische Heilungen, ACS 18, 1840/41, H. 3, S. 87–91. Praktische Mittheilungen, ACS 19, 1841/42, H. 1, S. 79–83. Verschiedene wissenschaftliche Artikel erschienen in ungarischen Fachzeitschriften.

Literatur: AHZ (M. Schmideberg) 178, 1930, S. 239. Kóczian/Kölnei, S. 201–218. Horn, Sonja (Hrsg.): Homöopathische Spuren, darin Grass, Monika: Homöopathie im 19. Jahrhundert im Königreich Ungarn, S. 71–78, hier S. 75. Meyer, S. 12, 41.

Jacobi, Adolf Ferdinand
* 26.8.1819 Neumark/Schlesien, † 1892 Berlin
Studienorte: Breslau, Berlin
Dr., Diss. med. Univ. Berlin 1842, *Quaedam de functione reflectoria,* 27 S.

Begann 1843 seine ärztliche Tätigkeit in Berlin.

Literatur: ZBV (W. Windelband) 11, 1892, S. 481. Villers, Bd. 1, Teil 2, S. 4.

Jaeger, Gustav
* 23.6.1832 Bürg am Kocher/Württemberg,
† 13.5.1917 Stuttgart
Studienort: Tübingen
Dr. med. (Dissertation nicht nachweisbar).

Besuchte zunächst das Theologische Seminar in Urach. Studierte nach dem Tod seines als Pfarrer tätigen Vaters Medizin und Naturwissenschaften. 1856 Übersiedelung nach Wien, wo er mehrere Jahre als Hauslehrer bei einem Industriellen tätig war. Gründete den Tiergarten in Wien, dessen Direktor er bis 1866 blieb. Kehrte später nach Stuttgart zurück. Verließ 1884 den Staatsdienst und praktizierte als Arzt. Wurde bekannt durch seine Bekleidungslehre (Wollregime), die für die Verwendung von Schafswolle eintrat. Beschäftigte sich auch mit Fragen der Ernährung, Landwirtschaft und Meteorologie. Hat während Jahrzehnten die Lehre der Homöopathie in seinen Werken vertreten und sie als Wissenschaft gefördert. Befreundet mit Robert Bosch d. Ä. Einer seiner Schüler, H. Göhrum (s. dort), wurde sein Schwiegersohn. Ein anderer Schwiegersohn war E. Kröner (s. dort). Gründete 1881 *Prof. Dr. G. Jägers Monatsblatt, Zeitschrift für Gesundheitspflege und Lebenslehre*, das bis 1922 erschien.

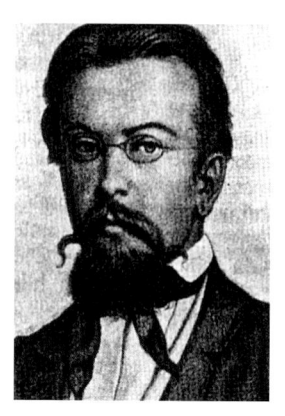

Werke: Lehrbuch der Allgemeinen Zoologie: ein Leitfaden für Vorträge und zum Selbststudium; 3. Abt., Psychologie: Die Entdeckung der Seele, 2. Aufl., Leipzig 1880, VIII, 387 S. Die Normalkleidung als Gesundheitsschutz: gesammelte Aufsätze aus dem *Neuen Deutschen Familienblatt*, Stuttgart 1880, VIII, 182 S. Die Prof. Dr. G. Jäger'schen Lebens- und Genußmittel: Belehrung verfaßt von Gustav Jäger, Stuttgart 1887, 40 S. Die homöopathische Verdünnung: Im Lichte der täglichen Erfahrung und des gesunden Menschenverstandes betrachtet, Stuttgart 1889, 48 S.

Literatur: HRB 15, 1917, S. 66. LPZ 48, 1917, S. 166/167. Nachruf für unseren Meister Gustav Jaeger (H. Göhrum), Trauerfeier, Professor Dr. med. Gustav Jaegers Monatsblatt 36, 1917, S. 25-33. Portrait (G. Puhlmann), LPZ 22, 1891, S. 84-86. Prof. Jägers 50jähr. Doktorjubiläum (R. Haehl), AHZ 155, 1907, S. 177-181. Ueber das wissenschaftliche Wirken Prof. Dr. Jägers (A. Stiegele), AHZ 155, 1907, S. 181-185. Zu Prof. a. D. Dr. med. Gustav Jägers 50jährigem Doktorjubiläum am 20. November 1907 (H. Göhrum), AHZ 155, 1907, S. 204-206. Gustav Jäger und die Homöopathie – zu seinem 100. Geburtstag am 23. Juni 1931 (Hoffmann), NHZ 7, 1932, S. 218-223. Tischner, S. 16, 510, 693, 700-702, 785. Lucae, S. 132, 144, 209. Eppenich, S. 334, 335. Faltin, S. 72-74. Fischer, Bd. 1 (1880-1930), S. 695/696. DBE, Bd. 5, S. 283. Festschrift zum 100. Geburtstag von Prof. Dr. Gustav Jaeger, Stuttgart 1932, 73 S. Kröner, Walter: Gustav Jaegers Sendung; Darstellung seines Lebenswerkes und Aufriss einer totalen Biologie, Stuttgart-Leipzig 1936, XXIV, 536 S. E. Kaufmann: Gustav Jaeger, 1832-1917, Arzt, Zoologe und Hygieniker, Zürich 1984, 67 S. H. Weinreich: Duftstofftheorie; Gustav Jaeger (1832-1917) vom Biologen zum „Seelenriecher", Stuttgart 1993, 352 S.

Jahn, Ernst
* 12.12.1845 Meuselbach in Schwarzburg-Rudolstadt, † 1913 Berlin
Studienort: Jena
Dr., Diss. med. Univ. Jena 1870, *Über die Behandlung und Heilung eines Schlüsselbeinbruches*, 18 S.

Im Sterberegister in Rudolstadt kein Eintrag zum Sterbedatum. Starb kurz nach Vollendung des 68. Lebensjahres. Von 1873 bis 1887 Gemeindearzt in Steinach/Sachsen-Meiningen. Kam 1887, zur Homöopathie bekehrt, nach Berlin (wo er 26 Jahre tätig war), und legte im gleichen Jahr das Dispensierexamen ab.

Literatur: ZBV (Dammholz) 5, 1914, S. 63/64. Villers, Bd. 1, Teil 2, S. 7.

Jahr, Georg Heinrich Gottlieb
* 30.1.1800 Neudietendorf/Thüringen,
† 11.7.1875 Brüssel
Studienort: Bonn
Dr. med. (Diss. nicht nachweisbar).

Wurde zunächst Mitte der 1820er Jahre Lehrer an einer Schule in Düsseldorf. Befreundete sich dort mit dem als Leibarzt der Prinzessin von Preußen angestellten J. Aegidi (s. dort), mit dem er sich später entzweite. Besuchte S. Hahnemann (s. dort) in Köthen, um dessen Werke zu studieren. Wurde ein Schüler Hahnemanns, doch dieser beklagte dessen Oberflächlichkeit. Dennoch empfahl Hahnemann ihn der Prinzessin von Preußen, die Aegidi entlassen hatte, wo er bis 1835 tätig war. Danach studierte er in Bonn Medizin. Auch hier war sein Aufenthalt nur kurz. Wurde Leibarzt eines reichen Engländers in Südfrankreich. Anschließend ließ er sich in Paris nieder, wo er ohne erneute Prüfung praktizieren durfte. Hier schloss er sich wiederum eng an Hahnemann an. Gab von 1842 bis 1845 die Zeitschrift *Annales de la médicine homéopathique* und von 1861 bis 1865 das Blatt *Le Bulletin de l'art de guérir* heraus. Musste 1870 nach Ausbruch des deutsch-französischen Krieges Paris nach 35-jährigem Aufenthalt verlassen. Lebte dann in Lüttich, Gent und Brüssel.

Werke: Handbuch der Haupt-Anzeigen für die richtige Wahl der homöopathischen Heilmittel: oder: Sämmtliche zur Zeit näher gekannte homöopathischen Arzneien in ihren Haupt- und Eigenwirkungen; nach bisherigen Erfahrungen am Krankenbette, Düsseldorf 1834, XLVI, 478 S. Klinische Anweisungen zur homöopathischen Behandlung der Krankheiten, Taschenbuch der homöopathischen Therapie, Leipzig 1849, XXVIII, 542 S., nebst charakteristischen Skizzenbildern der wichtigsten homöopathischen Arzneimittel, 73 S. Die Lehren und Grundsätze der gesammten theoretischen und praktischen homöopathischen Heilkunst: eine apologetisch-kritische Besprechung der Lehren Hahnemanns und seiner Schule, Stuttgart 1857, XX, 505 S. Die venerischen Krankheiten: ihre pathologische Natur, richtige Erkenntniss und homöopathische Behandlung; nach fremden und eigenen Beobachtungen, bearbeitet und mit kritischen Bemerkungen begleitet, Leipzig 1867, XLII, 449 S.

Literatur: AHZ 91, 1875, S. 71/72. LPZ 6, 1875, S. 138/139. Tischner, S. 196, 499, 731. Haehl, Bd. 1, S. 202/203, 218, 260, 262, 264, 444–446; Bd. 2, S. 166, 210, 221, 227 f., 323, 381, 385, 390, 391, 392 f., 500 f. 519. Callisen, 29. Bd., S. 135/136. Jütte, Samuel Hahnemann, S. 149, 221, 244.

Janert, Ludwig
* 7.3.1881 Seehausen/Altmark,
† 7.5.1962 Seehausen
Studienort: Militärärztliche Akademie Berlin
Dr., Diss. med. Univ. Berlin 1906, *Über das spezifische Gewicht menschlicher Faeces*, 32 S.

1961 Ernennung zum Sanitätsrat. Mitglied des DZVhÄ. Übernahm 1919 die väterliche Praxis in Seehausen, wo er sich 1926 der Homöopathie zuwandte.

Literatur: AHZ (H. Schoeler) 207, 1962, S. 733/734.

Kabierske, Eduard
* 8.2.1819 Neisse, † 21.6.1895 Breslau
Studienort: Breslau
Dr., Diss. med. Univ. Breslau 1845, *De partu praematuro artificiali*, 42 S.

1895 Verleihung des Roten Adlerordens 4. Klasse.
Während seines gesamten Lebens praktischer Arzt in Breslau. Übernahm dort 1866 die Leitung eines städtischen Krankenhauses für Cholerakranke und erzielte mit der homöopathischen Behandlung der Cholerakranken bessere Resultate als die Schulmediziner.

Literatur: AHZ 131, 1895, S. 30. 50jähriges Doctorjubiläum, LPZ 26, 1895, S. 50. Villers, Bd. 2, S. 3.

Kabisch, Max
* 6.9.1899 Leipzig/Gohlis, † 18.4.1975 Hannover
Studienorte: Leipzig, Berlin
Dr., Diss. med. Univ. Leipzig 1925, *Die diagnostische Bedeutung der Senkungsgeschwindigkeit der Erythrocyten in der Oto-Rhinologie*, 63 S.

Nach seiner Tätigkeit als Assistenzarzt in Freital bei Dresden sowie als Voluntärsarzt in Berlin praktizierte er als Landarzt von 1929 bis 1949 in Oelsa/Bezirk Dresden. Nahm 1950 in Berlin an der Errichtung und Leitung einer homöopathischen Abteilung an einer Poliklinik teil und wurde Nachfolger von E. Bastanier (s. dort), dem Leiter der homöopathischen Universitäts-Poliklinik. 1956 Übersiedelung nach Hannover, wo er als homöopathischer Arzt praktizierte. Von 1957 bis 1968 Dozent bei den homöopathischen Ausbildungskursen am Robert-Bosch-Krankenhaus in Stuttgart (Vorträge über die Behandlung von Frauenkrankheiten). Gehörte seit 1951 zur Schriftleitung der AHZ.

Werke: Allgemeine Medizin und Homöopathie: Medizin unserer Tage, Ulm 1953. Leitfaden für die homöopathische Praxis, Leipzig 1954, XVI, 152 S. Konservative Gynäkologie und Homöopathie, Ulm 1955, 152 S.

Literatur: AHZ (v. Petzinger) 220, 1975, S. 200. Dr. med. Max Kabisch 70 Jahre (H. Ritter), AHZ 214, 1969, S. 402–403. Dr. med. Max Kabisch zum 60. Geburtstag (H. Schoeler), AHZ 204, 1959, S. 483/484. Faltin, S. 193. Schoeler, S. 148.

Kaesemann, Georg Gustav
* *1802 Lich/Oberhessen, † 4.2.1877 Lich*
Dr. med.

Vermachte seine ganze Bibliothek dem Zentralverein.

Werke: Ist zur Förderung der Homöopathie ein besonderer Lehrstuhl nöthig? HYG 20, 1845, S. 322–343. Ein Beitrag zur Behandlung traumatischer und überhaupt mechanischer Beschädigungen, mit Rücksicht auf Anwendung homöopathischer Mittel und der kalten Aufschläge derselben, HVJ 7, 1856, S. 145–202. Schnelle Heilerfolge ohne Hochpotenzen, NZK 5, 1856, S. 85/86, 102/103. Giebt es sogenannte epidemische Heilmittel? HVJ 15, 1864, S. 401–424.

Literatur: AHZ 94, 1877, S. 72. Tischner, S. 580. Meyer, S. 12, 47. 100 Jahre Zentralverein, S. 1877.

Kafka, Jakob
* *27.12.1809 Wodnian/Böhmen, † 30.4.1893 Prag*
Studienorte: Prag, Wien
Dr., Diss. med. Univ. Wien 1836, *De tartaro emetico*, 32 S.

Ehrenmitglied der wissenschaftlichen Gesellschaften in Wien, St. Petersburg, Paris, St. Louis, Berlin und Leipzig. 1891 Ernennung zum Ehrenpräsidenten des homöopathischen Centralvereins Deutschlands.
 Vater von Th. Kafka (s. dort). Praktizierte nach dem Studium in Melnik. Kehrte 1845/46 nach Wien zurück und studierte dort unter Rokitansky und Skoda pathologische Anatomie. Ließ sich danach als praktischer Arzt in Prag nieder. Wurde Anfang der 1850er Jahre durch seinen früheren Studienkollegen Dr. Levy, Brünn, mit der Homöopathie bekannt. Von 1872 bis 1876 Herausgeber der AHZ.

Werke: Die homöopathische Therapie auf Grundlage der physiologischen Schule: ein praktisches Handbuch für Aerzte, welche die homöopathische Heilmethode kennenlernen und am Krankenbette versuchen wollen, Sondershausen 1865–1869, Bd. 1, 1865, XIX, 948 S.; Bd. 2, 1869, XV, 832 S. Stenokardie und ihre verlässliche homöopathische Therapie, AHZ 88, 1874, S. 1–4, 17–19, 73–76, 81–83, 89–91. Pathologie und Homöopathie, AHZ 93, 1876, S. 193–196.

Literatur: AHZ 126, 1893, S. 145. ZBV 12, 1893, S. 373. Portrait Dr. J. Kafka sen. in Prag, LPZ 21, 1890, S. 128/129. Fünfzigjähriges Doctor-Jubiläum, AHZ 112, 1886, S. 200. H. Hartlaub: Die Potenzen der Homöopathie; eine Antwort auf Herrn Dr. Kafka's Gegenbekenntniss in No. 11, 13, 17, 20 des vorigen Bandes dieser Zeitung, AHZ 86, 1873, S. 81/82, 89–91, 97/98, 105–107, 113–116, 129/130, 137–139, 145–147, 153/154, 161–163. Tischner, S. 639, 785, 815. Lucae, S. 73, 85, 87, 186, 209. Meyer, S. 12, 53. Villers, Bd. 1, Teil 2, S. 14; Bd. 2, Bibl. S. 6, 17, 18, 63.

Kafka, Theodor
* *11.9.1846 Prag, † 29.6.1902 Karlsbad*
Studienort: Prag
Dr. med.

Ehrenmitglied des „American Institute of Homoeopathy" (o. J.).
 Sohn von J. Kafka (s. dort). Besuchte 1870/71 einen homöopathischen Kursus bei F. Hausmann (s. dort) und Th. v. Bakody (s. dort). Ließ sich danach 1871 als Badearzt in Karlsbad nieder.

Werke: Zum Capitel der Krankheiten der Gallen- und Harnorgane und über Entfettungskuren, Leipzig 1887, 45 S.

Literatur: AHZ (S. Mossa) 145, 1902, S. 41/42. ZBV (Burkhard) 21, 1902, S. 272. Tischner, S. 785. Villers, Bd. 1, Teil 2, S. 13, 14; Bd. 2, S. 26, 27, Bibl. S. 7, 9, 24, 35, 60, 64.

Kahleis, Jakob Gottfried Benjamin
* *23.12.1778 Jessnitz bei Dessau,*
† Datum/Ort unbek.
Studienort: Halle
Dr. med.

Sohn eines Apothekers. Physicus und Armenarzt seit 1814. Verwaltete seit 1802 die Apotheke seines Vaters zu Jessnitz. Pseudonym K. H. Elias.

Werke: Homöopathische Gurkenmonate oder Hahnemann's des Homöopathen Leben und letzte Thaten zur Unterhaltung und Belehrung für Aerzte, K. H. Elias, Halle 1827, 47 S. Ueber einige der wirksamsten Arzneimittel gegen den Keichhusten der Kinder, Horn Archiv für medic. Erfahrungen, 1817, Bd. 2, September und October, art. 11, S. 331–336. Der Zufall heilt eine eingewurzelte Hypochondrie, Zeitschrift für psychische Aerzte, 1819, Bd. 2, H. 3, S. 386–395. Ueber Chabert's Oel gegen den Bandwurm, Hufeland Journal 1821, Bd. 53, November, S. 36–43. Ueber das Wurstgift, ebd., S. 44–64. Ueber die Mercurialrose (Erythema mercuriale), ebd., 1823, Bd. 56, S. 49–68.

Literatur: Callisen, Bd. 10, S. 87–89; Bd. 29, S. 201. Internationaler Biographischer Index der Medizin, München 1996, Bd. 2, S. 455.

Kallenbach, Friedrich Wilhelm Oswald
* *21.4.1829 Berlin, † 10.11.1917 Apeldoorn/Holland*
Studienort: Berlin
Dr., Diss. med. Univ. Berlin 1855,
De epilepsia, 28 S.

Sohn von G. C. Kallenbach (s. dort). Galt als damaliger Senior der homöopathischen Ärzte in Holland.

Werke: De brochure van den Heer P. H. v. Eden „Homoeopathie en praktijk" besproken, Zwolle 1899, 31 S. Naturheilkraft, ZBV 31, 1912, S. 86–90.

Literatur: ZBV 36, 1917, S. 302. LPZ 48, 1917, S. 242. Meyer, S. 120. Villers, Bd. 2, S. 39.

Kallenbach, Georg Carl
* *20.9.1795 Schleusingen, † 14.10.1880 Kleve*
Studienort: Göttingen
Dr., Diss. med. Univ. Göttingen 1836,
De novissima gastro-enteritidis medela, 26 S.

Vater von F. Kallenbach (s. dort). Praktizierte in Berlin, Görlitz, Frankfurt a. M. und zuletzt 1856 in Utrecht. Erster Homöopath in Holland.

Werke: Die gesammten Herzkrankheiten: ihre Erkennung und Behandlung; nach den neuesten Quellen in gedrängter Kürze monographisch zusammengestellt, Berlin 1840, 125 S. Die ältere und neuere Homöopathie so wie ihr Standpunkt zur Medizin überhaupt: 3 Frühjahrsvorlesungen, Berlin 1842, 139 S.

Literatur: AHZ 101, 1880, S. 136. Eppenich, S. 76, 77, 192, 375. Tischner, S. 744. Dinges, S. 166.

Kammerer, Karl
* *4.11.1796 Rottweil, † 29.1.1866 Schwäbisch Gmünd*
Studienort: Tübingen
Dr., Diss. med. Univ. Tübingen 1820, *Descriptio anatomica aortae abdominalis eiusque ramorum secundum observationes in diversis mammalium generibus institutas.*

Wird lt. Tischner (S. 506) und gemäß der *Geschichte der Entwicklung der Homöopathie in Württemberg* (Stuttgart 1889, S. 3–5) als erster homöopathischer Arzt in Württemberg angesehen, der sich zunächst in Rottweil und 1821 in Schwäbisch Gmünd niederließ, aber später (1833) auch in Ulm tätig war. Erhielt am 2.3.1831 die Erlaubnis zum Selbstdispensieren (s. ACS 10, 1831, H. 3, S. 113–116, 100 Jahre Zentralverein, S. 175).

Werke: Homöopathische Behandlung der asiatischen Cholera, nach Herrn Samuel Hahnemann: als die sicherste unter den bisher bekannten Behandlungsarten seinen Landsleuten empfohlen, Stuttgart 1832. Die Homöopathik heilt ohne Blutentziehungen; mit einer Vorr. v. Samuel Hahnemann, Leipzig 1834, 80 S.; abgedruckt in ACS 9, 1830, H. 2, S. 1–137. Vergleichende Darstellung der allöpathischen und der homöopathischen Behandlung der sogenannten Metaphlogese des Halszellgewebes und ihrer Erfolge, Karlsruhe 1837, 36 S.

Literatur: Callisen, Bd. 29, S. 205/206. Haehl, Bd. 1, S. 463; Bd. 2, S. 418. Tischner, S. 469, 506. Geschichte der Entwicklung der Homöopathie in Württemberg, Stuttgart 1889, 32 S. Meyer, S. 13, 58.

Kammrad-Kempel, Astrid
* *1.4.1922 Riga, † 7.12.1989 Hannover*
Studienorte: Königsberg, Wien, Leipzig
Dr. med.

1988 Verleihung des Ehrenzeichens des DZVhÄ.
Von 1942 bis 1951 praktische Ärztin in Eldagsen/Niedersachsen und nach einer Ausbildung in der Kinderheilkunde 1955 Kinderärztin in Hannover. Weiterbildung auf dem Gebiet der Naturheilverfahren und der Homöopathie.

Werke: Der interessante Fall: Staphisagria bei Tic; ein „Aha-Fall", AHZ 230, 1985, S. 207/208.

Literatur: AHZ (H. Schramm) 235, 1990, S. 74/75.

Kass, Karl Anton jun.
* *15.10.1920 Steinheim/Westfalen,*
† 16.10.1988 Steinheim
Studienort: Hamburg
Dr., Diss. med. Univ. Hamburg 1946, *Die Behandlung der Perniosis mit Röntgenstrahlen*, 19 S.

Sohn von A. Kass (s. dort). Erhielt die wesentlichen Eindrücke in der Homöopathie von F. Stockebrand (s. dort).

Werke: Die Mistel in der Therapie, zusammen mit H. Dinkelaker, Heidelberg 1982, 58 S. Das Indikationsgebiet viscum album, DHM 9, 1958, S. 480–485.

Literatur: AHZ (M. v. Ungern-Sternberg) 234, 1989, S. 116/117. Schoeler, S. 148.

Kass, Anton sen.
* 31.8.1879 Lauenburg/Pommern,
† 22.10.1961 Steinheim/Westfalen
Studienorte: Greifswald, Breslau, Berlin. Besuchte Vorlesungen, Kliniken und Kurse u. a. bei: Bonnet, Schulz, von Bergmann, Lewin, Rubner, Wolff.
Dr., Diss. med. Univ. Greifswald 1910, *Über Chondro-Osteome der Trachea*, 33 S.

Vater von K. A. Kass (s. dort). Seit 1916 Selbststudium der Homöopathie. Lernte später noch bei H. Wapler (s. dort) in Leipzig. Erwarb 1923 das homöopathische Selbstdispensierrecht.

Werke: Über 50jährige Erfahrung in meiner ärztlichen Landpraxis, DHM 9, 1958, S. 237–248.

Literatur: ZKH (K. v. Petzinger) 5, 1961, S. 298/299. AHZ 206, 1961, S. 768. Schoeler, S. 148.

Katsch, Ferdinand
* 6.7.1828 Potsdam, † 27.9.1896 Baden-Baden
Studienorte: Berlin, Greifswald, Halle
Dr., Diss. med. Univ. Halle 1855, *De noma*, 39 S.

Zunächst Apothekerlehre in Berlin. Wurde nach einigen Jahren der Tätigkeit als Arzt in Beelitz, Treuenbrietzen und Golssen leitender Arzt am Städtischen Krankenhaus in Berlin. Übersiedelte 1866 nach Nürnberg, um bei E. v. Grauvogl (s. dort) Homöopathie zu studieren. 1867 Prüfung zum Selbstdispensieren. Praktizierte von 1871 bis 1878 in Köthen, bis 1885 in Stuttgart und Pforzheim. Als Altersruhesitz wählte er 1888 Baden-Baden.

Werke: Die Wahrheit in der Medizin: eine populäre Darstellung der Allopathie und Homöopathie nach ihren Heilprincipien, Stuttgart 1870, 48 S.; Anhang: Offener Brief des Dr. F. Katsch in Stuttgart an den Herrn Professor Dr. Liebreich in Berlin, 8 S. Die Homöopathie: ein Vortrag über das Wesen der homöopathischen Heilmethode; nebst einigen Worten der Belehrung über die homöopathische Heilanstalt zu Cöthen, Cöthen 1875, VI, 102 S. Medizinische Quellenstudien: Entwicklungsgang des Aehnlichkeitsaxioms von Empedokles bis auf Hahnemann, Stuttgart 1891, 133 S.

Literatur: AHZ 133, 1896, S. 189–191. ACV 6, 1897, S. 61/62. ZBV 15, 1896, S. 576. LPZ 27, 1896, S. 224. Tischner, S. 45, 54, 656, 786. Eppenich, S. 140, 141, 148–153, 214, 215, 298, 359–361. Villers, Bd. 1, Teil 2, S. 3; Bd. 2, S. 1; Bd. 2, Bibl. S. 23.

Katz, Julius
* 1.5.1870 Hötensleben/Sachsen,
† 28.2.1938 Leipzig
Studienort: Leipzig
Dr., Diss. med. Univ. Leipzig 1911, *Über die Ausscheidung des Chinins beim Hunde und über eine neue Methode der quantitativen Chininbestimmung*, 50 S.

1897 Berufung zum Leiter des wissenschaftlichen pharmazeutisch-chemischen Instituts von Willmar Schwabe in Leipzig. Von 1911 bis 1914 an der Schriftleitung der AHZ beteiligt.

Studierte zunächst Pharmazie und Chemie. Bereitete sich als Assistent bei Prof. Böhm im Pharmakologischen Institut der Universität Leipzig auf sein philosophisches Doktorexamen vor, das er 1896 absolvierte. Seine Tätigkeit als Pharmazeut, Chemiker und Botaniker erweckte in ihm den Wunsch, homöopathischer Arzt zu werden. Ließ sich 1911 in Leipzig als Homöopath nieder.

Werke: Warum sind so manche früher gebrauchte Heilmittel im Laufe der Zeit obsolet geworden? AHZ 160, 1912, S. 249–270. Nachprüfung der Cahis'schen Versuche mit den sogenannten „homöopathischen Akkorden", AHZ 161, 1913, S. 323–349. Eine unfreiwillige Arzneiprüfung mit Rhus Toxicodendron, AHZ 184, 1936, S. 435–439.

Literatur: AHZ (H. Wapler) 186, 1938, S. 252–255. Tischner, S. 816.

Kautzsch, Albrecht
* 2.9.1913 Dresden, † 27.3.1979 Frankfurt
Studienorte: Leipzig, München, Kiel, Königsberg, Jena
Dr., Diss. med. Univ. Jena 1940, *Die stufenphotometrische Schwefelbestimmung im Normalblut (nach dem Prinzip Lorant)*, in: Stürtz, Würzburg 1940, S. 460–466.

War mehr als 16 Jahre Schatzmeister des DZVhÄ. Erhielt 1952 das DZVhÄ-Ehrenzeichen. 1967 erster Vorsitzender des Landesverbands Hessen, Rheinland-Pfalz, Saar bis zu seinem Tod.

Übernahm 1946 eine Kassenpraxis in Cölbe bei Marburg. Gründete 1948 eine Landarztpraxis in Warzenbach bei Marburg. Während dieser Zeit kam er mit der Homöopathie in Berührung. Ließ sich 1951 in Frankfurt als homöopathischer Arzt nieder. Baute Anfang der 1970er Jahre homöopathische Kurse für Ärzte, Zahnärzte und Tierärzte in Freudenstadt auf.

Werke: Rutales: in Leesers Lehrbuch der Homöopathie, Bd. 4, Pflanzliche Arzneistoff II, 2., verb. Aufl., Heidelberg 1988, S. 117–158. Paeonia, AHZ 213, 1968, S. 337–342.

Literatur: AHZ (K.-H. Illing) 224, 1979, S. 166. Schoeler, S. 148.

Kayser, Johann Carl
* 25.1.1817 Halle, † 15.9.1889 Halle
Studienort: Berlin
Dr., Diss. med. Univ. Berlin 1842, *De vitiis valvularum cordis,* 31 S.

Literatur: AHZ 119, 1889, S. 104. ZBV 8, 1889, S. 488. Meyer, S. 13, 42.

Keller, Georg von
* 30.4.1919 Potsdam, † 8.6.2003 Tübingen
Studienorte: Berlin, Kiel, Innsbruck, Tübingen
Dr., Diss. med. Univ. Tübingen 1942, *Staroperationen der Tübinger Augenklinik in den Jahren 1938–1940,* 15 S.

1987–1992 ständiger Mitarbeiter der ZKH. Gehörte bis zu seinem Tod zum wissenschaftlichen Beirat der ZKH. 1987 Verleihung des Prof. Alfons Stiegele-Preises.

Fand während des Zweiten Weltkrieges als Marinearzt die Zeit, sich in die Homöopathie einzuarbeiten. War nach dem Krieg in Stuttgart zwei Jahre lang in der Dermatologie und der Inneren Medizin tätig. Ging 1949 auf Einladung einer vom Schah gegründeten staatlichen Institution für vier Jahre als Landarzt nach Persien. Kehrte 1953 nach Deutschland zurück und absolvierte in Waiblingen eine Ausbildung zum Facharzt für Innere Medizin. Ließ sich 1959 in Tübingen nieder, wo er eine Praxis gründete, die er bis Anfang 2003 ausübte. Blieb zeitlebens ein Praktiker, welcher der Lehre skeptisch begegnete. Für ihn gab es drei Schwachstellen in der Homöopathie: die Unzulänglichkeit der Repertorien, der Materia medica und der homöopathischen Arzneimittel. Um den letztgenannten Schwachpunkt zu beseitigen, setzte er sich für die Verbreitung der Q-Potenzen ein. Der Unzulänglichkeit der Repertorien versuchte er mit seinen Symptomensammlungen zu begegnen. Schließlich veröffentlichte er zusammen mit anderen (Gypser, Thomas und Baur) die Bibliotheca Homoeopathica.

Werke: Symptomensammlung homöopathischer Arzneimittel: Menyanthes, Heidelberg 1972, IV, 95 S. Kents Repertorium der homöopathischen Arzneimittel; neu übers. und hrsg. von Georg v. Keller und Künzli von Fimmelsberg, 3 Bd. (alle 13., überarb. Aufl.); Heidelberg 1993, Bd. 1, XXXVIII, 529 S.; Bd. 2, 728 S.; Bd. 3, VIII, 805 S. Erlebte Homöopathie: Fälle aus 60-jähriger Praxis, Stuttgart 2001, 145 S. Gesammelte Aufsätze und Vorträge zur Homöopathie, Hahnemann-Institut 2002.

Literatur: AHZ (K.-H. Gypser) 248, 2003, S. 267/268. ZKH (A. Grimm) 47, 2003, S. 101–103. Interview mit Dr. med. Georg von Keller (A. Grimm), ZKH 47, 2003, S. 121–124. Erinnerungen aus persönlichen Gesprächen und Besuchen bei Dr. von Keller (R. Hinderer, G. Oomen, E. Funk), ZKH 47, 2003, S. 125/126. Auszüge aus Gesprächen und Begegnungen mit Herrn Dr. med. Georg von Keller als sein Patient und Kollege (M. Bündner), ZKH 47, 2003, S. 126–130. Laudatio zum 75. Geburtstag (A. Grimm), ZKH 28, 1994, S. 72–74. Laudationes zum 70. Geburtstag: ZKH (K.-H. Gypser), 33, 1989, S. 82–84. AHZ (A. Grimm) 234, 1989, S. 118–120. Eppenich, S. 314.

Kerl, Georg Hermann Robert
* 9.1.1887 Berlin-Rummelsburg,
† 25.11.1961 Leipzig
Studienorte: Jena, Leipzig
Dr., Diss. phil. Univ. Leipzig 1912, *Robbespierres Kirchenpolitik,* 67 S.

Berufliche Entwicklung vom Philologen zum Arzt. Studierte vor dem Ersten Weltkrieg Philologie in Leipzig, Berlin, Marburg, Genf und Paris mit Abschluss Dr. phil. Häufige Erkrankungen ließen während seiner Tätigkeit als Philologe den Wunsch entstehen, Arzt zu werden. Erhielt nach dem medizinischen Studium 1924 die Approbation und wirkte als praktischer Arzt in Leipzig. Beschäftigte sich seit 1928 mit Naturheilverfahren und Homöopathie. Gehörte zum Arbeitskreis von H. Wapler (s. dort) und bekam hier die Impulse für seine Praxis.

Werke: Die Lokalisationsgedanken in der Homöopathie, AHZ 196, 1951, S. 1–11, 47–55. Homöopathie und Fieber, AHZ 199, 1954, S. 65–78. Die Behandlung einiger wichtiger Hauterkrankungen in der Homöotherapie, DHM 9, 1958, S. 76–93. Formen der Intoxikation und ihre Verwertbarkeit in der Homöopathie, AHZ 206, 1961, S. 585–592.

Literatur: AHZ (J. Unger) 207, 1962, S. 187–189. Schoeler, S. 149.

Kernler, Sebastian
* 1.3.1864 Hausen bei Sigmaringen,
† 29.11.1910 Stuttgart
Studienort: München
Dr., Diss. med. Univ. München 1893, *Ein seltener Fall von Magenkrebs,* 23 S.

Mitarbeiter der *Homöopathischen Monatsblätter.*
Bekam bald nach seiner Niederlassung in Weingarten die Stelle des Stadt- und Distriktsarztes. Leitete zunächst das dortige städtische Krankenhaus, später nur die Innere Abteilung dieses Krankenhauses. Auch Geburtshelfer und Chirurg.

Literatur: HMB (H. Göhrum) 36, 1911, S. 11/12. Villers, Bd. 2, S. 13.

Kettenbach, Paul
* 6.12.1827 Stuttgart, † 11.4.1883 Stuttgart
Studienort: Tübingen
Dr. med.

Wechselte schon zu Beginn seiner Praxis in Stuttgart zur Homöopathie.

Literatur: HMB 8, 1883, S. 78. Geschichte der Entwicklung der Homöopathie in Württemberg, Stuttgart 1889, S. 32.

Kiefer, Karl
* 22.4.1862 Kaiserslautern, † 25.7.1940 Nürnberg
Studienorte: Tübingen, München, Erlangen
Dr., Diss. med. Univ. Erlangen 1889, *Zwei Fälle von Caries der basalen Schädelknochen,* 20 S.

Mitherausgeber der AHZ von 1922 bis 1940.
Dem Württembergischen Landesverein Hahnemannia und dessen langjährigem Sekretär A. Zöppritz ist es zu verdanken, dass er zum homöopathischen Arzt ausgebildet wurde. Stand während seiner Münchener Studienzeit in Kontakt mit den homöopathischen Ärzten M. Quaglio (s. dort) und C. Köck (s. dort). Ging zur weiteren wissenschaftlichen Ausbildung nach Erlangen und Berlin. Ließ sich 1889 als homöopathischer Arzt in Nürnberg nieder und wurde dort Vertreter von F. Eberle (s. dort).

Werke: Homöopathie: ein Wort zur Aufklärung und Abwehr, Leipzig 1905, 40 S. Zur homöopathischen Mittelwahl, AHZ 172, 1924, S. 97–112.

Literatur: AHZ (H. Wapler) 188, 1940, S. 114/115. Karl Kiefer zu seinem 70. Geburtstag (H. Wapler), AHZ 180, 1932, S. 135–142. Tischner, S. 710. Stolberg, S. 60, 63. Lucae, S. 139, 140. Villers, Bd. 2, S. 10.

Kiesselbach, Ernst Carl
* 12.12.1808 Bremen, † 18.11.1856 Heidelberg
Studienorte: Heidelberg, München, Würzburg
Dr., Diss. med. Univ. München 1835, *Dissertatio inauguralis sistens historiam formationis ac evolutionis nervi sympathici una cum descriptione ejusdem nervi decursus in animalibus quibusdam vertebratis,* 52 S.

Studierte zunächst in Heidelberg Theologie (ein Semester), wechselte aber später zur Philologie und besonders zu den orientalischen Sprachen. Promotion zum Dr. phil. Lernte anlässlich eines Besuches bei seinem Onkel in Hanau die Homöopathie kennen und beschloss, Medizin zu studieren. Ging nach seinem Studium 1836 nach Bremen zurück und eröffnete eine homöopathische Praxis, die trotz Gegnerschaft der allopathischen Ärzte einen starken Zulauf verzeichnete. Ging eine Zeit lang alle 14 Tage nach Oldenburg, um dort in einem Gasthof Patienten homöopathisch zu behandeln.

Literatur: NZK 6, 1857, S. 87/88.

Kimpel, Anton
* 15.10.1854 Riegen/Gemeinde Simmerberg,
† 13.1.1917 Augsburg
Studienort: München
Dr., Diss. med. Univ. München 1881, *Ueber den Nutzen der Abführmittel bei chronischen Herz-Krankheiten gegenüber der Digitalis,* 20 S.

Als homöopathischer Arzt in Augsburg konnte er besonders als Kinderarzt schnelle Erfolge erzielen.

Literatur: LPZ 48, 1917, S. 63. Stolberg, S. 60.

Kindler, Franz
* 2.10.1899 Arnsdorf/Sudetenland,
† 12.2.1969 Ulm
Studienorte: Prag, Breslau
Dr. med.

Ließ sich 1927 als praktischer Arzt und Geburtshelfer in dem heilklimatischen Kurort Spindelmühle-Friedrichstal im Riesengebirge nieder. Fand außerhalb der Saisonpraxis Zeit, sich in

Wien und Dresden weiterzubilden. Eröffnete 1937 in Spindelmühle ein Naturheilsanatorium mit etwa 40 Betten. Besuchte 1946 für einige Monate das Robert-Bosch-Krankenhaus in Stuttgart und legte dort sein Staatsexamen als homöopathischer Arzt ab. Ließ sich 1949 als homöopathischer Arzt in Crailsheim nieder. Praktizierte von 1953 bis 1965 in Ulm. Für kurze Zeit Badearzt in Bad Kissingen. Kehrte alsbald nach Ulm zurück.

Literatur: AHZ (J. Schramek) 214, 1969, S. 166/167.

Kinzler, Gotthold
* 29.3.1871 Enslingen bei Schwäbisch Hall,
† 24.2.1899 Basel
Dr. med.

Praktizierte noch 1897 als homöopathischer Arzt in Bad Cannstatt. Vorher in Bad Boll, Pfedelbach und Öhringen.

Literatur: HMB 24, 1899, S. 7; Medicinisches Correspondenz-Blatt 69, 1899, S. 178.

Kirn, Immanuel
* Datum/Ort unbek., † 16.4.1927 Pforzheim
Studienort: Würzburg
Dr., Diss. med. Univ. Würzburg 1887, *Ueber Lesestörungen bei paralytischen und nicht-paralytischen Geisteskranken,* 21 S.

Geburtsdatum konnte vom Standesamt Pforzheim nicht ermittelt werden.

Literatur: HMB 52, 1927, S. 81. Villers, Bd. 1, Teil 2, S. 19, Bibl. S. 114; Bd. 2, S. 10, Bibl. S. 33, 66.

Kirsch, Eduard
* 10.10.1835 Biebrich, † 24.7.1877 Meran
Dr. med.

Medizinalrat
  Sohn von P. C. Kirsch (s. dort). Ließ sich 1858 in Mainz nieder.

Literatur: AHZ 95, 1877, S. 95/96. Meyer, S. 13, 48.

Kirsch, Philipp Christian
* 3.11.1804 Niederbachheim/bei Braubach,
† 30.1.1873 Mainz
Studienort: Heidelberg
Dr. med.

Vater von E. Kirsch (s. dort). Kam zur Bekämpfung einer ausgebrochenen Typhusepidemie nach Reichelsheim und machte sich hier durch G. Rau (s. dort) mit der Homöopathie vertraut. Trat aufgrund seiner stark geschwächten Gesundheit in brieflichen Kontakt mit S. Hahnemann (s. dort), der ihn heilte. Von 1834 bis 1839 Bataillonsarzt in Biebrich und von 1840 bis 1848 Regimentsarzt in Wiesbaden. Stand wegen der Dispensierfreiheit zweimal vor dem Kriegsgericht.

Literatur: AHZ (Kirsch, Sohn) 86, 1873, S. 71. Tischner, S. 786. Meyer, S. 13, 61.

Kirsten, Ferdinand
* 9.5.1833 Leipzig, † 9.5.1863 Rescht in Persien
Dr. med.

1858–1862 Leibarzt des Barons Tarnow, dem Zivilgouverneur des Kaukasus in Tiflis. 1862 Badearzt im kaukasischen Pjätigorsk. Russischer Stanislausorden mit Schwertern (o. J.), Russische Kriegsmedaille (o. J.), Persischer Sonnenorden (o. J.).
  Sohn von J. T. Kirsten (s. dort). Ging später (o. J.) nach Rescht in Persien. Starb an seinem 30. Geburtstag.

Literatur: AHZ (V. Meyer) 67, 1863, S. 16.

Kirsten, Johann Traugott
* 30.4.1806 Leipzig, † 13.2.1891 Leipzig
Studienort: Leipzig
Dr., Diss. med. Univ. Leipzig ca.1839, *Quaestiones nonnullae de papillarum lactantium exulceratione ejusque curatione,* 23 S.

Vater von F. Kirsten (s. dort). Wurde während seines Studiums durch S. Hahnemann (s. dort) bestärkt, sich der Homöopathie zuzuwenden und praktizierte gleich nach der Approbation als homöopathischer Arzt.

Literatur: AHZ (A. Lorbacher) 122, 1891, S. 77/78. Portrait (G. Puhlmann), LPZ 22, 1891, S. 9. LPZ 22, 1891, S. 51. Meyer, S. 13, 47. Villers, Bd. 1, Teil 2, S. 8.

Kleinschmidt, Gustav
* 1.6.1852 Berlin, † 13.5.1904 Falkenstein/Taunus
Studienorte: Berlin, Würzburg, Bonn. Er studierte u. a. bei: Kékulé, Du Bois-Reymond.
Dr., Diss. med. Univ. Bonn 1876, *Ueber Keratitis bullosa*, 29 S.

Beteiligte sich an der Gründung der Deutschen Homöopathischen Liga am 26.5.1903, der er seit Beginn als Vorstandsmitglied angehörte.

Literatur: ZBV (R. Windelband) 23, 1904, S. 204/205. HRL 2, 1904, S. 16. Villers, Bd.1, Teil 2, S. 4; Bd. 2, S. 2.

Klindert, Friedrich
* 1798 (Ort unbek.), † 1.10.1857 Prag

Diss. nicht nachweisbar.
  K. k. pensionierter Oberfeldarzt und erster Vorsteher des chirurgischen Gremiums in Prag. Homöopath.

Literatur: NZK 6, 1857, S. 167. Villers, Bd. 1, S. 13.

Klunker, Will
* 9.8.1923 München, † 26.3.2002 Heiden/Kanton Appenzell, Schweiz
Studienorte: München, Innsbruck
Dr., Diss. med. Univ. München 1920, *Zur Frage der Ätiologie und Pathogenese des sog. Bäcker- und Müllerasthmas*, 23 S.

Schriftleiter bei ZKH von 1981 bis 1985.
  Nach der Pflichtassistenzzeit in der Münchener dermatologischen Universitätsklinik Ende der 1950er Jahre Assistenzarzt und Mitarbeiter von Prof. Schnyder an der Züricher Hautklinik. Die Berufung von Schnyder zum Ordinarius der Dermatologie in Heidelberg eröffnete ihm die Aussicht auf eine Stelle als Oberarzt mit der Möglichkeit zur Habilitation. Er entschied sich jedoch 1957 für die Homöopathie und belegte einen Kurs in Klassischer Homöopathie bei J. Künzli (s. dort) und A. Voegeli (s. dort). Zog später nach Heiden in den Kanton Appenzell und praktizierte dort als Homöopath. Hier hatte P. Schmidt großen Einfluss auf seine weitere Entwicklung in der Homöopathie. Gab Weiterbildungskurse in Bad Imnau, Salmsach, Baden-Baden und Graz. Sein großes Interesse galt der Philosophie und hier besonders M. Heideggers Daseinsanalytik.

Werke: Synthetisches Repertorium, Hrsg. H. Barthel, Bd. 3: Schlaf, Träume, Sexualität (W. Klunker), zzgl. Index, Heidelberg 1973. Das Selbstverständnis der naturwissenschaftlichen Arzneimedizin und die Homöopathie; in: Homöopathie in der Diskussion, Leer: Grundlagen und Praxis, 1979, S. 185–203. Miller, G./Klunker, W.: Beziehungen der Arzneien unter sich: nach H. C. Allen, Boger, Bönninghausen, Chiron, Clarke, Guernsey, Hering, Kent, Lutze, P. Schmidt, R. Schmidt, E. Wright-Hubbard usw., nach der von R. Gibson Miller besorgten Erstausgabe; neu hrsg. u. mit einem Vorwort vers. von W. Klunker, 6., verb. Aufl., Heidelberg 1987, 55 S.; 11. Aufl., überarbeitet: Arzneimittelbeziehungen, Heidelberg 1998.

Literatur: ZKH (A. Wegener) 46, 2002, S. 47/48. Bibliographie der Veröffentlichungen von W. Klunker (A. Wegener), ZKH 46, 2002, S. 168–170. Nachruf auf Dr. Will Klunker, ÖGHM 13, 2002, S. 2. Dinges, S. 113. Eppenich, S. 286, 288, 300, 301, 304–306, 309, 314, 337, 388. Erlach, S. 236–238.

Knaf, Josef
* 1801 Petsch nahe Komotau/Böhmen, † 12.6.1865 Komotau/Böhmen
Dr. med.

War 30 Jahre lang Homöopath in Komotau.

Literatur: AHZ 71, 1865, S. 7. NZK (C. Müller) 14, 1865, S. 128. Meyer, S. 13, 46.

Knerr, Calvin Brobst
* 27.12.1847 Claussville/Pennsylvania,
† 30.9.1940 Philadelphia
Studienort: Hahnemann Medical College of Philadelphia
Dr. med.

Einer der ersten Studenten an der „Allentown Academy" wurde sein Onkel, Rev. John Helfrich (s. dort), ein Freund von C. Hering (s. dort). Knerr hatte als Neffe Helfrichs von Anfang an Zugang zum Familien- und Freundeskreis Herings, dessen Assistent er nach Studienende wurde. Er lebte im Hause Herings und heiratete 1874 dessen Tochter Melitta aus dritter Ehe. Aufgrund seiner engen Verbindung zu Hering und seiner Praxis war er in der Lage, ein genaues Tagebuch zu führen. Nach dem Tod Herings vervollständigte er zusammen mit C.G. Raue (s. dort) Herings zehnbändiges Hauptwerk *Leitsymptome der Materia Medica* (Guiding Symptoms of Materia Medica).

Werke: Raue, Charles G. / Knerr, Calvin B. / Mohr, Charles: A memorial of Constantine Hering; biographical sketch, Philadelphia 1880, 364 S. The friendship of Dr. Raue and Dr. Hering: an address delivered at the Raue Memorial Meeting at Hahnemann College, Philadelphia, October 17th, 1896, repr. from „The Homoeopathic Physician", November 1896, 14 S. Repertory of Hering's guiding symptoms of our materia medica, New Delhi 1990, 1232 S. Life of Hering: the conversation, life and times of Constantine Hering, founder of the Allentown Academy of Homoeopathic Medicine, Hahnemann Hospital, Hahnemann College, American Institute of Homoeopathy, author of leading works in homoeopathic literature, homoeopathic practitioner, 1. ed., New Delhi 1992, XI, 347 S.

Literatur: Winston, S. 60, 63, 67. Krannich, S. 7 f., 57, 105, 136, 159, 171, 178, 213, 228, 243, 295 f.

Knüppel, Emil
* 2.5.1833 Magdeburg, † 5.7.1897 Magdeburg
Studienort: Berlin
Dr., Diss. med. Univ. Berlin 1855, *De phlebitide et pyaemia*, 28 S.

Literatur: LPZ 28, 1897, S. 161. ZBV 16, 1897, S. 461/462. AHZ 135, 1897, S. 63. Meyer, S. 13, 48. Villers, Bd. 1, Teil 2, S. 9; Bd. 2 S. 9.

Koch, August Wilhelm
* 27.3.1805 Balingen, † 1886 Philadelphia
Studienort: Tübingen
Dr. med.

War Mitarbeiter der *Hygea*.
Ließ sich 1831 in Ebingen/Württemberg als praktischer Arzt nieder und wurde 1833 durch einen Laien auf die Homöopathie aufmerksam. Praktizierte 1836 in Stuttgart. Wanderte 1847 nach Amerika aus und wirkte in Philadelphia bis 1884 als homöopathischer Arzt.

Werke: Die Grippe: ihre Entstehung und Behandlungsart nach homöopathischen Grundsätzen, Stuttgart 1837, 16 S. Die Homöopathie, physiologisch, pathologisch und therapeutisch begründet: oder das Gesetz des Lebens im gesunden und kranken Zustande, Karlsruhe 1846, XVI, 613 S. Wirkungen der Calcarea caustica und carbonica auf den gesunden menschlichen Organismus, HYG 5, 1837, S. 269–344, 401–420. Physiologisch-pathologische Bemerkungen über das Wesen der asiatischen Cholera, vorgetragen in der Versammlung des badischen Vereins zu Rastatt, am 11. September 1837, HYG 7, 1838, S. 116–134.

Literatur: HMB 11, 1886, S. 127/128. Tischner, S. 491, 506, 581, 596, 786. Callisen, Bd. 29, S. 291. Eppenich, S. 106.

Köck, Adolf Carl
* 17.6.1847 Landshut, † 6.12.1907 München
Studienorte: München, Wien, Budapest
Dr., Diss. med. Univ. München 1872, *Die physiologische Wirkung des essigsauern Kupfers*, 23 S.

War 1883 zunächst Stellvertreter von M. Quaglio (s. dort) im Homöopathischen Spital München. Später (24.2.–31.12.1904) dessen Nachfolger.
Wandte sich nach seinem Studium, angeregt durch seinen Onkel, der Homöopathie zu. J. Buchner (s. dort) wurde sein Lehrer.

Werke: Was ist Elektro-Homöopathie?: das Heilsystem des Grafen Cesare Matthei in Bologna auf Grund eigener Erfahrungen, Leipzig 1883, 32 S. Medizinische Briefe über Homöopathie, München 1889, 126 S.

Literatur: AHZ 155, 1907, S. 206/207. LPZ 39, 1908, S.14. Stolberg, S. 61, 64, 85. Eppenich, S. 98–100, 105, 329, 330. Villers, Bd. 1, Teil 2, S. 9; Bd. 2, S. 9.

Köhler, Gottfried Gerhard
* 7.7.1916 Dresden, † 10.3.2002 Freiburg
Studienorte: München, Freiburg, Danzig, Leipzig
Dr., Diss. med. Univ. Leipzig 1942, *Die Altersverteilung der Lipoidosen*, 55 S.

Dozent bei den Weiterbildungskursen des DZVhÄ in Bad Brückenau (o.J.). Homöopathische Seminare im Rahmen der Medica-Kongresse in Montreux und später in Baden-Baden. Dafür wurde er mit der Verdienstmedaille der Medica ausgezeichnet. 1991 Auszeichnung mit der goldenen Ehrennadel des DZVhÄ zusammen mit dem Kongress der Liga Medicorum Homoeopathica Internationalis.
Erhielt eine umfassende klinische Ausbildung in Aachen und Krefeld. Nach dem Krieg intensive homöopathische Weiterbildung bei F. Stockebrand sen. (s. dort), H. Triebel (s. dort), W. Drinneberg (s. dort), A. Voegeli (s. dort) und J. Künzli (s. dort). Ließ sich 1961 als homöopathischer Kassenarzt in Freiburg nieder und war zeitweise zweiter Vorsitzender des Landesverbandes Baden-Württemberg. Baute während vieler Jahre Vorlesungen an der Universität in Freiburg über Homöopathie auf. Galt als einer der profiliertesten deutschen Homöopathen.

Werke: Lehrbuch der Homöopathie: Bd. 1, Grundlagen und Anwendung, Stuttgart 1982, 235 S., 6., völlig neu bearb. u. erw. Aufl. 1994, 222 S.; Bd. 2: Praktische Hinweise zur Arzneiwahl, Stuttgart 1986, 362 S.; 5., überarb. Aufl. 2001, XII, 430 S.

Literatur: AHZ (K.-H. Gebhardt) 247, 2002, S. 127/128. Laudatio zum 80. Geburtstag von Dr. med. Gerhard Köhler, (K.-H. Gebhardt), AHZ 241, 1996, S. 171. Laudatio: Dr. med. Gerhard Köhler zum 75. Geburtstag (K.-H. Gebhardt), AHZ 236, 1991, S. 164/165. Laudatio: Dr. med. Gerhard Köhler 70 Jahre (K.-H. Gebhardt), AHZ 231, 1986, S. 170/171. Laudatio für Dr. med. Gerhard Köhler zum 65. Geburtstag (K.-H. Gebhardt), AHZ 226, 1981, S. 205.

Kolb, Philipp Jakob
* *1774 Großkötz bei Günzburg, † 22.2.1845 Augsburg*
Studienort: Landshut
Dr., Diss. med. Univ. Landshut 1807, *Ueber die medikamentöse Anwendung der Salzsäure*, 38 S.

Zunächst Wundarzt. Nach dem Studium 1809 praktischer Arzt in Augsburg.

Literatur: AHZ (J. Buchner) 28, 1845, S. 286/287. Stolberg, S. 16, 41. Callisen, Bd. 10, S. 326/327.

Kötschau, Karl
* *19.1.1892 Apolda, † 14.6.1982 Schloßberg bei Rosenheim*
Studienort: Königsberg
Dr., Diss. med. Univ. Königsberg 1920, *Ueber die Typhusschutzimpfung*, 14 S.

Direktor der Universitätsklinik für biologische Medizin in Jena von 1934 bis 1937. Leiter der II. Abteilung für innere Medizin und Naturheilkunde am Städtischen Krankenhaus Nürnberg von 1937 bis 1945.

Galt als Begründer der biologischen Gesundheitsvorsorge und -fürsorge, die er 1936 auf der Grundlage der Ganzheitsmedizin entwickelte (so das „Prof. Dr. med. Karl Kötschau-Institut" mit Schreiben vom 30.1.2004 an das IGM). 1935 Leiter der „Reichsarbeitsgemeinschaft für die Neue Medizin", die nur ein Jahr bestand.

Werke: Zur wissenschaftlichen Begründung der Homöopathie, Leipzig 1929, 107 S. Über das Simileproblem, Leipzig 1930, 96 S. Zum Aufbau einer biologischen Medizin, 1. Teil: Denken und Homöopathie, Stuttgart 1935. Gesundheitshege durch Übung und Vorsorge, Stuttgart 1941, III, 91 S. Medizin am Scheideweg: Wiederherstellung von Ordnung, Ganzheit und Mitte der Medizin, Ulm 1960, 217 S.

Literatur: Tischner, S. 303, 697 f., 813. Jütte, Geschichte der Alternativen Medizin, S. 48. Lucae, S. 155, 158, 164. Faltin, S. 55. Schoeler, S. 149.

Kovács, C. A..
* *1813 (Ort unbek.), † 13.10.1878 Prag*
Dr. med.

Schwager des 1857 verstorbenen Nestors der Prager Homöopathen R. Schaller (s. dort).

Literatur: AHZ 97, 1878, S. 184. Meyer, S. 14, 53.

Kovács, Paul
* *1.7.1808 Dég im Komitat Veszprém/Ungarn, † 13.8.1886 Raab*
Studienort: Pest
Dr., Diss. med. Univ. Pest 1833, *Orvostudori értekezés. A. nevendék nömen (psychico-physiologica de educatione sexus foeminei physica et morali)*.

1836 Mitglied der literarischen Kisfaludi-Gesellschaft. 1839 ordentliches Mitglied der ungarischen Akademie der Wissenschaften. 1847 übernahm er die Redaktion der Zeitung „Vaterland", die er in ungarischer Sprache unter dem Titel „Hazánk" fortführte.

Bereiste 1834 Deutschland. Hielt sich längere Zeit in Berlin und Köthen auf, wo er S. Hahnemann (s. dort) kennenlernte. Kehrte 1836 nach Ungarn zurück und übernahm die Praxis des nach Pest verzogenen Th. v. Bakody (s. dort).

Literatur: Portrait (M. Schmideberg), AHZ 178, 1930, S. 236/237. Kóczían/Kölnei, S. 201–218. Beöthy Zsolt: Kovács emlékete (Dem Andenken von Kovács), erschienen in: Kisfaludi társaság évlapjai (Jahrbücher der Kisfaludi-Gesellschaft) XXI. Beöthy Zsolt: in: Figyelö (Beobachter), 1878. Horn, Sonja (Hrsg.): Homöopathische Spuren, darin Grass, Monika: Homöopathie im 19. Jahrhundert im Königreich Ungarn, S. 71–78, hier S. 73, 74.

Kraehe, Karl Gottfried
* *13.9.1821 Leisnig, † 2.3.1876 Leipzig*
Studienort: Leipzig
Dr. med. homoeop. (erworben in den USA).

Sah sich wegen fehlender Mittel außerstande sein Studium zu beenden. Nahm daher eine Stelle als Famulus bei dem homöopathischen Arzt Reichenbach in Leipzig an, die er bis 1852 inne hatte. Wanderte im gleichen Jahr nach Nordamerika aus, kehrte aber, nachdem er dort den Doktortitel erworben hatte, 1857 nach Leipzig zurück. Unterstützte V. Meyer (s. dort) bei der Redaktion der AHZ.

Literatur: AHZ 92, 1876, S. 151/152.

Kranz, Melchior Friedrich
* 1829 Hersfeld, † 26.11.1893 Wiesbaden
Studienorte: Marburg, Würzburg
Dr., Diss. med. Univ. Würzburg 1856, *De tetano,* 19 S.

Mitglied des Königlich chirurgischen Kollegiums (o. J.) in London.
Großvater von R. Kranz (s. dort). Unternahm 1855 als Schiffsarzt eine Reise nach Australien, wo er zwei Jahre als Oberarzt am deutschen Hospital in Sandhurst in der Nähe von Melbourne tätig war. Kehrte nach einer Weltreise nach Deutschland zurück. Begab sich später erneut auf Reisen und praktizierte vier Jahre in St. Louis/USA sowie ein Jahr in London. Reiste von dort weiter nach Südafrika und praktizierte zwölf Jahre als Distriktsarzt in Queenstown. Rückkehr 1873 nach Deutschland. Besuchte anschließend studienhalber Wien und Würzburg und hielt sich einige Jahre in Marburg auf. Übersiedelte 1878 nach Wiesbaden und betrieb eine homöopathische Praxis.

Literatur: AHZ 127, 1893, S. 207. ACV 3, 1894, S. 30/31. Villers, Bd. 1, Teil 2, S. 12, Bibl. S. 116, 121, 141.

Kranz, Rudolf
* 26.9.1895 Wiesbaden, † 31.8.1955 Viernheim
Studienort: Gießen
Dr., Diss. med. Univ. Gießen 1926, *Das Verhalten von Russ gegenüber von Seifenersatzen,* 7 S.

Enkel von M. F. Kranz (s. dort). Erhielt seine Ausbildung im homöopathischen Spital in Basel und ließ sich danach in Wiesbaden nieder. Verunglückte tödlich bei einem Verkehrsunfall.

Literatur: AHZ (H. Rabe) 200, 1955, S. 374/375. Schoeler, S. 149.

Kratzenstein, Carl Friedrich Wilhelm
* 9.9.1793 Helmstedt, † 31.1.1846 Helmstedt
Studienorte: Göttingen, Jena
Dr. med. Diss. nicht nachweisbar.

Praktischer Arzt in Helmstedt, der durch G. Mühlenbein (s. dort) den Weg zur Homöopathie fand.

Werke: Verlauf und Heilung der asiatischen Cholera: nach eigenen Beobachtungen bearbeitet, Helmstädt 1831, V, 28 S. Callisen, Bd. 10, S. 371.

Literatur: AHZ (F. Rummel) 30, 1846, S. 302–304.

Kretzschmar, Karl Traugott
* 15.4.1786 Dobrilugk/Lausitz, † 10.4.1838 Belzig
Studienort: Wittenberg
Dr., Diss. med. Univ. Wittenberg 1810, *De metastatibus,* 21 S.

Wurde von seinem Großvater, Prof. Böhmer, erzogen. Praktizierte einige Zeit in Oschatz und Herzberg. Ließ sich 1814 in Belzig nieder.

Werke: Streitfragen aus dem Gebiete der Homöopathie, Leipzig 1834, 51 S. Was heißt allöopathisiren in der Homöopathie und kann es statt finden? AHZ 1, 1833, S. 172–175.

Literatur: AHZ (G. Groß) 13, 1838, S. 119/120. Tischner, S. 475 f., 576, 787. Eppenich, S. 306. Haehl, Bd. 1, S. 212, 446; Bd. 2, S. 280, 286, 287 f., 297, 299. Callisen, Bd. 10, S. 384.

Kreußler, Emil
* Leipzig (Datum unbek.), † 22.8.1874 Leipzig
Studienort: Leipzig
Dr., Diss. med. Univ. Leipzig 1843, *De gastromalacia,* 16 S.

Behandelte zunächst nach den Grundsätzen Hahnemanns (s. dort). Behauptete etwa ein Jahrzehnt vor seinem Tod, dass nur vier homöopathische Mittel die ausschließliche Berechtigung hätten, Heilmittel genannt zu werden, alle anderen könne man verwerfen. Diese Mittel seien: Acid. mur., Acid. sulph., Graph. und Silicea. Diese Ideen wurden von seinen Kollegen nicht gebilligt.

Werke: Bemerkungen zur weitern Entwicklung der Homöopathie, Leipzig 1865, 27 S.

Literatur: LPZ 5, 1874, S. 97/98. Meyer, S. 14, 47.

Krieger, Karl
* 20.4.1817 Wasseralfingen/Württemberg,
† 27.4.1874 Clarens/Schweiz
Dr. med. Diss. ist nicht nachweisbar.

Seit 1841 Mitglied der Gesellschaft Schweizerischer Naturforscher.
Trat 1835 als Zögling in das evangelisch-theologische Seminar in Stuttgart ein und widmete sich philologischen, philosophischen und theologischen Studien. Nahm 1840 durch Vermittlung eines Jugendfreundes die Hofmeisterstelle bei einem Berner Patrizier im Berner Oberland an. Erwarb 1852 das Ortsbürgerrecht von Neustadt. Gründete 1856 mit den homöopathischen Schweizer Ärzten Bruckner/Basel und Zophy/Schwanden den „Verein homöopathischer Ärzte der Schweiz", dessen Vorstand er bis zu seinem Tod blieb.

Werke: Heilungsgeschichte einer Paralysis spinalis mit Hochpotenz, AHZ 66, 1863, S. 3/4. Heilung eines Falles von Tobsucht und Krämpfen mit Cuprum und Chelis, AHZ 74, 1867, S. 4/5.

Literatur: AHZ (A. Feierabend) 88, 1875, S. 191/192, 199/200. Dinges, S. 103, 106. Tischner, S. 724. Erlach, S. 238–240. Meyer, S. 121.

Kritzler-Kosch, Hans Julius Gustav Eduard Ludwig
* 10.1.1888 Mainz, † 31.5.1960 Bonn
Studienort: Berlin
Dr., Diss. med. Univ. Berlin 1912, *Die geschichtliche Entwicklung der Schußwundenbehandlung von Pfohlspeundt bis Fabricius von Hilden*, 19 S.

Mitherausgeber der ZKH 1958–1960.
Fachärztliche Ausbildung zum Frauenarzt in Mainz, Berlin und Gießen. Machte von 1912 bis 1914 als Marinearzt viele Auslandsreisen in überseeische Länder. Von 1922 bis 1933 homöopathische Praxis in Liegnitz. Wurde 1934 Sanitätsoffizier und 1938 zur japanischen Armee abkommandiert. Lernte den Sanitätsdienst in China und in der Mandschurei kennen. 1943 Beförderung zum Generalarzt. Ließ sich 1947 als homöopathischer Arzt in Bonn nieder.

Werke: Charette, Gilbert: Homöopathische Arzneimittellehre für die Praxis, übers. von F. Stockebrand und H. Kritzler-Kosch, Stuttgart 1958, 488 S. Über die Verwendung von Tuberkulosenosoden und Tuberkulinen in der Homöopathie, AHZ 196, 1951, S. 146–148. J. T. Kents Repertorium der homöopathischen Arzneimittellehre, DHM 6, 1955, S. 240––261. Christian Friedrich Samuel Hahnemann, der Begründer der Homöopathie; geboren am 10. April 1755 in Meißen; gestorben am 2. Juli 1843 in Paris, DHM 6, 1955, S. 531–550. Paterson, John: Die Darmnosoden (The bowelnosodes), übers. von H. Kritzler-Kosch, DHM 8, 1957, S. 246–264. Über die Verwendung von Tuberkulosenosoden und Tuberkulinen in der Homöopathie, DHM 9, 1958, S. 12–30.

Literatur: ZKH 4, 1960, S. 241–243. DHM (W. Schwarzhaupt) 11, 1960, S. 354/355. AHZ 205, 1960, S. 382. Schoeler, S. 149.

Kröner, Eugen
* 11.4.1861 Idar/Fürstentum Birkenfeld,
† 30.7.1924 Kniebis im Schwarzwald
Studienort: Berlin. Studierte u. a. bei: v. Bergmann, du Bois-Reymond, v. Helmholtz, Virchow.
Dr., Diss. med. Univ. Berlin 1890, *Die folie à deux*, 31 S.

Sanitätsrat
Schwiegersohn von G. Jäger (s. dort). Studierte zunächst Theologie und Philosophie in Tübingen. Jäger hatte ihn für die Hochschulkarriere als Dozent für Psychophysiologie ins Auge gefasst. Kröner bestand den Dr. phil. mit Auszeichnung und reichte seine Habilitationsschrift bei der Universität in Leipzig ein. Sein Eintreten für die in der Schulmedizin verfemten Ideen Jägers wurde ihm jedoch zum Verhängnis. Die Fakultät lehnte das Gesuch ab. Ließ sich nach abgeschlossenem Medizinstudium als homöopathischer Arzt in Potsdam nieder. Leitete von 1915 bis 1917 das homöopathische Krankenhaus in Berlin. Mitarbeiter der *Deutschen homöopathischen Arzneimittellehre*. Letzter Leiter des Berliner homöopathischen Krankenhauses.

Werke: Das körperliche Gefühl: ein Beitrag zur Entwicklungsgeschichte des Geistes, Breslau 1887, VIII, 210 S. Handbuch der homöopathischen Heilmittellehre (zusammen mit F. Gisevius), im Auftrag des Berliner Vereins homöopathischer Ärzte, Bd. 1, Berlin 1906, 586 S.; Bd. 2, Berlin 1908, 409 S.; Bd. 3, Berlin 1911, 505 S. Die Homöopathie in Bayern (zusammen mit F. Gisevius): ein Beitrag zum Kapitel der Geistesfreiheit in Deutschland, ZBV 23, 1904, S. 209–263. Hahnemann und die Naturheilkraft, ZBV 30, 1911, S. 289–302.

Literatur: ZBV (F. Gisevius) 41, 1924, S. 210–219. Tischner, S. 262, 700, 708, 719, 787. Lucae, S. 105, 144, 210. Eppenich, S. 87, 335, 355. Villers, Bd. 2, S. 10, Bibl. S. 2, 6.

Krüger, Eduard
* 1807 Hamburg, † 1875 Hamburg

Herausgeber der medizinischen Wochenschrift *Der Gesundheitswächter: ein medicinisches Volksblatt*, Hamburg, ab 1856.

In Hamburg nannte man ihn den „Wasserdoktor".

Literatur: AHZ 91, 1875, S. 95/96. ZHK 24, 1875, S. 152. LPZ 6, 1875, S. 110. Meyer, S. 14, 42.

Krummacher, Eduard Christian
* 7.5.1804 Duisburg, † 6.3.1891 Bremen
Studienort: Würzburg
Dr., Diss. med. Univ. Würzburg 1826, *De quibusdam organismi infantilis idiomatibus*, 62 S.

Wurde durch C. Hering (s. dort) mit der Homöopathie bekannt.

Literatur: AHZ (H. Goullon) 122, 1891, S. 109/110. LPZ 22, 1891, S. 74. Callisen, Bd. 10, S. 425. Meyer, S. 14, 35. Villers, Bd. 1, Teil 2, S. 4.

Kügelgen, Konstantin Franz, Freiherr von
* 9.7.1880 Petersburg, † 1926 Seefrieden bei Dresden
Studienorte: Dorpat, Odessa, Basel, Kiel
Dr., Diss. med. Univ. Kiel 1909, *Aus der Königlichen psychiatrischen und Nervenklinik in Kiel. Beitrag zur neuralen progressiven Muskelatrophie*, 22 S.

Leitender Arzt der Heilstätte Seefrieden bei Dresden.

Werke: Die Mangelkrankheiten: Avitaminosen, Dresden 1925, 132 S.; 2., umgearb. u. vervollst. Aufl. (Umschlagtitel: K. F. v. Kügelgen und Ragnar Berg: Die Mangelkrankheiten), Stuttgart 1934, 110 S. Um selbständige Abteilungen für Homöopathie und Naturheilweise in öffentlichen Krankenhäusern, HMB 51, 1926, S. 11/12, 29/30.

Literatur: HMB 51, 1926, S. 48.

Kunkel, Karl Friedrich
* 15.3.1819 Golsmas bei Gelting/Schleswig, † 18.6.1897 Kiel
Studienorte: Kiel, Göttingen
Dr., Diss. med. Univ. Kiel 1847, *De ophthalmia neonatorum nonnulla*, 14 S.

War Arzt der Herzogin Adelheid, geb. Prinzessin von Hohenlohe-Langenberg, der Mutter der damaligen Kaiserin Augusta Victoria.

Studierte auf Wunsch seiner Mutter zunächst zwei Semester Philologie, wechselte dann aber zur Medizin. Ließ sich nach dem Studium in Kappeln a.d. Schlei als Allopath nieder. Gelangte durch J. Rademacher zur Homöopathie. Übersiedelte 1861 nach Kiel. Seine Praxis übernahm nach seinem Tod P. Wassily (s. dort).

Werke: Die Impfvergiftung: ihr Wesen und ihre Heilung; nach eignen Erlebnissen dargestellt; ein Beitrag zur Lösung der Impffrage, Kiel 1879, 55 S. Die homöopathische Behandlung der Heiserkeit mit besonderer Berücksichtigung derjenigen unserer Sänger und Sängerinnen; für angehende Ärzte und gebildete Laien, Leipzig 1896, 14 S.

Literatur: ACV (Waszily) 6, 1897, S. 218–220. AHZ (S. Mossa) 135, 1897, S. 124/125. Tischner, S. 708, 787. Villers, Bd. 1, Teil 2, S. 8, Bibl. S. 117, 124, 131, 136, 142, 143; Bd. 2, S. 7, Bibl. S. 5, 9, 12, 36, 49, 52, 58, 62, 66, 71.

Künzli von Fimmelsberg, Jost
* 10.10.1915 St. Gallen, † 5.4.1992 St. Gallen
Studienorte: Zürich, Bern, Kiel, Paris
Dr., Diss. med. Univ. Zürich 1943, *Über Periarteriitis nodosa vermutlich tuberkulöser Ätiologie*, 24 S.

1957–1973 Mitherausgeber der ZKH. Seit 1971 Lehrtätigkeit in Frankfurt/Main. 1973–1986 jährliche Kurse in Spiekeroog. 1977 (zumindest bis 1989) homöopathische Vorlesungen in Drei-Jahres-Zyklen an der Universität Zürich.

Homöopathischer Arzt in der dritten Generation in St. Gallen. Enkel von J. T. Künzli (s. dort). Gilt als ein bedeutender Homöopath der neuen Zeit. Sein Name bleibt eng verbunden mit der Entwicklung der Homöopathie im deutschsprachigen Raum. Von 1941 bis 1945 Tätigkeit im Inselspital in Bern, zuletzt als Oberarzt. Bei P. Schmidt, zu dem er 1946 kam, lernte er die durch Kent geprägte Homöopathie kennen und half ihm bei der Übersetzung der deutschen Texte für Schmidts Übersetzungen von Hahnemanns Organon ins Französische. Ließ sich 1947 in St. Gallen nieder. Unterrichtete viel, so z.B. in St. Gallen, später in Frankfurt sowie in den 1970er und 1980er Jahren auf der Insel Spiekeroog, wo von 1973 bis 1986 jährliche Kurse für Homöopathie stattfanden. Zu seinen Schülern in Deutschland zählten z.B. M. Barthelt (s. dort), O. Eichelberger (s. dort), K.-H. Gypser, C. Just und M.v. Ungern-Sternberg.

Werke: Kent, James Tylor: Zur Theorie der Homöopathie; übers. von J. Künzli von Fimmelsberg, Leer um 1973, 332 S. Die Heilkunst Hahnemanns, Hausmitteilungen des homöop. Zentraloff., Basel, Febr. 1949. Hahnemanns Psoratheorie, anhand der Entwicklung einer chronischen Krankheit illustriert, ZKH 8, 1964, S. 195–204. Die Säulen der Homöopathie, DJH 1, 1982, S. 4–8, 51–55.

Literatur: Dr. Jost Künzli von Fimmelsberg (D. Spinedi), DJH 11, 1992, H. 1, S. 46. Zum Gedenken an Dr. med. Jost Künzli von Fimmelsberg (K.-H. Gypser), ZKH 36, 1992, S. 124. Abschied von Jost Künzli (M. v. Ungern-Sternberg), AHZ 237, 1992, S. 166/167. Laudatio zum 75. Geburtstag von Dr. med. Jost Künzli von Fimmelsberg (K.-H. Gypser), ZKH 34, 1990, S. 215/216. Schulen der Homöopathie – Künzli, DJH (C. Just) 10, 1991, S. 91–96, 168–192 (S. 190–192 Auflistung seiner Veröffentlichungen in AHZ, ZKH, DJH u. weiterer Veröffentl. in verschiedenen Organen). Dinges, S. 94, 111 f., 114 f. Erlach, S. 240–245.

Künzli, Jacob Theodor
* 1848 *Griesenberg/Schweiz*,
† *14.9.1903 St. Gallen/Schweiz*
Studienorte: Zürich, Würzburg
Dr. med. (Studierte vom WS 1866/67 bis SS 1867 in Würzburg. Diss. nicht nachgewiesen.)

Großvater von J. Künzli von Fimmelsberg (s. dort; befreundet mit P. Wassily). Homöopathischer Frauenarzt.

Literatur: AHZ 147, 1903, S. 111. AHZ 137, 1898, S. 137. Erlach, S. 246/247. Villers, Bd. 1, Teil 2, S. 15.

Kurtz, Paul Theodor Eduard
* *20.2.1799 Trebnitz/Schlesien*, † *6.3.1878 Dessau*
Studienorte: Breslau, Wien, Berlin
Dr., Diss. med. Univ. Berlin 1822, *De medicinae arte et scientia habito simul respectu ad gentis mentisque humanae evolutionem*, 47 S.

Ernennung zum Medizinalrat 1838. Geheimer Obermedizinalrat des Herzogs von Anhalt. Neben A. Vehsemeyer (s. dort) Mitherausgeber der *Medicinischen Jahrbücher*, Berlin 1840 und 1841.
Beschäftigte sich besonders mit der Arzneiwirkungslehre.

Werke: Ueber den Werth der Heilmethode mit kaltem Wasser und ihr Verhältniß zur Homöopathie und Allopathie, nebst Vergleichung der Verfahrensart des Prof. Oertel's mit der des Vinzens Priessing; eine Schrift für Jedermann; nach eigenen Erfahrungen bearb., Leipzig 1835. Maßregeln der Entstehung, der Verbreitung und der Gefährlichkeit der Cholera vorzubringen; zur Bekehrung der Nichtärzte, Dessau 1866, II, 332 S. Rademacher's Erfahrungslehre, ÖZfH 1, 1844, H. 3, S. 145–168.

Literatur: AHZ 96, 1878, S. 96. LPZ 9, 1878, S. 43. NZK 27, 1878, S. 48. Callisen, Bd. 10., S. 467; Bd. 29, S. 396. Tischner, S. 471, 485, 518, 521, 556, 558 f., 570, 576, 597, 647, 689, 697 f., 712 f., 787. Haehl, Bd. 1, S. 406, 463; Bd. 2, S. 467. Petry, S. 310. Meyer, S. 14, 37.

Lackner, Ludwig Eugen Georg
* *10.12.1871 Bartenstein/Ostpr.*,
† *Berlin (Datum unbek.)*
Studienort: Berlin
Dr., Diss. med. Univ. Berlin 1894, *Ueber zwei Fälle von Paranoia mit Gedankenlautwerden*, 27 S.

Über sein Leben konnten keine Details ermittelt werden.

Landesmann, Jakob
* *16.9.1812 Eisgrub/Mähren*, † *18.2.1873 Genf*
Studienort: Wien
Dr. med. (keine Diss. nachgewiesen).

1845 Leibarzt des Ex-Ministers Graf Ludwig Batthyany.
Lehre in der Tuchfabrikation, studierte dann Medizin. Trat nach beendetem Studium als Arzt in die österreichische Armee ein, wo er zehn Jahre lang tätig war. Lernte in Ungarn die Homöopathie kennen. Emigrierte nach dem Tod von Graf Batthyany in die Schweiz und praktizierte zunächst in Zürich (zwei Jahre), später in Genf. Erwarb 1856 das Bürgerrecht in Genf.

Werke: Kaolin; Heilmittel gegen Croup, AHZ 79, 1873, S. 105/106. Ueber die schnelle Wirkung homöopathischer Arzneien, AHZ 85, 1872, S. 137–140, 145–148, 161–163, 177–181, 185–188.

Literatur: AHZ 86, 1873, S. 159/160. Erlach, S. 247/248. Meyer, S. 121. Petry, S. 311.

Langhammer, Christian Friedrich
* *1786 (Ort unbek.)*, † *Datum/Ort unbek.*

War Schüler S. Hahnemanns (s. dort), über den aber fast nichts bekannt ist, außer, dass er melancholisch veranlagt gewesen sein soll. F. Hartmann (s. dort) wirft ihm sogar vor, noch nicht einmal Mittelmäßigkeit erreicht zu haben. Vielleicht hat K. Schreiber recht mit der These, dass sich Hahnemann am Anfang seine Schüler nicht aussuchen konnte. L. gehörte jedoch zur Prüfungsgruppe um Hahnemann und taucht häufiger in den Bänden seiner Arzneimittellehre auf.

Literatur: Tischner, S. 268, 293, 424, 787. Schreiber, S. 44. Haehl, Bd. 1, S. 419, 460; Bd. 2, S. 104, 114, 312, 491.

Lappe, Christian Theodor
* *28.2.1802 Neusalz a. d. Oder,*
† *12.8.1882 Neudietendorf/Thüringen*
Studienort: Berlin

Kein akad. Grad.
1859 Aufnahme in die „Königliche Akademie der gemeinnützigen Wissenschaften zu Erfurt". 1879 Verleihung des Ritterkreuzes 2. Klasse des Herzoglich-Sächsischen Hausordens.
Nach einjähriger Tätigkeit in der Apotheke der Herrnhuter in Ebersdorf/Th. erhielt er den Ruf in die Brüdergemeine Neudietendorf. Übernahm 1828 als Administrator die im Besitz der Brüdergemeine befindliche Apotheke des verstorbenen Apothekers Heinrich Gottlieb Thrän, der sich als erster deutscher Apotheker mit der Homöopathie befasste. Lappe genoss in besonderer Weise das Vertrauen S. Hahnemanns (s. dort) und war der erste Apotkeker, von dem sich Hahnemann mit homöopathischen Heilmitteln versorgen ließ. Durch sein großes Ansehen, das ihm auch L. Grießelich (s. dort) entgegenbrachte, wurden seine Arzneimittel vom Baltikum bis nach Südamerika versandt. Die engen Beziehungen zu C. Hering (s. dort) führten dazu, dass er auch von ihm zur Aufbereitung neuer homöopathischer Heilmittel herangezogen wurde. Gehörte zu den wenigen Apothekern, die als Mitglied dem *Centralverein homöopathischer Aerzte* angehörten. Bereits 1828 hatte Lappe der Apotheke eine kleine Fabrikation von aromatischen Essenzen angegliedert. „Neudietendorfer Aromatique" erfreut sich auch heute noch großer Beliebtheit.

Werke: Einige Versuche über die chemische Beschaffenheit des Causticum, ACS 19, 1841/42, H. 2, S. 10–17.
Literatur: Ostdeutsche Gedenktage 2001/2002 (Guntram Philipp, Kulturstiftung der Vertriebenen), Rheinbreitbach 2003, S. 164–168. Haehl, Bd. 1, S. 185, 367; Bd. 2, S. 216. Dinges, S. 34. Michalak, S. 71, 152, 156. Philipp, Guntram: „Herrnhuter Apotheker. Pioniere homöopathischer Arzneimittelherstellung", Zur Geschichte der Homöopathie und alternativer Heilweisen. MedGG 22, 2003, S. 89–146. Philipp, Guntram: Ein unerfüllt gebliebener Wunsch Hahnemanns nach einer homöopathischen Pharmakopoe, MedGG 24, 2006, S. 243–268.

Larisch, Carl Heinrich Joseph Anton
* *20.11.1816 Breslau,* † *9.7.1899 Namslau/Schlesien*
Studienorte: Breslau, Berlin
Dr., Diss. med. Univ. Berlin 1839, *De vulneribus sclopetariis,* 67 S.

1885 erhielt er den Roten Adlerorden IV. Klasse. Ernennung zum Sanitätsrat (o. J.). 1889 Verleihung des Titels *Geheimer Staatsrat.* 1894 Ehrenbürger von Namslau/Schlesien.
Begann als Allopath in Breslau. Ab 1844 acht Jahre lang Badearzt in Charlottenbrunn/ Schlesien. Übersiedlung 1851 nach Namslau/Schlesien. Wurde 1866 durch einen Homöopathen vom Typhus geheilt und wandte sich ab diesem Zeitpunkt der Homöopathie zu. Erzielte große Erfolge bei der Bekämpfung der Cholera in Namslau. Gründete zum Andenken an seine verstorbene Frau die Franziska-Stiftung für arme Wöchnerinnen sowie die Stiftung „Arme ohne Unterschied der Konfession" in Namslau.

Literatur: AHZ (Weidner-Breslau) 139, 1899, S. 45/46. LPZ 30, 1899, S. 122. Villers, Bd. 1, Teil 2, S. 9; Bd. 2, S. 10.

Layer, Gotthold Heinrich
* *19.8.1866 Engstlatt/Oberamt Balingen,*
† *9.1.1930 Stuttgart*
Studienort: Erlangen
Dr., Diss. med. Univ. Erlangen 1890, *Die Lehre von den Fremdkörpern, eine litterarische Studie,* 68 S.

Viele Jahre in Bad Wildbad ansässig und vor allem auf dem Gebiet der Frauenheilkunde ein gesuchter Arzt.

Literatur: HMB 55, 1930, S. 32.

Lederer, Thomas
* *1791 Strakönitz/Böhmen,* † *27.1.1874 Wien*
Studienorte: Wien, Gießen
Dr., Diss. med. Univ. Gießen 1827, *Mutter und Kind. Oder: Schwangerschaft, Entbindung und Wochenbette,* 282 S.

Ab 1837 viele Jahre Leibarzt der Fürstin Melanie von Metternich.

Wurde 1791 in Strakönitz/Böhmen getauft; das genaue Geburtsdatum konnte nie festgestellt werden. Begann seine Laufbahn als sog. Operations-Zögling an der chirurgischen Klinik der Wiener Hochschule. Bald darauf befreundete er sich mit dem damaligen Nestor der Wiener Homöopathie, Johann Emmanuel Veith (s. dort). 1817 Promotion zum Wund- und Geburtsarzt in Wien. Boer, Professor für Geburtshilfe an der Wiener Hochschule, wählte ihn 1819 zum Assistenten. 1827 erhielt er von der Universität Gießen das Diplom zum Doktor der Medizin, Chirurgie und Geburtshilfe für sein Buch *Mutter und Kind*, das 1826 in Wien erschienen war. Seit etwa 1823 praktizierte er als erfolgreicher Homöopath. Nach 1837 verklagten ihn Kollegen, die ihm seinen Erfolg neideten, wegen Kurpfuscherei, da er kein österreichisches Doktor-Diplom besaß, doch konnte er aufgrund des Vertrauens seiner Patienten seine Tätigkeit als homöopathischer Arzt bis zu seinem 80. Lebensjahr fortsetzen. Galt bei seinem Tod als Nestor der Wiener Homöopathen.

Werke: Handbuch der Hebammenkunst, Wien 1822. Mutter und Kind. Oder: Schwangerschaft, Entbindung und Wochenbette; mit einem aus der Darstellung ihres natürlichen Verlaufes abgeleiteten Unterrichte für Frauen, sich zweckmäßig zu verhalten, nebst einer auf die Entwicklungsgeschichte des Kindes gründete Anleitung, zur Pflege und Erziehung desselben, Wien 1826, XXIV, 284 S.

Literatur: IHP (Molin, Wien) 4, 1874, S. 234–242. AHZ 88, 1874, S. 56. Tischner, S. 508. Lucae, S. 65. Petry, S. 312. Horn, Sonja (Hrsg.): Homöopathische Spuren, darin Kogler, Kathrine E.: „Man fing damit an, die Wahrheit des homöopathischen Princips wegzudemonstriren", S. 79–92, hier S. 83. Meyer, S. 15, 60.

Leers, Hans
* 27.1.1909 Berlin, † 5.2.2005 Merzig
Studienorte: Bonn, Heidelberg, Berlin, München
Dr., Diss. med. Univ. Berlin 1936, *Recklinghausensche Krankheit und cerebrales Syndrom bei einem höchstwahrscheinlich eineiigen Zwillingspaar* (Springer 1936), S. 721–730.

Der LV Hessen, Rheinland-Pfalz und Saar wählten ihn 1982 zum Vorsitzenden.

Wird im Nekrolog als einer der bedeutendsten deutschen Homöopathen charakterisiert. Neben seinem Medizinstudium befasste er sich mit Tiefenpsychologie sowie Graphologie und legte in beiden Disziplinen Examina ab. Bereits nach seiner Approbation beschäftigte er sich mit der Homöopathie. 1946 erwarb er den Fachtitel für Neurologie und Psychiatrie. Begann 1953 die Arzneimittelwahl mithilfe von Lochkarten zu vereinfachen bzw. zu rationalisieren. Neben seiner beruflichen Tätigkeit hielt er Gastvorlesungen an den Universitäten in Homburg und Heidelberg. Über seine homöopathische Praxis hinaus beschäftigte er sich mit verschiedenen Naturheilverfahren wie Balneotherapie, Diätetik, Punkt- und Reflexzonenmassage. War fast bis zu seinem 96. Lebensjahr beruflich tätig.

Werke: Kent's Repertorium in Lochstreifen, o. J., o. O., 219 S. Ein Repertorium in Lochstreifen, Acta Homoeopathica 14, 1970, S. 18–23. Sammlung seltener Symptome: Zur homöopathischen Praxis (was nicht im Kent steht), Heidelberg 1977, 128 S. Der Leib als Symbol: ein Beitrag zum Verständnis der Homöopathie, Heidelberg 1986, 82 S.

Literatur: Dr. med. Hans Leers (K.-H. Gebhardt), AHZ 250, 2005, S. 91. Laudatio zum 90. Geburtstag von Dr. Hans Leers (K.-H. Gebhardt), AHZ 244, 1999, S. 79. Zum 80. Geburtstag von Dr. Hans Leers (Römer, Rüsselsheim), AHZ 234, 1989, S. 76–78.

Leeser, Jakob
* 6.8.1858 Gehlenbeck/Kreis Lübbecke,
† 19.4.1926 Bonn
Studienorte: Würzburg, München, Leipzig, Halle. Hörte u. a. bei: Graefe, v. Koeliker, v. Nussbaum, v. Siebold, Thierisch, Wundt, Volkmann, Wislicenus.
Dr., Diss. med. Univ. Halle 1881, *Beiträge zur Physiologie der Pupillarbewegung*, 68 S.

Sohn von S. Leeser (s. dort). Nach dem Studium erweiterte er seine homöopathische Ausbildung an der homöopathischen Poliklinik in Leipzig, wo er unter A. Lorbacher (s. dort) ordinierender Arzt war. 1881 Dispensierexamen. Ließ sich 1882 in Lübbecke nieder und siedelte 1885 nach Rheydt um. 1889 zog er nach Bonn. 1890 Gründung der epidemiologischen Gesellschaft zur Verbreitung der Weihe'schen Methode (die eine mannigfaltige und feine Individualisierung der Mittelwahl ermöglicht). Gründete 1920 den Verein homöopathischer Ärzte des Rhein- und Maingaues, dessen Vorsitzender er bis zu seinem Tod war.

Werke: Über Heilkunst: neue Ausblicke über die Stellung der Homöopathie in der Heilkunde; Vortrag, gehalten auf der Hauptversammlung des DZVhÄ in Bonn am 7.8.1925, Selbstverlag 1925, 24 S.

Literatur: ZBV (H. Göhrum) 43, 1926, S. 302–304. Tischner, S. 666. Villers, Bd. 1, Teil 2, S. 10, Bibl. S. 10; Bd. 2, S. 3, 5, 24, 70.

Leeser, Otto
* 7.1.1888 Dülmen, † 9.11.1964 High Wycombe/ Buckinghamshire
Studienort: Berlin
Dr., Diss. med. Univ. Berlin 1912, *Über Rheumatismus nodosus*, 45 S.

Doppelpromotion Dr. med. und Dr. phil. (1915). Kam früh durch seinen Onkel J. Leeser (s. dort) mit der Homöopathie in Berührung. Im Ersten Weltkrieg war er Kriegsassistenzarzt. Von 1918 bis 1922 Tätigkeit in der Praxis seines Onkels J. Leeser in Bonn. 1922 Niederlassung als homöopathischer Arzt in Frankfurt a. M. Wurde einer der ersten drei Schriftleiter der 1922 vom DZVhÄ gegründeten *Deutschen Zeitschrift für Homöopathie*. Durch die Initiative seines Freundes H. Göhrum (s. dort) wurde er 1929 an das Stuttgarter homöopathische Krankenhaus berufen, übernahm dort die Leitung der Inneren Frauenabteilung und arbeitete mit A. Stiegele (s. dort) zusammen. 1933 wanderte er aufgrund seiner jüdischen Abstammung in die Niederlande aus und gelangte von dort 1934 nach Großbritannien. Nahm die britische Staatsbürgerschaft an. In High Wycombe gründete er das Laboratorium für die Herstellung homöopathischer Arzneien. Auf Veranlassung der Bosch Vermögensverwaltung kehrte er 1949 an das Stuttgarter Robert-Bosch-Krankenhaus als ärztlicher Direktor zurück. Von 1949 bis 1955 leitete er die von ihm gegründeten Vierteljahreskurse für angehende homöopathische Ärzte. Es sollen etwa 600 Ärzte in der Homöopathie ausgebildet worden sein. Nach Dissenz mit der Krankenhausleitung kehrte er 1955 nach Großbritannien zurück. Sein Lebenswerk bildet das Werk *Grundlagen der Heilkunde*, in dem er einen umfassenden Überblick über die Medizin auf naturwissenschaftlicher Basis gibt. Allerdings hat er dort der Homöopathie nur einen kürzeren Abschnitt gewidmet.

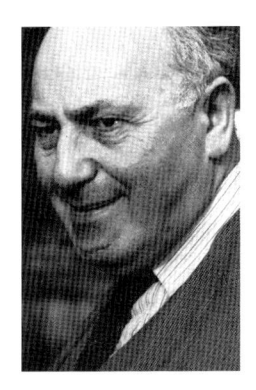

Werke: Grundlagen der Heilkunde: Lehrbuch der Homöopathie, allgemeiner Teil, Bühl 1923, VIII, 153 S. Lehrbuch der Homöopathie: Grundlagen der Heilkunde; allgemeiner Teil, neue Fassung, Stuttgart/Berlin/Zürich 1927, XII, 159 S. Lehrbuch der Homöopathie, Spezieller Teil: Arzneimittellehre, A: Die mineralischen Arzneimittel, 1933, 734 S.

Literatur: AHZ (M. Stübler) 210, 1965, S. 33–35. Zu Dr. Otto Leesers 75. Geburtstag (M. Stübler), AHZ 208, 1963, zwei Seiten vor S. 1. Zum 70. Geburtstag von Otto Leeser (M. Stübler), AHZ 203, 1958, S. 1–6. Dr. Otto Leeser, AHZ 201, 1956, S. 81–83 (mit Auflistung von 38 Veröffentlichungen). Tischner, S. 303, 321, 697, 707. Dinges, S. 204 f. Faltin, S. 38, 58, 60, 91, 97, 110, 122, 129–133, 145, 152, 168 f., 171, 175, 184 f., 188 f., 192 f., 197 f., 224–228, 230, 238, 242 f., 254, 258, 262, 276, 282, 284, 287, 291, 293, 305, 309, 318 f., 322 f., 328 f., 337, 339, 341, 345, 360–363. Lucae, S. 147, 148, 155, 210, 216. Schoeler, S. 149.

Leeser, Samuel
* 1816 Dülmen/Westfalen, † 3.9.1885 Rheydt
Studienort: Berlin
Dr., Diss. med. Univ. Berlin 1848, *De eruptione vesiculosa in puerperis observata*, 29 S.

Vater von J. Leeser (s. dort).

Literatur: AHZ 111, 1885, S. 96.

Lehmann, Gottfried
* 1788 Leitzkau, † 19.1.1865 Cöthen (Köthen)
Dr. med.

Hofrat
   Früherer Assistent S. Hahnemanns (s. dort).

Literatur: Fliegende Blätter, Nr. 2, 1865, S. 16. Haehl, Bd. 1, S. 446. Tischner, S. 315, 479. Meyer, S. 15, 62. Jütte, Samuel Hahnemann, S. 149/150, 190. 100 Jahre Zentralverein, S. 183.

Lehmann, Johann Carl Christoph
* Dresden (Datum unbek.), † 8.6.1860 Dresden
Studienorte: Kopenhagen, Leipzig
Dr., Diss. med. Univ. Leipzig 1834, *De carbunculo eiusque curatione chirurgica*, 23 S.

1846 Ernennung zum Hofrat durch den Herzog von Braunschweig. 1858 Verleihung des Kreuzes des Ernestinischen Hausordens.

Nach dreijährigem Aufenthalt in Hamburg als Barbierlehrling ging er nach Kopenhagen (1819–1823), wo er als stud. chirg. eingeschrieben war. Nach Zwischenstationen in Neudorf und Bautzen schrieb er sich als Medizinstudent in Leipzig ein.

Literatur: NZK 9, 1860, S. 97/98. Callisen, Bd. 29, S. 502. Meyer, S. 15, 38.

Lennemann, Heinz
* 26.2.1906 Wanne-Eickel, † 10.2.1989 Bochum
Studienorte: Marburg, Kiel, Freiburg
Dr., Diss. med. Univ. Freiburg 1930, *Sportärztliche Untersuchungen an den Teilnehmern eines 50-km-Ski-Dauerlaufes.*

Zwei Jahrzehnte (o. J.) Vorstand des LV-Nordrhein-Westfalen. Langjähriger Vorsitzender des wissenschaftlichen Beirates des DZVhÄ.
Machte seine medizinischen Praktika am sportärztlichen Institut der Universität Freiburg sowie an der dortigen Hautklinik. Nach seiner Assistenzzeit bei A. Stiegele (s. dort) am Stuttgarter Aushilfskrankenhaus (1933/34) erfolgte Niederlassung als homöopathischer Arzt zunächst in Dortmund, später in Bochum.

Werke: Die homöopathische Behandlung von Frühschäden an Herz und Kreislauf, AHZ 196, 1951, S. 180–189. Homöopathie und Homöotherapie: Das Leitsymptom Schmerz in der Homöopathie, dargestellt am Beispiel der Migräne, ThW 1952/1953, S. 217–219. Homöopathische Therapie chronischer Kopfschmerzen, AHZ 213, 1968, S. 96–101.

Literatur: Laudatio Dr. Heinz Lennemann 80 Jahre (K. Kleinschmidt), mit chronologischer Aufstellung der Veröffentlichungen, AHZ 231, 1986, S. 66–69. Laudatio Dr. Heinz Lennemann 75 Jahre (Raspe), AHZ 226, 1981, S. 254/255. Dr. Heinz Lennemann 60 Jahre alt (W. Schwarzhaupt), mit chronologischer Aufstellung der wichtigsten Arbeiten, AHZ 211, 1966, S. 126–128. Faltin, S. 193, 256, 363. Schoeler, S. 149.

Leuther, Adam
* 15.2.1829 Ittelsburg/Oberschwaben,
† 30.8.1879 Augsburg
Studienort: München
Dr. med. (obwohl er nachweisbar an der LMU München promovierte, findet sich kein Hinweis auf Diss.).

1861 homöopathischer Arzt in Hof, das er wegen dortiger Apotheker verließ. Praktizierte dann in Friesenried und Dirlewang bei Mindelheim, ehe er 1873 nach Augsburg zog.

Literatur: AHZ (v. Wachter) 99, 1879, S. 95/96. Stolberg, S. 59, 77.

Liek, Erwin
* 13.5.1878 Löbau/Westpreußen, † 12.2.1935 Danzig
Studienorte: Freiburg, Königsberg. Hörte Vorlesungen und Kurse u. a. bei: Caspary, v. Esmarch, Hilbert, Jaffé, Lange.
Dr., Diss. med. Univ. Königsberg 1902, *Über den Einfluß der arteriellen Hyperämie auf die Regeneration*, 31 S.

Galt als einer der bedeutendsten und bekanntesten Vertreter der biologischen Bewegung seiner Zeit. War zunächst als Chirurg tätig, machte sich jedoch mit allen Richtungen der Medizin vertraut und stand auch in Kontakt mit ärztlichen Außenseitern. A. Bier (s. dort) betrachtete er als den „Meister der Heilkunde und Heilkunst". Die Homöopathie schätzte und achtete er. War beeindruckt von E. Schlegel (s. dort), den er mehrmals besuchte und dessen Wissen um die Heilkräfte der Natur, namentlich die Heilkräfte der Pflanzenwelt, er bewunderte. Hält „die Beschäftigung mit der Homöopathie für außerordentlich wichtig". Stimmt den kleinen Gaben zu, lehnt aber die Überbewertung der Diagnose und alle Übertreibungen der Operationen entschieden ab. Maß der Ernährungstherapie weitreichende Bedeutung bei. Wurde von den Nationalsozialisten als Ideologe vereinnahmt.

Werke: Die Schäden der sozialen Versicherungen und Wege zur Besserung, München 1927, 84 S. Irrwege der Chirurgie: kritische Streifzüge, München 1929, 235 S. Das Kropfrätsel, München 1929, 53 S. Die Basedowsche Krankheit, München 1929, 38 S. Die zukünftige Entwicklung der Heilkunde, Stuttgart 1931, 31 S. Das Wunder in der Heilkunde, 2. Aufl., München 1931, 208 S. Das Gallensteinleiden, München 1932, 30 S. Blinddarmentzündung, München 1932, 34 S. Krebsverbreitung, Krebsbekämpfung, Krebsverhütung, München 1932, 252 S. Der Kampf gegen den Krebs, München 1934, 222 S. Der Arzt und seine Sendung, 9. Aufl., München 1934, 254 S. Im Bannkreis des Arztes; aus dem Nachlass von Erwin Liek, mit einem Vorwort von Anna Liek, Dresden 1935, 166 S. Gedanken eines Arztes: eine Auswahl aus den beiden Werken *Die Welt des Arztes* und *Im Bannkreis des Arztes*; aus 30 Jahren Praxis, Dresden 1937, 254 S.

Literatur: Erwin Liek und die Civitas hippocratica, ZBV 14, 1935, S. 57–59. AHZ (R. Tischner) 183, 1935, S. 109/110. HPP (W. Zabel), Erwin Liek zum Gedächtnis, 6, 1935, S. 179–188. LPZ (R. Bahmann) 66, 1935, S. 64/65. Broghammer, H.: Der Danziger Arzt Erwin Liek, Chirurg und Medizinpublizist in der Medizinkrise vor 1933, Herbolzheim 2000, 125 S. Lucae, S. 128. Tischner, S. 2, 815. DBE, Bd. 6, S. 390.

Lilienthal, Samuel
* 5.11.1815 München, † 3.10.1891 San Francisco
Studienort: München
Dr. Diss. med., Univ. München 1838, *Die jüdischen Ärzte: eine historische Skizze,* 24 S.

War jüdischen Glaubens. Wanderte 1839 nach dem Studium in die USA aus. Befasste sich von 1847 an mit der Homöopathie. Nach kurzen Aufenthalten in Heidelberg/Pa. und South Carolina übersiedelte er 1847 nach Lockport/N.Y. Das war der Wendepunkt für seine weitere Karriere. Hier begann er sich aufgrund der Erfolge der Homöopathie mit der neuen Lehre zu befassen. Zog 1850 um nach Haverstraw/N.Y., wo er für die nächsten sieben Jahre blieb. 1857 verlegte er für 30 Jahre seinen Wohnsitz nach New York City. Dort wurde er durch den Einfluss von C. Hering (s. dort) Mitarbeiter und Herausgeber des *North American Journal of Homoeopathy*, das er von 1872 bis 1885 alleine leitete. Einige Jahre nach der Eröffnung des „New York Homoeopathic Medical College", wurde er zum Professor für Innere Medizin und Nervenkrankheiten (bis Frühjahr 1887) ernannt. Anschließend setzte er sich in San Francisco zur Ruhe.

Werke: Homoeopathic therapeutics, 2., rev. and enl. ed.; New York/Philadelphia 1879, 835 S. Homöopathische Therapeutika: Handbuch der klinischen Indikationen, völlig neu überarb., vielfach berichtigte, ins Deutsche übertragene u. wesentlich erw. Ausg. der „Homoeopathic therapeutics"; Ruppichteroth 1993, XII, 563 S. Homöopathische Heilmittel nach klinischen Gesichtspunkten; ins Deutsche übertr. von Klaus Andelfinger, Andreas Quast, Peter Vint; Bd. 1, Enger, 1997, XVI, 759 S.; Bd. 2, Enger, 1997, X, S. 761–1470 (709 S.); Bd. 3, Enger, 1998, S. 1471–2005 (534 S.). Diseases of the optic nerve from cerebral affections, AIH 4, 1879/71, Section II, S. 238–430. Meningitis Cerebro-Spinalis, AIH 6, 1872, Section III, S. 287–292. The therapeutics of diabetes, AIH 9, 1875/76, Section III, S. 254–286.

Literatur: AHZ (Hesse, Hamburg) 123, 1891, S. 211. ACV (M. Deschere, New York) 1, 1891, S. 94/95. King, Bd. 2, S. 281; Bd. 4, S. 139. Winston, S. 66, 72, 121–123, 541. Culture, Knowledge and Healing, S. 152, 153, 162. Kranich, S. 119 f., 136 ff., 179, 208, 212 f., 227, 248, 260, 268 ff., 295 f. Tischner, S. 788.

Linck, Bruno
* 1811 (Ort unbek.), † 1892 Görlitz
Dr., Diss. med. Univ. Berlin 1835,
De lipomatum nature et indole, 44 S.

Werke: Die Homöopathie. Eine Darstellung für Freunde der Wahrheit nebst einer Anweisung zur Selbsthülfe für den Laien im Falle der Noth, auf Reisen und auf dem Lande, Görlitz 1858, 118 S.

Literatur: LPZ 23, 1892, S. 93. Meyer, S. 15, 41.

Lippe, Adolph, Graf zur Lippe Bisterfeld-Weissenfeld
* 11.5.1812 See bei Görlitz/Preußen, † 23.1.1888 Philadelphia
Studienort: Allentown-Academy
Dr. med.

Gründungsmitglied bzw. Mitherausgeber der Fachzeitschriften *Homoeopathic News* (1854–1856), des *Hahnemannian Monthly* (1865–1868), des *Organon* (1878–1881) und des *Homoeopathic Physician* (1881).

Lippe zählt zu den wichtigsten Vertretern der Homöopathie in den USA und war ein hervorragender Arzneimittelkenner. Bereits während seines Jurastudiums in Berlin wurde er mit der Homöopathie bekannt und interessierte sich für ein Medizinstudium. Nach seiner Emigration nach Nordamerika (1837 oder 1839, in der Literatur ungeklärt) Medizinstudium an der „North American Academy of Homoeopathy" (besser bekannt als „Allentown-Academy") unter der Leitung von C. Hering (s. dort) und W. Wesselhoeft (s. dort). Von Pottsville, Schuylkill County (1841), zog er vermutlich 1842 nach Reading, Berks County, und später nach Carlisle, wo er als erster homöopathischer Arzt ein bis zwei Jahre praktizierte. Danach ließ er sich in Philadelphia nieder, wo er 46 Jahre lang tätig war. 1867 kam es zu einem Streit und Bruch mit Hering. Ursache war angeblich Lippes Einstellung zur Pathologie. Er hielt es für überflüssig, dass sie mit einem Lehrstuhl am „Homoeopathic Medical College of Pennsylvania" vertreten sei. Dem widersprach Hering und verließ die Fakultät. Der Streit war dann Anlass für die Gründung des „Hahnemann College of Philadelphia" durch Hering und andere. Erst 1876 söhnten sich beide aus. Wurde amerikanischer Staatsbürger.

Werke: Key to the Materia Medica of Comparative Pharmacodynamics, Philadelphia 1854. Cactus grandiflorus (Übersetzung des Originaltextes von Rubini), Philadelphia 1865. Textbook of Materia Medica, Philadelphia 1866. What is Homoeopathy? Philadelphia 1886. Keynotes of homoeopathic materia medica; ed. by Donald MacFarlane; with introduction by William B. Griggs, 1. ed., New Delhi 1974, 163 S. Text book of materia medica, rep. ed., New Delhi 1989, IV, 714 S. Key notes & red line symptoms of materia medica; repr. ed., New Delhi 1991, part 1, 510 S.; part 2, 275 S. Grundzüge und charakteristische Symptome der homöopathischen Materia Medica, von Adolph zur Lippe; verm. und überarb. von N.K. Banerjee; ins Dt. übertr. von Hamida Aziz; dt. Bearb. von Otto Eichelberger; Göttingen 1992, XXIV, 843 S.

Literatur: AHZ (Th. Kafka) 116, 1888, S. 71. HMB (R. Haehl) 23, 1898 (sic), S. 114/115. Geschichte der Medizin: Adolph Graf zur Lippe Bisterfeld-Weissenfeld (K.-H. Gypser), ZKH 33, 1989, S. 205–219 (mit Publikationen in Zeitschriften sowie 29 Angaben zur Sekundärliteratur). Winston, S. 38/39, 65, 76, 160. King, Bd. 1, S. 159. Rogers, S. 43, 44, 47, 53, 67. Culture, Knowledge and Healing, S. 287. Krannich, S. 119 f., 136 ff., 179, 208, 212 f., 227, 248, 260, 268 ff., 295 f. Tischner, S. 746, 750, 788. Dinges, S. 272.

Lobethal, Julius
* *18.10.1810 Breslau, † 12.12.1874 Breslau*
Studienorte: Breslau, Berlin
Dr., Diss. med. Univ. Berlin 1833, *Conspectus morborum auris humanae*, 91 S.

Fand durch die Heilung seiner Mutter von einem chronischen Lungenleiden mit homöopathischen Heilmitteln zur Homöopathie. Die Beschäftigung mit Jod brachte ihn auf den Gedanken, dieses Element für Inhalationen gegen Lungenschwindsucht und chronische Lungenkatarrhe zu verwenden. Stellte eine dem Seewasser ähnliche Flüssigkeit her und ließ diese Jod, Brom und Salzteilchen enthaltende Luft zerstäubt bei Lungenleiden einatmen. Sein Verfahren fand Nachfolger, z. B. bei Hirzel in Zürich oder in manchen Solebädern, wie Bad Reichenhall. Stellte den Plan einer Altersversorgungsanstalt auf, die durch König Friedrich Wilhelm IV. unter dem Namen „Allgemeine preussische Altersversorgungsanstalt" genehmigt wurde und die er bis 1849 leitete.

Werke: Die Homöopathie in ihrem Ursprunge, ihrer Entwicklung und ihrem Werthe betrachtet: zur Belehrung gebildeter Laien, Leipzig 1835, 69 S. Die homöopathische Kur und ihre wahre Bedeutung als Leitfaden für alle Kranken bei dem Gebrauche dieser Heilmethode, Breslau 1836. Giebt es ein Heilmittel gegen die Lungenschwindsucht? … oder Mittheilung der mit einem neuen Heilverfahren angestellten Versuche, 2., verm. Ausg., Breslau 1841, 80 S.

Literatur: Gleichlautend AHZ (Schweikert) 90, 1875, S. 30/31; NZK 24, 1875, S. 19/20. Tischner, S. 788. Callisen, Bd. 30, S. 91. Meyer, S. 15, 35.

Loeck, Eugen
* *1825 (Ort unbek.) † 11.11.1894 Stettin*
Dr. med.

Hat die Homöopathie in Stettin sowie in Pommern bekannt gemacht.

Literatur: LPZ 25, 1894, S. 225. Meyer, S. 16, 57. Villers, Bd. 1, Teil 2, S. 11.

Lorbacher, Arnold Friedrich Philipp Heinrich
* *26.8.1818 Gross-Sömmerda/Thüringen,*
† 10.5.1899 Leipzig
Studienort: Greifswald
Dr., Diss. med. Univ. Greifswald 1844, *De hydrope ovariorum*, 43 S.

Von 1877 bis 1895 Vorsitzender des homöopathischen Centralvereins Deutschlands. 1870 Schriftleitung der *Leipziger Populären Zeitschrift für Homöopathie (*LPZ); 1878–1889 Schriftleitung der *Allgemeinen Homöopathischen Zeitung* (AHZ).

Nach dem Staatsexamen zunächst praktischer Arzt in Eisleben. Absolvierte 1845 unter Leitung von F. Hartmann (s. dort) und C. Müller (s. dort) praktischen Kursus in der Homöopathie an der homöopathischen Poliklinik in Leipzig. 1869 Übersiedelung nach Leipzig. 1872 Nachfolger von V. Meyer (s. dort) als zweiter Arzt und 1877 Nachfolger von C. Müller (s. dort) als erster Arzt an der homöopathischen Poliklinik in Leipzig, des ersten homöopathischen Krankenhauses in dieser Stadt. 1889 Leitung des homöopathischen Krankenhauses in Leipzig.

Werke: Anleitung zum methodischen Studium der Homöopathie: für junge Ärzte, welche in dieselbe eindringen und sich ernstlich damit beschäftigen wollen, Leipzig 1883, 102 S., darin: Vorbereitungs-Cursus zum Examen zur Erlangung des Selbstdispensirrechts homöopathischer Arzneien im Königreich Preußen (S. 28–102). Woran liegt es, dass die vom Staate bewilligten Lehrstühle für Homöopathie an den Universitäten bis jetzt derselben Nichts genützt haben? AHZ 98, 1879, S. 180–182. Die Reihenfolge der Arzneimittel, AHZ 99, 1879, S. 129–131, 136–139, 145–146, 153/154, 169–170, 177/178. Ueber die Anwendung zusammengesetzter metallischer Mittel in der Homöopathie, AHZ 118, 1889, S. 145–147.

Literatur: Eine Skizze seines Lebens und Wirkens (S. Mossa), AHZ 138, 1899, S. 177–181. LPZ 30, 1899, S. 86/87. HMB 24, 1899, S. 103/104. ZBV (G. Sulzer) 18, 1899, S. 252–256. Tischner, S. 626, 631, 640, 678, 788. Eppenich, S. 56, 57, 60, 62, 70, 148, 221/222, 314, 323, 360, 384, 388. Dinges, S. 29, 34. Faltin, S. 212, 280, 290, 292. Lucae, S. 211. Meyer, S. 16, 38. Villers, Bd. 1, Teil 2, S. 8, Bibl. S. 112, 113, 115, 118, 124, 128, 133, 139, 141, 142, 143, 144, 155; Bd. 2, S. 8, Bibl. S. 5, 12, 18, 23, 28, 29, 32, 41, 51, 52, 69.

Lorenz, Adolf
* *2.12.1852 Väterliche Mühle im „Neustädtle" bei Waiblingen, † 25.4.1923 Stuttgart*
Studienorte: Tübingen, Freiburg
Dr. med.

Sanitätsrat
Begann als praktischer Arzt in Cannstatt, zog aber wenige Jahren später nach Stuttgart, wo er neben einer Privatpraxis bis zum Tod von P. von Sick (s. dort) als zweiter Arzt am Diakonissenhaus ca. 15 Jahre lang in der homöopathischen Ausbildung der Diakonissen unentgeltlich tätig war. Zweiter Vorsitzender des Stuttgarter homöopathischen Krankenhauses seit der Gründung 1906 und Geschäftsführer des Stuttgarter homöopathischen Krankenhauses in den ersten Jahren seines Bestehens.

Literatur: Gleichlautend ZBV (H. Göhrum) 40, 1923, S. 286/287; HMB 48, 1923, S. 30/31. LPZ 54, 1923, S. 88. Eppenich, S. 113, 118, 334, 335. Faltin, S. 24, 26 f, 81, 90. Lucae, S. 134. Villers, Bd. 1, Teil 2, S. 11; Bd. 2, S. 5.

Löscher, Gottlob Heinrich
* *1795 (Ort unbek.), † 11.4.1880 Lübben/Lausitz*
Dr. med.

Geheimer Sanitätsrat. Direktor des Hebammeninstituts in Lübben.
Seit 1820 praktischer Arzt, er bekannte sich in der Mitte der 1830er Jahre zur Homöopathie. Erwarb hohes Ansehen in der ganzen Lausitz.

Literatur: AHZ 100, 1880, S. 143. LPZ 11, 1880, S. 68. Meyer, S. 16, 48.

Luther, Carl Wilhelm
* *26.9.1810 Raguhn/Herzogtum Anhalt-Dessau, † 5.10.1876 Southwick bei Brighton*
Studienort: Halle
Dr., Diss. med. Univ. Halle 1832, *Theses loco dissertationis continentis brevem stethoscopi in arte medica usus adumbrationem mox edendae.*

1833 Hausarzt der in Nizza weilenden Familie von Lord Campbell.
Sohn von J. Luther (s. dort). Praktizierte als homöopathischer Arzt in Paris und war mit S. Hahnemann (s. dort) befreundet. Folgte dann einem Ruf nach London und später nach Dublin. Kaufte 1849 mit seinem Bruder ein Rittergut in Rudersdorf bei Wittenberg und baute dort das erste römisch-irische Bad in Deutschland. Ende der 1860er Jahre verkaufte er das Gut und kehrte nach England zurück.

Werke: Allöpathy and Homoeopathy, or the usual medicine and the Hahnemannian doctrine represented to the non medical public, Paris 1836.

Literatur: LPZ (F. Luther) 7, 1876, S. 132. Tischner, S.740, 788. Callisen, Bd. 30, S. 151. Haehl, Bd. 2, S. 208. Meyer, S. 16, 54. Vergl. Bestand M (IGM), S. 20, Nr. 177.

Luther, Johann Karl Wilhelm
* *11.9.1779 Klein-Schierstädt/Herzogtum Anhalt-Dessau, † 28.1.1860 Raguhn/Herzogtum Anhalt-Dessau*
Studienort: Halle
Dr., Diss. med. Univ. Halle 1803, *De diagnosi graviditatis,* 32 S.

Bürgermeister von Raguhn von Mitte der 1830er Jahre bis 1848.
Vater von C. Luther (s. dort). Begann 1806 seine praktische ärztliche Laufbahn in Raguhn. Trat 1830 mit S. Hahnemann (s. dort) in Verbindung, brach 1833 mit der Allopathie und wurde der erste homöopathische Arzt in Anhalt-Dessau. Behandelte mehrere Jahre die Herzogin von Anhalt-Dessau.

Literatur: AHZ 60, 1860, S. 54–56. Meyer, S. 16, 54.

Lutterbeck, Theodor
* *9.11.1773 Münster, † 19.4.1851 Münster*
Dr. med.

War Zeitgenosse von S. Hahnemann (s. dort). Praktizierte zunächst in seiner Vaterstadt, lebte seit 1811 auf seinem Landgut Averbeck bei

Münster. Praktizierte dann in St. Mauritz bei Münster und kehrte 1817 nach Münster zurück.

Werke: Ist jetzt schon die Kuhpocken-Impfung, ohne weitere Bedingung, als ein untrügliches Verwahrungsmittel gegen Menschenblattern zu empfehlen? Münster 1801, 55 S. Die jüngste Untersuchung, die Nonne zu Dülmen betreffend, im August 1819, Dorsten 1819, 43 S. In Betreff der A. H. Emmerich, abgenöthigte, zunächst dem wahrheitsliebenden Publikum gewidmete Zuschrift an den Landrath C. v. Bönninghausen, Dorsten 1820.

Literatur: Callisen, Bd. 12, S. 10/11; Bd. 30, S. 153. Haehl, Bd. 1, S. 431; Bd. 2, S. 294. Dinges, S. 23.

Lutze, Arthur
* 1.6.1813 Berlin, † 11.4.1870 Köthen
Studienort: Jena
Dr., Diss. med. Univ. Jena 1850, *De cataractae extractione*, 28 S.

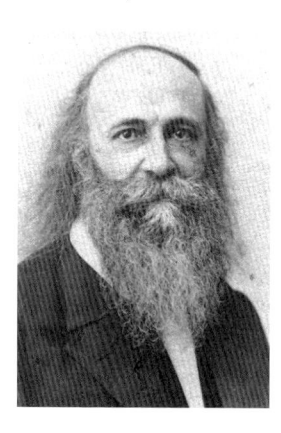

1860 Ernennung zum Sanitätsrat durch den Herzog von Sachsen-Meiningen. In Anerkennung seiner ärztlichen Tätigkeit beim dortigen Hofe erfolgte 1869 Verleihung des Ritterkreuzes der Wendischen Krone durch den Großherzog von Mecklenburg-Strelitz. Vater von E. A. (s. dort) und K. A. Lutze (s. dort). War ursprünglich Postsekretär (1831–1840). Erfuhr zufällig von der Homöopathie und machte sich mit S. Hahnemanns (s. dort) Schriften vertraut. Friedrich Wilhelm IV. gestattete ihm 1844 die Praxis in Potsdam, doch geriet er bald in Konflikt mit den Polizei- und Medizinalbehörden, weil er das vorgeschriebene Examen verweigerte. Die frühere Genehmigung wurde ihm entzogen. Er legte sein Amt nieder und und zog nach Köthen. Von Herzog Heinrich und der Anhaltischen Regierung gefördert, erhielt er durch herzoglichen Erlass die Erlaubnis zur Ausübung der ärztlichen Tätigkeit und zum Selbstdispensieren. Gründete in Köthen eine Heilanstalt, die großen Zulauf hatte. 1850 promovierte er nachträglich in Jena. War bei den Patienten beliebt, wurde dagegen von den homöopathischen Ärzten abgelehnt. Herausgeber der *Fliegenden Blätter für Stadt und Land über Homöopathie*: genannt „Hahnemannia", die seit 1862 erschienen. War auch dichterisch tätig.

Werke: Hahnemann's Todtenfeier: allgemein verständliche Entwicklung des Wesens der Homöopathie, sowie der Haupt-Irrthümer, Vorurtheile und Mißbräuche der Allöopathie; ein öffentlicher Vortrag nebst Disputation in Berlin, 7., verm. Aufl., Cöthen 1850, VIII, 144 S. Charakteristische Symptome der Haupt-Arzneimittel aus der homöopathischen Praxis, Leipzig 1851, 107 S. Lehrbuch der Homöopathie, Cöthen 1860, XCVI, 656 S. mit Anh. Repertorium, 230 S.

Literatur: PHZ 16, 1870, S. 43–46. LPZ 1, 1870, S. 23/24. Haehl, Bd. 1, S. 10, 95, 141, 170, 382, 403 f.; Bd. 2, S. 88 f., 130, 155. Tischner, S. 27, 500, 624 f., 629, 665. Dinges, S. 120. 389. Eppenich, S. 120–123, 126–140, 142, 146, 148–151, 153, 167, 170, 215, 217, 220, 223, 337–342, 348–350, 354–358, 360, 382. Meyer. S. 16, 37. Villers, Bd. 1, Teil 2, S. 4. Jütte, Samuel Hahnemann, S. 23, 141, 253. Streuber, Ingrid: Ein Macher: Arthur Lutze (1813–1870), in: Dinges M (Hrsg.): Homöopathie, S. 160–184.

Lutze, Ernst Arthur
* 13.10.1848 Köthen, † 16.10.1924 Berlin
Studienorte: Halle, Leipzig
Dr., Diss. med. Univ. Leipzig 1874, *Ein Beitrag zur Mechanik der Herzcontractionen*, 7 S.

1904 Verleihung des Sonnen- und Löwenordens durch den Schah von Persien.
War der älteste Sohn von A. Lutze (s. dort). Praktizierte in Altona und zuletzt in Berlin, wo er seit 1886 wirkte.

Literatur: LPZ (R. Planer) 55, 1924, S. 115/116. Eppenich, S. 141, 142, 358. Villers, Bd. 2, S. 2, Bibl. S. 11, 23, 37, 60.

Lutze, Karl Arthur
* 29.11.1851 Köthen, † 25.4.1917 Hamburg
Studienort: Würzburg
Dr., Diss. med. Univ. Würzburg 1890, *Ueber den Einfluß der Chloroform-Narkose auf die menschliche Niere*, 24 S.

Zweiter Sohn von A. Lutze (s. dort). Wandte sich zunächst der Offizierslaufbahn zu und nahm als Oberleutnant seinen Abschied, um Medizin zu studieren. Ließ sich 1892 in Hamburg nieder.

Literatur: HRB 15, 1917, S. 70/71. Eppenich, S. 141, 143, 358.

Lux, Johann Josef Wilhelm
* 6.4.1776 Oppeln, † 29.1.1849 Leipzig*
Studienorte: Berlin (Tierarzneischule), Leipzig (Humanmedizin)
Dr. phil. und magister medicinae Univ. Leipzig 1806, *Disquisitiones politico-oeconomicae et veterinarae*, 44 S.

Gab 1805 Vorlesungen über Tierheilkunde an der Universität Leipzig. Beschäftigung mit der Homöopathie seit den 1820er Jahren. War lt. Ursula-Ingrid Kannengießer (s. unten) der erste praktizierende Tierarzt, nach anderer Meinung mit E. F. Rückert (s. dort) Begründer der homöopathischen Tierheilkunde. Er veröffentlichte seine homöopathischen Erfahrungen auf dem Gebiet der Tierheilkunde in der Fachzeitschrift *Zooiasis*.

Werke: Der Thierarzt ist einer der wichtigsten Männer im Staate: ein Fragment, Glogau 1800, 30 S. Die Isopatik der Contagionen: oder Alle ansteckenden Krankheiten tragen in ihrem eigenen Ansteckungsstoffe das Mittel zu ihrer Heilung; den Coriphäen der Homöopathik zur strengen Prüfung vorgelegt, Leipzig 1833, 31 S. Zooiasis: oder Heilungen der Thiere nach dem Gesetze der Natur; ein Buch für Gutsbesitzer, unstudierte Viehärzte und Solche, welche allerley Zeitungen, worin homöopathische Kuren vorkommen, nicht lesen können, Leipzig 1836.

Literatur: Tischner, S. 61, 316, 439, 471, 478, 601 f., 672, 721, 789. Kannengießer, Ursula-Ingrid, Der Tierarzt J. J. W. Lux (1773–1849) und die Veterinärhomöopathie im 19. Jahrhundert, S. 228–252, in: Dinges, Martin (Hrsg.): Homöopathie. Callisen, Bd. 30, S. 154.

Mach, Johann Joseph
* 1795 Malciz bei Münchengrätz/Böhmen, † 12.11.1855 Warnsdorf a. d. sächsischen Grenze*
Studienort: Prag

Kein akad. Grad.
Zur Promotion fehlten ihm die Geldmittel. Praktizierte 1929 in Karlsbad, wo er die Homöopathie kennenlernte. Heilung einer russischen Fürstin (o. Namen). 1831 Umzug nach Warnsdorf.

Literatur: ZHK 5, 1856, S. 16.

Magdeburg, Wilhelm
* Datum/Ort unbek., † 19.10.1876 Wiesbaden*

Werke: Die Homöopathie, ihr Wirken und Streben, Wiesbaden 1872, 52 S.

Literatur: NZK 25, 1876, S. 168.

Mahir, Oscar
* 1814 (Ort unbek.), † 16.4.1895 München*
Studienort: München
Dr., Diss. med. Univ. München 1836, *Über das Verhältniß des Nervensystemes zum Blute und dessen Erscheinungen im gesunden und kranken thierischen Organismus*, 89 S.

1842 Promotion zum Dr. phil. 1844–1872 Privatdozent für Irrenheilkunde und Homöopathie.

Werke: Die Natur und Behandlung der Cholera, Würzburg 1836. Ueber Irren-Heilanstalten: Pflege und Behandlung der Geisteskranken; nach den Principien der bewährtesten Irren-Ärzte Belgiens, Englands, Frankreichs und Deutschlands, Stuttgart/Tübingen 1846, XIV, 202 S. Die Cholera in München 1854: deren Entstehung, Verbreitung, Verhütung und homöopathische Behandlung, München 1854; dazu Besprechung (V. Meyer), AHZ 49, 1855, S. 94.

Literatur: LPZ 26, 1895, S. 113. Tischner, S. 504 f., 789. Stolberg, S. 33, 42, 43, 48, 49, 51, 58, 59, 65, 77, 79, 82. Lucae, S. 58, 183, 212, 221. Callisen, Bd. 30, S. 194. Meyer, S. 17, 49, 68. Villers, Bd. 1, Teil 2, S. 9.

Maly, Joseph (selten Johann) Karl
* 2.3.1797 Prag, † 25.1.1866 Graz*
Studienort: Prag
Dr. med.

Ließ sich 1824 in Graz nieder und war in den 1830er Jahren Armenarzt. Verlor nach 1848 sein Gehör und musste seine Praxis aufgeben.

Werke: Flora styriaca: oder nach natürlichen Familien geordnete Übersicht der im Herzogthume Steyermark wildwachsenden und allgemein gebauten, sichtbar blühenden Gewächse und Farn; mit Angabe der Standorte, der Blüthezeit und der Dauer, Grätz 1838, XVI, 159 S. Ueber die Behandlung der Wechselfieber, HYG 13, 1840, S. 78–85. Entwurf eines Planes zur systematischen Prüfung der Arzneimittel, nebst einer Uebersicht der bisher geprüften oder einer Prüfung würdigen, in Deutschland wildwachsenden Arzneipflanzen, nach den Familien des natürlichen Pflanzensystems geordnet, HYG 17, 1842, S. 305–328.

Literatur: Tischner, S. 472, 508, 511, 789. Petry, S. 314/315. ÖBL, Bd. 6, S. 43.

Marenzeller, Mathias
* 15.2.1765 Pettau/Südsteiermark, † 6.1.1854 Wien
Studienorte: Marburg, Graz, Wien (chirurgisch-medizinische Josefsakademie)
Dr. med. (kein Diss.-Nachweis).

Leibarzt von Erzherzog Johann (o. J.). Die Fürstin Melanie von Metternich zählte zu seinem Patientenkreis.

War einer der Wegbereiter der Homöopathie in Österreich. Lehrte bereits vor seinem Examen mit 21 Jahren als Privatdozent die Anatomie und Operationslehre im Allgemeinen Krankenhaus in Wien. Wurde zunächst Regimentsarzt und 1813 zum Feldstabsarzt bei den italienischen Spitälern ernannt. 1816 Stabsarzt am Prager Invalidenhaus. Begann 1815 mit dem Studium der Homöopathie und war der erste Arzt in Österreich, der sich zu S. Hahnemanns (s. dort) Lehre bekannte. Zwar wurde die Homöopathie 1819 verboten, doch ließ sich Marenzeller dadurch nicht beeindrucken, zumal er 1820 den Fürst und Feldmarschall Karl Philipp von Schwarzenberg – 1813 Sieger der Völkerschlacht bei Leipzig – behandelte, der 1817 einen Schlaganfall erlitten hatte, von dessen Folgen er immer noch nicht geheilt war. Auf Anraten von M. begab sich v. Schwarzenberg zusammen mit diesem zu Hahnemann nach Leipzig (s. Jütte, Samuel Hahnemann, S. 125–137). M. zog 1829 nach Wien und unterhielt dort bis zu seinem Tod eine große Praxis. Kaiser Ferdinand I. erteilte ihm 1840 die Erlaubnis zur Gründung eines „Vereins homöopathischer Ärzte". Beschäftigte sich mit der Konstitutionseinteilung (Unterscheidung von mageren, starken und fetten Konstitutionen). Über seine Erfahrungen hat er nichts veröffentlicht.

Literatur: AHZ (J. Attomyr) 49, 1854, S. 54–56. Auszug eines Schreibens des Herrn Hofrat Sam. Hahnemann in Köthen vom 14. März, an den Herausgeber, betreffend Mittheilungen über die im Jahre 1828 von Dr. Marenzeller zu Wien angestellten homöopathischen Heilversuche, ACS 10, 1831, H. 2, S. 73–85. Dr. Matthias Marenzeller, Biographische Skizzen, ZVhÄO, Bd. 1, 1857, S. 142–168. Tischner, S. 270, 441, 507 f., 561, 628, 724, 790. Dinges, S. 39, 77–80, 83, 86, 93, 240, 384. Lesky, Erna: Matthias Marenzellers Kampf für die Homöopathie in Österreich, in: Sudhoffs Archiv, Bd. 38, S. 110–128. Haehl, Bd. 1, S. 121, 122, 419, 463; Bd. 2, S. 228, 505. Lucae, S. 63, 64, 65, 66, 68. Hirsch, Bd. 4, S. 77. ÖBL, Bd. 6, S. 77/78. Petry, S. 315. Jütte, Samuel Hahnemann, S. 125, 129, 132, 228 f. Horn, Sonja (Hrsg.).: Homöopathische Spuren, darin Dorffner, Gabriele: Versuche einer Institutionalisierung der homöopathischen Lehre im 19. Jahrhundert, S. 56–59. Berthold, Susanne, S. 24–32. British Journal of Homoeopathy, London Bd. 12, 1854, S. 320–330.

Marggraf, Albert Theodor
* 29.10.1809 Leipzig, † 13.11.1880 Leipzig

Nachdem er als Apotheker 14 Jahre lang die alte homöopathische Centralapotheke in Leipzig geführt hatte, gründete er 1863 eine eigene Apotheke, zuerst in Lindenau bei Leipzig, die er später nach Leipzig verlegte. Herausgeber des *Casparischen Dispensatoriums*. Vermachte testamentarisch sein Vermögen je zur Hälfte dem Zentralverein sowie der Universität Leipzig. Begründete seinen Entschluss damit, dass er der Universität den Grundstein seiner wissenschaftlichen Befähigung und der Homöopathie seinen Besitz verdanke (Michalak, S. 166).

Werke: Caspari, Carl Gottlob; Marggraf, A. (Bearb.): Dr. Caspari's homöopathisches Dispensatorium für Aerzte und Apotheker, 8. Aufl., neu bearb. von A. Marggraf, Leipzig 1864, 108 S.

Literatur: LPZ (W. Schwabe) 11, 1880, S. 163. AHZ 101, 1880, S. 168. AHZ 80, 1870, S. 96. Michalak, S. 121, 129, 149, 165/166. Dinges, S. 35.

Mattes, Martin
* 2.1.1854 Böttingen/Oberamt Spaichingen/Württemberg, † 1.8.1909 bei Dornbirn
Studienorte: Tübingen, Freiburg, Würzburg
Dr., Diss. med. Univ. Würzburg 1879, *Ueber Pneumothorax*, 38 S.

Nachdem er zunächst in Wehingen OA Spaichingen (Distriktsarzt) und Horb (Oberamtswundarzt) tätig war, ließ er sich 1884 in Ravensburg nieder. Wechsel zur Homöopathie erfolgte 1881/82, als in Horb und Umgebung eine Diphtherie-Epidemie auftrat, die mit allopathischen Heilmitteln nur mit geringem Erfolg bekämpft werden konnte. Kam durch einen Bergunfall in der Nähe von Dornbirn ums Leben.

Werke: E. Kröner/F. Gisevius, Handbuch der homöopathischen Heillehre, Berlin 1911; M. Mattes bearb. Abschn. Geisteskrankheiten, Bd. 3, S. 52–107.

Literatur: ZBV 18, 1909, S. 270–272. HMB 34, 1909, S. 136/137. Tischner, S. 790.

Mayer, Alfred
* 1832 Karlsbad, † 26.7.1905 Prag
Studienort: Prag
Dr. med. (Promovierte am 17.11.1858. Dissertationstitel nicht mehr feststellbar.)

Galt als einer der besten ärztlichen Verfechter der homöopathischen Lehre in Böhmen.

Literatur: LPZ 36, 1905, S. 154/155. Villers, Bd. 1, Teil 2, S. 14.

Mayländer, Carl Adolf
* 10.8.1830 Gröbzig in Anhalt, † 2.1.1896 Berlin
Studienort: Halle
Dr., Diss. med. Univ. Halle 1852, *De pseudarthrosi a fracturis ossium proficiscente*, 30 S.

Ernennung zum Königlichen Sanitätsrat durch Kaiser Wilhelm I. am 30.11.1870. Nach 1871 erhielt er den Kronen-Orden IV. Klasse sowie die Medaille für Pflichttreue im Krieg. Seit September 1870 bis zu seinem Tod war er Leibarzt der Prinzessin von Preußen. Ernennung zum Geheimen Sanitätsrat durch Kaiser Wilhelm I. am 29.11.1879. Am 14.5.1888 Verleihung des Roten Adlerordens IV. Klasse durch Kaiser Friedrich.

Ließ sich 1854 als praktischer Arzt und Chirurg in Zerbst/Anhalt nieder. Lernte Anfang der 1860er Jahre A. Lutze (s. dort) und durch ihn die Homöopathie kennen. Errichtete 1873 in Berlin eine chirurgische Heilanstalt. Seine Spezialität blieben die Chirurgie und die Behandlung von Frauenleiden mit homöopathischen Mitteln.

Werke: Skizze chirurgischer Erfahrungen während der letzten Jahre, Leipzig 1872, 138 S. Über heutige Homöopathie, Berlin 1882, 24 S.

Literatur: ZBV (R. Windelband) 15, 1896, S. 71/72. LPZ 27, 1896, S. 49/50. Eppenich, S. 170–173, 324, 368. Tischner, S. 791. Meyer, S. 17, 62. Villers, Bd. 1, Teil 2, S. 4; Bd. 2, S. 2.

Mayntzer, Peter Anton
* 18.12.1847 Zell a. d. Mosel, † 20.1.1917 Trier
Studienorte: Bonn, Würzburg, Heidelberg. Seine Lehrer waren u.a.: Kekulé, Veit, v. Bamberger.
Dr., Diss. med. Univ. Heidelberg 1889, *Die Elevations-Methode bei der Behandlung der Luxatio humeri*, 24 S.

Werke: Homöopathie und Allöopathie, eine vergleichende Studie; eine Antwort auf Dr. Koeppe's Studie *Die Homöopathie Hahnemanns und der Neuzeit*, Leipzig 1882, IV, 199 S. Die Lösung der Impffrage im Geiste einer rationellen, physiologischen Therapie; eine Petition an den hohen deutschen Reichstag, Koblenz 1884, X, 76 S.

Literatur: LPZ 48, 1917, S. 63. Eppenich, S. 70, 318. Villers, Bd. 1, Teil 2, S. 12, Bibl. S. 131; Bd. 2, S. 13.

Mayrhofer, Karl Wilhelm
* 9.9.1806 Egendorf/Oberösterreich,
† 6.11.1853 Kremsmünster
Studienort: Wien
Dr., Diss. med. Univ. Wien 1832, *De orchideis in territorio Vindobonensi crescentibus*.

Mitglied des Wiener homöopathischen Vereins seit 1847.
Nach dem Studium zunächst als Leiter des Gumpendorfer Spitals tätig. Behandelte 1832 während der damals herrschenden Cholera-Epidemie anfangs allopathisch. Angeregt durch Graf Coudenhove, Domherr von St. Stephan in Wien und Gründer des Gumpendorfer Spitals, erfolgten spätere Behandlungen überwiegend homöopathisch (Tischner, S. 509). Nach Petry (S. 316) wurde M. durch Veith (welchen Vornamens bleibt offen) „zur Homöopathie bekehrt". 1833 praktischer Arzt in Steyr. 1839 Stifts- und Konviktsarzt in Kremsmünster und gleichzeitig umfangreiche private Praxis am gleichen Ort. Wurde von P. Watzke (s. dort) hoch geschätzt.

Werke: Mikroskopische Untersuchungen der homöopathischen Metallpräparate, durch Zeichnungen erläutert; aus brieflichen Mittheilungen von Dr. Carl Mayrhofer zu Kremsmünster in Oberösterreich an Dr. L. Griesselich in Karlsruhe, HYG 16, 1842, S. 17–35, 97–106. Mikroskopische Untersuchungen der homöopathischen Metallpräparate, mit zwei Steintafeln, ÖZfH 1, 1844, S. 152–175. Der Lebensbaum, Thuja occidentalis, ÖZfH 2, 1845, S. 287–430.

Literatur: Tischner, S. 509, 591, 596, 717, 791. Dinges, S. 80. Eppenich, S. 327. Lucae, S. 77. Petry, S. 316/317. Horn, Sonja (Hrsg.): Homöopathische Spuren, darin Dorffner, Gabriele: Versuche einer Institutionalisierung der homöopathischen Lehre im 19. Jahrhundert, S. 55–70, hier S. 59.

Mazegger, Bernhard sen.
* 14.12.1798 Tartsch/Südtirol,
† 20.5.1876 Obermais bei Meran
Studienorte: Wien, Padua
Dr., Diss. med. Univ. Padua 1828, *De magno hepatis in animam influxu*, 31 S.

1848 Abgeordneter im Frankfurter Parlament.
War der erste, der die Homöopathie in Tirol einführte. Praktizierte in verschiedenen Tiroler Städten, war aber auch in Verona und Mailand tätig. Errichtete Anfang der 1840er Jahre in Obermais die erste Fremdenpension, die mit der ersten Südtiroler Kaltwasserheilanstalt und mit Ziegenmolkekur verbunden war.

Literatur: AHZ 93, 1876, S. 24. ÖBL, Bd. 6, S. 172/173. Dinges, S. 85. Petry, S. 317. Meyer, S. 17, 51.

Meißner, Adolf
* 3.3.1908 im Sudetenland,
† 29.6.1986 Halle a. d. Saale
Dr. med. (keine Diss. nachweisbar).

Baute nach dem Krieg homöopathische Praxis in Halle auf.

Werke: Zur Psychologie der Fragestellung bei der homöopathischen Anamnese (ohne Namensnennung), AHZ 228, 1983, S. 47–53.

Literatur: AHZ (K.-H. Gebhardt) 231, 1986, S. 249/250.

Melicher, Franz Xaver
* 14.3.1808 Linz, † 16.12.1853 Berlin
Studienort: München
Dr., Diss. med. Univ. Ingolstadt-Landshut-München 1831, *De tractamine homoeopathico psorae instituto in universali nosocomio Monacensi*.

1851 Direktor des homöopathischen Centralvereins Berlin.
Aus seinem Leben sind keine Einzelheiten bekannt. War Assistent von G.W. Stüler (s. dort; Nekrolog Stüler, ACS 17, 1838, H. 1, S. 203–212, hier S. 207). Hausarzt der Bettina v. Arnim. Behandelte den zu Tode erkrankten Stüler.

Werke: Nähere Beleuchtung der über die homöopathische Heilart noch bestehenden Vorurtheile und Mißverständnisse; mit einem Vorwort und medicinischen Anmerkungen von Franz Melicher, Berlin 1833, 86 S. Carvela Zacintio, Francesco: Beobachtungen über die Heilung der Rachitis; aus dem Italienischen übersetzt von F. X. Melicher, Bonn 1835, 40 S. Feierstunde des Centralvereins ... [Rede des Dr. Melicher an das Publikum bei der Enthüllung. Ode zum Andenken Hahnemanns], AHZ 42, 1851, S. 33–37.

Literatur: AHZ 47, 1853, S. 24. Callisen, Bd. 12, S. 343; Bd. 30, S. 325. Eppnich, S. 77, 78. Haehl, Bd. 1, S. 402; Bd. 2, S. 483. Stolberg, S. 21. British Journal of Homoeopathy, London, Bd. 12, 1854, S. 319/320. Rapou, Auguste: Histoire de la doctrine médicale homoeopathique, Paris, 1847, hier S. 277.

Mende, Paul Julius
* 1.12.1809 Polen (Ort unbek.),
† 10.3.1878 Winterthur
Studienort: Zürich
Dr. med. (Diss. unbek.).

Verließ Polen nach dem enttäuschenden Ende der polnischen Revolution 1830/31. Ließ sich 1861 in Winterthur nieder. Fand ca. 1857 zur Homöopathie. Hatte große Erfolge bei der Bekämpfung der Cholera-Epidemie in Zürich 1867.

Werke: Die Homöopathie, ihr Wesen und ihre Vorzüge, fasslich dargestellt aus den Werken allopathischer und homöopathischer Schriftsteller sowie aus Erfahrungen im Leben von Med. Dr. P.J. Mende in Winterthur, Schaffhausen 1866, 103 S.

Literatur: AHZ 96, 1878, S. 96. LPZ 9, 1878, S. 43. Erlach, S. 251–254.

Menge, Friedrich
* 2.12.1902 Rosenfeld/Kreis Balingen,
† 16.12.1999 Blaubeuren
Studienorte: Tübingen, Marburg
Dr., Diss. phil. Univ. Marburg 1920, *Die Entwicklung der Keimpflanzen von Marchantia polymorpha L. und Plagiochasma rupestre (Forster) Stephani*, 55 S.

1965 Verleihung des Ehrenzeichens der DZVhÄ.
Arbeitete von 1930 bis 1939 in der Johannes-Apotheke in Stuttgart. Zwischen 1940 und 1967 (unterbrochen durch den Wehrdienst von 1941 bis 1945) leitete er die Krankenhausapotheke des Robert-Bosch-Krankenhauses in Stuttgart. Von 1951 bis 1961 war er zusammen mit J. Mezger (s. dort), Pharmazierat Visitator der homöopathischen Apotheken in Nordwürttemberg. Gemeinsam mit O. Leeser (s. dort) machte er 1950 den Vorschlag zur Gründung eines Arbeitskreises für die Revision des *Homöopathischen Arzneibuches* (HAB). Diese Arbeiten wurden 1965 abgeschlossen und dem Bundesgesundheitsministerium zur Verabschiedung

eines neuen HAB vorgelegt, an dessen Ausgestaltung M. maßgeblich beteiligt und dessen Mitherausgeber er war.

Werke: Menge, F. und Baumann, H.: Gelsemium Sempervierens (Saller, K.: Die gebräuchlichsten homöopathischen Heilmittel, 22. Gelsemium Sempervierens), Die Heilkunst 67, 1954, Sonderdruck, 5 S. Homöopathische Arzneibereitstellung in Württemberg während eines Jahrhunderts, Modernes Leben – natürliches Heilen 102, 1977, S. 68–71. Erinnerungen an Jahrzehnte mit der Homöopathie; Bericht eines württembergischen Apothekers, AHZ 227, 1982, S. 185–191.

Literatur: Laudatio zum 90. Geburtstag (K.-H. Gebhardt), AHZ 238, 1993, S. 68. Laudatio zum 80. Geburtstag (K.-H. Gebhardt), AHZ 228, 1983, S. 27/28. Laudatio zum 70. Geburtstag (Schindler) AHZ 218, 1973, S. 25/26. Laudatio zum 65. Geburtstag (Schindler), AHZ 212, 1967, S. 553/554. Faltin, S. 365/366. Schoeler, S. 149.

Meng-Köhler, Heinrich Otto
* 9.7.1887 Hohnhurst/Hanauerland *(zwischen Kehl und Straßburg)*, † 10.8.1972 Basel
Studienorte: Freiburg, Leipzig, Würzburg, Heidelberg
Dr., Diss. med. Univ. Heidelberg 1913, *Aus der chirurgischen Klinik Heidelberg. Die Rolle der langen Unterschenkelmuskeln in der Pathogenese, Prophylaxe und Therapie des Plattfusses unter besonderer Berücksichtigung des Musculus flexor hallucis longus*, 32 S.

Gehörte 1928 zu den Gründungsmitgliedern der HPP und war dort in der Schriftleitung tätig.
Stand zwischen 1914 und 1918 als Arzt im Kriegsdienst. Wurde 1922 mit anderen deutschen Ärzten zu Konsilien nach Russland gerufen. Nach einer Station in Wien folgte ein halbjähriger Aufenthalt in Berlin u. a. in der Psychoanalytischen Poliklinik. Später zweiter halbjähriger Aufenthalt in Berlin, wo er regelmäßig die Bier'sche Klinik besuchte. 1925 wurde ihm die Chefarztstelle der Inneren Frauenabteilung mit Poliklinik des Homöopathischen Krankenhauses in Stuttgart angeboten, an der er von 1926 bis 1928 tätig war. Wandte sich jedoch von der Homöopathie ab und übernahm 1929 zusammen mit K. Landauer die Leitung des neu gegründeten „Instituts für Psychoanalyse, Gastinstitut der Frankfurter Universität (mit Poliklinik für seelisch Kranke)". 1933 wurde das Frankfurter Institut von den Nationalsozialisten geschlossen. Die Dozenten verließen Deutschland. M. ging nach Basel und übernahm dort 1937 den ersten europäischen Lehrstuhl für Psychohygiene. Seit 1951 Schweizer Staatsbürger.

Werke: Einführung des Arztes in die Homöopathie, ZBV 37, 1919, S. 20–28. Einführung in das Studium der Homöopathie/hrsg. mit L. Vannier – Paris, Stuttgart 1922, 345 S. Das ärztliche Volksbuch: gemeinverständliche Darstellung der Gesundheitspflege und Heilkunde/Mitarbeit von R. Amann, in 2 Bde., Stuttgart 1924, XVI, 680 S. Wissenschaftliche Abhandlungen zum Studium der Homöopathie, der Konstitutionslehre und ihrer Grenzgebiete, Stuttgart, o. J. Leben als Begegnung (Autobiographie), Stuttgart 1971, 216 S.

Literatur: Zum 70. Geburtstag (L. R. Grote), HPP 28, 1957, S. 383. Faltin, S. 38, 78, 171, 187, 193, 326, 363/364. Lucae, S. 155, 158. DBE, Bd. 7, S. 61. NDB, Bd. 17, S. 65/66. Tischner, S. 708.

Mertens, Ludwig
* 17.10.1812 Havelberg, † 4.3.1894 Berlin
Studienorte: Greifswald, Halle, Berlin
Dr., Diss. med. Univ. Berlin 1839, *In tegumentis salus*, 26 S.

Studierte zunächst ein Jahr Theologie. Trat Mitte der 1840er Jahre zur Homöopathie über.

Werke: Zur Physiologie in der Anatomie, Berlin 1841. Das Mark, Berlin 1845.

Literatur: AHZ (H. Fischer) 128, 1894, S. 124/125. ZBV (Sulzer) 13, 1894, S. 277/278. Eppenich, S. 337.

Mettler, Wolfgang
* 3.3.1934 Morbach/Hunsrück,
† 9.5.2005 Würzburg
Dr., Diss. vet. Univ. Gießen 1959, *Hauttemperaturmessungen an gesunden und hautkranken Hunden*, 68 S.

Eröffnete nach dem Studium eine Veterinärpraxis in Oberkirchen. Nebenbei besuchte er homöopathische Seminare. Zu seinen Lehrern zählten der Veterinär H. Wolter (s. dort) sowie M. Dorsci (s. dort) in Wien, mit dem er befreundet war. Bald beschloss er, seinen Tätigkeitsbereich zu erweitern und die Heilpraktikerprüfung abzulegen. Seine Tierarztpraxis übergab er einem Assistenten und widmete sich fortan der Humanhomöopathie. Gründete verschiedene Arbeitskreise und gab homöopathische Seminare. Zusammen mit Gerhard Rich gründete er Ende der 1980er Jahre die Clemens von Bönninghausen-Akademie in Wolfsburg. Dort lehrte er bis zu seinem Tod alle Bereiche der Homöopathie.

Werke: Die Darmnosoden, München 2000, 181 S. Mettler, Wolfgang; Laborde, Yves; Methner, Roland: Klinische Materia medica der Krebsmittel, 3 Bde., München 1995.

Literatur: HOM (Th. Wedemeyer) II, 2005, S. 10/11.

Metz, Franz
* *7.12.1808 Dassel (im Solling)*, † *1.8.1878 Hildesheim*
Studienorte: Göttingen, Berlin
Dr. med. (nicht nachweisbar).

Erste Studien in der Homöopathie 1835, ausschließliche homöopathische Behandlung seit 1839. Seit 1847 praktizierte er in Hildesheim und war dort von 1856 bis 1868 am Hospital St. Bernwardi tätig sowie in Harsum von 1862 bis zu seinem Tod.

Literatur: AHZ (Bähr) 97, 1878, S. 143/144.

Meyer, Carl Hermann
* *2.3.1823 Bünde*, † *10.6.1894 Osnabrück*
Dr. med.

Literatur: LPZ 25, 1894, S. 180. Villers, Bd. 1, Teil 2, S. 5, 10; Bd. 2, S. 4, 10.

Meyer, Veit
* *17.2.1815 Dresden*, † *22.4.1872 Leipzig*
Studienort: Leipzig
Dr., Diss. med. Univ. Leipzig 1842, *De haemospasia seu de aere expanso variis morbis adhibito*, 23 S.

War 18 Jahre (1854–1872) zusammen mit F. Rummel (s. dort) Herausgeber der AHZ. Gab vorher von 1850 bis 1854 mit C. Müller (s. dort) die HVJ heraus.
War bereits während seines Studiums auf die Homöopathie aufmerksam geworden. Verheiratet mit E. Elb, der Schwester von J. Elb (s. dort). War von 1854 bis 1872 zusammen mit C. Müller (s. dort) Arzt an der Poliklinik in Leipzig.

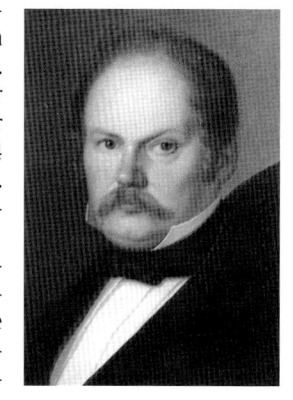

Werke: Mure, Benoit-Jules: Homöopathischer Haus- und Volksarzt: praktische und allgemein verständliche Anweisung, alle gewöhnlichen Krankheiten nach dem homöopathischen Heilverfahren, ohne Hülfe des Arztes und fast ohne Kosten zu heilen, übers. aus dem Französ. V. Meyer, Leipzig 1852, VIII, 246 S. Homöopathischer Führer für Deutschland und das gesammte Ausland, Hrsg. V. Meyer, Leipzig 1860, 164 S. Ueber das Rationelle der Homöopathie im Allgemeinen und ihre Uebereinstimmung mit dem heutigen Standpunkte der Medizin insbesondere, HVJ 1, 1850, S. 13–26. Ueber den Werth der Symptomatik für die Heilkunst, AHZ 47, 1853, S. 2–6.

Literatur: AHZ 84, 1872, S. 41. AHZ (A. Lorbacher) 84, 1872, S. 160. NZK (B. Hirschel) 21, 1872, S. 87/88, 95/96. Tischner, S. 618, 626, 640, 791. Haehl, Bd. 1, S. 417; Bd. 2, S. 89. Lucae, S. 55, 211. Eppenich, S. 340, 354, 364. Dinges, S. 34, 403. Meyer, S. 18, 47.

Meyer-Flury, Gottfried
* *19.5.1846 Solothurn*, † *6.4.1916 Bern*
Dr. med.

Praktizierte ab etwa 1876 in Bern als homöopathischer Arzt. War Hausarzt der Familie Hänni.

Literatur: HMB 41, 1916, S. 72. Erlach, S. 257.

Mezger, Julius
* *12.12.1891 Stuttgart*, † *26.9.1976 München*
Studienorte: Tübingen, Kiel, Freiburg
Dr. med. (Promotion nicht nachweisbar)

Erster Vorsitzender des Landesverbandes der homöopathischen Ärzte in Baden-Württemberg vor dem Zweiten Weltkrieg sowie während der Mitte der 1950er Jahre. Samuel-Hahnemann-Plakette 1952. Ehrenzeichen des DZVhÄ 1970.
Gilt als der letzte große Lehrmeister der Homöopathie. Assistenzjahre an der Diakonissenanstalt in Schwäbisch Hall sowie an Stuttgarter Krankenhäusern. 1920 praktischer Arzt in Unterweissach bei Backnang. Später Verlegung der Praxis nach Stuttgart. Seine Aufgabe in der Homöopathie sah er vor allem darin, in der homöopathischen Arzneimittellehre das Ursprüngliche von dem später Hinzugekommenen zu trennen. So hat er den Arzneischatz der

Homöopathie durch Arzneimittelprüfungen z. B. der Magnesium-Salze, Hedera helix, Aristolochia und Mandragora erweitert. Oberarzt der Inneren Abteilung des Robert-Bosch-Krankenhauses in Stuttgart von 1949 bis 1958. Von 1951 bis 1961 zusammen mit F. Menge (s. dort) Visitator der homöopathischen Apotheken in Nord-Württemberg. Verdienste erwarb er sich auch durch seine Fortbildungskurse in Stuttgart sowie durch seine Mitarbeit an Kursen von O. Leeser (s. dort) am Robert-Bosch-Krankenhaus in Stuttgart.

Werke: Aus Lehre und Praxis der Homöopathie: ein Einführungslehrgang am Stuttgarter Homöopathischen Krankenhaus September 1936, Stuttgart 1937, 344 S. Gesichtete homöopathische Arzneimittellehre, bearbeitet nach den Ergebnissen der Arzneiprüfungen, der Pharmakologie und der klinischen Erfahrungen, Saulgau 1950, IX, 795 S. Kompendium der homöopathischen Therapie, Stuttgart 1950, 151 S.

Literatur: In memoriam Dr. Julius Mezger (P. Mössinger), AHZ 221, 1976, S. 244/245. Dr. Julius Mezger zum 80. Geburtstag (P. Mössinger), AHZ 216, 1971, S. 267/ 268. Dr. Julius Mezger 70 Jahre (M. Kabisch) 206, 1961, S. 705/706. Dr. Julius Mezger 65 Jahre alt, AHZ 201, 1956, S. 438. Faltin, S. 39, 57, 65, 90 f., 110, 133, 168, 171 f., 185, 187, 193, 226, 228, 238 f., 243, 309–311, 317, 319, 322, 366–369. Lucae, S. 211. Schoeler, S. 150.

Michel, Wilhelm
* 1799 (Ort unbek.), † 16.11.1866 Prag
Dr. med.

War einer der ältesten Homöopathen der damaligen Zeit in Prag, doch jedem wissenschaftlichen Ideenaustausch oder sonstigen Kontakten fern geblieben. Galt als Sonderling und unzugänglicher Mensch.

Literatur: AHZ 73, 1866, S. 183/184. NZK 15, 1866, S. 191/192.

Minichreiter (Vorname unbek.)
* 1792 (Ort unbek.), † 4.5.1875 Horpács
Dr. med.

Hausarzt des Grafen Heinrich Zichy. Homöopath seit 1824.

Literatur: ZHK 20, 1875, S. 112. Meyer, S. 18, 50.

Mischner, Ernst Ferdinand
* 22.6.1835 Groß-Radisch/Kreis Rothenburg/ Oberlausitz, † 2.8.1914 Görlitz
Studienorte: Greifswald, Leipzig
Dr., Diss. med. Univ. Greifswald 1861, *De morbo Brightii*.

1902 Ernennung zum Sanitätsrat. 1866 Kronenorden 4. Klasse. 1870/71 Verleihung des Eisernen Kreuzes.

Ließ sich 1863 in Krischna, einem Dorf in der Oberlausitz, als Arzt nieder. Nach dem Krieg gegen Österreich 1866 kam er als Assistenzarzt 1870 nach Görlitz. 1870/71 Bataillonsarzt im Feldzug gegen Frankreich. Wurde 1871 Stabsarzt und verließ 1873 den Militärdienst.

Literatur: ZBV 33, 1914, S. 299/300. LPZ 45, 1914, S. 262. Villers, Bd. 1, Teil 2, S. 6; Bd. 2, S. 6.

Mittelstaedt, Franz Wilhelm
* 9.9.1871 Ostrowo bei Amsee/Prov. Posen, † 15.1.1954 Werningerode/Harz
Studienorte: Berlin, Greifswald. Studierte u. a. bei: H. Schulz, Waldeyer.
Dr., Diss. med. Univ. Greifswald 1895, *Ueber chronische Bariumvergiftung und die Einwirkung des Bariums auf die Hefegärung*, 51 S.

Literatur: In memoriam Dr. Franz Mittelstaedt (H. Rabe), DHM 5, 1954, S. 112.

Möckel, Richard Erich
* 16.5.1890 Leipzig, † 13.3.1966 Leipzig
Studienort: Leipzig. Studierte u. a. bei: Frangenheim, v. Strümpell, Sudhoff.
Dr., Diss. med. Univ. Leipzig 1919, *Über Lithiasis pancreatica mit vier eigenen Fällen*, 33 S.

War bei seinem Tod der älteste Homöopath Leipzigs. Unter Strümpell 1919–1920 Volontärsarzt an der Medizinischen Universitätsklinik in Leipzig. Seit 1920 homöopathischer Arzt in Leipzig. Seine Ausbildung in der Homöopathie erhielt er durch H. Wapler (s. dort). Gehörte seit 1920 dem Ärzteteam der Homöopathischen Klinik in Leipzig an. Baute 1945 die Praxis in Leipzig wieder auf. Neben seiner Praxis arbeitete er mit H. Wapler, H. Schoeler (s. dort) sowie dem Ehepaar Seyrich ehrenamtlich in der Leipziger Homöopathischen Poliklinik.

Literatur: AHZ (H. Schoeler) 211, 1966, S. 317–319. Lucae, S. 215.

Moeser, Hermann Albert Karl
* 3.4.1862 Oppeln, † 21.3.1926 Stuttgart
Studienort: Würzburg
Dr., Diss. med. Univ. Würzburg 1887, *Zur Behandlung der Fehlgeburten*, 35 S.

1898/1899 Schriftleitung der HMB. 1900/1901 Mitredakteur der HMB neben R. Haehl.

Werke: Ueber Beziehungen zwischen Gicht und Arterienverhärtung, LPZ 57, 1926, S. 73–75.
Literatur: HMB 51, 1926, S. 64. LPZ 57, 1926, S. 154. Villers, Bd. 2, S. 1, 11, Bibl. S. 5, 17, 57.

Moskowits-Zemplényi, Maurus von
* 15.1.1811 Rozgony/Komitat Abaúj, † 4.7.1880 Pest
Studienorte: Pest, Wien
Dr., Diss. med. Univ. Pest 1832, *De cubebis*.

1850 Ritter des russischen Stanislaus-Ordens, 1867 Erhebung in den Adelsstand, 1868 Sitz im Landessanitätsrat, 1869 kgl. Rat.
   In der Literatur auch Moskovicz von Zemplén genannt. Zu Beginn seiner ärztlichen Laufbahn hielt er sich zwei Jahre in Paris auf und lernte dort S. Hahnemann (s. dort) kennen, dessen Schüler und Freund er wurde. Nach seiner Rückkehr nach Ungarn wurde er in kurzer Zeit der gesuchteste und einflussreichste homöopathische Arzt im Land. Von 1847 bis zu seinem Tod war er der Leibarzt aller an der Spitze des Landes stehenden Persönlichkeiten.

Literatur: AHZ (T. Kafka) 101, 1880, S. 55/56. AHZ 101, 1880, S. 16. Haehl, Bd. 1, S. 259. Kurz-Biographie (M. Schmideberg), AHZ 178, 1930, S. 238. Kóczían/Kölnei, S. 201–218. Horn, Sonja (Hrsg.): Homöopathische Spuren, darin Grass, Monika: Homöopathie im 19. Jahrhundert im Königreich Ungarn, S. 71–78, hier S. 76.

Mossa, Samuel
* 29.10.1833 Friedland bei Beskow, † 8.3.1905 Stuttgart
Studienort: Berlin
Dr., Diss. med. Univ. Berlin 1858, *De haemorrhagis ex viis aerophoris*, 32 S.

Von 1894 bis 1904 Leitung der AHZ. Nach dem Tod von P. v. Sick (s. dort) wurde er 1901 zum Vorstand des württembergischen homöopathischen Ärztevereins gewählt. 1870/71 mit dem Eisernen Kreuz ausgezeichnet.
   Als einjährig-freiwilliger Arzt lernte er nach dem Staatsexamen bei R. H. Groos die Homöopathie kennen. Ließ sich nach vollendetem Militärjahr in Bromberg nieder. Nahm als Arzt an den Feldzügen 1864–1866 und 1870/71 teil. Übersiedelte, durch Krankheit seiner Tochter gezwungen, nach vorübergehendem Aufenthalt in Straßburg 1883 nach Stuttgart.

Werke: Krankhafte Affectionen am Knie, AHZ 131, 1895, S. 66–69, 81–84. Autotoxine oder Selbstgifte, AHZ 131, 1895, S. 153–155. Zur pathogenetischen Wirkung des Heilserums, AHZ 132, 1896, S. 26–29. „Einseitige" Krankheiten, AHZ 138, 1899, S. 49–53.
Literatur: AHZ 150, 1905, S. 97–99. HMB 30, 1905, S. 109/110. ZBV 24, 1905, S. 193. Tischner, S. 666, 678, 791. Dinges, S. 34. Eppenich, S. 108, 314, 334. Villers, Bd. 1, Teil 2, S. 11, Bibl. S. 112, 113, 114, 124, 131, 132, 140, 141, 144, 145, 147, 152, 153; Bd. 2, S. 12, Bibl. S. 1, 5, 9, 14, 15, 21, 23, 34, 35, 47, 55, 57, 63, 69, 70, 71.

Mossdorff, Theodor
* Dresden (Datum unbek.), † Datum/Ort unbek.
Studienorte: Leipzig, Jena
Dr., Diss. med. Univ. Jena 1820, *Synopsis calculorum urinarium*, 40 S.

Wird zum direkten Schülerkreis S. Hahnemanns (s. dort) gezählt und ist wohl in erster Linie wegen seiner Heirat mit Luise Hahnemann und somit als Hahnemanns Schwiegersohn von Bedeutung (Jütte, Samuel Hahnemann, S. 145). Allerdings wurde die Ehe wieder geschieden. War in Köthen Assistent Hahnemanns. Erhielt 1824 die Erlaubnis des Herzogs Ferdinand zu Köthen-Anhalt zur ärztlichen Behandlung der herzoglichen Dienerschaft gegen ein festes Jahresgehalt. Sein Todesjahr ist unbekannt.

Literatur: Schreiber, S. 46. Haehl, Bd. 1, S. 131, 134, 181; Bd. 2, S. 114, 136, 138, 266. Callisen, Bd. 13, S. 265. Jütte, Samuel Hahnemann, S. 110, 145, 149.

Much, Hans
* 24.3.1880 Zechlin/Provinz Brandenburg, † 28.11.1932 Hamburg
Studienorte: Marburg, Kiel, Würzburg
Dr., Diss. med. Univ. Würzburg 1903, *Über Todesursachen von Neugeborenen mit besonderer Berücksichtigung ihrer forensischen Bedeutung*, 71 S.

War Immunologe und ein Schrittmacher für die Homöopathie, aber auch eine ungewöhnliche Mischung von Dichter, Wissenschaftler und Arzt. An die 400 Facharbeiten sind von ihm erschienen. Wie A. Bier (s. dort) setzte er sich kritisch und zustimmend mit der Homöopathie auseinander. Hatte den Willen, die in der Homöopathie für die Wissenschaft noch verborgenen Wahrheiten zu wecken. Sein Plan, eine neue, größere Schulmedizin durch Einbeziehung auch der Homöopathie zu begründen, wurde von vielen Seiten begrüßt. Ihm schwebte eine höhere Einheit mit der Medizin vor und von diesem Gesichtspunkt aus trat er für die Homöopathie ein. Sie war ihm ein Problem, das nicht prinzipiell und unabhängig von anderen Doktrinen zu lösen ist, sondern nur im Zusammenhang mit der allgemeinen Wissenschaft. 1920 entdeckte er das Omnadin, einen aus unabgestimmten Partigenen gemischten Impfstoff.

Werke: Die pathologische Biologie (Immunitätswissenschaft); eine kurzgefaßte Übersicht über die biologischen Heil- und Erkenntnisverfahren für Studierende und Ärzte, Leipzig 1922, XII, 415 S. Homöopathie: kritische Gänge hüben und drüben, Leipzig 1926, 142 S. Vermächtnis: Bekenntnisse von einem Arzt und Menschen, Dresden 1933, 258 S.

Literatur: NHZ 8, 1933, S. 17/18. ZBV (H. Rabe), 12, 1933, S. 1, 2. HPP (E. Witte) 24, 1953, S. 347/348. Hans Much (1880-1932), Bakteriologe und Schriftsteller, von Schulz-Rath, Renate, Mikrofiche-Ausgabe, 1993. Tischner, S. 5, 100, 343, 763. DBE, Bd. 7, S. 237. NDB, Bd. 18, S. 251/252.

Mühlenbein, Georg August Heinrich
* 15.10.1764 Königslutter, † 8.1.1845 Schöningen/ Herzogtum Braunschweig
Studienorte: Braunschweig, Helmstedt
Dr., Diss. med. Univ. Helmstädt 1789, *De Typho*, 35 S.

Verleihung der großen silbernen Verdienstmedaille durch die Kgl. Preuß. Akademie der Wissenschaften (o. J.), Hofrats-Patent durch den Landgrafen von Hessen-Homburg (o. J.). Ernennung zum Leibarzt durch Herzog Friedrich Wilhelm v. Braunschweig (o. J.). 1836 Verleihung des goldenen Ritterkreuzes Heinrich des Löwen durch den Herzog v. Braunschweig. 1839 Ernennung zum Geheimen Hofrat durch den Herzog v. Braunschweig.

Hat zur Verbreitung der Homöopathie in Norddeutschland beigetragen. Wirkte zunächst kurz in Königslutter, Nienburg a. d. Saale und Braunschweig. Wechselte dann als Physikus nach Schöningen und kehrte nach dem Tod von C. Caspari (s. dort) nach Braunschweig zurück. Wurde 1822 mit der Homöopathie bekannt und trat nach 33-jähriger allopathischer Praxis in das Lager der Homöopathie über. Veranlasste 1830 C. Hartlaub (s. dort) als sein Gehilfe nach Braunschweig überzusiedeln und nach dessen Tod bewog er ebenso H. Fielitz (s. dort) dort zu wohnen. War Mitstifter des Centralvereins und lange Ausschussmitglied und Fondsverwalter. Gründete mit F. Rummel (s. dort) den „Norddeutschen Provinzialverein für Homöopathie". Mit S. Hahnemann (s. dort), den er bei Beginn seiner Laufbahn kennenlernte, konnte er sich nicht eng befreunden. Beide Persönlichkeiten waren zu verschieden, doch der Sache Hahnemanns war M. wie wenige andere ergeben.

Werke: Rechenschaft über mein ärztliches Handeln beim Schlusse meiner 50jährigen practischen Laufbahn, Schöningen 1839, 15 S. Meine Beobachtungen über Homöopathie, ACS 6, 1827, H. 3, S. 57–79; ACS 7, 1828, H. 1, S. 40–60.

Literatur: ACS (F. Rummel) 22, 1845, H. 2, S. 177–183. AHZ (F. Rummel) 28, 1845, S. 17–22. Die Feier des fünfzigjährigen Doctor-Jubiläums des Geheimen Hofrathes, Leibmedicus und Ritters Herrn Dr. Mühlenbein zu Braunschweig, AHZ 16, 1839, S. 262–264. Rummel, Friedrich: Hinblick auf die Geschichte der Homöopathie im letzten Jahrzehend, nebst einer kurzen Lebensbeschreibung des Dr. Mühlenbein, Magdeburg 1839, 44 S. Callisen, Bd. 13, S. 295; Bd. 30, S. 461/462. Haehl, Bd. 1, S. 217, 218, 446 f., 455; Bd. 2, S. 181, 197, 279, 280 f., 304, 313. Tischner, S. 315, 469, 473, 775, 791. Eppenich, S. 136, 353. Lucae, S. 37, 207. Salzgitter-Jahrbuch 1997/1998, Braunschweig, 1997/1998, 429 S.; dort Lohoff, Karen: Hahnemann und Mühlenbein, S. 140–145; Dr. Mühlenbeins Entwicklung zum homöopathischen Arzt, S. 145–148.

Müller, Clotar Moritz
* 25.8.1818 Leipzig, † 10.11.1877 Lugano
Studienort: Leipzig
Dr., Diss. med. Univ. Leipzig 1843, *De iuglandis regiae viribus*, 31 S.

1866 Verleihung des Roten Adlerordens IV. Klasse durch den König von Preußen.

Sohn von M. Müller (s. dort). Galt als einer der angesehensten Homöopathen seiner Zeit. 1843 Assistenzarzt an der von seinem Vater geleiteten Leipziger Homöopathischen Poliklinik, deren Leitung er nach dem Tod seines Vaters übernahm. Nach dem Tod Griesselichs (s. dort) 1848 wurde die Herausgabe der *Hygea* eingestellt. Die dadurch entstandene Lücke füllte C. Müller mit Gründung der *Homöopathischen Vierteljahresschrift*, die er von 1850 bis 1853 zusammen mit V. Meyer (s. dort) und danach bis 1865 allein leitete. 1872 übernahm er die Oberleitung der *Internationalen homöopathischen Presse*, die er bis zu seinem Tod nicht mehr abgab. Seit 1873 war er Direktor des Centralvereins, nachdem er von 1861 bis 1867 bereits dessen Präsident gewesen war.

Werke: Systematisch-alphabetisches Repertorium der gesammten homöopathischen Arzneimittel-Lehre: nach den sämmtlichen ältern und bis auf die neueste Zeit herab genau zusammengestellten Quellen der Pharmakodynamik, Leipzig 1848, VIII, 944 S. Handbuch der homöopathischen Arzneimittel-Lehre; bearb. von C. Trinks und C. Müller, 2. Bd., Leipzig 1847, 1570 S., 3. Bd., Leipzig 1848, IV, 944 S. Die Homöopathie oder die Reform der Heilkunde: eine Darstellung der Grundsätze und Lehren der Homöopathie, mit ausführlicher Angabe ihres Verfahrens zur Heilung der Krankheiten, Leipzig 1854, XIV, 186 S.

Literatur: IHP 10, 1877, S. 689/690. LPZ 8, 1877, S. 133/134. ZHK 22, 1877, S. 182/183. AHZ 95, 1877, S. 168. Tischner, S. 498, 568, 571 f., 589, 598, 614, 618 f., 625 f., 640, 652, 654, 758, 792. Haehl, Bd. 1, S. 417, 452; Bd. 2, S. 89. Dinges, S. 398. Eppenich, S. 136, 340, 354, 385. Lucae, S. 81, 85, 91, 211. Schoeler, Heinz: Kompendium der wissenschaftlichen und praktischen Homöopathie; Fortsetzungsband zu Clotar Müller *Charakteristik der wichtigsten homöopathischen Heilmittel*, Leipzig 1940, XXVI, 128 S. Meyer, S. 18, 47. Jütte, Samuel Hahnemann, S. 247.

Müller, F. Josef
* 22.12.1773 Altenburg bei Rheinau/Großherzogtum Baden, † 10.2.1852 Budapest
Studienort: Wien
Dr. med. (kein Diss.-Nachweis)

Regimentsarzt in Wien. Begann 1817 seine homöopathischen Studien. Versetzung nach Pest in Ungarn, wo er 32 Jahre lebte.

Literatur: AHZ (J. Attomyr) 44, 1852, S. 6–12. Tischner, S. 771.

Müller, Georg Friedrich
* 26.7.1804 Simozheim/Württemberg, † 25.1.1892 Grunbach im Remstal
Studienort: Tübingen
Dr. med. Lt. Dekanatsbuch der Tübinger Med. Fakult. reichte er am 1.12.1829 nachstehende Diss. ein: *Specimen de therapia animi pertubationum*, beantragte aber 1830 vom Druck der Diss. dispensiert zu werden. Im Nekrolog aber *Dr. Müller* genannt.

Studierte zunächst Theologie, wechselte dann zur Medizin. Praktizierte von 1830 bis 1836 in Metzingen, anfänglich noch allopathisch, doch nach dem Studium von S. Hahnemanns (s. dort) Schriften zunehmend homöopathisch. Widmete sein Leben geistig behinderten Kindern. Eröffnete 1848 eine Anstalt für geistig behinderte Kinder und zog in das gräfliche von Reischach'sche Schloß in Rieth bei Vaihingen a. d. Enz. Von dort übersiedelte er 1851 in das von ihm gekaufte Schwefelbad nach Winterbach im Remstal. Trat 1860 aus der Anstalt aus, die 1865 nach Stetten im Remstal verlegt wurde. Danach ließ er sich in Schwäbisch Gmünd als praktischer Arzt nieder, wo er bis 1881 tätig war.

Werke: Sammlung von Volksarzneimitteln gegen Krankheiten des Menschen (unter dem Pseudonym Dr. Georg Friedrich), Tübingen 1845. Die Mutter am Krankenbette ihres Kindes etc. (unter dem Pseudonym Dr. Georg Friedrich), Reutlingen 1847. Ueber die Veratrine, AHZ 32, 1846/47, S. 337–343, 353–361, 369–378.

Literatur: AHZ (H. Göhrum) 124, 1892, S. 193–195. Georg Friedrich Müller: Quellen und Schriften: unveröffentlichte Schriften aus dem Werk des Begründers der Diakonie Stetten/Ludwig Dinzinger (Hrsg.), Kernen im Remstal 2001, 206 S. Meyer, S. 18.

Müller, Hugbald Volker
* 5.2.1921 Trier, † 23.10.2000 Köln
Studienort: Köln
Dr., Diss. med. Univ. Köln 1953, *Die langfristige Beobachtung der Blutschwenkungsreaktion (vielm: Blutsenkungsreaktion) nach Einzelreizen*, 40 S.

War mehrere Jahre (o. Zeitangabe) Hauptschriftleiter der ZKH.
  Ausbildung zum Lungenfacharzt. Lernte 1965 die Homöopathie u. a. bei H. Imhäuser (s. dort) sowie J. Mezger (s. dort) kennen. Praktizierte in Köln-Lindenthal. Wirkte als Dozent in Meckenheim bei Bonn, Wien, Bad Brückenau, Baden-Baden, Celle und München. Hielt Vorlesungen an der Universität Köln bis etwa 1987 sowie Vorträge in Belgien, Frankreich, Schweden, Österreich und Mexiko. Weite Verbreitung fanden seine Tabellen zur raschen Arzneiwahl, z. B. bei Hautkrankheiten, Asthma bronchiale, Re-

gelstörungen, Angina pectoris etc. Prägte den Begriff der „homöopathischen Psychotherapie". Die Grundlage hierfür stellt die Psychoanamnese dar. Mit deren Hilfe und der Bestimmung der Lieblingsfarbe kam er zur Findung des Simillimums.

Werke: Die Psychoanamnese: 34 Lebensberichte mit Anleitung zur homöopathischen Aufnahme und Auswertung, Heidelberg 1981, 311 S. Homöopathische Tabelle: Mund (Mund mit Gaumen, Zahnfleisch und Zunge), Heidelberg 1989, 4 S. Die Farbe als Mittel zur Simillimumfindung in der Homöopathie, Heidelberg 1990, 299 S.

Literatur: AHZ (K.-H. Gebhardt) 246, 2001, S. 29. Laudatio zum 70. Geburtstag (Scherer), AHZ 236, 1991, S. 75/76.

Müller, Joseph Oswald
* 1810 (Ort unbek.), † 1886 Wien
Dr. phil. et med.

Primararzt am Bezirkskrankenhaus im Wiener Stadtteil Sechshaus seit 1857. Mitarbeiter der *Zeitschrift des Vereins homöopathischer Ärzte Oesterreichs* (ZVhÄÖ), 1857, Bd. 1 u. 2.
Nicht zu verwechseln mit Joseph Oswald Müller, Magister der Zahnheilkunde (Petry, S. 319), der vielleicht sein Vater war.

Werke: Zur Geschichte unseres Vereins, ZVhÄÖ 1, 1857, S. 5–18. Prüfungsfragmente (Aloe, Augentrost, Frauenflachs, Koloquinte, Granatwurzelrinde, Silbersalpeter), ZVhÄÖ 1, 1857, S. 38–46. Vergiftungsfälle (Aconit, Blei, Krähenauge), ZVhÄÖ 1, 1857, H. 1, S. 47–54. Nachwort zu dem Handschreiben S. E. d. H. General-Gouverneurs des lomb. venet. Königreichs, Feldmarschalls Grafen Radetzky, ZVhÄÖ 1, 1857, S. 139–141. Text und Noten für Herrn Wittelshöfer, ZVhÄÖ 1, 1857, S. 289–291.

Literatur: LPZ 17, 1886, S. 154. Tischner, S. 511, 596, 619 f., 792. Dinges, S. 85 f. Petry, S. 318/319. Meyer, S. 18, 61, 69.

Müller, Moritz Wilhelm
* 11.8.1784 Klebitz bei Wittenberg, † 24.9.1849 Leipzig
Studienorte: Wittenberg, Leipzig
Dr., Diss. med. Univ. Leipzig 1810, *De febre inflammatoria quaestiones*, 74 S.

Vater von C. Müller (s. dort). Wurde in den Wittenberger Studienjahren ein enger Freund von G. Schweikert (s. dort). Kaum ein halbes Jahr, nachdem er zur Universität in Leipzig gewechselt hatte, war er Assistent und Unterarzt bei dem damaligen ersten klinischen Lehrer (Reinhold) am Jacobsspital in Leipzig. Drei Jahre später (1809) wurde ihm nach dem Tod von Reinhold die stellvertretende Leitung des Hospitals und des Klinikums anvertraut. Ebenfalls 1809 promovierte er zum Dr. phil. (Diss. Univ. Leipzig, De schola Lipsiensium clinica). Seit 1812 Privatdozent an der Universität Leipzig, wo er regelmäßig Vorlesungen hielt. 1822 gründete er mit anderen homöopathischen Ärzten die erste homöopathische Fachzeitschrift, das *Archiv*. Zwischen 1829 und 1833 hielt er Vorlesungen über Homöopathie in Leipzig. Mitbegründer des Zentralvereins, dessen erster Direktor er wurde. Gründete am 19.10.1831 das Leipziger homöopathische Krankenhaus und wurde 1833 Leiter dieser Anstalt. Hielt an erprobten und aus seiner Sicht nicht ganz unentbehrlichen Heilmitteln der Allopathie fest. Dies aber brachte ihn in schroffe Gegnerschaft zu S. Hahnemann (s. dort), der ihm noch bei der Gründung des Leipziger homöopathischen Krankenhauses seine Anerkennung ausgesprochen hatte. War 1833 neben F. Hartmann (s. dort) und C. Haubold (s. dort) Mitherausgeber der *Jahrbücher der homöopathischen Heil- und Lehranstalt* zu Leipzig.

Werke: Cholera, Homöopathik und Medizinalbehörde in Berührung; Tathsächliches, zum Besten des homöopathischen Stiftungsfonds, herausgegeben von dem Leipziger Localverein homöopathischer Ärzte, Leipzig 1831. Beitrag zur Beurtheilung der homöopathischen Heillehre, ACS 1, 1822, H. 1, S. 1–36. Zur Geschichte der Homöopathie; aus Akten gezogen, mit Anmerkungen, ACS 8, 1829, H. 3, S. 1–48; ACS 10, 1831, H. 1, S. 1–56.

Literatur: AHZ (F. Hartmann) 38, 1849, S. 34–42. Tischner, S. 194, 244, 272, 293, 312 f., 377, 394, 413 f., 420, 424 f., 439, 445 f., 452, 456, 458, 464, 469, 472 f., 476 f., 485, 516, 561, 566, 576, 588, 602, 618, 633, 696, 705, 709, 740, 781, 792. Haehl, Bd. 1, S. 126, 167, 203 f., 206 f., 210 f., 214, 216 f., 219, 222 f., 235, 448 f.; Bd. 2, S. 280 f., 285 f., 290, 297, 298 f., 311, 313, 324. Dinges, S. 25, 28, 30, 92 f. Eppenich, S. 12, 38–40, 42, 44, 47–49, 53, 54, 64, 71, 73, 157, 217, 285, 306, 308–311, 319, 362. Lucae, S. 14, 25, 37, 85, 183, 207, 212, 220. Callisen, Bd. 13, S. 332/333; Bd. 30, S. 480. Wittern, Frühzeit, S. 183–187. Jütte, Samuel Hahnemann, S. 115 f., 185–190, 247. 100 Jahre Zentralverein, S. 176.

Müller, Oskar
** 22.1.1903 Gönnern/Kr. Biedenkopf,
† Alzey (?) (Datum unbek.)*
Studienorte: Marburg, Graz, München. Akademische Lehrer waren u. a.: v. Haberer, Kretschmer, Lorenz, Ed. Müller, Polano, Sauerbruch.
Dr., Diss. med. Univ. Marburg 1930,
Über einige Fälle „Weil'scher Krankheit", 31 S.

1930 Landarzt in Gaugrehweiler/Pfalz. Seit 1953 homöopathische Praxis in Alzey.

Literatur: Dr. Oskar Müller 65 Jahre, AHZ 213, 1968, S. 409.

Müller, Rudolph
** Löbejün bei Halle/Saale (Datum unbek.),
† 7.9.1880 Bad Groß-Tabarz bei Friedrichsroda/Thüringen*
Studienort: Halle
Dr. med.

Von 1858 bis 1865 Assistenzarzt bei A. Lutze (s. dort). Ein Teil von Lutzes *Lehrbuch der Homöopathie* soll aus seiner Feder stammen. Ging später nach Kopenhagen, wo er praktizierte.

Literatur: AHZ 101, 1880, S. 96. LPZ 11, 1880, S. 138.

Münch, Wilhelm
** 26.1.1884 Balhorn/Reg. Bez. Kassel,
† 1.1.1970 Bad Nauheim*
Studienorte: Würzburg, Gießen
Dr., Diss. med. Univ. Gießen 1910, *Die cutane Tuberkulinreaktion nach v. Pirquet,* 35 S.

Ab 1935 33 Jahre lang erster Vorsitzender des LV Hessen. 1959 Verleihung des Bundesverdienstkreuzes I. Klasse. Seit 1967 Ehrenvorsitzender des LV Hessen.

Gehörte wie A. Stiegele (s. dort), O. Leeser (s. dort), H. Wapler (s. dort) und H. Rabe (s. dort) zu der Generation homöopathischer Ärzte, die durch ihr Vorbild die Praxis und Theorie der Homöopathie auf breiter Grundlage den deutschen Ärzten erschlossen haben. Ließ sich 1911 in Frankfurt a. M. als Facharzt für Lungenkrankheiten und Psychotherapie nieder und beschäftigte sich auch mit der Hypnose. Seine Hauptneigung aber galt der Homöopathie. 1935 erhielt er einen Lehrauftrag für Homöopathie – unter der Bezeichnung „Differentialtherapie" – von der Universität Frankfurt, doch keine Professur. Hinzu kamen zweimal jährlich einwöchige Ausbildungskurse in der homöopathischen Lehre in Bad Nauheim, wohin er 1943 gezogen war, sowie zweiwöchige Herbstkurse in Pörtschach am Wörthersee in Zusammenarbeit mit österreichischen Kollegen.

Werke: Vorlesungsverzeichnis: „Differentialtherapie" mit Krankenvorstellung; Sommersemester 1935, Antimonium crudum, AHZ 184, 1936, S. 229–238. Wie ich zur Homöopathie kam, DLa, 1937. Die Grundlage der Homöopathie, WMW 1938.

Literatur: Nekrolog Dr. Wilhelm Münch (A. Kautzsch), AHZ 215, 1970, S. 125–128. In memoriam Dr. med. Wilhelm Münch (H. Unger), AHZ 215, 1970, S. 219–221. Dr. Wilhelm Münch – 85 Jahre alt (A. Kautzsch), AHZ 214, 1969, S. 114/115. Dr. Wilhelm Münch 80 Jahre alt (A. Kautzsch), AHZ 209, 1964, S. 153/154. Wilhelm Münch zum 75. Geburtstag (H. Schoeler), AHZ 204, 1959, S. 93–95. Dr. Wilhelm Münch zum 70. Geburtstag (Dr. Müller), AHZ 199, 1954, S. 80/81. Schoeler, S. 150.

Nagel, Hermann
* 17.2.1860 Halberstadt, † 15.3.1963 Königsfeld/Schwarzwald
Studienorte: Leipzig, Berlin
Dr. med.

Ehrenmitglied des DZVhÄ.

Sohn von K. Nagel. Nach dem Studium einjährige Tätigkeit in der Heil- und Pflegeanstalt Dalldorf bei Berlin. Von 1885 bis 1888 Assistent an der Psychiatrischen- und Nerven-Klinik in Halle. Anschließend ein Jahr an der Diakonissenanstalt in Halle. Ging 1889 für ein Vierteljahr nach Leipzig an die homöopathische Klinik zu G. Puhlmann (s. dort). Ließ sich danach in Gotha nieder. Übersiedelte 1891 nach Elberfeld, wo er 53 Jahre lang praktizierte. Freundschaft mit Albert Schweitzer, mit dem zusammen er Orgelkonzerte gab.

Literatur: Nekrolog Hermann Nagel (W. Bloss), AHZ 208, 1963, S. 337/338. Ehrenmitglied Dr. med. Hermann Nagel 100 Jahre alt (W. Bloss), AHZ 205, 1960, S. 91–93. Villers, Bd. 2, S. 5.

Nebel, Anton
* *23.10.1900 Montreux, † 25.3.1993 Genf*
Studienorte: Lausanne, Rio de Janeiro
Dr. med.

Wurde Mitglied der Liga Medicorum Hom. Int. und deren Vizepräsident für die Schweiz.

Arbeitete nach dem Studium bei A. Bier (s. dort) in Berlin. Dort lernte er u. a. auch F. Gisevius (s. dort), E. Bastanier (s. dort) und H. Rabe (s. dort) kennen. Nach einer weiteren klinischen Ausbildung in Paris kam er Ende der 1920er Jahre zu Bircher-Benner nach Zürich. Ließ sich danach in Genf nieder. Hier beeinflusste ihn H. Duprat nachhaltig. Gespanntes Verhältnis zu P. Schmidt. Brückenbauer zwischen deutschen und französischen Homöopathen.

Literatur: Laudatio für Anton Nebel 80 Jahre (H. Henne), AHZ 226, 1981, S. 77–79. Erlach, S. 258-260.

Necher, Georg Friedrich von
* *Melnik/Böhmen (Datum unbek.), † Datum/Ort unbek.*
Studienort: Neapel
Dr. med.

Leibarzt des Fürsten und der Fürstin von Lucca (o. J.). Leibarzt des österr. Generals v. Koller (o. J.). Geheimer Rat und Freiherr (o. J.).
Beeinflusste die Homöopathie in Italien. Gründete 1826 in Neapel ein homöopathisches Klinikum für chronisch Kranke mit 40–50 Patienten. Heilte den König von Württemberg (o. Namen) in Neapel von einer chronischen Krankheit und benannte ihm Dr. Schmidt als homöopathischen Leibarzt. Wurde von M. Marenzellers Sohn, A Marenzeller, als Geheimrat und Freiherr von Necher bezeichnet.

Werke: Aus einem Schreiben des D. Georg Necher in Neapel, an D. Müller in Leipzig, ACS 5, 1826, H. 3, S. 45/46.

Literatur: Haehl, Bd. 2, S. 228. Tischner, S. 508, 725, 728. ZVhÄO 1, 1857, S. 165. Dinges, S. 240, 246, 384. Lucae, S. 64. Petry, S. 319.

Neuschäfer, J. A.
* *11.9.1815 Fritzlar, † 2.2.1901 Höchst a. M.*
Studienort: Marburg
Dr. med.

Kronenorden 4. Klasse mit Rotem Kreuz in weißem Feld (o. J.), Roter Adlerorden 4. Klasse (o. J.), Kriegsdenkmünze 1870/71, Centennar-Medaille.

Scheint 1845 zur Homöopathie übergetreten zu sein. Praktizierte von 1835 bis 1892 in Bebra und zwischen 1892 und 1895 in Frankfurt a. M. Übersiedelte 1899 nach Höchst.

Werke: Diphtheritis: durch ihr specifisches Mittel Mercurius cyanatus sicher und leicht hypodermatisch heilbar, mit einem einleitenden Wort über gleichartige Behandlung der Scrophulose, Berlin 1894, 15 S.

Literatur: AHZ 142, 1901, S. 138–140. Villers, Bd. 1, Teil 2, S. 3; Bd. 2, S. 6, Bibl. S. 8.

Noack, Alphons sen.
* *10.3.1809 Leipzig, † 3.1.1894 Lyon*
Studienort: Leipzig
Dr., Diss. med. Univ. Leipzig 1835, *De nutricis virtutibus,* 28 S.

Mitglied der Academia omiopatica di Palermo, der British Homoeopathic Society, der Hahnemann-Gesellschaften in London und Paris sowie der Société protectrice de l'enfance in Lyon.

Sein Name ist verbunden mit dem ersten homöopathischen Krankenhaus in Leipzig, dessen Direktor er war, und W. Fickel, einem Hochstapler und Betrüger, der für sieben Monate (vom 1. Januar bis 10. August 1836) die Leitung der Klinik übernommen hatte. Noack entlarvte den unter verschiedenen Pseudonymen schreibenden W. Fickel mit seiner Broschüre *Olla potrida (*span.: Eintopfgericht aus gekochtem Fleisch). Fickel gab daraufhin zu, seine Veröffentlichungen erlogen zu haben und Noack übernahm als letzter Direktor nach M. Müller (s. dort), G. Schweikert (s. dort) und F. Hartmann die Anstalt. Doch er konnte sie nicht mehr vor dem Untergang retten. Die Klinik wurde im Oktober 1842 im Auftrag des Zentralvereins an den Kaufmann K. Scherber verkauft. Bald nach dem Scheitern der Heilanstalt wandte Noack voller Unmut Deutschland den Rücken, wanderte nach Frankreich aus (seit 1859 naturalisierter Franzose) und praktizierte bis zu seinem Tod in Lyon. Nahm weiter Anteil an den Geschehnissen auf dem Gebiet der Homöopathie in Deutschland.

Werke: Olla potrida: ein Beitrag zur Literaturgeschichte der Homöopathie; 1. H.: Leckiv, Ludwig Heyne, Julius Theodor Hofbauer, C. E. Herting, der Verein mehrerer Homöopathiker als Verfasserschaft der homöopathischen Realencyclopädie, oder Dr. Carl

Wilhelm Fickel, Oberarzt an der homöopathischen Heilanstalt zu Leipzig, Dresden und Leipzig 1836, XII, 108 S. Handbuch der homöopathischen Arzneimittellehre: nach den gesammten älteren und bis auf neueste Zeit herab genau revidierten Quellen der Pharmakodynamik und Therapie; bearb. von Alphons Noack und Carl Friedrich Trinks, Leipzig 1843, Bd. 1, Aconitum – Kreosot, LXX, 1010 S. Uebersicht der Hauptresultate einiger Krankenanstalten, zur Vergleichung der Praxis alter und neuer Schule, HYG 13, 1840, S. 542–554.

Literatur: Dr. Alphons Noack sen. in Lyon (G. Puhlmann), LPZ 18, 1887, S. 60/61. Callisen, Bd. 31, S. 53. Haehl, Bd. 1, S. 232, 236 f.; Bd. 2, S. 327, 328, 502. Tischner, S. 450, 471, 480 f., 498, 532, 596, 598, 730, 792. Dinges, S. 57, 61. Eppenich; S. 42, 43, 45, 54, 307, 312. Villers, Bd. 1, Teil 2, S. 27.

Nöthlichs, Gottfried
* *30.1.1828 Erkelenz, † 19.3.1895 Aachen*
Dr. med.

Literatur: AHZ (E. Weber) 130, 1895, S. 139. Villers, Bd. 1, Teil 2, S. 3; Bd. 2, S. 1.

Nusser, Emanuel
* *21.10.1811 Augsburg, † 30.8.1854 Augsburg*
Dr. med.

Zusammen mit J. Buchner (s. dort) Herausgeber der *Augsburger Allgemeinen homöopathischen Zeitung* von 1845–1850.

Literatur: AHZ 48, 1854, S. 128. ZHK 3, 1854, S. 152. Stollberg, S. 33, 39, 39, 42–44, 58, 77, 83.

Nusser, Johann Martin
* *25.9.1796 Ulm, † 15.10.1853 Basel*
Dr. med.

War Bürger der Stadt Basel seit 18.5.1835. Lt. Großratsprotokoll war er „ein Verdienter von 1833". Dies deutet darauf hin, dass er sich an den Auseinandersetzungen, die seit 1833 zur Kantonstrennung von Basel-Stadt und Basel-Landschaft führten, aktiv auf der Seite der Stadt engagiert haben muss. War 25 Jahre lang Prosektor an der Universität Basel. Sein Sterbedatum wird – entgegen anders lautenden Aussagen – vom Staatsarchiv des Kantons Basel-Stadt mit dem 15.10.1853 angegeben.

Literatur: ZHK 2, 1853, S. 168. Erlach, S. 278. Staatsarchiv des Kantons Basel-Stadt bestätigt wegen bestehender Unstimmigkeiten mit Schreiben an IGM vom 17.2.2002 das Sterbedatum mit 15.10.1853.

Oberholzer-Gerber, Jakob
* *9.7.1859 Wald (Zürich), † 30.1.1929 Zürich*
Studienorte: Bern, Heidelberg
Dr. med.

Legte in Bern das eidgenössische Examen ab. Wandte sich von Anfang an der Homöopathie zu. Nach dem Studium dreimonatiger Aufenthalt in Paris und Weiterbildung am dortigen homöopathischen Spital. Anschließend hörte er 1885 bei Th. v. Bakody (s. dort) dessen Vorlesungen über Homöopathie und vertiefte seine Kenntnisse. Ebenfalls 1885 begann er seine Praxis als homöopathischer Arzt in Zürich.

Literatur: AHZ (J. Aebly) 177, 1929, S. 78/79. Erlach, S. 279. Villers, Bd. 1, Teil 2, S. 15; Bd. 2, S. 43.

Oelmeyer, Herbert
* *22.4.1906 Bielitz/Polen, † Datum/Ort unbek.*
Studienorte: Prag, Breslau
Dr., Diss. med. Univ. Breslau 1932, *Dermographie und Endokrinium bei der Schizophrenie*, 30 S.

Ließ sich 1937 als Internist in Erfurt nieder.

Werke: Vitamin C und Kalzium statt Traubenzuckerinjektionen bei Herzkrankheiten, DDG 3, 1948, H. 10, S. 313/314.

Literatur: Zum 60. Geburtstag von Dr. med. Oelmeyer (H. Unger), AHZ 212, 1967, S. 75–78.

Oemisch, Hartmut
* *16.8.1901 Halle/Saale, † 14.11.1992 Rottach-Egern/Tegernsee*
Studienorte: Marburg, Halle, München
Dr., Diss. med. Univ. München 1926, *Über Röntgenreizbestrahlung bei Hypofunktion der Ovarien und der dadurch hervorgerufenen Sterilität*, 31 S.

Chefarzt am Homöopathischen Krankenhaus in Höllriegelskreuth 1951–1958. Sanitätsrat.

Sohn von R. Oemisch (s. dort). Wurde 1939 zum Militär einberufen und kehrte 1949 aus Stalingrad nach München zurück.

Werke: Erfahrungen: Homöopathie und Krankheitsprophylaxe, ZBV 54, 1938, S. 343–350, 373–382. Zum Frieden in der Homöopathie, Manuskript (unvollständig), o. J., 30 S. Homöopathie und Krankheitsverhütung, Manuskript, o. J., 16 S.

Literatur: Schreiben v. Frau G. Oemisch v. 13.3.2003 an das IGM.

Oemisch, Reinhard
* 7.1.1868 Diemitz/Prov. Sachsen, † 5.4.1944 Halle
Studienorte: Tübingen, Kiel, Greifswald, Bonn, Halle. Seine Lehrer waren u. a.: Brandt, Fleming, Graefe, Hensen, Karsten, Fr. Müller, Trendelenburg.
Dr., Diss. med. Univ. Halle 1892, *Ueber das Sarkom der Regenbogenhaut*, 30 S.

1917 Ernennung zum Sanitätsrat.
Vater von H. Oemisch (s. dort). Weil ihn die Schulmedizin nicht befriedigte, kam er zur Homöopathie und war seit 1893 als homöopathischer Arzt in Halle tätig.

Werke: Eine Thuja-Studie, ZBV 23, 1904, S. 359–365. Über objektive Symptome, ZBV 26, 1907, S. 338–346. Ueber die Ursachen homöopathischer Mißerfolge, ZBV 33, 1914, S. 9–29. Die Bewertung der Symptome, ZBV 37, 1919, S. 105–130.
Literatur: ZBV (F. Hellweg) 60, 1944, S. 128. San.-Rat Dr. Oemisch 75 Jahre alt (P. Wassily), ZBV 59, 1943, S. 32. Schoeler, S. 150. Villers, Bd. 2, S. 6.

Ohntrup, Hugo
* 19.10.1914 Hannover, † 11.1.1996 Tansania/Afrika
Studienorte: München, Innsbruck, Königsberg, Freiburg
Dr., Diss. med. Univ. Freiburg 1941, *Untersuchungen über Epithelkörperchenveränderungen bei chronischer Niereninsuffizienz*, 19 S.

Nach dem Krieg und vierjähriger russischer Kriegsgefangenschaft war er Chirurg im Kreiskrankenhaus in Zeven (zwischen Hamburg und Bremen) und von 1954 bis 1989 Landarzt im nahe gelegenen Heeslingen. Der Schwerpunkt in seiner Praxis lag bei krebskranken Patienten. Berührt von deren Leiden suchte er Hilfe in der Homöopathie. War zeitweise Referent bei den in Spiekeroog unter Leitung von J. Künzli von Fimmelsberg (s. dort), mit dem er freundschaftlich verbunden war, seit 1973 abgehaltenen Seminarwochen. O. begründete und leitete von 1985 bis 1993 den ärztlichen Weiterbildungskurs „Homöopathie" in Ritterhude (bei Bremen). Verstarb auf einer Reise zu seiner Tochter in Tansania.

Werke: Fragebogen und Zählbogen zur homöopathischen Fallbearbeitung. 1984 (über Haug-Verlag). Ein Kassenarzt erlebt die Homöopathie – Erfahrung aus 15 Jahren; Homöopathie aktuell 2 (1987), H. 1, S. 1–4; H. 2, S. 6/7.
Literatur: AHZ (C. Thomas, W. Trescher) 241, 1996, S. 167–169 (mit Angabe zu den obigen Arbeiten).

Oppolzer, Joseph
* Datum/Ort unbek., † 1.5.1871 Prag
Studienort: Prag
Dr., Diss. med. Univ. Prag 1835, *De febre nervosa intestinali*, 73 S.

Literatur: NZK 20, 1871, S. 70/71. Monatsblatt zum 82. Bd. der AHZ (V. Meyer), Mai 1871, S. 51/52. Callisen, 31, S. 94.

Ortleb, Wahrhold
* 22.12.1813 Burgtonna, † 21.1.1893 Gotha
Studienort: Würzburg
Dr., Diss. med. Univ. Würzburg 1838, *Ueber das Staphyloma scleroticae*, 48 S.

Ließ sich nach dem Studium in Ichtershausen als praktischer Arzt nieder, kehrte aber Mitte 1848 nach Gotha zurück. War dann bis 1852 als Redakteur bei der *Gothaischen Zeitung* tätig. Von 1849 bis 1850 fungierte er als Lehrer am anatomischen Institut in Gotha. Danach wurde ihm bis zur Verlegung nach Hildburghausen die Leitung der damaligen Landes-Irrenanstalt anvertraut. Errichtete 1870 eine private Anstalt für geistig Behinderte in Gotha, die er 1889 schloss.

Literatur: LPZ (H. Goullon) 24, 1893, S. 46/47. Callisen, Bd. 31, S. 101.

Ortloff, Hans
* 9.11.1911 Ilmenau/Thüringen, † 31.1.1965 Ilmenau
Studienorte: Würzburg, Jena, München, Freiburg
Dr., Diss. med. Univ. Würzburg 1937, *Über einen Fall von Aniridie nebst Stammbaum*, 34 S.

Studierte zunächst Philosophie und Naturwissenschaften in Würzburg, sattelte dann aber um und studierte Medizin. Bildete sich an der Medizinischen Klinik und Augenklinik in Würzburg weiter. Arbeitete über ein Jahr an der Hydrotherapeutischen Abteilung des Johannstädter Krankenhauses Dresden. Danach war er in Gießen an der Medizinischen Klinik sowie am dortigen Stadtgesundheitsamt tätig. Später hospitierte er drei Monate in der Homöopathischen Poliklinik Leipzig unter H. Wapler (s. dort). Ließ sich 1946 als praktischer Arzt in Ilmenau nieder.

Werke: Quilisch, Werner: Homöotherapie als Therapie der Person, 2., neub. u. erw. Aufl., Ulm, 1957, 414 S; mit einem Anhang „Mittel für die Augenkrankheiten", von Dr. H. Ortloff, 71 S. Die Bedeutung der gewerblichen Vergiftungen für die homöopathische Arzneimittelforschung im Lichte der empirischen Medizin, AHZ 190, 1942, S. 146–150. Toxikologie und Homöopathie, AHZ, 196, 1951, S. 152–159. Penicillin, homöopathisch gesehen, AHZ 199, 1954, S. 48–54. Gedanken und Beobachtungen über Staphisagriawirkungen, DHM 6, 1955, S. 39–43. Homöopathie und Konstitution, AHZ 204, 1959, S. 393–401, 461–481.

Literatur: AHZ (H. Unger) 210, 1965, S. 171–173. Schoeler, S. 150.

Otto, Ch. E.
* 12.3.1779 Taucha bei Leipzig, † 28.2.1836 Rötha

Apotheker in Königstein, Taucha und Rötha.

Literatur: AHZ 8, 1836, S. 276–278.

Otto, Imanuel Gustav Hermann
* 21.10.1881 Stuttgart, † 20.6.1943 Stuttgart

Pharmazierat. Mitherausgeber der AHZ von 1938 bis zu seinem Tod.

Führte zusammen mit seinem Bruder die vom Vater ererbte Johannes-Apotheke in Stuttgart, nachdem er vorher an verschiedenen Orten im In- und Ausland tätig war. Hat für die Entwicklung aller mit der Frage der homöopathischen Arzneibereitung zusammenhängenden Probleme gewirkt. Besonders bekannt wurde sein Eintreten für die Schaffung eines allgemein verbindlichen deutschen homöopathischen Arzneibuches. Es ist zu einem großen Teil seinen Bemühungen zu verdanken, wenn heute eine solche Pharmakopoe allgemeingültig eingeführt ist.

Werke: Homöopathische Arzneimittelbereitung, SAZ 67, 1927, S. 28–30. Die unaufschiebbare Normung homöopathischer und verwandter Arzneimittel hinsichtlich Zubereitung und Benennung, SAZ 68, 1928, S. 547–558, 568–572. Homöopathische Arzneimittelbereitung, ZBV 45, 1928, S. 253–260. Stellungnahme zu Stauffer: Homöopathisches Taschenbuch, AHZ 187, 1939, S. 79–82.

Literatur: AHZ (Neugebauer) 191, 1943, S. 148.

P

Pahud, Charles
* 20.1.1890 Lausanne, † 12.7.1959 Lausanne
Studienort: Lausanne
Dr., Diss. med. Univ. Lausanne 1916, *La luxation congénitale de la hanche et son traitment*, 61 S.

Präsident des Schweizerischen Vereins homöopathischer Ärzte von 1939 bis 1945 und von 1955 bis zu seinem Tod, Präsident der Liga Homoeopathica Internationalis Medicorum von 1951 bis 1954. Gründete 1956 zusammen mit Pfister die *Schweizerische Zeitschrift für Homöopathie*. Mitbegründer und Ehrenpräsident der Österreichischen Gesellschaft homöopathischer Ärzte.

Zuerst Assistenzarzt am Spital von La Chaux-de-Fonds und später am Hospice Orthopédique in Lausanne. Eröffnete dann seine eigene Praxis in Romainmotier, die er neun Jahre allopathisch ausübte. Praktizierte ab 1925 in Lausanne. War 1956 behilflich bei der Gründung des Österreichischen homöopathischen Ärztevereins.

Literatur: AHZ (Pfister) 204, 1959, S. 484/485. DHM (K. Haas, Basel) 10, 1959, S. 382/383. ZKH (P. Schmidt) 3, 1959, S. 249/250. Erlach, S. 279/280.

Patzack, Franz Anton Joseph
* 22.3.1812 Liegnitz/Schlesien, † 24.9.1878 Liegnitz
Studienort: Breslau
Dr., Diss. med. Univ. Breslau 1835, *De oophoritide ejusque exitu*, 40 S.

Vermachte dem Zentralverein ein Legat von 3000 Mark für die Errichtung eines homöopathischen Spitals in Leipzig.

Werke: Die Homöopathie in ihren Rechten und Forderungen gegenüber der Staatsmedicin: eine Denkschrift i. A. der Collegen bearb., Magdeburg 1861, 31 S. Die Homöopathie und das Selbstdispensiren der homöopathischen Aerzte von Seiten des Staats- und Privatrechts beleuchtet: eine Vertheidigungsschrift, Breslau 1861, 40 S. Homöopathischer Hausarzt: Kurze praktische Anleitung zur Beseitigung der gewöhnlichsten Krankheiten, insbesondere auch der Cholera und Diphtheritis nebst Angabe der charakteristischen Wirkungen der vorzüglichsten homöopathischen Heilmittel, 4., verm. u. verb. Aufl., Breslau 1876, IV, 72 S; neu bearb. von P. Veith, 5., verm. u. verb. Aufl., Breslau 1885, 131 S.

Literatur: AHZ 97, 1878, S. 128. LPZ 9, 1878, S. 118. HMB 3, 1878, S. 80. ZHK 23, 1878, S. 159. Tischner, S. 793. Meyer, S. 19, 35.

Payr, Josef
* 23.3.1823 Tittling bei Eichstätt, † 14.10.1901 Passau
Studienort: München
Dr., Diss. med. Univ. München 1849, *Ueber Pathologie und Diagnose des Mittelfell- und Lungenkrebses.* (Kohler: Augsburg 1854, 22 S.)

War besonders auf dem Gebiet der Ophthalmologie tätig. Wurde Militärarzt und ließ sich in Würzburg nieder, übersiedelte 1871 nach Passau.

Werke: Sensibilitäts-, Motilitäts- und Intellectuellitäts-Neurosen, NZK 18, 1869, S. 2–5, 10–12, 19–22, 28–30. Ophthalmiatrisches, NZK 18, 1869, S. 75–77, 82–85, 89/90, 97/98, 116/117, 124/125, 132/133. Das Glaukom, IHP 9/10, 1877, S. 65–78, 184–196.

Literatur: Passauer Zeitung, 17.10.1901. AHZ 143, 1901, S. 175. Villers, Bd. 1, Teil 2, S. 10; Bd. 2 S. 10.

Peithner, Friedrich Edmund von
* 1795 Prag, † 1853 (Ort unbek.)
Dr., Diss. med. Univ. Prag 1819, *Uiber die Vereinigung der Medicin und Chirurgie,* 69 S.

Ritter von Lichtenfels. Mitglied der Wiener medizin. Fakultät, Leibarzt des regierenden Fürsten von und zu Liechtenstein, Mitglied mehrerer gelehrter Gesellschaften.
  Sein Großvater, Hofrath Johann Thadd. Peithner, wurde in den Ritterstand mit dem Prädikat „von Lichtenfels" erhoben. F. E. Peithner, der 1823 mit seiner Familie in der Nähe von Prag lebte, interessierte sich für S. Hahnemanns (s. dort) Lehre und versuchte sich als angehender Arzt in der homöopathischen Praxis, die er nach der Promotion 1824 fortsetzte. Noch unter Kaiser Franz I. erhielt Peithner ad personam das Privileg, seine Wiener Patienten homöopathisch behandeln zu dürfen.

Literatur: PMM 3, 1853, H. 8, S. 109–112.

Perutz, Sigmund
* 6.12.1815 Teplitz, † 24.9.1862 Eichwald bei Teplitz
Studienort: Prag
Dr. med.

Badearzt in Teplitz.

Werke: Die Mineralquellen zu Teplitz als homöopathisches Heilmittel, Prag 1848. Der Rheumatismus und seine Behandlung durch Teplitz, nach homöopathischen Grundsätzen dargestellt, Dessau 1855. Teplitz-Wirkungen und Hautkrankheiten; eine homöopathische Skizze, Prag 1856. Teplitz und die Gicht; eine Abhandlung im Sinne der Homöopathie, Leipzig 1858. The Thermal Springs at Teplitz; a homoeopathical sketch, Leipzig und London 1858.

Literatur: ZHK 7, 1862, S. 171/172. Tischner, S. 793. Meyer, S. 19, 58.

Petrasch, August
* 24.7.1805 Werl, † 1.2.1893 Münster
Studienort: Greifswald
Dr., Diss. med. Univ. Greifswald 1833, *De menstruatione ejusque de vice normali aberrationibus,* 32 S.

Literatur: LPZ 24, 1893, S. 51. AHZ 126, 1893, S. 64. Meyer, S. 19, 60.

Petters, Friedrich
* 1809 Allstädt im Herzogtum Weimar, † 26.8.1866 Dessau

Homöopathischer Apotheker.

Literatur: AHZ 73, 1866, S. 96.

Petzinger, Karl Johann Sigismund von
* 27.1.1903 Königsberg, † 2.4.1996 Hameln
Studienorte: Königsberg, Freiburg
Dr., Diss. med. Univ. Königsberg 1928, *Ueber Wesen und Bedeutung der subakuten Mittelohrentzündung,* 21 S.

Samuel-Hahnemann-Plakette des DZVhÄ 1972. 1965–1969 Vizepräsident der Liga Medicorum Homoeopathica Internationalis. 1967–1972 Vorsitz des LV Niedersachsen. 1970–1972 Präsident der Liga Medicorum Homoeopathica Internationalis. Bundesverdienstkreuz am Bande 1981.
  Erhielt 1928 das Dispensierrecht zur Abgabe von homöopathischen Arzneien. Nach dem Studium homöopathischer Arzt in Königsberg. Während des Krieges als Stabsarzt in Russland tätig. Ließ sich 1946 in Hameln nieder.

Werke: Warum Homöopathie?: eine allgemeinverständliche Betrachtung, Ulm 1958, 62 S. Zur Apologie der Homöopathie, ZKH 3, 1959, S. 18–25, 82–89. Homöopathie in der heutigen Zeit, Monatsblätter für naturgemäße Lebenspflege, Homöopathie und Naturheilkunde 103, 1978, S. 189–194.

Literatur: AHZ (U. Röß) 241, 1996, S. 169/170. Laudatio zum 90. Geburtstag (J. Fehr-Knüppel), AHZ 238, 1993, S. 67. Laudatio zum 85. Geburtstag (O. Buchinger), AHZ 233, 1988, S. 119–121. Bundesverdienstkreuz für Dr. med. Karl v. Petzinger (O. Buchinger), AHZ 226, 1981, S. 119/120. Laudatio zum 65. Geburtstag (Winkler), AHZ 213, 1968, S. 76/77. Laudatio zum 60. Geburtstag, AHZ 208, 1963, S. 186/187. Schoeler, S. 150.

Pfeil, Robert
* 23.9.1818 Chemnitz, † 3.11.1882 Chemnitz
Studienorte: Prag, Würzburg
Dr., Diss. med. Univ. Würzburg 1849, *Ueber die Zwischenkieferknochen*, 14 S.

Literatur: LPZ 13, 1882, S. 179. AHZ 105, 1882, S. 160. ZBV 2, 1883, S. 268.

Pischel, Walter
** 25.10.1917 Oppeln/Oberschlesien,
† Datum/Ort unbek.*
Studienort: Leipzig. Akademische Lehrer waren u. a.: Bürger, Catel, Hueck, R. Schröder, Wagner.
Dr., Diss. med. Univ. Leipzig 1945, *Die praktische Bedeutung des Nachweises der Pankreaslipase im Duodenalsaft für die Pankreasdiagnose*, 56 S.

Samuel-Hahnemann-Plakette (o. J.).
War Oberarzt an der homöopathisch-biologischen Klinik in Bremen.

Werke: Toxikologische Beiträge zur homöopathischen Arneimittelprüfung II, AHZ 215, 1970, S. 494–503. Homöotherapie der Herz-Kreislauf-Erkrankungen – Differential-Therapie, AHZ 217, 1972, S. 201–205.

Literatur: Schoeler, S. 151.

Pleuger, Rudolf
* 12.5.1900 Lüdenscheid, † 22.8.1984 Bielefeld
Studienorte: Marburg. Akademische Lehrer waren u. a.: Esch, Korschelt, Kutscher, Langemeister, Ed. Müller, Nordhausen, Schenk.
Dr., Diss. med. Univ. Marburg 1925, *Ueber Heufieber und atypische Fälle*, 38 S.

Bundesverdienstkreuz am Bande 1964.
Seine Ausbildung zum Facharzt für Chirurgie, Gynäkologie und Geburtshilfe erhielt er am Städtischen Krankenhaus Lüdenscheid. War 32 Jahre Chirurg und homöopathischer Arzt. Später Chefarzt des Chirurgischen Krankenhauses in Plettenberg. Stand in regem Austausch mit anderen regionalen homöopathischen Ärzten, u. a. mit H. Ritter (s. dort), und besuchte regelmäßig Fortbildungs- und Austauschtreffen.

Werke: Individualpathologie: gesammelte Hinweise für den praktischen Arzt, Berlin 1945, 160 S. Du und Deine Krankheit, Vortrag, Plettenberg 1949, 32 S.

Literatur: Verleihung des Bundesverdienstkreuzes, AHZ 209, 1964, S. 517.

Porges, Gabriel
* 1807 Prag, † 20.10.1888 Prag
Studienorte: Wien, Pavia
Dr., Diss. med. Univ. Padua 1837, *De cholera morbo*, 96 S.

1869 Ernennung zum kgl. preuß. Sanitätsrat.
War nach dem Studium Leibarzt des russischen Fürsten Apraxin und lebte mit dessen Familie in Odessa und auf der Krim. 1842 Cholera-Arzt in Oberitalien. 1844 bis 1870 Badearzt in Karlsbad. Lebte dann in Wien und Baden bei Wien. 1886 Übersiedlung nach Prag. Hat dem Zentralverein für den Betriebsfonds des Krankenhauses in Leipzig die Summe von 3000 Gulden und die gleiche Summe für das homöopathische Krankenhaus in Berlin ausgesetzt. Weitere 3000 Gulden hat er für Kandidaten und Doktoren der Medizin als Unterstützungsfonds gestiftet, die sich verpflichten mussten, die Homöopathie zu studieren und praktisch auszuüben.

Werke: Specifische Wirkungsweise und physiologische Analysen der Karlsbader Heilquellen, Dessau 1853. The mineral waters of Carlsbad: considered from a homoeopathic point of view for physicians and patients, Prag 1864, 162 S. Gesundheits-Lexikon für Carlsbader Kurgäste, Prag 1866.

Literatur: AHZ (J. Kafka) 117, 1888, S. 150–152. Tischner, S. 793. Eppenich, S. 380. Callisen, Bd. 31, S. 275. Meyer, S. 20, 53.

Preu, Paul Sigmund Carl
* 1.9.1774 Lauf a. d. Pegnitz, † 18.12.1832 Nürnberg
Studienort: Altdorf bei Nürnberg
Dr., Diss. med. Univ. Altdorf 1795, *De interpretibus Hippocratis graecis*, VIII, 64 S.

1809 Königlich bayerischer Kreis- und Stadtgerichtsarzt in Nürnberg.

War einige Monate in österreichischen Diensten als Unterfeldarzt tätig, bevor ihm die Stelle eines königlich bayerischen Stadtgerichtsarztes in Nürnberg übertragen wurde. Fand hier zur Homöopathie und war einige Jahre der einzige in Nürnberg praktizierende Homöopath. Arzt des Findelkinds unbekannter Herkunft namens Caspar Hauser.

Werke: Was haben wir von der Cholera morbus zu fürchten? Nürnberg 1831, 137 S. Peter Tradowsky (Hrsg.), Karl Sigmund, Karl Preu (Mitverf.): Kaspar Hauser (Arztberichte), ungekürzter Nachd. d. Erstausgabe, Berlin/Leipzig 1831–1834, Dornach 1985, 143 S. Der Findling Caspar Hauser und dessen außerordentliches Verhältniß zu homöopathischen Heilstoffen, ACS 11, 1831, H. 3, S. 1–40.

Literatur: ACS 13, 1833, S. 114–119. Callisen, Bd. 15, S. 207; Bd. 31, S. 301. Stolberg, S. 15, 45, 77, 79, 80.

Pröll, Gustav Alexander
* 17.8.1817 Groß-Pöchlarn, † 5.12.1895 Graz
Studienort: Wien
Dr., Diss. med. Univ. Wien 1841, *Sistens casus quosdam practicos oculi morbos explanantes*, 28 S.

Ritter des Ordens der Eisernen Krone III. Klasse (o. J.) und des Brasilianischen Rosenordens (o. J.), Badearzt und Ehrenbürger von Bad Gastein (o. J.).
1847 Assistent in verschiedenen Krankenhäusern des In- und Auslands. Anschließend Niederlassung als praktischer Arzt in Linz. Zur Homöopathie fand er durch F. Wurm(b) (s. dort) aus Wien. Praktizierte seit 1851 im Sommer in Bad Gastein (wo er insgesamt 44 Jahre lang tätig war), im Winter (von 1858 bis 1886) in Nizza, später in Meran und seit 1894 in Graz.

Werke: Erfahrungen und Studien, 2., verb. Aufl., Wien 1873, IX, 193 S. Eine Consultation zwischen einem Homöopathen und zwei Allopathen, NZK 24, 1875, S. 21/22.

Literatur: LPZ (G. Puhlmann) 27, 1896, S. 9/10. AHZ (S. Mossa) 132, 1896, S. 29/30. ZBV (J. Sulzer) 15, 1896, S. 69/70. Dr. Pröll's fünfzigjähriges Doctor-Jubiläum, LPZ 22, 1891, S. 109/110. Tischner, S. 793. Eppenich, S. 380. Meyer, S. 20, 40. Villers, Bd. 1, Teil 2, S. 13, 14, Bibl. S. 131, 132, 145, 154; Bd. 2, S. 26, Bibl. S. 3, 21, 23, 25, 28, 39. Horn, Sonja (Hrsg): Homöopathische Spuren – Beiträge zur Geschichte der Homöopathie Österreichs, Wien, 2003.

Puhlmann, Gustav
* 18.10.1840 Naumburg a. d. Saale, † 2.4.1900 Oetzsch bei Leipzig
Studienorte: Berlin, Leipzig
Dr. med. Weder als Student noch als Promovend an der Universität Leipzig zu finden.

Musste das Medizinstudium „aus äußeren Gründen" (Tischner, S. 793), also Geldmangel, abbrechen. Redigierte ab 1871 die LPZ bis zum 28. Jahrgang. Längere Zeit Mitarbeiter der AHZ und Subredakteur der IHP. 15 Jahre Assistenzarzt unter der von C. Heinigke (s. dort) geführten Poliklinik in Leipzig. Trat für die naturwissenschaftlich-kritische Richtung in der Homöopathie ein.

Werke: Lehrbuch der homöopathischen Therapie nach dem gegenwärtigen Standpunkt der Medizin: unter Benutzung der neueren homöopathischen Literatur des In- und Auslandes bearbeitet, für Aerzte und gebildete Nichtärzte (Verfasser verm. G. Puhlmann), Leipzig 1876, 1215 S. Kleiner homöopathischer Hausarzt für den Familiengebrauch: nebst Charakteristik der wichtigsten homöopathischen Arzneimittel und genauer Angaben der Arzneigabengröße für jeden Einzelfall; nach den besten deutschen und englischen Werken bearb. von einem praktischen Arzte (G. Puhlmann?), Leipzig 1880, 151 S. Handbuch der homöopathischen Praxis: Anleitung zur klinischen Untersuchung Kranker und zu deren Behandlung nach homöopathischen und diätetischen Grundsätzen, mit besonderer Berücksichtigung der in den Tropen vorkommenden Krankheitsformen, Leipzig 1894, 670 S.

Literatur: LPZ (T. Hengstebeck) 31, 1900, S. 65–68. AHZ 140, 1900, S. 127. Tischner, S. 793. Haehl, Bd. 1, S. 181, 377; Bd. 2, S. 191, 336 f., 477.

Pulte, Joseph Hippolyt
* 6.10.1811 Deutschland, † 14.2.1884 Nordamerika
Studienort: Marburg
Dr. med.

Begleitete 1834 seinen älteren Bruder nach Amerika. Bei seinem Aufenthalt in Northampton/Pa. Begegnung mit W. Wesselhoeft (s. dort), der ihn in die Homöopathie einführte. Später organisierte er mit C. Hering (s. dort) die Gründung der „Allentown Academy" und wurde einer der Lehrbeauftragten. In Cincinnati, Ohio, gründete er 1840 eine kleine homöopathische Klinik. Als 1849 die asiatische Cholera in Cincinnati grassierte, soll kein einziger seiner Patienten gestorben sein. Er lehrte auch klinische und homöopathische Medizin am „Cleveland Homoeopathic College". Stiftete das „Pulte College" in Cincinnati, das 1872 eröffnet wurde und 1911 mit dem „Cleveland Homoeopathic College" fusionierte. Als ihn später US-Präsident Andrew Johnson zum amerikanischen Botschafter in Österreich vorschlug, lehnte er ab.

Werke: Homoeopathic domestic physician; containing the treatment of diseases; with popular explanations of anatomy, physiology, hygiene and hydropathy: also an abriged materia medica by J. H. Pulte; enl. with special hydropathic directions, and ill. with anatomical plates, Cincinnati, 3rd. ed. 1852, XXIV, 576 S. The homoeopathic domestic physician; containing the treatment of diseases, with popular explanations of anatomy, physiology, hygiene, and hydropathy/by J. H. Pulte. To which is added a treatise on domestic surgery by George N. Epps; rev., with important additions, by Washington Epps; 8. (British) ed., London, 1874, 724 S.

Literatur: Winston, S. 40, 49, 142, 547, 549. King, Bd. 1, S. 152, 171/172; Bd. 2, S. 221; Bd. 3, S. 19. Krannich, S. 211. Culture, Knowledge and Healing, S. 229. Tischner, S. 746.

Quaglio, Max
* 21.5.1828 München, † 21.8.1912 München
Studienort: München
Dr., Diss. med. Univ. München 1850, *Ueber Verbrennung*, 22 S.

Sohn des bekannten Hofmalers Domenikus Quaglio. Galt als Nestor der Homöopathie in Bayern und war Schüler seines späteren Schwagers J. Buchner (s. dort), mit dem er bis zu dessen Tod in dem 1858 gegründeten homöopathischen Krankenhaus in der Königinstraße zusammenarbeitete. Gemeinsam mit K. Köck (s. dort) leitete er bis 1907 das 1883 eröffnete Münchner homöopathische Krankenhaus in der Paul-Heyse-Straße.

Literatur: LPZ (J. Boeck) 43, 1912, S. 232. AHZ 160, 1912, S. 278/279. Eppenich, S. 94–100, 104, 105, 107, 328, 329, 331. Stolberg, S. 42, 43, 53–55, 58–60, 63, 64, 66, 77, 82. Haehl, Bd. 1, S. 463; Bd. 2, S. 327. Lucae, S. 202. Meyer, S. 20, 49, 69. Villers, Bd. 1, Teil 2, S. 9, Bd. 2, S. 9.

Quehl, Otto Julius
* 14.12.1812 Arneburg/Altmark, † 28.2.1896 Schwedt a. d. Oder
Studienorte: Berlin, Halle
Dr., Diss. med. Univ. Halle 1838, *De phlegmatiae albae dolentis pathologia*, 34 S.

Studierte zunächst in Halle Theologie sowie in Greifswald und Berlin Jura, ehe er sich 1834 der Medizin zuwandte. Praktizierte kurz in Zeitz und Berlin, übersiedelte aber 1841 nach Schwedt a. d. Oder. Wurde in Berlin von K. Caspari (s. dort) von schwerer Krankheit geheilt, was ihn bewog, 1845 zur Homöopathie zu wechseln.

Literatur: AHZ (Quehl, Sohn) 132, 1896, S. 110/111. LPZ 27, 1896, S. 72. Meyer, S. 20, 56. Villers, Bd. 1, Teil 2, S. 11; Bd. 2, S. 11.

Quilisch, Werner
* 5.1.1896 Freienwalde a. d. Oder, † 19.9.1959 Karlsruhe
Studienorte: Berlin, Straßburg, Greifswald, Tübingen
Dr., Diss. med. Univ. Tübingen 1922, *Die Normaltemperatur des Menschen. Eine geschichtliche Studie*, 54 S.

Werke: Homöopathie als Therapie der Person: Arzneimittellehre und Therapie auf physiologischer Grundlage, Berlin-Saulgau 1949, 356 S. Die homöopathische Praxis: ein Leitfaden, Stuttgart 1953, 190 S. Homöopathische Differentialtherapie, Ulm 1954, 278 S.

Literatur: AHZ (Müller) 204, 1959, S. 529/530. Faltin, S. 374. Schoeler, S. 151.

Rabe, Hanns
* 9.1.1890 Braunschweig, † 18.12.1959 Berlin
Studienorte: Berlin, Greifswald. Seine akademischen Lehrer waren u.a.: Beumer, Brugsch, Czerny, Haberlandt, Morawitz, Schultz.
Dr., Diss. med. Univ. Greifswald 1918, *Endocarditis lenta bei einem Fall von congenitaler Herzmissbildung*, 63 S.

Vors. des Berliner Homöop. Vereins selbstdispensierender Ärzte 1924. Vors. des DZVhÄ 1929–1945 und 1952–1955. Vizepräs. der Liga medicorum hom. intern. 1935, Präs. der Liga 1953–1958. Ehrenvorsitzender des DZVhÄ 1955. Herausgabe/Schriftleitung ZBV 1929–1944. Herausgabe/Schriftleitung der DHM von 1952 bis 1956. Mitherausgeber der ZKH. In den 1920er u. 1930er Jahren Dozent an der Berliner Ärzteschule f. Homöopathie u. a. der Akademie für ärztl. Fortbildung.

Gilt als einer der herausragenden homöopathischen Ärzte der jüngsten Vergangenheit in Deutschland. Zunächst juristisches Studium in Genf, Paris und München mit Referendar-Abschluss. Wandte sich 1911 dem Medizinstudium zu, wesentlich beeinflusst von einem Onkel, der in Berlin eine ärztliche Praxis ausübte. Danach drei Jahre Assistenzarzt bei H. Schulz (s. dort) in Greifswald. 1919 kam er nach Berlin. Homöopathische Ausbildung bei E. Körner, Potsdam. Legte nach Arzneimittelprüfung, Kolloquium und schriftlicher Arbeit über Calcarea carbonica die homöopathische Prüfung ab. Bestand 1919 das Dispensierexamen und erhielt die Genehmigung zum Selbstdispensieren. Unter seiner Leitung fand 1955 der internationale Hahnemann-Jubiläums-Kongress in Stuttgart statt. Widmete sich nach 1955 fast ausschließlich seiner Praxis in Berlin.

Werke: Protokollheft für Prüfungen homöopathischer Arzneimittel, Berlin 1925, 26 S. Gesammelte Arzneiprüfungsprotokolle (zusammen mit F. Gisevius), Berlin 1928. Konstitutionelle Therapie im Lichte der Homöopathie, Berlin 1935.

Literatur: Hanns Rabe zum 102. Geburtstag (FWPH. Sohn), mit einer zweiseitigen Liste seiner Publikationen und Vorträge, die den Nachkriegszeitraum umfassen, ZKH 36, 1992, S. 18–21. Hanns Rabe gestorben (V. Bartels), DHM 11, 1960, S. 47–50. AHZ 205, 1960, S. 49. Zum 70. Geburtstag von Herrn Prof. Dr. med. Hanns Rabe am 9. Januar 1960 (H. Unger), AHZ 204, 1959, S. 587–589. Zum 70. Geburtstag von Prof. Hanns Rabe (K. v. Petzinger), ZKH 3, 1959, S. 253–255. Professor Dr. med. Hanns Rabe zum 40-jährigen Doktorjubiläum (Zinke), ZKH 2, 1958, S. 209/210. Professor Dr. med. Hanns Rabe zum 40-jährigen Doktorjubiläum (H. Schoeler), AHZ 203, 1958, S. 565–571. Faltin, S. 243, 244.

Rapp, Georg von
* 2.11.1818 Annweiler/Pfalz, † 27.11.1886 Stuttgart
Studienorte: Erlangen, Würzburg
Dr., Diss. med. Univ. Würzburg 1842, *De perforatione processus vermiformis* (Seitenzahl lt. Univ. Würzburg nicht mehr feststellbar).

1878 Verleihung des Ritterkreuzes zweiter Klasse aus dem Orden der Württembergischen Krone. 1882 Ernennung zum Leibarzt der Königin Olga von Württemberg. 1886 Auszeichnung mit dem Ehrenritterkreuz des Ordens der Württembergischen Krone und damit verbunden Aufnahme in den Personaladel.

Von 1843 bis 1847 Assistenzarzt am Juliusspital in Würzburg. 1847/49 berufliche Weiterbildung mit staatlicher Unterstützung an verschiedenen Kliniken in Paris. Nachdem er in Tübingen zur Homöopathie übergegangen war und aus seiner Sympathie für Rademacher und S. Hahnemann (s. dort) keinen Hehl machte, wurde sein Lehramt als unverträglich mit dem seiner Kollegen empfunden, was am 26.2.1854 zu seiner Amtsenthebung durch das Ministerium für Kirchen- und Schulwesen führte. Im gleichen Jahr nahm er, unter Beibehaltung von Rang und Gehalt, eine Stelle als Oberamtsarzt in Rottweil an, die er mehr als 20 Jahre lang ausübte.

Werke: Die medicinische Klinik und ihr Verhältnis zur praktischen Medicin, Tübingen 1853, 40 S. Ein Fall von Medullarkrebs der Leber, Württ. Medicinisches Corr.-Blatt 27, 1857, S. 300–302. Croupartige Krankheitsformen, Württ. Medicinisches Corr.-Blatt 30, 1860, S. 143/144. Vorträge, gehalten bei der Generalversammlung der „Hahnemannia" am 24.2.1870 in Stuttgart, Stuttgart 1870, 23 S. Die epidemischen Heilmittel; Rede, gehalten i. d. Generalversammlung des Centralvereins Deutschlands am 11. August 1872 in Stuttgart, IHP 2, 1872, S. 184–195. Vortrag über die epidemischen Heilmittel, AHZ 85, 1872, S. 105–109, 113–116.

Literatur: ZBV (R. Windelband) 6, 1887, S. 438–442. LPZ 18, 1887, S. 1/2. DPM 7, 1887, S. 1/2. AHZ 113, 1886, S. 183. Held, Christa Maria: Medizinisches Außenseitertum in der Frühzeit der naturwissenschaftlichen Medizin, dargestellt an Leben und Werk von Prof. Dr. Georg Rapp (1818–1886), Diss. med., Univ. Frankfurt 1999, 118 S. Haehl, Bd. 1, S. 463. Tischner, S. 4, 507, 557, 621, 628, 640 f., 666, 766, 794. Hirsch, Bd. 4, S. 724. Dinges, S. 39. Lucae, S. 46, 182, 213. Eppenich, S. 331.

Rascher, Rudolf
* 12.4.1893 Gera, † 24.2.1969 Gera
Studienorte: Würzburg, Leipzig. Akademische Lehrer waren u. a.: Bovery, Buchner, v. Frey, Marchand, Mollier, Rabl, Rietschel, Spalteholz, v. Strümpell, Wessely.
Dr., Diss. med. Univ. Leipzig 1919, *Gehäuftes Auftreten von Spontanfrakturen bei Osteomyelitis und der Einfluß der Kriegsernährung*, 23 S.

Lernte während seines Studiums in Leipzig H. Wapler (s. dort) kennen, der ihn für die Homöopathie gewann. Hilfsarzt im Ersten Weltkrieg in Russland, Stabsarzt im Zweiten Weltkrieg in Russland und Griechenland. 1946 Eröffnung einer Praxis in Gera.

Literatur: AHZ (Wohlgemuth) 214, 1969, S. 266/267.

Rath, Johann Philipp
* 16.1.1787 Nordhausen, † 17.10.1860 Nordhausen
Dr. med.

Ritter des Roten Adlerordens 4. Klasse.
Praktizierte früher in Magdeburg.

Literatur: PHZ 6, 1860, S. 191.

Rau, Gottlieb Martin Wilhelm Ludwig
* 3.10.1779 Erlangen, † 22.9.1840 Gießen
Studienort: Erlangen.
Dr., Diss. med. Univ. Erlangen 1801, *Observationes ad pyretologiam Reichianam*, 41 S.

1821 Titel eines Hofrats, verliehen durch Großherzog Johann I. von Hessen. 1839 Verleihung des hessischen Hausordens erster Klasse durch den hessischen Großherzog Ludwig II.

Nahm die akademische Laufbahn nicht wahr, was er später bedauerte, sondern folgte einem Ruf nach Schlitz, wo ihm der Graf von Götz die Stelle eines Leibarztes und Physikus übertrug. 1813 wurde er Familienarzt des Freiherrn von Riedesel und zugleich Physikus in Lauterbach. Anfang der zwanziger Jahre bekleidete er das Amt des Physikus in Gießen. In seinem Buch *Organon der specifischen Heilkunst* erörtert er eingehend Fragen der allgemeinen Medizin vom Standpunkt der Homöopathie aus, ohne aber reiner Homöopath zu sein (so R. Tischner in AHZ 188, 1940, S. 182). Er bleibe gewissermaßen zwischen den Parteien stehen, meint Tischner weiter, und habe daher umso mehr Gewicht mit seinen für die Homöopathie eintretenden Ausführungen. Den Standpunkt S. Hahnemanns (s. dort) hat er vielfach bekämpft und geriet deshalb in persönliche Gegnerschaft zu ihm. War auch als Dichter tätig.

Werke: Anleitung, zweckmässige Krankheitsberichte zu verfertigen: für denkende Nichtärzte, Gießen 1807, 110 S. Geschichte und Bedeutung des homöopathischen Heilverfahrens in kurzem Abrisse dargestellt, Gießen 1833. Ideen zur wissenschaftlichen Begründung des Systems der homöopathischen Heilkunst, Gießen 1834, 187 S. Ueber den Werth des homöopathischen Heilverfahrens, 2. Aufl., Leipzig 1835, 280 S. Organon der specifischen Heilkunst, Leipzig 1838, X, 392 S.

Literatur: AHZ 21, 1842, S. 257–265. HYG 16, 1842, S. 271–282. Gottlieb Ludwig Rau (R. Tischner, zum 100. Todesjahr), AHZ 188, 1940, S. 182. Haehl, Bd. 1, S. 204, 412; Bd. 2, S. 166, 207, 280 f., 451 f. Tischner, S. 56, 375, 377, 388, 413, 432 ff., 456, 469, 473, 512, 579, 588, 602, 632, 794. Lucae, S. 39, 42. Callisen, Bd. 15, S. 368–371; Bd. 31, S. 364/365. Hirsch, Bd. 4, S. 732.

Raue, Carl Gottlob
* 20.5.1820 Löbau/Sachsen, † 21.8.1896 Philadelphia
Studienort: Philadelphia College of Medicine
Dr. med.

Bevor er 1847 in die USA auswanderte, absolvierte er in Bautzen eine Ausbildung als Lehrer und veröffentlichte Abhandlungen über Psychologie. Während seines Medizinstudiums am „Philadelphia College of Medicine" machte er Bekanntschaft mit C. Hering (s. dort) und der Homöopathie. Dieser bewog ihn auch, eine Professur für Pathologie am „Medical College of Pennsylvania" (später „Hahnemann Medical College of Philadelphia") anzunehmen. Zählte zum engsten Freundeskreis von C. Hering und vervollständigte nach dessen Tod zusammen mit C. B. Knerr (s. dort) Herings Hauptwerk *Leitsymptome der Materia Medica* (10 Bde.).

Werke: A memorial of Constantine Hering, born January 1st, 1800, died July 23rd, Philadelphia 1880, 364 S. Special pathology and diagnostics: with therapeutic hints, 2. ed., rewritten and enl., New York/Philadelphia 1882, XXIII, 1072 S.

Literatur: Krannich, S. 9, 137, 160, 171, 196, 208 ff., 216 f., 249, 258, 266 f., 270 f., 296. Winston, S. 56, 60, 62, 72. King, S. 250. Rogers, S. 44, 74/75, 111. Culture, Knowledge and Healing, S. 41. Tischner, S. 794.

Reil, Wilhelm
* 8.4.1820 Schönwerda/Thüringen,
† 14.1.1880 Heluan/Ägypten
Studienort: Halle
Dr., Diss. med. Univ. Halle 1845, *De varice aneurysmatico*, 27 S.

Wurde 1872 erster Leibarzt des Khedive von Ägypten.
War kein Neffe des berühmten Klinikers Johann Christian Reil (Koch 1969, S. 172 entgegen

Tischner, S. 794; s. a. Koch 1968 und Henne 1969), sein Bruder der Schwiegersohn von E. Stapf (s. dort). Zunächst praktischer Arzt in Halle. Hatte sich in den 1850er Jahren von der Homöopathie in Deutschland zurückgezogen, ohne dass genaue Gründe hierfür bekannt wurden. Seit 1856 gab er das Journal für Pharmakodynamik, Toxikologie und Therapie heraus. Reils vom Zentralverein preisgekrönte Veröffentlichung *Monographie des Aconit* erschien 1858. Ging 1858 nach Ägypten, wo er allerdings homöopathisch behandelt hat. 1859 gründete er in Heluan eine Lungenheilanstalt. Reils Frau starb an Lungen-Tbc.

Werke: Versuch einer übersichtlichen Eintheilung aller physiologisch geprüften Arzneimittel nach ihrer Wirkung auf die Systeme und Organe des menschlichen Körpers, Halle 1850, XIV, 70 S. Materia medica der reinen chemischen Pflanzenstoffe: nach vorhandenen Quellen und eignen Erfahrungen bearbeitet, Berlin 1857, XVI, 367 S. Monographie des Aconits: eine Zusammenstellung, dessen physiologischen und therapeutischen Wirkungen; mit Benutzung und genauer Angabe aller Quellen der gesammten medicinischen Litteratur, Leipzig 1858, VIII, 144 S.

Literatur: PLZ 11, 1880, S. 42. Tischner, S. 618, 621, 646 ff., 718, 794. Die Reformbestrebungen in der Arzneiwirkungslehre um die Mitte des letzten Jahrhunderts und ihre besondere Förderung durch Wilhelm Reil, Autor F. König/Basel, AHZ 175, 1927, S. 40–58. Hirsch, Bd. 4, S. 756. Koch, Hans-Theodor: Dr. Wilhelm Reil-Bey (1820–1880). Ein abtrünniger Homöopath als Balneologe in Ägypten, MHJ 3, 1968, S. 101–113. Henne, Heinz: Zur Arbeit von Hans-Theodor Koch „Dr. Wilhelm Reil-Bey (1820–1880). Ein abtrünniger Homöopath als Balneologe in Ägypten", MHJ 4, 1969, S. 168–170. Koch, Hans-Theodor: Dr. Wilhelm Reil-Bey (1820–1880), ein abtrünniger Homöopath. (Erwiderung auf die Diskussionsbemerkung von Heinz Henne), MHJ 4, 1969, S. 171–175. Eine Reilstraße im ägyptischen Heluan, Mitteldeutsche Ztg. vom 30.6.1995.

Reis, Matthias
* 18.6.1836 Laufeld/Eifel, † 2.12.1898 Trier
Studienorte: Bonn, Greifswald
Dr. med.

Verleihung des Eisernen Kreuzes im Feldzug 1870/71.
  Studierte vor dem Medizinstudium ein Jahr Philosophie am Priesterseminar in Trier. Diente 1861/62 als einjährig-freiwilliger Arzt beim 3. Garderegiment in Danzig. Befasste sich hier erstmals mit der Homöopathie. Ließ sich dann als praktischer Arzt in Lutzerath i. d. Eifel nieder. Wurde danach Knappschaftsarzt in Louisenthal a. d. Saar. Bestand 1869 das Selbstdispensier-Examen. Teilnehmer am Feldzug 1870/71 als Stabsarzt beim 87. Infanterie-Regiment. Praktizierte seit 1872 in Trier.

Literatur: AHZ (Weber) 137, 1898, S. 205/206. Villers, Bd. 1, Teil 2, S. 12; Bd. 2, S. 12.

Reisig, Adolph
* 9.6.1799 *Vissensee/Thüringen*, † 1876 *New York*
Studienorte: Jena, Berlin
Dr., Diss. med. Univ. Berlin 1823, *De ventriculi in cavo thoracis situ congenito,* Berlin (Trowitsch), 26 S.

Schüler von Hufeland, Behrens, Rust und Gräfe. War zu Beginn seiner Laufbahn in Querfurt ein eifriger Gegner der Homöopathie. Praktizierte aber dann vor seiner Auswanderung in die USA als homöopathischer Arzt in Berlin.

Literatur: AHZ (H. Goullon sen.) 92, 1876, S. 72. Tischner, S. 479. Callisen, Bd. 15, S. 458; Bd. 31, S. 405.

Rentsch, Georg Friedrich Sigismund
* 16.2.1819 *Mühlhausen i.Th.,* † 26.1.1885 *Wismar*
Studienorte: Greifswald, Berlin
Dr., Diss. med. Univ. Berlin 1842,
De pathologia amauroseos, 43 S.

Wurde durch B. Vehsemeyer (s. dort) in Berlin in die Homöopathie eingeführt. Ließ sich 1845 als homöopathischer Arzt in Potsdam nieder. Folgte 1850 einem Ruf nach Wismar.

Werke: Die homöopathische Behandlung der Cholera asiatica, Potsdam 1848, 15 S. Homoiogenesis; Beiträge zur Natur- und Heilkunde, H. 1: Gammarus ornatus und seine Schmarotzer, Wismar 1860, IX, 165 S.

Literatur: AHZ 110, 1885, S. 62. Tischner, S. 585. Meyer, S. 20, 62.

Repschläger, Gerhard
* 10.10.1916 *Bad Freienwalde a. d. Oder,*
† Datum/Ort unbek.
Studienorte: Rostock, Greifswald, Berlin
Dr., Diss. med. Univ. Göttingen 1957, *Über den vorzeitigen Blasensprung in Beziehung zum Geburtsverlauf,* 71 gez. Bl. (Ms).

Ließ sich nach dem Zweiten Weltkrieg in Niedersachsen nieder. Praktizierte zuerst in Klein-Bülten, seit 1970 in Marwede bei Celle.

Werke: Homöopathie und Lebenspflege, Marwede 1993, III, 398 S.

Literatur: Zum 70. Geburtstag von Gerhard Repschläger (M. Stübler), AHZ 231, 1986, S. 248/249.

Rettig, J.
* 1824 (Ort unbek.), † 15.9.1904 Wien
Dr. med.

War 42 Jahre als homöopathischer Arzt in Jassy/Rumänien tätig. Lebte in den letzten fünf Jahren vor seinem Tod bei seinem Sohn in Wien.

Literatur: LPZ 35, 1904, S. 177.

Reubel, Joseph
* 1779 Rödhausen bei Nordhausen (Württemberg), † 9.11.1852 München
Studienort: Alte Bamberger Universität
Dr. med.

Hofrat, Leibarzt des regierenden Fürsten von Oettingen und Wallerstein zwischen 1819 und 1859. Soll sich nach rd. 20-jähriger allopathischer Tätigkeit seit etwa 1820 mit der Homöopathie beschäftigt haben. Stand mit S. Hahnemann (s. dort) in brieflichem Kontakt. Hielt zwischen 1848 und 1850 Vorlesungen über Homöopathie an der Münchner Universität. Leitete mit F. Widnmann (s. dort) und J. Roth (s. dort) das homöopathische Spital in München.

Werke: Entwurf eines Systems der Pflanzenphysiologie und der Thierphysiologie, Bd. 1, München 1804, 298 S. Vier Vorlesungen über die asiatische Brechruhr (Cholera morbus) in Europa: enthaltend einen praktischen Unterricht für Nichtärzte, diese Krankheit im Nothfalle auch ohne Arzt vollständig zu behandeln und zu heilen, München 1831, 141 S.

Literatur: Tischner, S. 388, 504, 795. Eppenich, S. 91–95, 328. Lucae, S. 58, 59, 182, 183, 202, 213, 214, 220. Stolberg, S. 15, 16, 18, 22, 24, 28, 33, 39, 42, 44, 53, 54, 77, 88. Hirsch, 4. Bd., S. 774. Callisen, Bd. 15, S. 506; Bd. 31, S. 419. Haehl, 2. Bd., S. 327. Neuer Nekrolog der Deutschen, Jahrgang 30, 1852, II, S. 950.

Reuter, Walter
* 1.2.1891 Greiz/Vogtland, † 10.2.1943 Weimar
Studienorte: Würzburg, Leipzig, Kiel, Jena
Dr., Diss. med. Univ. Jena 1920, *Ueber pathologisch-anatomische Veränderungen an der Großhirnrinde und den Meningen bei Abdominal-Typhus*, 45 S., IV.

Studierte drei Semester Philosophie in Grenoble, Leipzig und München, bevor er sich dem Medizinstudium zuwandte. Frau Förster-Nietzsche holte mehrfach seinen ärztlichen Rat ein.

Literatur: AHZ 191, 1943, S. 96.

Riegel, Alfons Baltasar
* 5.6.1894 Bad Mergentheim,
† 26.8.1966 Schorndorf
Studienort: München
Dr., Diss. med. Univ. München 1923, *Über Gewöhnung an Alkohol*, 23 S.

Langjähriger erster Vorsitzender des Landesverbandes Baden-Württemberg im ZV vor 1949.

Literatur: AHZ (E. Unseld) 211, 1966, S. 513. Faltin S. 242, 375.

Rigler, Johannes
* Datum/Ort unbek., † 1897 Braunlage a. H.
Dr. med.

Sanitätsrat

Wurde bekannt durch seine Schriften gegen die Homöopathie und seinen Antrag an den Rat der Stadt Leipzig, das Hahnemann-Denkmal aus den städtischen Anlagen „geräuschlos und ohne Aufsehen zu erregen zu entfernen".

Literatur: LPZ 28, 1897, S. 32.

Ringseis, Johann Nepomuk von
* 16.5.1785 Schwarzhofen/Oberpfalz,
† 22.5.1880 Tutzing am Starnberger See
Studienort: Landshut
Dr., Diss. med. Univ. Landshut 1812, *De doctrina Hippocratica et Browniana inter se consentiente et mutuo se explente tentamen*, 167 S.

1818 Ernennung zum Regierungs-Medizinalrat, 1825 zum Obermedizinalrat und Med. Referenten im Staatsministerium des Inneren. Seit 1824 Mitglied der Akademie der Wissenschaften. Wurde 1834 durch Ludwig I. geadelt. 1841 Ernennung zum Geheimrat.

War Schüler des Schelling-Anhängers A. Röschlaub, zu dessen klinischem Assistenten er 1810 ernannt wurde, der sich an eine allgemeine philosophische Weltanschauung anlehnte. Nach dem Studium unternahm er eine vierjährige Studienreise nach Wien, Berlin und Paris. Als strenggläubiger Katholik betrachtete R. die Krankheit „als Folge der Sünde und Sakramente sowie Gebet als Heilmittel" (Hirsch, Bd. 4, S. 820). Auf der Grundlage der Offenbarungslehre wollte er eine kirchliche Medizin begründen. Wurde 1817 Primararzt am allgemeinen Krankenhaus in München, wo er eine homöopathische Krankenhausapotheke einrichtete, aber zum gänzlich überzeugten Homöopathen wurde er nie (Stolberg, S. 17). Homöopathische Heilversuche ließ er u. a. von seinem Schüler und Assistenten J. Attomyr (s. dort) durchführen. Als Vertreter der naturphilosophisch orientierten Medizin kämpfte er gegen die neuen Entwicklungen der naturwissenschaftlichen Richtung und ihre Vertreter Schönlein, Wunderlich, Virchow, Siebert, Henle und Lotze allerdings vergeblich. 1871 erfolgte seine Pensionierung als Ministerialreferent.

Werke: Über die wissenschaftliche Seite der ärztlichen Kunst: eine Rede am 26. Juni 1830, München 1830. System der Medizin: ein Handbuch zur allgemeinen und speziellen Pathologie und Therapie; zugleich ein Versuch zur Reformation und Restauration der medizinischen Theorie und Praxis, Regensburg 1841, XXXVI, 564 S. Die Münchener barmherzigen Schwestern und ihre Schmäher, München 1848, 80 S.

Literatur: DBE, Bd. 8, S. 318. NDB, Bd. 21, S. 636/637. Hirsch, 4. Bd., S. 820/821, Callisen, Bd. 16, S. 136/137. Tischner, S. 503. Stolberg, S. 16–18, 22–24, 35, 44, 48, 50, 89, 93, 94. Eppenich, S. 92, 327. Lucae, S. 56, 57, 59, 182, 202, 213. Ringseis, Bettina: Dr. Joh. Nep. von Ringseis, Kgl. Bayer. Geheimrat, Obermedizinalrat und Universitätsprofessor: ein Lebensbild, Regensburg 1909, 387 S. Fels, Heinrich: Johann Nepomuk von Ringseis; ein Arzt, Dülmen 1936, XV, 292 S.

Ritter, Hans Theodor
* 4.5.1897 Hamburg, † 29.2.1988 Stuttgart
Studienorte: Tübingen, München
Dr., Diss. med. Univ. München 1924, *Über die Perforation des Magen- und Duodenalgeschwürs in die freie Bauchhöhle*, 44 S.

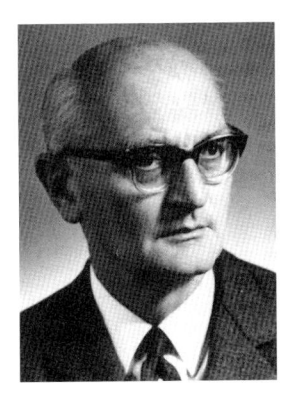

1946 Habilitation an der Med. Fakultät der Universität Rostock. 1953 Umhabilitierung an die Med. Fakultät der Universität Frankfurt. 1957 Ernennung zum außerplanmäßigen Professor an der Universität Frankfurt. Vom 1.1.1957 bis 28.2.1969 Chefarzt der Homöopathischen Poliklinik am Robert-Bosch-Krankenhaus in Stuttgart. 1971 Mitglied des Beirats für Arzneimittelsicherheit des Gesundheitsministeriums. 1972 Verleihung des Bundesverdienstkreuzes 1. Klasse.

War mit H. Wapler (s. dort), H. Schoeler (s. dort) und F. Donner (s. dort) ein profilierter Anhänger der sog. naturwissenschaftlich-kritischen Richtung der Homöopathie. Wurde bereits während seines vorklinischen Studiums in Tübingen durch E. Schlegel (s. dort) mit der Homöopathie bekannt gemacht. Nach seiner Habilitation hielt er Vorlesungen über Homöopathie und Berufskrankheiten (z. B. Zinkdampfschädigungen, Bleikrankheit). Nach 27-jähriger ärztlicher Tätigkeit in Rostock erfolgte 1952 die Übersiedlung in die Bundesrepublik, wo er bis Ende 1956 in Plettenberg/Westfalen als praktischer Arzt tätig war. Nach Umhabilitierung an die Medizinische Fakultät der Universität in Frankfurt hielt er Vorlesungen über Homöopathie bis 1965. Während seiner Tätigkeit als Chefarzt der Poliklinik des Robert-Bosch-Krankenhauses in Stuttgart erwarb er sich neben seiner besonders auf die Probleme der ärztlichen Praxis abgestellten literarischen Tätigkeit und der Weiterbildung junger Ärzte auf dem Gebiet der Homöopathie großes Vertrauen bei seinen Patienten, Schwestern und Mitarbeitern. Er prägte 1954 für die Homöopathie den Begriff „Ergänzungstherapie" und löste damit heftige Diskussionen aus. Folgt man der Interpretation von H. Schoeler (AHZ 212, 1967, S. 211), „so hat er es nur gut gemeint und wurde stets von der Sorge um das Erhaltenbleiben der Homöopathie getragen und bestimmt".

Werke: Die Behandlung der Herz- und Gefässkrankheiten: unter besonderer Berücksichtigung der Homöopathie, von Hans Ritter, mit einem Vorwort von Alfons Stiegele, Berlin/Saulgau 1947, 340 S. Homöopathie als Ergänzungstherapie, Stuttgart 1954, 215 S. Samuel Hahnemann: Begründer der Homöopathie, sein Leben und Werk in neuer Sicht, 2., erw. Aufl. Heidelberg 1974, 157 S.

Literatur: In memoriam Prof. Dr. Hans Ritter (P. Mössinger), AHZ 233, 1988, S. 121–123. Professor Dr. med. Hans Ritter wurde am 4. Mai 90 Jahre alt (G. Wünstel), AHZ 232, 1987, S. 119/120. Laudatio zum 85. Geburtstag von Prof. Dr. med. Hans Ritter (K.-H. Gebhardt), AHZ 227, 1982, S. 154–156. Prof. Dr. med. Hans Ritter 80 Jahre alt (F. Donner), AHZ 222, 1977, S. 115–118. Verleihung des Bundesverdienstkreuzes I. Klasse (K. Hötzer), AHZ 217, 1972, S. 217. Prof. Dr. med. Hans Ritter zum 75. Geburtstag

(H. Schoeler), AHZ 217, 1972, S. 179–181. Laudatio anlässlich des Ausscheidens von Hans Ritter aus dem aktiven Dienst (H. Henne), AHZ 214, 1969, S. 317–319. Prof. Dr. med. Hans Ritter zum 70. Geburtstag (H. Schoeler). Mitteilung zur Wahl zum ordentlichen Mitglied der Bundesärztekammer, AHZ 210, 1965, S. 35. Faltin, S. 159–162, 171–173, 194–196, 228–232, 253–258, 276–279, 335–337, 375–379. Eppenich, S. 287, 298, 311, 315, 336, 338. Schoeler, S. 151.

Rochlitz, Kolomann Adolph von
* 1827 Ungarn, † 14.7.1873 Görz
Studienort: Wien
Dr. med.

Als gebürtiger Ungar beteiligte er sich an den Freiheitskriegen 1848/49 und wurde schnell zum Hauptmann befördert. Lungenleidend nahm er eine Einladung seines Bruders (etwa 1858/59) in Australien an, wo er 10 Jahre lang in Geelony, Melbourne und Sidney tätig war und als erster homöopathischer Arzt Australiens mit Erfolg praktizierte. Von Australien wandte er sich nach Kalifornien und New York, kehrte dann aber über Paris nach Wien zurück. In den letzten beiden Jahren lebte er in Görz.

Werke: Mittheilungen aus Australien, ZVhAÖ 1, 1862, 1. Bd., H. 3, S. 111–131. Beiträge zur Klimatologie, AHZ 83, 1871, S. 105–107, 112–116, 120/121, 137/138, 146/147, 178/180, 210/211; AHZ 84, 1871, S. 46/47, 78/79, 101–103, 135/136.

Literatur: AHZ (v. Favento) 87, 1873, S. 135/136. Tischner, S. 751. Meyer, S. 21, 39.

Röhl, Johann Carl Theodor Julius
* 28.5.1800 Harzburg, † 30.3.1834 Halberstadt
Studienort: Berlin
Dr., Diss. med. Univ. Berlin 1823, *De morbi comitialis singulis speciebus earumque curatione*, 27 S.

Ließ sich 1824 als praktischer Arzt in Querfurt/Sachsen nieder. Wandte sich 1826 der Homöopathie zu und folgte 1833 einem Ruf nach Halberstadt.

Werke: Das Dispensiren homöopathischer Arzneien: eine Entgegnung auf Dr. Manfeld's Aufsatz: *Ueber das Selbstdispensiren der homöopathischen Aerzte, mit besonderer Beziehung auf die Schrift des Herrn Hof- und Justizraths Tittmann zu Dresden: die Homöopathik in staatspolizeirechtlicher Hinsicht*. Meißen 1829, in: A. Henke's Zeitschrift 1829, viertes Vierteljahresheft, Leipzig 1831, 42 S.

Literatur: AHZ (F. Rummel) 4, 1834, S. 286–288. ACS (E. Stapf) 14, 1834, S. 128–133.

Rohowsky, Johannes
* 8.12.1827 Gleiwitz/Oberschlesien,
† 14.12.1902 Leipzig
Studienorte: Breslau, Greifswald
Dr., Diss. med. Univ. Greifswald 1853, *Nonnulla de Metrorrhagia gravidarum*, 32 S.

Roter Adlerorden 4. Klasse, Dienstauszeichnungs-Kreuz, Ritterkreuz 1. Klasse des Ordens vom Zähringer Löwen. 1895 Vorsitzender des Homöopathischen Centralvereins.

Tat 30 Jahre lang Dienst als Militärarzt (zuletzt Oberstabsarzt) und machte die Feldzüge von 1866 und 1870/71 mit. Hatte sich bereits 1868 mit der Homöopathie vertraut gemacht, doch konnte er als Militärarzt nicht offen zur Homöopathie übertreten, wandte aber zuweilen Arzneien nach homöopathischen Grundsätzen an. Mit 60 Jahren schied er aus dem Militärdienst aus und stellte sich nun ganz in den Dienst der Homöopathie. Im Oktober 1888 übernahm er die Leitung der mit der Schwabe'schen Apotheke verbundenen Poliklinik in Leipzig, die er bis 1896 führte.

Literatur: AHZ (S. Mossa) 146, 1903, S. 44/45. LPZ 34, 1903, S. 5/6. Der neue Director des „Homöopathischen Centralvereins Deutschlands", LPZ 26, 1895, S. 164–166. Villers, Bd. 1, Teil 2, S. 8, Bibl. S. 132; Bd. 2, S. 8, Bibl. S. 2, 29, 34, 36, 55.

Roijen, Stephanus Jacobus van
* 30.8.1828 Groningen/Niederlande,
† 14.12.1909 Utrecht
Studienort: Leiden
Dr., Diss. med. Univ. Leiden 1858, *Over de diagnostiek van gelen typhus*.

1908 Ernennung zum Offizier des Oranje-Nassau-Ordens.

Begann zunächst ein Studium der Mathematik und Naturwissenschaften und promovierte zum Math. Mag. philos. natural. Doctor mit dem Thema *Quaedam de chemica constitutione terrarum nonnullarum provinciae Drenthe*. Wurde als 22-Jähriger Direktor der Gemeinde-Gasfabrik in Groningen. Aus Anlass der Erkrankung seines Bruders lernte er in München den homöopathischen Arzt Bonhoff kennen und war derart von der Homöopathie begeistert, dass er die Stelle als Direktor aufgab und in Leiden Medizin studierte. Nach der Promotion ging er nach Leipzig und studierte Homöopathie. 1859 ließ er sich in Rotterdam als erster holländischer Homöopath nieder, nachdem sich kurz vorher bereits zwei deutsche homöopathische Ärzte, G. Kallenbach (s. dort) und A. Gruber, dort niedergelassen hatten. Allerdings verließ er Rotterdam bald wieder und übte seine Praxis in Groningen sowie in verschiedenen kleineren Orten der Niederlande aus, bis er 1892 nach Utrecht kam, wo er 16 Jahre eine gutgehende Praxis betrieb. Gründete auch einen Verein homöopathischer Ärzte (Vereeniging van homoeopathische Geneesheeren). Die Regierung übertrug ihm den Vorsitz in der von ihr ernannten Kommission zur Bearbeitung einer homöopathischen Pharmakopöe.

Werke: Prof. B. J. Stokvis' Voordrachten over homoeopathie beoordeeld, 's-Gravenhage 1888, 24 S.

Literatur: Den Manen von Dr. Stephanus Jacobus van Roijen, AHZ 158, 1910, S. 116–118. ZBV 29, 1910, S. 111/112; LPZ 41, 1910, S. 108. Tischner, S. 744. Dinges, S. 168 f., 171–174. Gijswijt-Hofstra, Marijke: Homeopathy's early Dutch conquests.

Rosendorff, Alexander Siegfried
* 28.5.1871 Mehntak am Peipussee,
† 21.1.1963 Wien
Studienort: Dorpat, Militär-Medizinische Akademie St. Petersburg
Dr. med. (Arzt-Diplom Univ. Dorpat 1898)

Hofrat
  Nach einer viereinhalbjährigen Militärdienstzeit in Polen verließ er sein Regiment mit dem Rang eines Oberleutnants, verbunden mit dem Adel und dem Titel eines Hofrats. Von 1903 bis 1907 war er Gefängnisarzt in St. Petersburg, gleichzeitig aber auch Vizedirektor des Wosnessinski-Krankenhauses. Nach einer Zwischenstation als Arzt in Helenendorf in Transkaukasien Tätigkeit als Stadtarzt und Leiter des Kreiskrankenhauses in Werro (1909–1918). 1918 floh er vor den Kommunisten nach Dresden. Hier lernte er die Augendiagnose und das Buch von Louis Kuhn *Die neue Heilwissenschaft* kennen. 1920 kehrte er zurück nach Reval und praktizierte dort als Homöopath. 1942 floh er erneut vor den Russen und kam nach Wien, wo er bis zu seinem Tod homöopathisch tätig war.

Werke: Neue Erkenntnisse in der Naturheilbehandlung (aus fünfzigjähriger Praxis), Bietigheim 1964.

Literatur: Rosendorff, Linda: Dr. med. Alexander Rosendorff, in: Neue Erkenntnisse in der Naturheilkunde von Dr. A. Rosendorff, S. 160–167. Zum 100. Geburtstag von Dr. med. Alexander Rosendorff, AHZ 216, 1971, S. 226/227.

Rost, Arno
* 21.9.1919 Grossbehringen Kr. Gotha/Thüringen,
† 5.7.2005 Lindau/Bodensee
Studienort: Jena
Dr., Diss. med. Univ. Jena 1950, *Untersuchungen über den Einfluß der Nahrungsaufnahme auf die Wassermannsche Reaktion*, 20 S.

Habilitation 1961 in Gießen. 1965 Umhabilitation nach Tübingen. 1969 apl. Professor an der Universität Tübingen. 1978 Verleihung der Samuel-Hahnemann-Plakette in Hannover. Nach dem Tod von Schwamm wurde er Präsident der Deutschen Gesellschaft für Thermographie.
  Ehemann von Jutta Rost (s. dort). Studierte Zahn- und Humanmedizin. 1967 Eröffnung einer Privatpraxis in Tübingen. Hat die von Schwamm entwickelte Methode der Thermoregulationsdiagnostik entscheidend verbessert und für die Praxis verwertbar gemacht. Diese diagnostische Methode, welche die regulativen Fähigkeiten des Organismus und ihre Abweichungen beim Kranken messen kann, entspricht im wissenschaftlichen Ansatz der regulativ wirkenden homöopathischen Arzneitherapie. Erwarb sich Verdienste bei der Weiterbildung homöopathischer Zahnärzte. Sein Hauptanliegen war immer der Brückenschlag zwischen Schulmedizin und Homöopathie bzw. Naturheilverfahren. Veranlasste die Deutsche Gesellschaft für Thermologie zusammen mit ihm eine gemeinsame Zeitung, die *ThermoMed*, herauszugeben. Hat insgesamt 180 wissenschaftliche Arbeiten und sechs Bücher veröffentlicht.

Werke: Die infiltrative Behandlung der Pulpitis, 2., verb. Aufl., Heidelberg 1963, 93 S. Thermographie und Thermoregulationsdiagnostik, Uelzen 1980, 188 S. Regulationsthermographie: Leitfaden und Atlas für die tägliche Praxis, 2., erw. Aufl., Stuttgart 1987, 142 S. Wirkungsnachweis homöopathischer Arzneien durch thermographische Messungen, Karlsruhe o. J. (vermutl. ca. 1990), 10 S. Lehrbuch der Regulationsthermographie, Stuttgart 1994, 192 S.

Literatur: AHZ (K.-H. Gebhardt) 250, 6/2005, S. 249. Laudatio Prof. Dr. Arno Rost, 65 Jahre alt (K.-H. Gebhardt), AHZ 229, 1984, S. 213/214. Laudatio zum 70. Geburtstag von Professor Dr. Arno Rost (K.-H. Gebhardt), AHZ 234, 1989, S. 210/211.

Rost, Jutta
* 1925 (Ort unbek.), † Datum/Ort unbek.
Dr. med.

Ehefrau von Arno Rost (s. dort). Studierte zunächst Pharmazie bis zum Vorexamen, nach dem Zweiten Weltkrieg Medizin. Unterstützte die Aktivitäten ihres Mannes A. Rost, hielt Vorträge auf Fachkongressen, Dozententätigkeit.

Werke: Ein Denkmodell über die Wirkungsweise homöopathischer Arzneien, Karlsruhe o. J., 14 S. Homöopathisches Kompendium für Zahnärzte, Karlsruhe 1987 (?), 47 S.

Literatur: Laudatio zum 65. Geburtstag von Frau Dr. med. Jutta Rost (G. Köhler), AHZ 235, 1990, S. 110–112.

Roth, Johann Joseph
* 7. 3.1804 Augsburg, † 15.10.1859 München
Studienort: Landshut
Dr., Diss. med. Univ. Würzburg 1825, *De animalium invertebratorum systemate nervoso*, 33 S.

War der erste, der an der Universität in München Vorlesungen über die Homöopathie hielt und ein unmittelbarer Schüler S. Hahnemanns (Callisen, Bd. 32, S. 13). Als die Cholera 1831/1832 in Russland und Polen wütete, wurde er 1832 von der bayerischen Regierung zur Beobachtung sowie zur Sammlung von Erfahrungen bei der Behandlung der Seuche in diese Länder entsandt. 1834 wurde ihm nach einer Denunziation von der Polizei seine Apotheke weggenommen und das Recht zum Selbstdispensieren entzogen, doch wurde ihm das Dispensierrecht nach Einspruch im gleichen Jahr wieder zugesprochen. Übernahm im Herbst/Winter 1836/37 zusammen mit J. Reubel (s. dort) und F. Widnmann (s. dort) die ärztliche Leitung des homöopathischen Spitals in München, das nach dem Erlöschen der Cholera mangels hinreichender Unterstützung wieder geschlossen werden musste. Besuchte 1831 Hahnemann in Köthen und später noch zweimal in Paris.

Werke: Ueber die Schutzkraft des Kupferbleches beim Herannahen der Cholera, München 1831, 11 S. Notizen über homöopathische Heilversuche Prager Aerzte, mitgetheilt von Roth, Bericht bayerischer Aerzte über Cholera Morbus 1 Abth. 1832, S. 47–49. Ueber die homöopathische Heilung der Krankheiten: 10 Vorlesungen gehalten im Sommersemester 1831 auf der Hochschule zu München, Nürnberg 1832, X, 171 S. Merkwürdige Heilung einer Kinnbackenverschließung auf homöopathischem Wege, München 1833.

Literatur: NAH 5, 1860, S. 7/8. Callisen, Bd. 16, S. 340/341; Bd. 32, S. 13/14. Haehl, Bd. 1, S. 463; Bd. 2, S. 280 f., 312, 327, 502 f. Tischner, S. 503 f., 795. Stolberg, S. 16–18, 30, 42, 47, 48, 50, 58, 77, 78. Lucae, S. 57, 58, 183, 202, 213, 214, 220. Eppenich, S. 91, 92, 328. Dinges, S. 25. Meyer, S. 21, 49.

Rozischek, Georg
* 12.9.1775 Rozinka/Mähren,
† 22.7.1856 Jungfer-Brzezan
Dr. med.

Trat 1794 als Feldarzt in österreichische Dienste. 1801 Beförderung zum Oberfeldarzt. 1809 Berufung zum Chefarzt der Militärspitäler in Czaslau, Tabor und Neuhaus. Ließ sich nach dem Militärdienst 1812 in Wotiz nieder und widmete sich hier dem Studium der Homöopathie. Wurde 1830 durch Baron Riese-Stallburg nach Jungfer-Brzezan berufen.

Literatur: Prager medicinische Monatsschrift 4, 1856, S. 174/175.

Rückert, Ernst Ferdinand
* 3.3.1795 Großhennersdorf bei Herrnhut,
† 27.7.1843 Königsbrück
Studienorte: Leipzig, Dresden, Jena
Dr. med. (Jena. In den dortigen Univ. Akten nicht nachweisbar, jedoch v. Th. J. Rückert im Nekrolog berichtet.)

Bruder von Th. J. Rückert (s. dort). Studierte zunächst kurz Theologie, wandte sich aber dann dem Studium der Medizin zu. War während seiner Studienzeit in Leipzig ein Schüler S. Hahnemanns (s. dort). Wird mit dem Tierarzt W. Lux (s. dort) in Leipzig als Begründer der homöopathischen Tierheilkunde angesehen. Praktizierte kurz in verschiedenen Kleinstädten Sachsens. Gab den ärztlichen Beruf aber vorübergehend auf und war von 1822 bis 1829 Hauslehrer in einigen Adelsfamilien sowie an einer Schule in Livland. Kehrte dann nach Deutschland zurück, wo ihn Hahnemann 1830 kurz aufnahm. Praktizierte anschließend in Bautzen, Camenz und Königsbrück. Wird von

Tischner „vielfach als nicht kritisch" bezeichnet (Tischner, S. 187).

Werke: Systematische Darstellung aller bis jetzt bekannten homöopathischen Arzneyen: mit Inbegriff der antipsorischen, in ihren reinen Wirkungen auf den gesunden menschlichen Körper, Leipzig 1. Bd., 1830, XIV, 450 S.; 2. Bd., 1831, VIII, 450 S.; 3. Bd., 1832, XIV, 291 S. Die Wirkungen homöopathischer Arzneien unter gewissen Bedingungen: tabellarisch dargestellt, Leipzig 1833, 167 S. Die homöopathische Heilkunst in ihrer Anwendung gegen die asiatische Brechruhr; H. 1: Schilderung der von 14 homöopathischen Aerzten in Prag, Mären, Ungarn und Wien unternommenen Behandlungsarten der asiatischen Cholera, Leipzig 1833. Die Hautkrankheiten, oder systematische Darstellung der verschiedenen Ausschläge nach ihrer Form, nach den begleitenden Empfindungen und nach den Theilen, woran sie erscheinen; bearbeitet auf homöopathische Weise, Leipzig 1833, 204 S.

Literatur: Th. J. Rückert, sechs Jahre nach dem Tode seines Bruders, in: AHZ 38, 1849, S. 81–86. Tischner, S. 196, 268, 424, 795. Haehl, Bd. 1, S. 202, 420; Bd. 2, S. 104, 114, 271, 280 f., 491 f. Callisen, Bd. 16, S. 394/395; Bd. 32, S. 36. Schreiber, S. 42/43. Jütte, Samuel Hahnemann, S.108, 149.

Rückert, Theodor Johann
* 2.3.1801 Großhennersdorf bei Herrnhut,
† 6.8.1885 Herrnhut
Studienort: Leipzig (?)
Dr. med.

Bruder von E. F. Rückert (s. dort). War der letzte unmittelbare Schüler S. Hahnemanns (s. dort) und nahm erst spät das Studium der Medizin auf, als Hahnemann bereits von Leipzig nach Köthen (1821) gezogen war. Wurde bekannt durch seine Teilnahme an Arzneimittelprüfungen unter Hahnemanns Leitung. Nach Beendigung der Studienzeit wurde er in Herrnhut ansässig, wo er mehr als 50 Jahre eine Praxis führte.

Werke: Die homöopathische Behandlung der asiatischen Cholera: ein vollständiger Auszug der ganzen homöopathisch-klinischen Literatur bis zum Jahre 1850, Dessau 1854, 93 S. Klinische Erfahrungen in der Homöopathie: eine vollständige Samlung aller, in der deutschen und ins Deutsche übertragenen homöopathischen Literatur niedergelegten Heilungen und praktischen Bemerkungen vom Jahre 1822 bis 1860; 1. Bd., 1854, XX, 1012 S.; 2. Bd., 1855, IV, 466 S.; 3. Bd., 1857, VI, 592 S.; 4. Bd., 1861, IV, 1034 S.

Literatur: AHZ 111, 1885, S. 56. LPZ 16, 1885, S. 138. Portrait Dr. Theodor Johannes Rückert (G. Puhlmann): LPZ 24, 1893, S. 86. Tischner, S. 424, 473, 795. Haehl, Bd. 1, S. 215, 420 f.; Bd. 2, S. 114. Callisen, Bd. 16, S. 396–398; Bd. 32, S. 37. Meyer, S. 21, 43. 100 Jahre Zentralverein, S. 192.

Rummel, Friedrich Jacob
* 26.4.1793 Lauchstädt, † 10.10.1854 Magdeburg
Studienorte: Halle, Leipzig, Göttingen
Dr., Diss. med. Univ. Göttingen 1815, *De corneitide*, 36 S.

1846 Ernennung zum kgl. Sanitätsrat. Gründete 1832 mit G. W. Gross (s. dort) und F. Hartmann (s. dort) die AHZ und war deren Mitherausgeber von 1832–1854. Präsident des Centralvereins von 1836 bis 1845.

Praktizierte zunächst 1818 in Merseburg und war fast drei Jahrzehnte als Allopath tätig. 1825 Wandlung aus Überzeugung von einem Gegner zum Freund der Homöopathie. Befreundet mit E. Stapf (s. dort). Verkehrte im Hause S. Hahnemanns (s. dort). Folgte 1833 einem Ruf nach Magdeburg. Gründete 1834 mit G. Mühlenbein (s. dort) den „Norddeutschen Provincialverein für Homöopathie". Trug mit dazu bei, dass das Selbstdispensieren der homöopathischen Arzneien den homöopathischen Ärzten des preußischen Staates unter milderen gesetzlichen Bestimmungen gestattet wurde. War bis zuletzt trotz seiner Taubheit infolge von Typhus ein gesuchter Praktiker. Veröffentlichte zahlreiche Arbeiten in ACS, AHZ und ANN, von denen unten nur einige aufgeführt werden konnten.

Werke: Die Homöopathie von ihrer Licht- und Schattenseite: eine Würdigung dieser neuen Heilmethode auf ihrem gegenwärtigen Standpunkte durch Versuche und durch eine Vergleichung mit dem gewöhnlichen Heilverfahren praktischer Ärzte, Leipzig 1827, XIV, 198 S. Heilung der Cholera, Merseburg 1831. Vertheidigung der Staatswissenschaften gegen Eingriffe der Mediciner bei der Sache der Homoeopathie, Magdeburg 1834, IV, 122 S.

Literatur: AHZ (H. Schneider) 49, 1854, S. 9–11. Haehl, Bd. 1, S. 146, 204, 206, 213, 214, 218, 229, 233, 401 f., 414, 417, 453 f., 470; Bd. 2, S. 149, 181, 196, 229, 237, 238, 240, 275, 280, 281, 286, 294, 297, 299, 300 f., 310 f., 394 f., 484. Tischner, S. 407, 416, 439, 459, 469, 473 f., 495, 516, 576, 587, 589 f., 592, 604, 618, 796. Hirsch, Bd. 4, S. 924/925. Callisen, Bd. 16., S. 419–421; Bd. 32, S. 45/46. Eppenich, S. 75, 129, 157, 301, 306, 321, 322, 363. Dinges, S. 33. Wittern, Frühzeit der Homöopathie, S. 113–126, 207–212. Jütte, Samuel Hahnemann, S. 184, 249, 252.

Runkel, Alfred
* 4.7.1861 Hanau, † 23.12.1938 Steinheim a. M., jetzt Hanau
Studienort: Marburg. Seine akademischen Lehrer waren u. a.: Göbel, Greef, Lieberkühn, Marchand, Mannkopff, Roser, Rumpf, Rubner, Schmidt-Rumpler, Strahl, Wagener.
Dr., Diss. med. Univ. Marburg 1897, *Ueber cystische Dottergansgeschwülste (Enterokystoma, Roth)*, 32 S.

Literatur: AHZ (W. Münch) 187, 1939, S. 82/83.

Sager, Georg Heinrich Nicolaus
* 19.7.1834 Schleswig, † 15.7.1883 Schleswig
Studienort: Kiel
Dr., Diss. med. Univ. Kiel 1859, *De tracheotomia in laryngitide membranacea*, 13 S.

Er stiftete ein Legat für das projektierte homöopathische Spital in Leipzig.

Literatur: AHZ 107, 1883, S. 32. AHZ 107, 1883, S. 56.

Sanders (Vorname unbek.)
* *Datum/Ort unbek.*, † 26.3.1916 Münster
Dr. med.

Werke: Über Schlafstörungen bei Erwachsenen, DHM 7, 1956, S. 537–549.

Literatur: LPZ 47, 1916, S. 149.

Sanders, Bernhard
* 19.1.1902 Bork im Münsterland,
† 5.6.1980 Simonswald im Schwarzwald
Studienorte: Hamburg, Göttingen, Münster
Dr., Diss. med. Univ. Münster 1927, *Über inter- und intramuskuläre Lipome*, 24 S.

Ehrenzeichen des DZVhÄ 1973. Leiter des Arbeitskreises homöopathischer Ärzte in Münster 1953–1972.
Ausbildung in den Krankenhäusern in Paderborn und Hamm. Homöopathische Ausbildung bei A. Stiegele (s. dort) im Robert-Bosch-Krankenhaus in Stuttgart. 1929 Dispensierexamen in Berlin. Ließ sich 1930 als homöopathischer Arzt in Münster nieder, gefördert von R. Schnütgen (s. dort) in Münster.

Werke: Beitrag zur Geschichte der Homöopathie im Land Westfalen, AHZ 209, 1964, S. 334–341. Die homöopathische Behandlung der Sterilität, AHZ 210, 1965, S. 70–78. Dennoch Homöopathie, AHZ 212, 1967, S. 297–311.

Literatur: AHZ (P. Vogt) 225, 1980, S. 270/271. Laudatio zum 70. Geburtstag (H. Gerd-Witte) AHZ 217, 1972, S. 217/218. Schoeler, S. 151.

Sauer, Hugo jun.
* 28.9.1871 Breslau, † 25.9.1939 Breslau
Dr. med.

Erster Vorsitzender des DZVhÄ Schlesien (o. J.).
Sohn von H. Sauer sen. (s. dort). Sein spezielles Arbeitsgebiet war die Beziehung der homöopathischen Heilmittel und ihre Dosierung für das vegetative Nervensystem.

Werke: Über Nierenerkrankungen: drei Vorlesungen gehalten im Internationalen ärztlichen Fortbildungskurs am homöopathischen Krankenhaus in Stuttgart im August 1928, Stuttgart/Leipzig/Zürich 1929, 65 S. Der Wirkungsbereich homöopathischer Arzneien: im Lichte der neueren Kenntnisse über das physiologische und pathologische Geschehen im vegetativen Gebiet; Vortrag gehalten auf der Tagung des DZVhÄ im August 1928 in Stuttgart, Stuttgart/Leipzig/Zürich 1929, 42 S. Herzerkrankungen und Kreislaufstörungen: homöopathische und nichtmedikamentöse Behandlung, hrsg. von Hanns Rabe, unter Mitarbeit u. a. von H. Sauer, 2., verb. Aufl., Berlin 1938, 141 S. Fieber (mit Nachtrag) AHZ 178, 1930, S. 177–194.

Literatur: AHZ (E. Assmann) 187, 1939, S. 235/236. Schoeler, S. 151.

Sauer, Franz Emanuel Hugo sen.
* 26.9.1831 Neumarkt in Schlesien,
† 26.12.1899 Breslau
Studienorte: Breslau. Seine akademischen Lehrer waren u. a.: Barkow, Cohn, Foerster, Frerichs, Grube, Lebert, Lewald, Middeldopf.
Dr., Diss. med. Univ. Breslau 1860, *Quonam mechanismo vesicae urinariae efficiatur clausura quaeritur*, 22 S.

Ernennung zum Sanitätsrat 1891.
Vater von H. Sauer jun. (s. dort). Praktizierte in Neumarkt als homöopathischer Arzt bis 1867. Übersiedelte dann nach Breslau. Kaufte 1878 das in Verfall geratene Bad Kainzenbad bei Partenkirchen in Oberbayern.

Literatur: AHZ (F. Veith-Breslau) 140, 1900, S. 62. Villers, Bd. 2, S. 3.

Schädler, Emil
* 15.8.1822 Dornach/Kanton Solothurn,
† 1.1.1890 Bern
Studienorte: Genf, Straßburg, Tübingen, Würzburg, Prag, Bern
Dr. med.

Längere Zeit Präsident des Schweizer Vereins homöopathischer Ärzte.
Gilt als einer der Wegbereiter der Homöopathie in der Schweiz. Begann seine ärztliche Praxis in Dornach-Solothurn und setzte sie in den Freibergen, Blotzheim im Elsaß und in Puntrut fort. Nach zehnjähriger Praxis trat er zur Homöopathie über. Als P. Munk von der Universität in Bern gegen die Homöopathie in Wort und Schrift Stellung bezog, trat ihm Sch. in der Tagespresse und mit Broschüren entgegen (s. unten). Munk kritisierte den angeblich schlechten Charakter von S. Hahnemann (s. dort) und u. a. seine Darlegungen, dass die Krankheit nur durch die Gesamtheit der wahrnehmbaren Symptome repräsentiert werde, aber per se nicht erkennbar sei. Sch. war enger Freund des Leipziger Apothekers und Verlegers Willmar Schwabe. Neben Th. Bruckner-Burckhardt (s. dort) einer der bekanntesten Schweizer Homöopathen in der zweiten Hälfte des 19. Jahrhunderts.

Werke: Die Homöopathie vernichtet durch Herrn Professor Dr. Munk: offenes Sendschreiben an denselben, Bern 1868, 50 S. Die Homöopathie und ihre Feinde, Bern 1869.

Literatur: AHZ (A. Villers) 120, 1890, S. 30/31. LPZ (W. Schwabe) 21, 1890, S. 31/32. Tischner, S. 395, 640, 656, 724, 796. Dinges, S. 103–106. Erlach, S. 288–290. Villers, Bd. 1, Teil 2, S. 15; Bibl. S. 120, 130, 146, 155, 157; Bd. 2, S. 43.

Schäfer, Adolf
* 1.6.1855 Meseritz/Prov. Posen,
† 6.5.1909 Berlin
Studienorte: Breslau, Greifswald, Halle. Seine akademischen Lehrer waren u.a.: Arndt, A. Budge, J. Budge, Cohn, Eulenberg, Genzmer, Gerstäcker, Gräfe, Olshausen, Schirmer, Vogt, Weber.
Dr., Diss. med. Univ. Halle-Wittenberg 1881, *Ueber die Osteotomie beim Genu vulgum*, 31 S.

Literatur: ZBV 28, 1909, S. 192. Villers, Bd. 1, Teil 2, S. 8.

Schäffer, August Ritter von
* 1790 Wien, † 21.9.1863 Wien
Dr. med.

Trat 1830 zur Homöopathie über und gehörte zu den ersten Homöopathen in Österreich.

Literatur: AHZ 68, 1864, S. 183/184. Dinges, S. 80, 85 f. Petry, S. 323/324. Meyer, S. 21, 61.

Schaller, Rudolf
* 1779 (Ort unbek.), † 21.8.1857 Prag
Dr. med.

War Schwager von C.A. Kovács (s. dort).

Literatur: NZK 6, 1857, S. 144. Tischner, S. 508.

Scheglmann, Karl
* 4.11.1829 Geiselhöring (heute Landkr. Straubing-Bogen), † 22.11.1897 Regensburg
Studienort: München
Dr., Diss. med. Univ. München 1865, *Über aconitum napellus*, 18 S.

Leitete das kleine homöopathische Privat-Spital St. Joseph in Regensburg.

Literatur: LPZ 29, 1898, S. 14. Stolberg, S. 42, 56, 59, 60. Eppenich, S. 208. Villers, Bd. 1, Teil 2, S. 10; Bd. 2, S. 10.

Scheidegger, Edwin sen.
* 27.1.1867 Huttwil/Emmental, † 23.1.1949 Basel
Dr. med.

Von 1923 bis zu seinem Tod Mitherausgeber der AHZ.
Begann 1892 als Assistent im pathologisch-anatomischen Institut der Universität in Bern bei Prof. Langhans. Praktizierte ab 1893 als praktischer Arzt in Grindelwald. Ab 1896 als homöopathischer Arzt in Aarau tätig, bevor er 1904 auf einen Ruf der Merian-Inselin-Stiftung in Basel zur Erbauung und Leitung des Homöopathischen Krankenhauses nach Basel übersiedelte, wo die ersten Patienten allerdings infolge von Verzögerungen beim Bau des Krankenhauses erst 1918 aufgenommen werden konnten. Ebenfalls 1904 besuchte er die homöopathische Poliklinik in Leipzig und machte Bekanntschaft mit H. Wapler (s. dort). S. gelangte durch Veröffentlichungen E. Schlegels (s. dort) über die Heilung von Tumoren durch homöopathische Heilmittel zur Homöopathie. Fühlte sich als

Testamentsvollstrecker von L. Griesselich (s. dort) und hat auch in diesem Sinne seine wissenschaftlichen Forschungen betrieben. Es wird ihm eine Verbindung zur anthroposophischen Medizin nachgesagt. Einschlägige Belege konnten dazu nicht gefunden werden.

Werke: Kompendium der Homöopathie, Bern 1948, 186 S. Die Lehre Hahnemanns nach seinen Hauptwerken, AHZ 173, 1925, S. 97–111. Beitrag zur Behandlung der Kreislaufstörungen, AHZ 198, 1953, S. 79–93.

Literatur: AHZ (H. Wapler) 194, 1949, S. 1/2. Edwin Scheidegger 75 Jahre alt, AHZ 190, 1942, S. 5. Edwin Scheidegger zu seinem 70. Geburtstag am 27. Januar 1937 (K. Kiefer), AHZ 185, 1937, S. 64–77. Die Griesselichfeier im homöopathischen Krankenhaus in Basel am 10. März, anläßlich dessen 10jährigen Bestehens, AHZ 177, 1929, S. 1–4. Vorschläge zur Bildung einer Arbeitsgemeinschaft naturwissenschaftlich forschender homöopathischer Ärzte Deutschlands, AHZ 178, 1930, S. 375–379. Tischner, S. 711, 724. Schoeler, S. 151. Erlach, S. 291–294. Selg, S. 33, 36.

Schellhammer, Johann
* 16.7.1792 Horb a. N.,
† 27.11.1856 Ungarisch Altenburg
Studienort: Wien

Legte 1813 Prüfungen über Chirurgie ab und wurde als Wund- und Geburtsarzt approbiert. Widmete sich seit 1830 der Homöopathie. Endete in einem Anfall von Wahnsinn durch Selbstmord.

Literatur: AHZ (Schabatkain) 63, 1861, S. 199/200.

Schelling, Jean-Jacques
* 1797 (Ort unbek.),
† 27.11.1878 Berneck (St. Gallen)
Dr. med.

Sein Name ist verbunden mit der Verbreitung der Homöopathie im Kanton St. Gallen. Beschäftigte sich schon früh mit Epidemiemitteln.

Werke: Chronische rheumatische Handgeschwulst mit bedeutendem Allgemeinleiden, AHZ 6, 1835, S. 141–143. Praktische Beobachtungen und Erfahrungen aus dem Gebiete der Homöopathie, HYG 4, 1836, S. 432–436, 509–518. Arzneiprüfungen und Beobachtungen. Veratrum album u. a., AHZ 83, 1871, S. 19–21, 28–30, 189/190.

Literatur: NZK 27, 1878, S. 192. Tischner, S. 555, 724, 796. Dinges, S. 102, 105 f. Erlach, S. 295–297. Meyer, S. 121. Villers, Bd. 1, Teil 2, S. 15.

Scheuffele, Heinrich
* 17.12.1899 Anthal bei Odessa/Ukraine,
† 14.4.1993 Bansin/Ostsee
Studienort: Köln
Dr., Diss. med. Univ. Köln 1941, *Ein Beitrag zu dem Thema: Medizinische Wissenschaft oder Naturheilkunde.* (In deutschen Bibliotheken nicht auffindbar.)

Lehrbeauftragter am Pharmazeutischen Institut der Universität Greifswald 1947–1951.

Studierte nach seiner Flucht aus der Ukraine bis 1924 Volks- und Betriebswirtschaft in Stuttgart, Tübingen sowie Heidelberg und promovierte 1925 in Heidelberg mit der Arbeit *Das Deutschtum und die Ukraine* zum Doktor der Philosophie. Nach dem Studium der Medizin praktizierte er in überwiegend naturheilkundlichen Kliniken und Sanatorien in Wuppertal, Berggießhübel, Erfurt, Dresden und Stuttgart. Ende des Krieges kam er über Stettin nach Greifswald und praktizierte dort bis 1970 als homöopathischer Arzt.

Werke: Gedanken über Homöopathie: Homöopathiereform – Reformhomöopathie? DHM 3, 1952, S. 86–95. Zur Situation der Homöopathie: Sicherstellung der homöopathischen Arzneiversorgung durch die „Centrale Homöopathie Hahnemanns", DHM 6, 1955, S. 295–303.

Literatur: AHZ (W. Schmidt, K.-H. Gebhardt) 239, 1994, S. 82/83. Lucae, S. 163. Schoeler, S. 151.

Scheurer, P.
* 18.8.1799 Grafschaft Lehigh,
† 20.4.1875 Hannover/USA
Dr. med.

Seine schlechte gesundheitliche Verfassung führte zum Studium medizinischer Bücher. 1839 interessierte er sich für die Homöopathie, der er seine ganze Aufmerksamkeit zuwandte.

Literatur: King, Bd. 1, S. 143.

Schick, Erwin
* 11.5.1918 Stuttgart, † 21.7.1995 Stuttgart
Studienort: München
Dr., Diss. med. Univ. München 1939, *Über die Auswertung von 500 Berufungsverfahren vom ärztlichen Standpunkt aus*, 30 S.

Vertrat eine künstlerisch neu gestaltende und gleichzeitig das Alte bewahrende Auffassung des Arztseins. Sein Arbeitsgebiet war die Akupunkturphysiologie. In den letzten 20 Jahren vor seinem Tod beschäftigte er sich mit der Phonophorese, einer von dem französischen Arzt Lamy entwickelten Methode, bestimmte Töne auf bestimmte Akupunkturpunkte zu übertragen.

Literatur: AHZ (v. Ungern-Sternberg) 240, 1995, S. 244/245.

Schier, Josef
* 26.3.1865 Zell/Mosel, † 15.1.1944 Mainz
Studienorte: Berlin, Würzburg
Dr., Diss. med. Univ. Würzburg 1888, *Ueber die Indicationen zum Kaiserschnitt und deren Wert*, 40 S.

Gehörte zu den Herausgebern der AHZ (o. J.).
Ließ sich nach halbjähriger Assistenzzeit in Neuenbürg/Schwarzwald in Mainz als homöopathischer Arzt nieder, wo er 37 Jahre lang tätig war. Später arbeitete er mit seinem Sohn bis 1935 in einer Praxis in Frankfurt.

Werke: Vergiftungen und deren Behandlung, Berlin 1912, IX, 242 S. Grundlagen der Homöopathie: zwei Vorträge, Mainz 1925, 40 S. Biologische Erfahrungslehre: mit ausführlicher Klarstellung der homöopathischen Grundbegriffe und Berücksichtigung anderer biologischer Heilverfahren; mit einer Tabelle der gebräuchlichsten homöopathischen Arzneien, Leipzig 1937, XIX, 336 S. Die Kinderkrankheiten: ihre Ernährungs-, naturheilerische und homöopathische Behandlung, Leipzig 1937, 336 S.

Literatur: Zu Josef Schiers 75. Geburtstag (R. Tischner), AHZ 188, 1940, S. 60/61. Tischner, S. 711, 718 f., 765. Schoeler, S. 152. Villers, Bd. 2, S. 1, 9, 10; Bibl. S. 6, 28, 29, 30, 57, 70.

Schilsky, Benno
* 26.10.1896 Berlin, † 27.12.1971 Hamburg
Studienorte: Greifswald, Düsseldorf, Berlin
Dr., Diss. med. Univ. Berlin 1922, *Die klinischen Blutplättchenbefunde vom erythrozytären Standpunkt* (Ms).

Erster Vorsitzender des Landesverbandes Schleswig-Holstein/Hansestädte des DZVhÄ von 1951–1965. Später Ehrenvorsitzender des LV. Samuel-Hahnemann-Plakette 1958 für den Vortrag *Die Denkform des homöopathischen Arztes*. Ehrenzeichen des DZVhÄ 1963. Mitarbeiter der DHM.
Ausbildung zum homöopathischen Arzt erfolgte bei U. Atzerodt (s. dort) in Dresden und R. Oemisch (s. dort) in Halle. Zog 1928 nach Hamburg. Noch mit über 60 Jahren lernte er intensiv Französisch und fuhr mehrfach zu H. Voisin, um dort als Schüler die „Voisin'sche Schule" kennenzulernen.

Werke: Homöopathiefibel für Ärzte, Saulgau 1952, 63 S. Ein besser wirkendes Basedow-Mittel; zugleich ein Beleg für die Wirksamkeit hochpotenzierter Arzneien, ZBV 49, 1933, S. 77/78. Über ein sozusagen homöopathisches Heilverfahren der multiplen Sklerose, ZBV 53, 1937, S. 137–140.

Literatur: AHZ (H. Derlich) 217, 1972, S. 76/77. Benno Schilsky zum 75. Geburtstag (H. Derlich), AHZ 216, 1971, S. 268. Benno Schilsky – 70 Jahre (H. Derlich), AHZ 211, 1966, S. 465–467. Beiträge zur Homöopathie: Veröffentlichungen 1937–1964; Festschrift zu seinem 70. Geburtstag, Ulm 1966, 105 S. Benno Schilsky 65 Jahre alt (W. Schwarzhaupt), AHZ 206, 1961, S. 634. Die Homöopathie und Dr. Schilsky (von H. Ritter), AHZ 206, 1961, S. 168/169. Schoeler, S. 152.

Schimert, Gustav
* 29.5.1877 Reußmarkt/Siebenbürgen,
† 15.8.1955 Stuttgart
Studienorte: Wien, Freiburg, Graz, Greifswald
Dr., Diss. med. Univ. Greifswald 1907, *Aus der medizinischen Universitätsklinik Greifswald. Über Leukämie nach Traumen*, 45 S.

Ehrenmitglied des DZVhÄ, Chefarzt der homöopathischen Abteilung des Elisabeth-Krankenhauses in Budapest von 1918–1944.
Durch Begegnung mit dem Greifswalder Pharmakologen H. Schulz (s. dort) und später (1908) durch Bekanntschaft mit Th. v. Bakody (s. dort) kam er zur Homöopathie. 1908 übersiedelte er nach Tübingen und arbeitete für einige

Zeit bei E. Schlegel (s. dort). Danach ließ er sich in Budapest nieder. Von 1911–1914 übernahm er die Praxis des schwer erkrankten R. Haehl (s. dort). Anschließend war er insgesamt vier Jahre in Hermannstadt/Ungarn und in Albanien als Chefarzt größerer Lazarette tätig. Durch die 25-jährige Leitung des Budapester Elisabethinums (von 1918 bis ca. 1944) war er neben A. Stiegele (s. dort) derjenige homöopathische deutsche Arzt mit der reichsten klinischen Erfahrung. Hat außerdem im Krankenhaus für Lungenkranke bis 1944 ambulante Behandlungen übernommen. Musste 1944 Budapest verlassen und ging nach Stuttgart, wo er praktizierte und auch die wissenschaftliche Arbeit fortsetzte. Als Höhepunkt gilt seine Tätigkeit als Präsident des 10. Kongresses der Internationalen Liga der Homöopathischen Ärzte in Budapest vom 19.–25. August 1935.

Werke: Allopathie und Homöopathie, Budapest 1928. Störungen der inneren Sekretion und des Stoffwechsels; Homöopathischer Teil im Sammelwerk Klare-Meyer, Möglichkeiten der Therapie, Bd. VI–VII., Stuttgart 1937. Was lehrt uns die Geschichte der Homöopathie in Ungarn? ZBV 42, 1925, S. 483–492, 547–559.

Literatur: Gustav Schimert zum Gedächtnis (E. Assmann), DHM 7, 1956, S. 143/144. Gustav Schimert zum fünfundsiebzigsten Geburtstag (R. Tischner), AHZ 197, 1952, S. 141–143. Tischner, S. 766. Die sanfte Heilmethode; die Geschichte der Homöopathie in Ungarn 1820–1950, Semmelweis Medizinhistorisches Museum, Budapest (sic), o. O./o. J., 5 S. Faltin, S. 194. Schoeler, S. 152.

Schindler, Arthur Walther Herbert
* 10.4.1907 Zittau/Sachsen, † 31.12.1998 Karlsruhe
Studienorte: Danzig, Dresden
Dr. rer. techn.

Verleihung des Ehrenzeichens des DZVhÄ 1965. Mitglied der HAB-Kommission im Bundesgesundheitsamt. Als Mitbegründer des „Comité Internationale des Pharmaciens Homéopathes" in Lyon 1985 mit der Gedenkmedaille geehrt. Mitbegründer der „Deutschen Gesellschaft für Arzneipflanzenforschung". Mitglied der HAB-Kommission im Bundesgesundheitsamt.

Als Biologe sind seine Arbeiten in besonderem Maße der Homöopathie zugute gekommen. Sein beruflicher Werdegang ist eng mit der Pflanzenbiologie und -chemie verknüpft. Von 1933 bis 1939 war er bei der Fa. Madaus in Dresden-Radebeul beschäftigt, wo er sich in die wissenschaftliche Praxis eines großen Arzneipflanzenwerkes einarbeiten konnte. Nach dem Krieg trat er in die Fa. Schwabe ein und leitete das Betriebslaboratorium des von Bad Berneck nach Karlsruhe-Durlach verlegten Werkes. Das Unternehmen übertrug ihm die mit der Revision des Homöopathischen Arzneimittelbuches HAB von 1934 zusammenhängenden Aufgaben, an dessen jahrelangen Vorbereitungen er maßgeblich beteiligt war, und das 1978 als erstes amtliches vom Ministerium für Jugend, Familie und Gesundheit herausgegebene Homöopathische Arzneibuch (HAB 1) erschien.

Werke: Inhaltsstoffe und Prüfungsmethoden homöopathisch verwendeter Heilpflanzen, Aulendorf 1955, 231 S. Tiere und Pharmazie und Medizin; 50 Einzeldarstellungen, Stuttgart 1961, 333 S. Vorschläge für das neue Deutsche Homöopathische Arzneibuch: aus dem Arbeitskreis für die Revision des HAB, im Auftrag des Vorstandes, Heft 1 (1955), Heft 2 (1956), Heft 3 (1957), jeweils Stuttgart.

Literatur: Dr. Herbert Schindler wurde 80 Jahre (H. Gäbler), AHZ 232, 1987, S. 204/205. Dr. Herbert Schindler 70 Jahre (F. Menge), AHZ 222, 1977, S. 236/237. Dr. Herbert Schindler 60 Jahre, AHZ 212, 1967, S. 166/167. Schoeler, S. 152.

Schlegel, Emil
* 4.10.1852 Karlsruhe, † 15.12.1934 Lindau-Reutin
Studienort: Tübingen

Kein akad. Grad.
Herausgeber der Zeitschrift *Wegweiser zur Gesundheit*, Tübingen 1886–1892.

Vater von M. und O. Schlegel (s. dort). Galt zu seinen Lebzeiten als Nestor der deutschen homöopathischen Ärzte. Kam nach der Schule zur kaufmännischen Lehre in eine Buchhandlung, wo er zum ersten Mal mit der Homöopathie in Berührung kam. In dem ehemaligen Sekretär der Hahnemannia A. Zöppritz fand er einen Freund und Förderer, der ihm das Hochschulstudium dank der von der Hahnemannia geförderten Stiftung für Studierende der Medizin ermöglichte. Während der Vorbereitungen zu seiner Promotion (*Eserin als Heilmittel gegen Glaukom*), die bereits angenommen und gedruckt worden war, wurden seine Neigungen zur Homöopathie bekannt. Die Zulassung zur Promotion wurde deswegen abgelehnt. Dennoch konnte er sein Medizinstudium beenden. Nach einjähriger Assistenzzeit am Stuttgarter

Diakonissenkrankenhaus unter P. v. Sick (s. dort) ließ er sich in Tübingen als erfolgreicher homöopathischer Arzt nieder. 1928 übernahm er in Lindau-Reutin die Praxis des verstorbenen K. Stauffer (s. dort).

Werke: Zuckungen eines Homöopathen nach seiner Hinrichtung: Brief an den Henker Dr. Metterhausen, aus dem Jenseits seiner Begriffswelt, Leipzig um 1881, 21 S. Die menschliche Bekleidung in der häuslichen Praxis, vornehmlich in den Beziehungen zur Gesundheitspflege: mit besonderer Berücksichtigung einer rationellen Fußbekleidung und der Wollkleidung nach Prof. G. Jäger, Stuttgart 1892, 69 S. Die Stellung der Homöopathie zu den Grundfragen der Heilkunde: eine allgemeine Einführung in die Lehre Hahnemanns, besonders für Ärzte und Studierende der Medicin, Kiel 1883, 90 S. Das homöopathische Prinzip in der allgemeinen Therapie und seine Vertretung durch Paracelsus, München 1907, 31 S.

Literatur: Religion der Arznei; Zum 50. Todestag von Emil Schlegel am 15.12.1984, (E. H. Schmeer), ZKH 28, 1984, S. 211-214. Emil Schlegel zum Gedenken (100. Geburtstag), AHZ 197, 1952, S. 206. Emil Schlegel (A. Stiegele), HPP 6, 1935, S. 93-96. Emil Schlegel (H. Göhrum), AHZ 183, 1935, S. 160. Emil Schlegel zum 80. Geburtstag (E. Haehl), AHZ 180, 1932, S. 368-370. Emil Schlegel zum 80. Geburtstage am 4. Oktober 1932, ZBV 11, 1932, S. 221-236. Zu Emil Schlegels 70. Geburtstag (H. Balzli), AHZ 170, 1922, S. 335-338. Haehl, Bd. 1, S. 163, 293, 297, 300, 327, 473; Bd. 2, S. 422, 446. Tischner, S. 14, 16, 19, 100, 221, 320, 557, 671 f., 705 ff., 713 f., 796. Eppenich, S. 71, 113, 318, 319. Lucae, S. 137, 214. Faltin, S. 133. Schoeler, S. 152.

Schlegel, Martin
* *13.8.1882 Tübingen, † 21.2.1961 Lindau*
Studienorte: Tübingen, München
Dr., Diss med. Univ. München 1905, *Ueber 2 Fälle von secundärer Meningitis cerebrospinalis und ihre Abgrenzung von der epidemischen Genickstarre*, 32 S.

Sohn von E. Schlegel (s. dort) und Freund K. Stauffers (s. dort). Praktizierte in Tübingen, Reutin bei Lindau und Ravensburg.

Werke: Nebenwirkungen hochverdünnter Phosphorgaben, ZBV 37, 1918/19, S. 123-127. Stauffer, Karl: homöopathisches Taschenbuch, Bearb. Martin Schlegel, Berlin-Saulgau 6. Aufl. 1950, 278 S.

Literatur: AHZ (O. Leeser) 206, 1961, S. 256. ZKH 5, 1961, S. 93. Dr. Martin Schlegel und Dr. Oswald Schlegel feiern Geburtstag, AHZ 202, 1957, S. 399. Eppenich, S. 103. Stolberg, S. 66, 77.

Schlegel, Oswald Christoph Ignaz
* *22.8.1887 Tübingen, † 4.3.1963 Kreßbronn*
Studienorte: Tübingen, München, Greifswald
Dr., Diss. med. Univ. Greifswald 1912, *Ein Fall von Quecksilbervergiftung unter dem klinischen Bilde einer Rachendiphtherie und acuten Gastroenteritis*, 32 S.

Sohn von E. Schlegel (s. dort) und Bruder von M. Schlegel (s. dort). Praktizierte zunächst als homöopathischer Arzt in Pforzheim. War von ca. 1936 bis 1956 Arzt am Aushilfskrankenhaus Stuttgart sowie am dortigen Robert-Bosch-Krankenhaus, wo er zuletzt als Oberarzt tätig war. Ab 1952 oblag ihm faktisch die Leitung des Robert-Bosch-Krankenhauses. War Freund und Mitarbeiter von A. Stiegele (s. dort), O. Leeser (s. dort) und A. Bier (s. dort).

Werke: Vom Kalk und anderem, ZBV 37, 1918/19, S. 92-100. August Bier: Homöopathie und harmonische Ordnung der Heilkunde, Bearb. Oswald Schlegel, München 1939, 279 S. Homöopathische Glanzheilungen auf Grund einzelner Symptome?, HPP 25, 1954, S. 701-704.

Literatur: AHZ (W. Bloss) 208, 1963, S. 338. Oswald Schlegel 75 Jahre (W. Bloss), AHZ 207, 1962, S. 670/671. Dr. Martin Schlegel und Dr. Oswald Schlegel feiern Geburtstag, AHZ 202, 1957, S. 399. Faltin, S. 62, 90 f., 133, 194, 224, 228, 382-384. Schoeler, S. 152.

Schlosser, Max Joseph
* *1824 Greifenberg am Ammersee, † 22.12.1862 München*
Studienort: München
Dr., Diss. med. Univ. München 1853, *Ueber die Radikalbruchoperation nach Mösner*, 24 S.

Militärarzt, der sich nach dem Studium der Homöopathie zuwandte. Beschäftigte sich auch mit Hydropathie, Heilgymnastik und Galvanomagnetismus.

Literatur: AHZ 66, 1863, S. 128. NZK 12, 1863, S. 17. Stolberg, S. 42, 79. Meyer, S. 22, 49.

Schlüren, Erwin
* *7.10.1917 Tübingen, † 25.9.1997 Reutlingen*
Studienorte: München, Straßburg, Tübingen
Dr., Diss. med. Univ. Tübingen 1944, *Myome und Sarkome der Harnblase*, Ms., 60 gez. Bl. mit Abb.

1951 Oberarzt und 1956 Chefarzt der Frauenabteilung am Kreiskrankenhaus und akademischen Lehrkrankenhaus in Reutlingen, wo er bis 1982 wirkte. Seit 1983 bis ins hohe Alter Ausbildungsleiter der Akademie homöopathischer Ärzte in Bad Imnau. Lehrte Homöopathie an der Universität in Tübingen (o. J.).

Arbeitete nach dem Krieg zunächst ein Jahr als Landarzt und bildete sich in der Dermatologie, Geburtshilfe und Gynäkologie weiter.

Werke: Homöopathie in Frauenheilkunde und Geburtshilfe, 4. Aufl., Heidelberg 1985, 211 S. Beiträge zur Immuntherapie des Karzinoms, Ärztl. Forsch. 2, 1960, S. 88–95. Homöopathische Behandlung auf einer Neugeborenenstation, AHZ 222, 1977, S. 90–93.

Literatur: AHZ (K.-H. Gebhardt) 242, 1997, S. 258. Laudatio Dr. med. E. Schlüren 75 Jahre (K.-H. Gebhardt) AHZ 238, 1993, S. 68/69. Laudatio Dr. med. Erwin Schlüren wurde 70 Jahre (K.-H. Gebhardt) AHZ 232, 1987, S. 250/251. Laudatio zum 65. Geburtstag von Dr. med. Erwin Schlüren (K.-H. Gebhardt) AHZ 227, 1982, S. 255/256. Faltin, S. 22, 194.

Schlüter, Hermann
* 25.11.1903 Minden,
† 17.3.1995 Frankenthal/Pfalz
Studienorte: Freiburg, Kiel, Wien, Berlin, Münster
Dr., Diss. med. Univ. Münster 1930, *Über die Exzitationswirkung des Äthers* (F. C. Vogel: Leipzig 1930, S. 296–316).

Nach Assistenzzeit am anatomischen und pharmakologischen Institut in Münster arbeitete er ab 1930 in der Medizinischen Klinik der Universität in Heidelberg. Ausbildung in der Homöopathie am Aushilfskrankenhaus in Stuttgart (1938). Gab 1938 Vorlesungen über die Homöopathie an der Universität in Heidelberg. Nach dem Krieg wurde er als früherer SS-Arzt (Standartenführer) aus dem RBK entlassen und ebenso vom Lehrkörper der Universität ausgeschlossen, war aber 1960 erneut Privatdozent in Heidelberg. Von 1940 bis 1945 Chefarzt der Inneren Abteilung des Robert-Bosch-Krankenhauses in Stuttgart. Praktizierte von 1948 bis 1955 in Cuxhaven. Danach Facharzt für Innere Krankheiten in Berleburg/Westfalen. Von 1958 bis 1975 Chefarzt der Naturheilklinik Odeborn in Berleburg.

Werke: Virchow als Biologe: eine Zusammenstellung, Stuttgart/Leipzig 1938, 77 S. Homöopathische Behandlung des Heuschnupfens, HPP 9, 1938, S. 562/563. Über Entwicklung und Aufgaben der Homöopathie, HPP 12, 1941, S. 1241–1243.

Literatur: Lucae, S. 163, 214. Faltin, S. 21, 96 f., 133, 233, 235, 332, 338, 385. Schoeler, S. 152.

Schlüter-Göttsche, Gertrud
* 23.2.1898 Neumünster, † Datum/Ort unbek.
Studienorte: Kiel, Hamburg
Dr., Diss. med. Univ. Kiel 1951, *Kasuistik der Vergiftungen mit Hyoscyamin und verwandten Alkaloiden durch Drogen und Pflanzen der Familie der Solanaceen*, 273 S.

Werke: Natrium muriaticum, ZKH 8, 1964, S. 241–254. Zum 100. Geburtstag von Dr. med. Paul Wassily; das Portrait einer Arztpersönlichkeit (Vortrag gehalten auf der 120. Jahresversammlung des DZVhÄ in Berlin 1968, 9 S.), ZKH 17, 1973, S. 126–140. Homöopathie als ärztliche Kunst, ZKH 23, 1979, S. 48–59.

Literatur: Dinges, S. 113. Schoeler, S. 152.

Schlütz, Martin
* 18.11.1904 Marburg/Lahn,
† 5.4.1972 Bremen
Studienorte: Breslau, Marburg. Akademische Lehrer waren u. a.: Denecke, Göppert, Grüter, Korschelt, Kretschmer, E. Müller, Naujoks, Rosen, Ruete, Schwenkenbecher.
Dr., Diss. med. Univ. Marburg 1929, *Welches sind die Beziehungen zwischen den metastasierenden (malignen) und den einfachen Myomen des Uterus, und sind zwischen ihnen strukturelle Unterschiede nachweisbar, welche eine Grundlage für die histologische Abgrenzung bilden könnten?* 35 S.

Ehrenzeichen des DZVhÄ 1972.

Nach dem Studium Assistenz- und Oberarzt in Marburg, Bochum, Breslau, Mülheim/Ruhr und Oberhausen. Seine Zuwendung zur Homöopathie führte ihn an das Robert-Bosch-Krankenhaus in Stuttgart, wo er Schüler von A. Stiegele (s. dort) wurde. Auf Vorschlag von diesem Berufung 1936 zunächst als Oberarzt einer kleinen Abteilung und kurz darauf als Direktor einer Klinik an die Städtischen Krankenanstalten in Bremen, die den Namen „Homöopathisch-Biologische Klinik" erhielt und die er bis zu seiner Pensionierung 1969 führte.

Werke: Beiträge zur wissenschaftlich-kritischen Homöopathie, darin: Das Wesen der Homöopathie, S. 25–55; Zur Homöopathie des Kopfschmerzes, S. 56–80; Zur Homöopathie der Erkrankungen des Magens, S. 81–99; erschienen in Schriftenreihe für Gesamtheitsmedizin, Bd. 4, Gießen 1950. Betrachtungen zur klinischen Homöotherapie, HPP 8, 1937, S. 793–796. Zur Biographie der Homöopathisch-Biologischen Klinik der Städtischen Krankenanstalten Bremen, o. O., o. J., 4 S.

Literatur: AHZ (H. Schoeler) 217, 1972, S. 272–274. Faltin, S. 16, 19, 38, 185, 244, 282, 283, 386. Schoeler, S. 153.

Schmeer, Ernst H.
* *3.8.1921 München, † 21.12.1997 München*
Studienorte: Heidelberg, München
Dr., Diss. med. Univ. München 1948, *Die Pharmakologie in Celsus' „medicina"*, 118 S.

Kam 1949 zur Homöopathie. Ließ sich 1952 in München als Internist nieder. Nahm 1956 am ersten Seminar für klassische Homöopathie mit A. Voegeli (s. dort) teil, das für ihn der Neubeginn seines beruflichen Weges darstellte. Freundschaft mit H. Fritsche (s. dort).

Werke: Homöopathie, Psychosomatik, Paramedizin: Grenzgebiete im Simile, Leer 1982, 163 S. Die homöopathische Behandlung von Neurosen, ZKH (Acta Homoeopathica) 13, 1969, S. 164–177. Neubeginn – Erlebte Homöopathiegeschichte: das erste Seminar für Klassische Homöopathie, Freiburg 1956, ZKH 40, 1996, S. 166–168.

Literatur: AHZ (R. Appell) 243, 1998, S. 74/75. ZKH (W. Klunker) 42, 1998, S. 77. Eppenich, S. 314, 316, 320, 321, 340.

Schmid, Georg
* *11.5.1802 Reichersdorf bei Eger, † 23.4.1882 Wien*
Studienort: Wien
Dr. med.

Leitete von 1833–1834 das Gumpendorfer Spital.

Werke: Homöopathische Arzneibereitung und Gabengröße, Wien 1846. Die Quellen der Arzneimittellehre, o. Autor, hrsg. v. C. Müller, Leipzig 1860. Die nothwendigste Aufgabe der Medicin unserer Zeit: für Ärzte und gebildete Laien, Wien 1873, XXX, 101 S. Mein ärztliches Testament: nothwendige und wichtige Aufschlüsse über die Homöopathie, Wien 1882, 76 S.

Literatur: AHZ 104, 1882, S. 143. Tischner, S. 509, 557, 580f., 588, 716, 796. Dinges, S. 80, 86. Petry, S. 325/326. Horn, Sonja (Hrsg.): Homöopathische Spuren, darin Kogler, Kathrine E.: „Man fing damit an, die Wahrheit des homöopathischen Princips wegzudemonstriren …", S. 79–92, hier S. 87.

Schmit (selten auch Schmidt), Anton
* *Datum/Ort unbek., † Datum/Ort unbek.*
Dr. med.

Leibarzt der Herzogin von Lucca, vermutlich in den 1820er und 1830er Jahren.

Genaue Lebensdaten sind nicht bekannt. Es wird angenommen, dass er zwischen 1858 und 1861 starb. Gründete Ende der 1820er, Anfang der 1830er Jahre in Lucca ein homöopathisches Krankenhaus. Beschaffte J. Attomyr (s. dort) die Stelle eines Leibarztes in Lucca. Soll P. Watzke (s. dort) ca. 1840 bewogen haben, nach Wien zu ziehen. Freund M. Marenzellers (s. dort) und einer der ältesten Homöopathen in Wien.

Literatur: Tischner, S. 508, 725, 771, 803. Petry, S. 325. Meyer, S. 22, 61, 73. Berthold Susanne, S. 39. Horn, Sonja (Hrsg.): Homöopathische Spuren, darin: Kogler, Kathrine E.: „Man fing damit an, die Wahrheit des homöopathischen Princips wegzudemonstriren…", S. 79–92, hier S. 82.

Schneider, Heinrich Gottfried
* *13.9.1800 Gommern bei Magdeburg,*
† 18.12.1880 Magdeburg
Studienort: Berlin
Dr., Diss. med. Univ. Berlin 1824, *De magna quadam encephali destructione eiusque sequelis*, 31 S.

1874 Verleihung des Kronenordens 3. Klasse.
Von 1826 bis 1830 Bataillonsarzt und stellvertretender Regimentsarzt in Magdeburg. War dann 16 Jahre lang allopathischer Arzt in Sommerschenburg (Kr. Neuhaldensleben). Wurde durch G. Mühlenbein (s. dort), von dem er sich persönlich in die Lehre der Homöopathie einführen ließ, zum eifrigen Anhänger der neuen Lehre. Übernahm 1846 die Praxis von F. Rummel (s. dort) in Magdeburg.

Werke: Handbuch der reinen Pharmakodynamik; 1. Lieferung: Die Aconit-, Belladonna- und Pulsatilla-Krankheit, Magdeburg 1853, 128 S. Die Homöopathie der alten Medicin, der Vernunft, der Wissenschaft und der Natur gegenüber; Ein Sendschreiben an Dr. E. Hallmann, Helmstedt 1845. Die Homöopathie in ihren Rechten und Forderungen gegenüber der Staatsmedicin (zusammen mit F. Patzack und Vehsemeier), Magdeburg 1861, 31 S. Die Homöopathie und ihre Gegner, Gotha 1868, 31 S.

Literatur: AHZ 102, 1881, S. 29–31. Tischner, S. 797. Callisen, Bd. 17, S. 255. Meyer, S. 22, 48.

Schneider, Joseph Anton
* 1808 Oberthalhofen bei Kempten,
† 14.7.1885 Kempten
Studienort: München
Dr., Diss. med. Univ. München 1835, *Generalia circa pathognomiam infantis*, VI, 10 S.

Praktizierte zunächst als allopathischer Arzt in Staufen. Fand 1852 zur Homöopathie und übersiedelte 1854 nach Kempten.

Literatur: AHZ 111, 1885, S. 48. Stolberg, S. 42, 43, 59, 78, 79. Meyer, S. 22, 45.

Schnütgen, Hermann
* 7.8.1846 Freckenhorst i. W.,
† 14.4.1919 Münster i. W.
Studienorte: Bonn, Tübingen. Akademische Lehrer waren u. a.: Alb, v. Bruns, Busch, Finkelnburg, Nagel, v. Niemeyer, Plüger, Sämisch.
Dr., Diss. med. Univ. Bonn 1870, *Ueber die Diagnose der Klappenfehler*, 40 S.

Sanitätsrat. Schriftleiter der AHZ (o. J.).
 Vater von R. Schnütgen (s. dort), dessen Vater mit C. v. Bönninghausen (s. dort) befreundet war, ließ sich zunächst in Mönchengladbach, später in Xanten nieder, wo er durch W. Ameke (s. dort) mit der Homöopathie bekannt gemacht wurde. 1884 Dispensierexamen in Berlin. Praktizierte seit 1885 in Münster. H. Schulz (s. dort) wurde „auf homöopathischem Gebiet durch Hermann Schnütgen angeregt" (Tischner, S. 703).

Literatur: AHZ (Groos) 167, 1919, S. 92. ZBV 37, 1918/1919, S. 106/107. Tischner, S. 703. Villers, Bd. 2, S. 10.

Schnütgen, Robert
* 15.12.1877 Xanten, † 26.5.1963 Münster
Studienorte: Leipzig, Greifswald. Akademische Lehrer waren u. a.: Busse, Curschmann, Grawitz, Hirsch, Krehl, Menge, Schultz, Solger, Trendelenburg, Westphal.
Dr., Diss. med. Univ. Greifswald 1903, *Onychographische Studien*, 54 S.

Wurde auf der Neugründungsversammlung am 16.6.1949 in Wiesbaden zum Ersten Vorsitzenden des DZVhÄ gewählt. Diese Funktion legte er nach dreijähriger Tätigkeit aus Gesundheitsgründen nieder. Mitherausgeber der AHZ von 1949–1963. 1956 Verleihung des Bundesverdienstkreuzes 1. Klasse. Im gleichen Jahr Ehrenmitglied des DZVhÄ und Ehrenvorsitzender des LV Nordrhein-Westfalen.
 Sohn von H. Schnütgen (s. dort). H. Schulz (s. dort) war ihm Lehrer und Freund. Nahm auch Unterricht bei H. Wapler (s. dort) in Leipzig. Praktizierte in Münster.

Werke: Akute Nasennebenhöhlenerkrankungen, AHZ 159, 1911, S. 318–330. Homöopathie bei klimakterischen Beschwerden, Biol. Heilk. 14, 1933, S. 97–100. Einiges über Theorie und Praxis um die Homöopathie und in der Homöopathie, DHM 6, 1955, S. 180–200.

Literatur: AHZ (W. Schwarzhaupt) 208, 1963, S. 461–463. Dr. Schnütgen zum 80. Geburtstag (F. Stockebrand), AHZ 202, 1957, S. 584/585. Zum 75. Geburtstag von Dr. Robert Schnütgen (F. Stockebrand), DHM 3, 1952, S. 161/162. Robert Schnütgen zum 75. Geburtstag (H. Schoeler), AHZ 197, 1952, S. 205/206. Schoeler, S. 153.

Schoeler, Heinz
* 26.4.1905 Berlin-Schöneberg,
† 6.12.1973 Karlsruhe
Studienorte: Leipzig. Akademische Lehrer waren u. a.: Bürger-Prinz, Catel, Fahrenholz, Flügel, Frühwald, Sievers.
Dr., Diss. med. Univ. Leipzig 1936, *Die Leitfähigkeit des Blutes für reinen Wechselstrom*, 8 S.

Hauptschriftleitung der AHZ von 1939–1972. 1960–1963 Erster Vorsitzender des DZVhÄ.
 1920 Elektrotechnik-Lehre, später Elektrotechniker bei Siemens & Halske. Wandte sich 1935 nach dem Studium den Büchern des Greifswalder Pharmakologen H. Schulz (s. dort) und der Homöopathie zu. H. Wapler (s. dort), ein führender Vertreter der naturwissenschaftlich-kritischen Richtung, wurde sein Lehrer. Die Leipziger Homöopathische Poliklinik war seine Wirkungsstätte. Hier entwickelte er eine eifrige Praxis-, Lehr- und Forschungstätigkeit. Besonders hervorzuheben ist die Durchführung zahlreicher Arzneimittelprüfungen am Gesunden. 1950 Übersiedelung nach Karlsruhe. Sah früh die Notwendigkeit der Herdsanierung und verwendete zahlreiche, z. T. von ihm selbst entwickelte und verbesserte elektrische Geräte zur Herddiagnostik. Bei F. Huneke erlernte er die Neuraltherapie. Beherrschte auch die Chiropraktik. War mit E. Unseld (s. dort) befreundet.

Werke: Die Bedeutung der objektiven Symptomatologie für die homöopathische Arzneimittelprüfung: Vortrag, gehalten auf dem Kongreß der Internationalen Homöopathischen Liga in Berlin 1937, vermutl. 1937, 11 S. Grundsätzliches zum Verständnis der Homöopathie, Leipzig 1937, 15 S. Kompendium der wissenschaftlichen und praktischen Homöopathie: Fortsetzungsband zu: Clotar Müller *Charakteristik der wichtigsten homöopathischen Heilmittel*, Leipzig 1940, XXVI, 128 S.

Literatur: In Memoriam Doz. Dr. med. Heinz Schoeler (K.-H. Gebhardt), AHZ 219, 1974, S. 26–29. Dozent Dr. med. Heinz Schoeler 65 Jahre alt (E. Unseld), AHZ 215, 1970, S. 169–174. Dozent Dr. Heinz Schoeler 60 Jahre (W. Schwarzhaupt), AHZ 210, 1965, S. 228. Privatdozent Dr. Heinz Schoeler 25 Jahre Schriftleiter der *Allgemeinen Homöopathischen Zeitung*, AHZ 209, 1964, S. 1–4. Faltin, S. 194, 227, 241, 244, 256, 260, 304, 386. Lucae, S. 164, 190, 215. Dinges, S. 34. Schoeler, S. 153.

Scholz, Anton
* 8.4.1796 Wernersdorf bei Königgrätz in Böhmen, † 29.5.1876 Blottendorf in Böhmen
Studienort: Prag
Dr. med.

Begann als Arzt in Blottendorf bei Haida in Böhmen. Wurde 1840 mit der Homöopathie bekannt.

Literatur: AHZ 92, 1876, S. 207/208. Meyer, S. 23, 34.

Schöncke, Christian August
* 1796 (Ort unbek.), † 29.5.1865 Bautzen
Studienort: Leipzig
Dr., Diss. med. Univ. Leipzig 1821, *De peste Periclis aetate Athenienses affligente*, 44 S.

Mitglied des Centralvereins.

Literatur: AHZ 70, 1865, S. 192. Meyer, S. 23, 34.

Schönebeck, Friedrich Otto
* 28.9.1862 Gross-Kreuz/Kr. Zauch-Belzig, † 11.2.1922 Lahr/Baden
Studienort: Berlin. Studierte u. a. bei: Bardeleben, v. Bergmann, du Bois-Reymond, Gurlt, v. Helmholtz, Hennoch, Hirsch, Hofmann, Koch, G. Lewin, Olshausen, Orth, Schweninger, Schulze.
Dr., Diss. med. Univ. Berlin 1888, *Beiträge und Casuistik zur Geschichte der Lymphangiome*, 30 S.

Mitarbeiter des *Handbuchs der Homöopathischen Heillehre*, von Kröner-Gisevius, die Hautkrankheiten und die akuten Infektionskrankheiten.

Praktizierte nach dem Studium in Buckow, Brandenburg als Landarzt und bereitete sich auf das Dispensierexamen vor. Übersiedelte 1891 nach Soltau in der Lüneburger Heide und 1899 nach Straßburg. Um der Homöopathie eine größere Anhängerschaft zu verschaffen, hielt er hier für längere Zeit unentgeltliche Sprechstunden ab. Infolge des Ersten Weltkrieges wurde er aus Frankreich ausgewiesen und ließ sich in Lahr nieder. Dichtete schon in jungen Jahren einige Operntexte wie „Adelheid von Burgund", „Die letzten Tage von Thule" und „Ingo der Florentiner", die alle von G. Rauchenecker vertont wurden. Seine Erfolge als Arzt hat er nach eigener Meinung dem Umstand zuzuschreiben, dass er niemals die Krankheit als solche behandelte, sondern stets den Kranken, da sich jede Krankheit bei jedem Menschen anders zeigte.

Literatur: AHZ 170, 1922, S. 173–175. ZBV 39, 1922, S. 192. Eppenich, S. 382. Villers, Bd. 2, S. 11.

Schréter, Gustav Adolph
* 1.5.1803 Lentschau/Ungarn, † 24.7.1864 Lemberg
Studienort: Wien
Dr. med.

Schwiegervater von Th. v. Bakody (s. dort). Reiste 1826 nach Leipzig, um bei S. Hahnemann (s. dort) die Homöopathie zu erlernen. Nach kurzem Aufenthalt in Besigheim/Württemberg und einer Reise 1828 nach Paris, ließ er sich im gleichen Jahr in Lentschau/Ungarn nieder. Übersiedelte 1831 auf Bitten einer polnischen Gräfin, die er von einer lebensbedrohenden Krankheit geheilt hatte, als vermutlich erster homöopathischer Arzt nach Lemberg.

Werke: Salpetersaures Kali, ACS 11, 1831/32, H. 1, S. 195–204. Camphora, ACS 23, 1846/48, H. 1, S. 183–186. Homöopathische Heilungsgeschichten, ACS 23, 1846/48, H. 2, S. 135–158.

Literatur: AHZ (v. Kéler) 69, 1864, S. 87/88, 104. Haehl, Bd. 1, S. 146, 156, 185, 194, 352, 463; Bd. 2, S. 198, 216, 509. Tischner, S. 299, 772, 797. Dinges, S. 81. Lucae, S. 200. ÖBL, Bd. 11, S. 218. Petry, S. 326. Reliquien Hahnemann's (Briefe an Schréter), ACS 23, 1846/48, H. 3, S. 103–110. Meyer, S. 23, 47.

Schrön, Friedrich Ludwig
* 28.4.1804 Hof, † 4.2.1854 Hof
Studienorte: Erlangen, Würzburg, München
Dr., Diss. med. Univ. München 1829, *De digitali pupurea*, 39 S.

Begab sich nach dem Studium für einige Zeit nach Wien und ließ sich später in der Heimat als Kontumazarzt (Seuchenarzt) nieder. 1833 praktischer Arzt in Hof. War frühzeitig zur Homöopathie gelangt. Nachdem er 15 Jahre lang Assistent des königlichen Gerichtsarztes in Hof gewesen war, wurde er nach dessen Pensionierung selbst Gerichtsarzt. Verwarf die meisten der von S. Hahnemann (s. dort) aufgestellten Lehrsätze. Sieht die Leistung Hahnemanns hauptsächlich in der Aufstellung des Ähnlichkeitssatzes, während seine Ansichten ansonsten zeitbedingt seien und „den Keim zum Vergehen in sich trügen" (Tischner, AHZ 190, 1942, S. 155). Im Gegensatz dazu betrachtete er die Krankheit aus zwei Faktoren bestehend: der Schädlichkeit und der Gegenwirkung des Organismus. Das homöopathische Heilverfahren ahme die Reaktion des Körpers nach und verstärke sie. Stand in seinen Ansichten L. Griesselich (s. dort) nahe.

Werke: Die Hauptsätze der Hahnemannschen Lehre mit Rücksicht auf die Praxis, Erlangen 1834, X, 108 S. Die Naturheilprozesse und die Heilmethoden: ein Beitrag zur gründlichen Würdigung beider und zur Vermittlung ihres wesentlichen Zusammenhanges, Hof/Wunsiedel 1837, Theil 1, XVIII, 275 S.; Theil 2, V, 304 S. Einiges über die Grösse homöopathischer Gaben und ihre Wiederholung, AHZ 3, 1833, S. 17–21.

Literatur: ZHK (Landgraf) 3, 1854, S. 163/164. AHZ 121, 1890, S. 162. Friedrich Ludwig Schrön (R. Tischner), AHZ 190, 1942, S. 151–156. Haehl, Bd. 2, S. 167. Tischner, S. 428, 486, 512, 514, 531, 556 f., 559, 570, 576, 580 f., 588, 596, 598, 604, 633, 652, 661, 798. Stolberg, S. 16, 29, 42, 43, 45, 57. Eppenich, S. 322. Callisen, Bd. 17, S. 342; Bd. 32, S. 214.

Schulte, Gerd
* 1922 Schwanheim/a. M., † Datum/Ort unbek.
Studienort: Frankfurt
Dr., Diss med. Univ. Frankfurt 1953, *Der Kalttest: Eine Studie d. Blutdruckverhaltens auf Kältereiz b. Patienten mit maligner Sklerose, Übergangshochdruck, essentiellem Hypertonus, nephrogenen Hochdruckformen und klinisch geheilten Personen im Zustand nach akuter Nephritis*, 39 Bl.

Wurde neben H. Dinkelaker (s. dort) zum Zweiten Vorsitzenden des LV Baden-Württemberg gewählt (o. J.). Organisierte 1980 den Arbeitskreis Rems-Murr.

Nahm nach dem Studium an einer homöopathischen Ausbildung bei W. Münch (s. dort), Bad Nauheim, teil. Nach praktischen Erfahrungen an der Universitäts-Frauenklinik in Frankfurt und einem Vierteljahr auf dem Land im Taunus, ließ er sich als Kassenarzt in Waiblingen nieder. Hospitierte als Volontär an der chirurgischen Ambulanz sowie an der homöopathischen Ambulanz von O. Leeser (s. dort) und E. Unseld (s. dort) des Robert-Bosch-Krankenhauses in Stuttgart. Wichtige Lehrer waren für ihn später P. Mössinger (s. dort), H. Barthel und M. Dorcsi (s. dort).

Literatur: Laudatio zum 80. Geburtstag von Dr. med. Gerd Schulte (E. Häcker-Strobusch), AHZ 247, 2002, S. 81/82. Faltin, S. 185.

Schulz, Hugo
* 6.8.1853 Wesel, † 13.7.1932 Greifswald
Studienorte: Heidelberg, Bonn
Dr., Diss. med. Univ. Bonn 1877, *Ueber eine dem Goldpurpur analoge Silberverbindung*, 31 S.

Geheimer Medizinalrat.

Gilt als Vertreter der naturwissenschaftlich-kritischen Richtung der Homöopathie. Nach dem Staatsexamen praktische Tätigkeit im Duisburger Vinzenz-Krankenhaus, daneben Studien in einer Apotheke. Vorübergehend Besuch des Polytechnikums in Karlsruhe zur Erweiterung seiner chemischen Kenntnisse. 1878 wurde er Assistent beim Bonner Pharmakologen Binz. Den größten Einfluss auf seine geistige Entwicklung hatte E. Weber (s. dort; bekannter homöopathischer Arzt der 1880er und 1890er Jahre) in Duisburg, mit dem er bis zu dessen Tod im Jahr 1913 in Briefkontakt stand. Eine entscheidende Rolle in seinem Leben spielte die Begegnung mit dem Psychiater der Greifswalder Universität R. Arndt (s. dort). Letzterer hatte die ersten Thesen des biologischen Grundgesetzes formuliert, die später durch Schulz erweitert wurden. Die sog. *Arndt-Schultz'sche Regel* (oder das biologische Grundgesetz) besagt, dass kleine Reize die Lebenstätigkeit anregen, mittelstarke sie fördern, starke sie hemmen und stärkste sie aufheben. Unbeirrt ging Schulz seinen Weg. Erst A. Bier

(s. dort), der längere Zeit in Greifswald tätig war und dort Schulz kennengelernt hatte, erkannte den Wert der *Arndt-Schulz'schen Regel* für die Homöopathie. Damit wurde Schulz bekannt.

Werke: Die officinellen Pflanzen und Pflanzenpräparate: zum Gebrauch für Studierende und Ärzte übersichtlich zusammengestellt, Wiesbaden 1885, 176 S. Grundriss der practischen Arzneimittellehre, Stuttgart 1888, VI, 207 S. Rudolf Arndt und das Biologische Grundgesetz, 2. Aufl., Greifswald 1925, 12 S.

Literatur: Ficker, Friedbert: Dem Erfinder der Wirkkräfte der heimischen Heilpflanzen: Prof. Dr. Hugo Schulz in memoriam, DAZ 114, 1974, S. 1250/1251. Hugo Schulz – zum 100. Geburtstag – (H. Rabe), AHZ 198, 1953, S. 127–138. Zum Andenken an Hugo Schulz (R. Tischner), AHZ 180, 1932, S. 370–379. Hugo Schulz (O. Schlegel), NHZ 7, 1932, S. 422–426, 473–478; NHZ 8, 1933, S. 14–17. ZBV (H. Rabe) 11, 1932, S. 249–253. Hugo Schulz zum 70. Geburtstag, AHZ 171, 1923, S. 163–167. Frühlingsboten (Portrait von H. Schulz), LPZ 21, 1890, S. 60–62. Tischner, S. 9, 28, 30, 100, 241, 305, 343, 624, 633, 652 f., 677, 682, 695 f., 700, 702 f., 759, 798. Lucae, S. 120, 121, 129, 145, 148, 182, 183, 189, 200, 215. DBE, Bd. 9, S. 196/197. Schoeler, S. 153.

Schulz, Johann Gottlob
* 10.5.1781 Gruna bei Görlitz, † Datum/Ort unbek.

Vater von W. M. Schulz (s. dort). Machte 1799 das Examen als Landwundarzt. Wurde 1827 auf die Homöopathie aufmerksam und studierte die Schriften von S. Hahnemann (s. dort). War reiner Autodidakt.

Literatur: AHZ (Kallenbach) 36, 1849, S. 145–147.

Schulz, Wilhelm Moritz
* 10.4.1806 Gruna bei Görlitz, † 6.1.1881 Görlitz
Dr. med. (?)

Sohn von Johann Gottlob Schulz (s. dort).

Literatur: AHZ 102, 1881, S. 79/80. Meyer, S. 23, 41.

Schüßler, Wilhelm Heinrich
* 21.8.1821 Zwischenahn bei Oldenburg,
† 30.3.1898 Oldenburg
Studienorte: Berlin, Prag, Paris, Gießen
Dr. med. (ohne Promotion)

Wandte sich zunächst der Homöopathie zu, löste sich dann aber immer mehr von ihr. Begründete 1875 die biochemische Heilmethode. Diese Methode geht von dem Gedanken aus, dass die Blutsalze nicht allein Nutritions-, sondern auch Funktionsmittel für den Organismus sind, und wie eine Störung in den quantitativen Verhältnissen derselben ein Krankwerden der Zellen und Organe bedinge, so vermöchten diese Stoffe auch, in den Körper einverleibt, die entstandenen Defekte auszugleichen und zu Heilmitteln zu werden. Die Gegner dieser Theorie beanstanden die ungenügende Begründung der Indikationen für die einzelnen Blutsalze. Allerdings ist seine Biochemie nicht ohne Einfluss auf die Homöopathie geblieben.

Werke: Eine abgekürzte Therapie: gegründet auf Histologie und Cellular-Pathologie, Oldenburg 1874, 16 S. Die Heilung der Diphtheritis auf biochemischem Wege: ein Wort an gebildete Laien, Oldenburg 1879, 15 S. Allopathie, Biochemie und Homöopathie, Oldenburg 1887, 23 S.

Literatur: AHZ (S. Mossa) 137, 1898, S. 13/14. LPZ 29, 1898, S. 89/90. Tischner, S. 662. Winter, York: Die Biochemie des Oldenburger Arztes Wilhelm Heinrich Schüßler (1821–1898), Diss. med., Göttingen 1970, 109 S. Dr. Schüßler und seine Biochemie (Günther Lindemann), Rathgeber aus der Apotheke 51, 1975, S. 67, 83, 99, 115, 131, 147. Lindemann, Günther: Dr. med. Wilhelm Heinrich Schüßler: sein Leben und Werk, Oldenburg 1992, 127 S. Gefken, Gisela: Dr. med. Wilhelm Heinrich Schüßler: ein Literaturverzeichnis, Oldenburg 1998, IX, 232 S. DBE, Bd. 9, S. 174.

Schütze, Ferdinand
* 1830 Braunschweig, † 24.2.1887 Elberfeld
Dr. med.

Medizinische Ausbildung am Friedrich-Wilhelm-Institut in Berlin. Praktizierte zunächst als Allopath in Gelsenkirchen, später in Kettwig und Betzdorf. Trat 1872 zur Homöopathie über und ließ sich in Elberfeld nieder.

Literatur: ZBV 6, 1887, S. 506.

Schwabe, Willmar jun.
* 20.12.1907 Leipzig,
† 28.6.1983 Karlsruhe-Durlach
Studienorte: Leipzig, Freiburg, Kiel, München
Dr., Diss. med. Univ. München 1935, *Über die Giftwirkung des Diazomethans und verwandte Stoffe*, 24 S.

Mitinhaber der Fa. Dr. Willmar Schwabe, Leipzig, später Karlsruhe-Durlach, von 1935 bis 1975. Ehrenzeichen des DZVhÄ 1970. Albert-

Schweizer-Medaille der Landesärztekammer Baden-Württemberg 1972.

Ältester Sohn des pharmazeutischen Industriellen Willmar Schwabe sen. (s. dort), Leipzig. Studierte Medizin und Pharmazie. War Arzt und Apotheker. Durch den Tod seines Vaters musste er in die väterliche Firma eintreten und konnte so die beabsichtigte Fachausbildung als Internist am Robert-Bosch-Krankenhaus in Stuttgart nicht beenden. Stiftete aus seinem Privatvermögen 1961 den „Dr. Willmar Schwabe sen.-Preis für moderne Heilpflanzenforschung". Unternahm von 1956 bis ca. 1972 Expeditionen z. B. nach Südamerika und Afrika sowie in die Südsee zur Erforschung und Erschließung wichtiger neuer Heilpflanzen.

Werke: Homöopathisches Repertorium; Arzneimittellehre in Tabellenform, hrsg. von der wissensch. literar. Abt. der Fa. Dr. Willmar Schwabe unter Beratung von Doz. H. Schoeler, Karlsruhe 1954, 260 S. Vademecum Schwabe, Karlsruhe 1957, 250 S. Urwaldpflanzen – Urwaldriesen, Ärztl. Praxis, Nr. 4, 1960.

Literatur: AHZ (H. Wolter) 228, 1983, S. 204–208. Laudatio zum 75. Geburtstag von Dr. med. Willmar Schwabe (K.-H. Gebhardt) AHZ 227, 1982, S. 253/254. Dr. Willmar Schwabe 70 Jahre (K.-H. Gebhardt), AHZ 223, 1978, S. 22. Dr. Willmar Schwabe zum 65. Geburtstag (K.-H. Gebhardt), AHZ 218, 1973, S. 24/25. Dr. Willmar Schwabe zum 60. Geburtstag (H. Schoeler), AHZ 212, 1967, S. 555–557. Schoeler, S. 153.

Schwabe, Willmar sen.
* 31.10.1878 Leipzig, † 12.10.1935 Leipzig
Studienorte: Jena, Marburg
Dr. rer. nat.

Hofrat. Die AHZ erschien von 1909 bis 1939 im Verlag von Dr. Willmar Schwabe.

Trat 1908 in die Firma seines Vaters ein und übernahm nach dessen Tod 1917 deren Leitung. Schuf 1926 neue große Werksanlagen in Leipzig-Paunsdorf. S. diente dem wissenschaftlichen Ausbau der Homöopathie und half mit, die Lehre Hahnemanns zu verbreiten.

Werke: Kleiner illustrierter Haustierarzt; die innerlichen und äußerlichen Krankheiten der Pferde, Rinder, Schafe, Ziegen, Schweine, Hunde, Katzen und des Federviehes, die Verhütung und Behandlung derselben nach den Grundsätzen der homöopathischen Heilmethode, bearb. von anerkannt tüchtigen homöopathischen Tierärzten im Verein mit erfahrenen Landwirten, 9. Aufl., Leipzig 1913, 400 S. mit 43 Abb. Dr. Willmar Schwabe's Homöopathisches Arzneibuch: Aufzählung und Beschreibung der homöopathischen Arzneimittel nebst Vorschrift für ihre Bereitung, Prüfung und Wertbestimmung, 2. Aufl., Leipzig 1924, 410 S.

Literatur: AHZ 183, 1935, S. 253. Hofrat Dr. Willmar Schwabe gestorben (Neugebauer), AHZ 183, 1935, S. 462–465. Ein Leben im Dienste der Homöopathie: Gedenkschrift zum 100. Geburtstag des Gründers der Firma Dr. Willmar Schwabe, Leipzig 1839–1939; Leipzig 1939, 30 S. Michalak, S. 75, 86, 102, 103, 104, 106, 107, 108, 110, 111, 112, 114, 116, 117, 119, 120, 121, 123, 124, 125, 126, 127, 128, 129, 130, 131, 132, 133, 165, 168.

Schwarz, Friedrich
* 9.11.1850 Zweibrücken,
† 15.11.1913 Baden-Baden
Studienorte: Erlangen, Heidelberg, Würzburg, Prag
Dr. med.

1901 Ernennung zum Leibarzt und Hofrat des Reichskanzlers Fürst Chlodwig zu Hohenlohe-Schillingsfürst.

Interessierte sich bereits als Gymnasiast für die Homöopathie und heilte seine an Cholera erkrankte und von den Ärzten aufgegebene Mutter nach telegrafischer Anweisung eines homöopathischen Arztes. Spezialstudium der Homöopathie. Praktizierte in Zweibrücken, Odenheim und seit 1882 bis zu seinem Tod in Baden-Baden.

Literatur: AHZ (Kirn) 162, 1914, S. 17–20. ZBV 33, 1914, S. 63. HMB 38, 1913, S. 192. Villers, Bd. 1, Teil 2, S. 3; Bd. 2, S. 1.

Schwarz, Victor August Eduard
* 7.5.1867 Königsberg, † 7.11.1915 Berlin
Studienort: Königsberg. Hörte Vorlesungen u. a. bei: Caspari, Dahn, Falkenheim, Fränkel, v. Hippel, Jaffe, Lichtheim, Mikulicz, Neumann.
Dr., Diss. med. Univ. Königsberg 1892, *Ueber die Verletzungen der Arteria mamaria interna*, 51 S.

Wurde 1904 Leiter des Berliner homöopathischen Krankenhauses in Großlichterfelde, das u. a. mithilfe der Wiesecke-Stiftung errichtet worden war.

Literatur: HMB 40, 1915, S. 144. LPZ 47, 1916, S. 72. Tischner, S. 678, 798. Eppenich, S. 81, 84, 85, 87–89, 223.

Schwarze, Carl Friedrich Christoph
* 26.7.1788 Gardelegen i. d. Altmark/Preußen,
† 19.5.1862 Dresden
Studienort: Frankfurt a. d. Oder
Dr. med.

1822 Ernennung zum Hofrat durch den König von Sachsen. 1840 Ernennung zum Medizinalrat durch den Fürsten Reuss-Schleiz. 1850 Auszeichnung mit dem Ritterkreuz des Albrechtordens durch den König von Sachsen.
Zog nach dem Studium nach Löbau in Sachsen, wo er 1813 zum Stadtphysikus gewählt wurde. Verlegte 1822 seinen Wohnsitz nach Dresden. Trat 1828 zur Homöopathie über.

Werke: Vorrede zu: Rein homöpathisches Kochbuch: oder Anweisung zur Bereitung von 120 schmackhaften Suppen, Brühen und Gemüsen, 183 Fleisch-, Fisch-, Mehl- und Eierspeisen, 81 Crèmes, Gelées und Backwerken; für Kranke, die sich homöopathisch heilen lassen, aus dem vollständigen Handbuche: Was kochen wir? gezogen und sorgfältig geprüft, Dresden/Leipzig 1830, XII, 171 S. Homöopathische Heilungen nebst Bemerkungen über die Grösse der Arzneigaben und deren Wiederholung, Leipzig 1836, 186 S.

Schwarzhaupt, Wilhelm
* *16.1.1906 St. Goar, † 25.5.1966 Köln*
Studienort: Bonn
Dr., Diss. med. Univ. Bonn 1929, *Über Cysticerken im Gehirn,* 64 S.

1939 Übernahme der ZBV-Schriftleitung. Nach dem Krieg Gründung der DHM. Nachdem das Erscheinen der DHM 1960 eingestellt worden war, 1961 Eintritt in die Hauptschriftleitung der AHZ zusammen mit H. Schoeler (s. dort). 1965 Verleihung des Professor-von-Moger-Preises. Vizepräsident der Liga homoeopathica internationalis medicorum für Deutschland. 1964/65 Mitarbeit an der Enzyklopädie der medizinischen Fachausdrücke Sparte „Homöopathie".
Nach Assistenzzeit in Düsseldorf und Frankfurt 3/4-jährige Landarzttätigkeit in der Eifel. Anschließend Übersiedelung nach Berlin. Vierwöchiger Kurs an der „Ärztehochschule für Homöopathie" in Berlin. Dort auch Dispenserexamen. Niederlassung in Köln als homöopathischer Arzt.

Werke: Heyer, Schwarzhaupt, Tiegel: Die Behandlung der Magen-Darmerkrankungen in der Praxis: Naturheilkunde, Homöopathie, Psychotherapie, Stuttgart 1959, 203 S. Homöotherapie bei der Dysfunktion der Leber und Galle, DHM 4, 1953, S. 99–111. Der Begriff des Krankheitssymptoms bei Hahnemann, AHZ 206, 1961, S. 12–18.

Literatur: AHZ (H. Schoeler) 211, 1966, S. 241/242. Professor-von-Moger-Preis 1965 an Dr. W. Schwarzhaupt verliehen, AHZ 211, 1966, S. 216. Wilhelm Schwarzhaupt zum 60. Geburtstag, AHZ 211, 1966, S. 21–25. Faltin, S. 194, 243–245, 254, 256 f., 296, 308 f., 386. Schoeler, S. 153.

Schweikert, Georg August Benjamin
* *25.9.1774 Ankuhn/Vorstadt von Zerbst,*
† *15.12.1845 Breslau*
Studienorte: Halle, Jena, Wittenberg
Dr., Diss. med. Univ. Jena 1799, *De pollutionibus.* (Druck wurde ihm erlassen. In deutschen Bibliotheken nicht auffindbar.)

Vater von J. G. Schweikert (s. dort) und J. Schweikert (s. dort). Studierte zunächst zwei Semester Theologie, bevor er sich der Medizin zuwandte. Wurde Stadt-Physikus und Stadt-Accoucheur in Wittenberg und 1807 Mitglied des Magistrats. 1812 und 1813 Direktor und Oberarzt der französischen Militärhospitäler. Wegen deutsch-patriotischer Gesinnung von einem französischen Militärgericht zum Tode verurteilt, wurde er vor der Vollstreckung des Urteils von den Preußen befreit. Nach Aufhebung der Universität Wittenberg praktizierte er in Grimma, wo er Stadtphysikus und Arzt an der dortigen Fürstenschule wurde. Hier lernte er durch M. Müller (s. dort) 1820 die Schriften S. Hahnemanns (s. dort) kennen, dem er auch persönlich begegnete. Seit 1825 Homöopath. Von 1830–1836 Herausgeber der *Zeitung der homöopathischen Heilkunst für Aerzte und Nichtaerzte*, in der er sich als Anhänger der „reinen Lehre" im Sinne Hahnemanns zeigte. Später gab er auch die *Zeitung der naturgesetzlichen Heilkraft für Freunde und Feinde der Homöopathik* heraus, die in elf Bänden von 1830 bis 1834 erschien. 1834 bis 1836 ging er nach Leipzig und übernahm dort auf Wunsch von Hahnemann die Leitung der Leipziger homöopathischen Heilanstalt. 1836 übersiedelte er nach Breslau und stellte wegen Überlastung das Erscheinen der homöopathischen Zeitung ein.

Werke: Materialien zu einer vergleichenden Heilmittellehre zum Gebrauch für homöopathisch heilende Aerzte; nebst einem alphabetischen Register über die positiven Wirkungen der Heilmittel auf die verschiedenen einzelnen Organe des Körpers und auf die Functionen derselben, (Unterleib), Leipzig 1828, H. 4, Abt. 8, Lief. 1, XVI, 372 S.; Leipzig 1830, Lief. 2, S. 375–770. Schreiben des Dr. Schweikert, Schulamts- und Stadt-Physikus und Arzt der Kgl. Sächsischen Landschule zu Grimma, an Dr. Müller in Leipzig, ACS 4, 1825, H. 1, S. 97–108. Aphoristische Reflexionen, entstanden beim Vergleichen des allopathischen Verfahrens mit dem homöopathischen am Krankenbette, ACS 7, 1828, H. 1, S. 1–18.

Literatur: AHZ 31, 1846, S. 321–325. Hirsch, Bd. 5, S. 182. Haehl, Bd. 1, S. 207, 208, 211, 212, 217, 218, 223, 225, 226, 227, 228 f., 231, 455 f.; Bd. 2, S. 206, 281, 285, 290, 311, 314 f., 319, 324 f., 400, 501 f. Tischner, S. 314, 413, 420, 473 f., 478 f., 798. Eppenich, S. 12, 39, 41, 42, 44–47, 52, 54, 76, 91, 306, 310, 311, 322. Callisen, Bd. 17, S. 433–435; Bd. 32, S. 247. Wittern, Frühzeit, S. 38–48, 188–192. Jütte, Samuel Hahnemann, S. 181.

Schweikert, Johannes Gustav
* 3.1.1816 Grimma, † 21.3.1903 Breslau
Studienorte: Leipzig, Breslau, Berlin
Dr., Diss. med. Univ. Berlin 1839 Berlin, *De amaurosi,* 37 S.

1876 Ernennung zum Sanitätsrat durch Kaiser Wilhelm I. (AHZ 146, 1903, S. 124. Nach LPZ 28, 1897, S. 49 war es 1871). 1890 Verleihung des Roten Adlerordens IV. Klasse durch Kaiser Wilhelm II.

Sohn von G. A. B. Schweikert (s. dort). Praktizierte nach dem Studium in Breslau ausschließlich als homöopathischer Arzt und wurde über die Grenzen Schlesiens hinaus bekannt.

Werke: Die Homöopathie und ihr neuester Gegner, der moderne Brownianer, Herr Dr. Finkenstein in Breslau, Breslau 1845, 56 S. Homöopathischer Rathgeber bei Cholera-Erkrankungen, enthaltend eine kurze Darstellung choleraartiger Erkrankungen und der asiatischen Cholera etc., Breslau 1853. Die Cholera, eine epidemische Lähmung der Capillaren der Darmschleimhaut und ihrer Nerven; zugleich Widerlegung der Professor Hallier'schen und Dr. Georg Schmid'schen Hypothesen, Breslau 1868, VIII, 51 S. Beiträge zur Geschichte der Homöopathie in Schlesien, AHZ 121, 1890, S. 193–201.

Literatur: AHZ 146, 1903, S. 123/124. Sanitätsrath Dr. Johs. Schweikert in Breslau (H. Goullon), LPZ 28, 1897, S. 49. Tischner, S. 627, 799. Meyer, S. 23, 35. Villers, Bd. 1, Teil 2, S. 5; Bd. 2, S. 5.

Schweikert, Julius
* 1807 Wittenberg, † 25.4.1876 Moskau
Studienort: Leipzig
Dr., Diss. med. Univ. Leipzig 1831, *Quaestiones de salutari methodi homoeopathicae in morbis curandis effectu, examplis prosperrimi successus confirmato,* VII, 34 S.

1856 Ernennung zum Hofrat durch den russischen Zaren. 1857 Verleihung des Ordens des St. Stanislaus 3. Kl., 1862 Verleihung des Ordens der St. Anna, 1865 Verleihung des Ordens des St. Stanislaus 2. Kl., 1872 Verleihung des Ordens des St. Stanislaus mit der Krone, 1875 Verleihung des Ordens des heiligen Wladimir.

Ältester Sohn von G. A. B. Schweikert (s. dort). Seine Dissertation erregte damals an der Leipziger Universität großes Aufsehen, weil es der erste Fall war, dass die Homöopathie in einer Dissertation öffentlich verteidigt wurde. Assistierte bereits in den letzten beiden Studienjahren M. Müller (s. dort) als Famulus in dessen homöopathischer Praxis. Trat 1832 auf Empfehlung des homöopathischen Arztes Herrmann in Petersburg die Stelle eines Leibarztes beim Fürsten Kurakin im Gouvernement Orel in Südrussland an. Ließ sich ca. 1846 in Moskau nieder und leitete bis 1860 das von Fürst Leonid Galitzin gegründete homöopathische Krankenhaus in Moskau, das nach dem Tod des Fürsten wegen Geldmangels geschlossen wurde.

Werke: Quaestiones de salutari methodi homoeopathicae effectu auctor, ACS 11, 1831/32, H. 2, S. 147–149.

Literatur: AHZ (Joh. Schweikert) 93, 1876, S. 135/136. Tischner, S. 799. Haehl, Bd. 2, S. 205. Callisen, Bd. 17, S. 435; Bd. 32, S. 247. Kotok, A.: The history of homoeopathy (Diss. 2001).

Schweitzer, Wolfgang
* 30.1.1922 Hamburg, † 27.8.1992 Hamburg
Studienorte: Berlin, Freiburg, Hamburg
Dr., Diss. med. Univ. Hamburg 1947, *Die Zusammenhänge zwischen Eiweißmangel und Schilddrüse,* 38 S.

Wurde 1962 zum Vorsitzenden des LV Schleswig-Holstein und der Hansestädte gewählt. Dieses Amt bekleidete er fast 10 Jahre. Verleihung der goldenen Ehrennadel des DZVhÄ (o. J.). Verleihung der Samuel-Hahnemann-Plakette 1966 in Celle.

Aus der Zeit als Assistenzarzt ist seine Tätigkeit am Robert-Bosch-Krankenhaus in Stuttgart bei O. Leeser (s. dort) und J. Mezger (s. dort) zu erwähnen. Kam danach zu M. Schlütz (s. dort) nach Bremen. Begann seine homöopathische Praxis in Hamburg-Bergedorf. 1967 verlegte er diese nach Reinbek. Übernahm 1959 die homöopathische Bibliothek von B. Schilsky (s. dort). Schuf die homöopathische Zentralbibliothek mit dem Zentralkatalog aller Bibliotheken im deutschsprachigen Raum. Hat durch die Einführung der Dezimalklassifikation des homöopathischen Schrifttums sowie einer modernen Datenverarbeitung den raschen Zugriff zu speziellen Informationen sehr erleichtert. O. Leeser vererbte der Zentralbibliothek seine eigene Bibliothek.

Werke: Ikonographie Samuel Hahnemanns, Heidelberg 1991, 164 S. Ergänzungen und Nachträge zu Stauffers Symptomenverzeichnis, von Dr. W. Schweitzer, hrsg. v. Ingrid Schweitzer, bearb. von R. Bullemer, C. Lucae, Stuttgart 1999, 260 S. Eine Dezimal-Klassifikation des Schrifttums der Homöopathie, AHZ 224, 1979, S. 113–122.

Literatur: AHZ (K.-H. Gebhardt) 237, 1992, S. 264/265. Laudatio Dr. med. W. Schweitzer zum 70. Geburtstag und zu 40 Jahren Homöopathie-Praxis (Buchmann), AHZ 237, 1992, S. 81. Laudatio für Wolfgang Schweitzer zum 65. Geburtstag (M. Tiedemann), AHZ 232, 1987, S. 116/117. Schoeler, S. 154.

Seyrich, Heinrich Max Georg
* 4.7.1897 Meißen, † 30.9.1982 Freudenstadt
Studienort: Leipzig
Dr., Diss. med. Univ. Leipzig 1922, *Erysipeloid und Schweinerotlauf beim Menschen*, 32 S.

Stieß bereits 1923 als Medizinalpraktikant zur Homöopathie. In Leipzig lernte er H. Wapler (s. dort) und mit ihm die homöopathische Poliklinik des DZVhÄ in Leipzig kennen. Machte 1935 die Bekanntschaft mit H. Schoeler (s. dort). Übersiedelte 1953 in die Bundesrepublik und war bis 1956 Mitarbeiter der Fa. Dr. Willmar Schwabe in Karlsruhe. Ließ sich 1956 in Dortmund nieder. Sein letzter Wohnort war Karlsruhe.

Literatur: Georg Seyrich zum 70. Geburtstag, AHZ 212, 1967, S. 360/361. Eppenich, S. 215. Lucae, S. 215.

Sick, Paul von
* 17.6.1836 Stuttgart, † 16.12.1900 Stuttgart
Studienort: Tübingen
Dr., Diss. med. Univ. Tübingen 1859, *Versuche über die Abhängigkeit des Schwefelsäure-Gehalts des Urins von der Schwefelsäurezufuhr*, 29 S.

1866 Leitender Arzt der Diakonissenanstalt in Stuttgart. Im gleichen Jahr Ernennung zum Mitglied des württembergischen Medizinalkollegiums nicht weil, sondern obwohl er Homöopath war. 1879 Verleihung des Titels eines Obermedizinalrats. 1890 Verleihung des Ehrenritterkreuzes des Ordens der Württembergischen Krone, verknüpft mit dem persönlichen Adel.

Wandte sich bereits als Student der Homöopathie zu. Nach dem Staatsexamen war er von 1859 bis 1861 Assistent an der chirurgischen Klinik in Tübingen unter Bruns. Anschließend Aufenthalt zur weiteren Ausbildung in Berlin (unter Langenbeck), Prag, Wien und Paris. Ließ sich 1863 als praktischer Arzt in Stuttgart nieder. Die Stellung als Leiter der Diakonissenanstalt in Stuttgart übte er 34 Jahre lang aus.

Werke: Die Homöopathie am Krankenbette erprobt, Theil 1: Die Homöopathie im Diakonissenhause zu Stuttgart: eine Festschrift zur Feier des 25jährigen Bestehens der genannten Anstalt vorgelegt, Stuttgart 1879, 234 S. Der Bollesche Wundverband, Berlin 1886. Antiseptik und Homöopathie: Separatabdruck aus dem 1. Bd. des Internationalen homöopathischen Jahrbuches v. Alexander Villers, Leipzig 1889, 16 S. Die Koch'sche Tuberkulose-Behandlung: auf Grund von Beobachtungen in der evangelischen Diakonissenanstalt zu Stuttgart, Stuttgart 1892, 74 S.

Literatur: AHZ (S. Mossa) 142, 1901, S. 17–22. HMB 26, 1901, S. 29/30. ZBV 20, 1901, S. 62–64. Jubiläumsfeier (aus Anlass des 25jährigen Jubiläums als Leiter der Stuttgarter Diakonissenanstalt, A. Villers), AHZ 121, 1890, S. 134/135. Tischner, S. 622 f., 640, 643 f., 710, 799. Eppenich, S. 106–113, 115, 164, 168, 211, 215, 223, 227, 332–335, 359, 367, 382, 388. Faltin, S. 23 f., 63. Villers, Bd. 1, Teil 2, S. 11, Bibl. S. 125, 138; Bd. 2, S. 12, Bibl. S. 29, 30.

Siegl, Anton
*1809 Promut/Böhmen, † 23.10.1876 Graz
Dr. med.

Ritter des kaiserl. österr. Franz-Josef-Ordens (o. J.).

Begann in den 1840er Jahren mit der homöopathischen Behandlung als k. k. Oberarzt. Kam in den 1850er Jahren mit seinem Regiment nach Venedig und unterhielt dort eine homöopathische Zivilpraxis. In den 1860er Jahren war er Leiter des Spitals in Laibach. Zog 1868 nach Klagenfurt. Ging am 1. Februar 1873 in den Ruhestand.

Literatur: LPZ (F. Abl) 7, 1876, S. 133.

Siegmund, Rudolf
* 26.7.1917 Berlin, † Datum/Ort unbek.
Studienorte: Berlin, Halle, Leipzig, Münster, Göttingen
Dr., Diss. med. Univ. Göttingen 1948, *Beobachtungen nach Pyelolithotomien, Pyelonephrolithotomien und Ureterolithotomien*, 94 S.

Werke: Erfahrungen mit einem neuen Apocynum-Präparat in der ambulanten Praxis, DHM 2, 1951, S. 167–174. Milchschorf, DHM 9, 1958, S. 249/250.

Literatur: Schoeler, S. 154.

Simrock, Caspar
* 3.7.1842 Bonn, † 13.6.1897 Frankfurt a. M.
Studienorte: Bonn, Berlin. Akademische Lehrer waren u. a.: Busch, Langenbeck, Pflücker, Virchow.
Dr., Diss. med. Univ. Berlin 1866, *De ligamentorum sacrouterinorum inflammatione eiusque sequelis,* 32 S.

Sohn des Dichters und Germanisten Karl Simrock. Lernte während seiner Studienzeit in Bonn den homöopathischen Arzt W. Stens (s. dort) kennen. Machte nach dem Staatsexamen das Dispensierexamen in Berlin. Praktizierte seit 1869 in Frankfurt a. M.

Literatur: ZBV (J. Leeser) 16, 1897, S. 459–461. AHZ 135, 1897, S. 31. Villers, Bd. 1, Teil 2, S. 6; Bd. 2, S. 6.

Sirsch, Gustav
* 1849 (Ort unbek.), † 5.8.1927 Brünn
Dr. med.

War einer der ältesten Brünner Ärzte und hatte als Homöopath einen bedeutenden Ruf. Konnte wegen eines Augenleidens seit etlichen Jahren nicht mehr praktizieren. Lebte zum Schluss erblindet und vereinsamt in völliger Armut.

Literatur: LPZ 50, 1927, S. 338. Villers, Bd. 1, Teil 2, S. 12; Bd. 2, S. 26.

Sommer, Wenzel
* 1806 (Ort unbek.), † 1882 Troppau
Dr. med.

War in den letzten Jahren vor seinem Tod Leibarzt des Erzherzogs Ernst.

Literatur: AHZ 104, 1882, S. 135. LPZ 13, 1882, S. 73.

Sorge, Gotthold Wilhelm
* 5.4.1825 Schildau bei Torgau, † 18.5.1897 Berlin
Studienorte: Halle, Greifswald
Dr., Diss. med. Univ. Halle 1848, *De epilepsia*, 26 S.

Ließ sich nach dem Staatsexamen als praktischer Arzt in Wettin bei Halle nieder, wo er mit der Homöopathie bekannt wurde. Widmete sich in Eigenstudium der Arzneimittellehre. Übersiedelte 1863 nach Berlin und betrieb dort eine ausgedehnte Praxis.

Werke: Der Phosphor: ein grosses Heilmittel; physiologisch geprüft und therapeutisch: nach dem Grundsatze Similia Similibus curantur verwerthet, unter Benutzung der gesammten medicinischen Literatur (vom Centralverein gekrönte Preisschrift), Leipzig um 1861, XVI, 448 S. Die Homöopathie, befreit von Uebertreibungen und gestützt durch viele bewährte Heilanzeigen: zur Verständigung mit den opponirenden Arztwelt, Sondershausen 1864, 114 S. Für die Homöopathie und gegen deren erklärte öffentlich auftretende Feinde: im Interesse des angegriffenen Selbstdispensirrechts der homöopathischen Aerzte, Berlin 1880, 15 S.

Literatur: AHZ (S. Mossa) 135, 1897, S. 173. ZBV (L. Sulzer) 16, 1897, S. 332. Villers, Bd. 1, Teil 2, S. 4; Bd. 2, S. 2.

Speiser-Kraatz, Heidi
* 26.4.1925 Frankfurt a. d. Oder,
† 26.10.2005 Göppingen
Studienorte: Breslau, Tübingen
Dr., Diss. rer. nat. Univ. Tübingen 1956, *Wachstumsmessungen an Proteus Vulgaris und Bacterium coli zur Prüfung des Einflusses von Witterungsfaktoren*, 51 S. (Ms.)

Ausbildung zur landwirtschaftlich-technischen Assistentin im Saatzuchtbetrieb von Lochow-Petkus in der Lüneburger Heide. Betrieb in Tübingen im Pharmakologischen Institut privat eigene wissenschaftliche Forschungen über die antibiotische Wirkung höherer Pflanzen. Ab 1970 Ausbildung zur Heilpraktikerin. Im

Januar 1973 eröffnete sie eine eigene Praxis in Göppingen. Im Laufe der Jahre wandte sie sich immer mehr der klassischen Homöopathie zu. Besuchte jahrelang die Vorlesungen von A. Voegeli (s. dort) in München, später von O. Eichelberger (s. dort). Die Mittelgabe erfolgte nach günstigen Mondphasen und Tageszeiten.

Werke: Homöopathie ist anders! Bochum 1987, 80 S.

Literatur: NHP 58, 12/2005, S. 1772.

Stapf, Johannes Ernst
* 9.9.1788 Naumburg, † 10.7.1860 Kösen bei Naumburg
Studienort: Leipzig
Dr., Diss. med. Univ. Leipzig 1810, *De antagonismo organico meletemata*, 36 S.

Mitherausgeber des *Archivs für homöopathische Heilkunst* seit 1822. Verleihung des Titels eines Sächsischen Medizinalrates. Leibarzt des Herzogs von Meiningen. Wurde 1832 erster Präsident des 1831 gegründeten Centralvereins. Ritter des Sachsen-Ernestinischen Hausordens. Behandelte 1835 die Königin Adelheid von England, die er am Meininger Hof kennengelernt hatte.

Ließ sich 1811 in Naumburg als Arzt nieder. Unzufrieden mit der damaligen Medizin las er 1812 S. Hahnemanns (s. dort) Organon und trat bald brieflich mit ihm in Verbindung. War einer der ersten Schüler und ein vertrauter Freund S. Hahnemanns. Eifriger Verteidiger der „reinen" Lehre Hahnemanns. Es bestand aber auch eine enge Freundschaft zu C. Hering (s. dort). War ein fleißiger Arzneimittelprüfer und prüfte 32 Mittel an sich selbst. Gründete 1822 zusammen mit M. Müller (s. dort) und G. Groß (s. dort) die erste periodisch erscheinende homöopathische Zeitschrift, das *Archiv für die homöopathische Heilkunde*, die er bis 1836 leitete und die bis 1846 erschien. Rein wissenschaftliche Artikel sind meistens mit seinem Namen, polemische jedoch mit „Philalethes" (Wahrheitsfreund) gezeichnet.

Werke: Ueber die vorzueglichsten Fehler im Verhalten der Schwangern, Wöchnerinnen und Säugenden: so wie in der Behandlung der Kinder im ersten Lebensjahre; mit beständiger Berücksichtigung dessen, was die Natur in diesen wichtigen Perioden gebietet; zur Belehrung für denkende Eltern und Kinderfrauen/ von einem practischen Arzte, Berlin 1818, VI, 121 S. Anweisung zu einer naturgemäßen Lebensordnung sowohl für Kranke, die gesund werden, als für Gesunde, die gesund bleiben wollen: ein zweckmäßiger Auszug aus der Diätetik der berühmtesten Aerzte der Neuzeit, Prag 1824, 53 S.

Literatur: LPZ (G. Puhlmann) 27, 1896, S. 27/28. Biographische Plaudereien (in denen neben anderen auch Stapf vorkommt, A. Lorbacher), AHZ 121, 1882, S. 69/70. Ernst Stapf zum Gedächtnis (R. Tischner), AHZ 186, 1938, S. 382. Callisen, Bd. 18, S. 305–308; Bd. 32, S. 413/414. Haehl, Bd. 1, S. 134 f., 149, 166 f., 203, 204, 208, 215, 225, 232, 402, 414, 421 f., 435, 454; Bd. 2, S. 104 f., 110, 114, 116, 140, 146 f., 165, 181, 196, 237, 279, 281, 297, 299, 389, 504. Tischner, S. 58, 268, 292, 311, 386, 412 f., 423, 428, 469, 473, 495, 561, 578, 587, 596, 602, 646, 736, 800. Hirsch, Bd. 5, S. 391/392. Dinges, S. 30, 33. Eppenich, S. 37, 40, 43, 73, 74, 310, 320, 346. Lucae, S. 14, 176. Schreiber, S. 40. DBE, Bd. 9, S. 448. Meyer, S. 25, 45. Jütte, Samuel Hahnemann, S. 108 f., 114, 117 f., 144, 147, 169, 185, 199, 225. Krannich, S. 21 f., 45 f., 78 f., 81, 84, 94, 98 f., 109, 132, 140, 178, 298.

Stauffer, Abraham Karl
* 27.5.1870 Ibersheim/Rheinhessen, † 28.4.1930 Hoyerberg bei Lindau
Studienorte: München, Jena, Erlangen
Dr., Diss. med. Univ. Erlangen 1894, *Zwei Symphyseotomien*, 60 S.

Wird als einer der Großen unter den homöopathischen Ärzten angesehen. Nach dem Staatsexamen war er zunächst ein Jahr als Schiffsarzt tätig, bevor er sich 1895 als praktischer Arzt in München niederließ. Gelangte auf dem Umweg über das „elektrohomöopathische" Verfahren des italienischen Grafen Cesare Mattei zur Homöopathie. Seine Kenntnisse in der Homöopathie erlangte er durch unermüdliches Selbststudium, das auf die ältere deutsche homöopathische Literatur beschränkt blieb, d. h. auf Hahnemann, Noack, Müller, Trinks, Jahr, Rückert und v. Grauvogel. Die ausländische Literatur interessierte ihn wenig, mit Ausnahme von Kent. Auch der Einfluss von E. Schlegel (s. dort), mit dem er befreundet war, ist nicht zu leugnen. Kritisch befasste er sich mit der Augendiagnose, der Magnetopathie und okkultistischen Praktiken. Hat sich zahlreichen Arzneimittelprüfungen unterzogen. Beschäftigte sich auch mit dem Buddhismus.

Werke: Homöotherapie, Regensburg 1921, XX, 851 S. Klinische homöopathische Arzneimittellehre, 2., verm. und verb. Aufl., Regensburg 1926, 1034 S. Stauffer Homöopathisches Taschenbuch: kurzgefaßte Therapie und Arzneimittellehre zum Gebrauch für angehende homöopathische Ärzte, 4. Aufl., von E. Bastanier, neu bearb. Aufl., Radebeul/Dresden 1938, 339 S.

Literatur: Karl Stauffer gestorben (H. Balzli), AHZ 178, 1930, S. 435–438. Dr. Karl Stauffer gestorben (E. Schlegel/H. Meng), ZBV 47, 1930, S. 136–140. Dr. med. Karl Stauffer gestorben (H. Balzli), HMB 55, 1930, S. 145. Zum 100. Geburtstag von Karl Stauffer am 27. Mai 1970 (H. Schmeer), Acta (ZKH) 14, 1970, S. 101–103. Haehl, Bd. 2, S. 173, 447. Tischner, S. 663, 680, 708, 800. Eppenich, S. 99, 101. Lucae, S. 125. Stolberg, S. 60, 64, 71, 80, 82, 91. Schoeler, S. 154.

Stegemann, Ludwig Reinhold von
* 2.3.1770 Dorpat, † 1849 Livland
Studienorte: Würzburg, Göttingen, Berlin
Dr., Diss. med. Univ. Jena 1795, *De Struma,* 26 S.

Kaiserlicher Staatsrat. Ritter des St. Wladimir Ordens vierter Klasse. Rigaer Kreisarzt seit 1804.

Wurde 1813 Medizinalchef der Russisch-Deutschen Legion. 1815 Kollegienrat und erster Arzt am Hauptquartier des Fürsten Barclay de Tolly in der Armee von Frankreich.

Studierte zunächst Jura, wechselte aber bald zur Medizin. Bereiste seit 1795 Oberitalien. Praktizierte ein Jahr lang in der Schweiz und seit 1800 auf dem Land bei Fellin in Livland. Begleitete 1810 die Prinzessin Amalie von Baden nach Karlsruhe und zurück nach St. Petersburg. War einige Zeit Direktor der „russischen Hospitäler" in Paris. Begleitete 1823 den Oberkammerherrn A. Narischkin auf einer Reise nach Deutschland und in die Schweiz.

Werke: Aus einem Schreiben des Kaiserl. Russischen Staatsraths, Hofarztes und Ritters Dr. Stegemann zu Dorpat, an Dr. Stapf in Naumburg, ACS 4, 1825, H. 2, S. 83–85.

Literatur: Callisen, Bd. 18, S. 335/336. BJH 38, 1880, S. 305.

Stein, Alfred
* 26.6.1898 (Ort unbek.) † Datum/Ort unbek.
Studienort: Frankfurt
Dr., Diss. med. Univ. Frankfurt 1923, *Die chirurgische Behandlung der Hirschsprung'schen Krankheit und ihre Erfolge,* 36 S. (o. Lebenslauf)

1933 Erster Vorsitzender des Gaues Hessen im DZVhÄ. Betrieb 1947 die Neugründung des DZVhÄ und war dessen Geschäftsführer bis 1960. 1963 Verleihung des Ehrenzeichens des DZVhÄ.

Ließ sich nach dem Examen 1925 in Frankfurt als praktischer Arzt nieder. Seit 1929 homöopathischer Arzt mit Dispensierexamen (Berlin 1932). Widmete sich seit 1960 seiner Kassenpraxis.

Werke: Deutscher Zentralverein homöopathischer Ärzte: Vereinsangelegenheiten und Mitteilungen des Deutschen Zentralvereins homöopathischer Ärzte e. V. und der Liga Homoeopathica Internationalis: Beilage der Deutschen Homöopathischen Monatsschrift für die Mitglieder des DZVhÄ, hrsg. vom Vereinsvorstand; Schriftleitung A. Stein, Frankfurt 1954–55, 1956–57, 1958–60.

Literatur: Laudatio zum 85. Geburtstag von Dr. med. Alfred Stein (Leers), AHZ 228, 1983, S. 208/209. Dr. Alfred Stein 70 Jahre alt, AHZ 213, 1968, S. 410. Dr. med. Alfred Stein (zur Aufgabe der Geschäftsführung des DZVhÄ, H. Schoeler), AHZ 206, 1961, S. 63. Schoeler, S. 154.

Steinlechner, Friedrich
* 3.4.1913 Köln, † 6.3.1997 (Ort unbek.)
Dr. med. dent. Univ. Köln 1936, *Einfluß der Lokalanästhesie auf das Pulpagewebe,* 26 S.

Begann bereits 1935 als Volontärassistent an der Städt. Zahnklinik Köln.

Literatur: AHZ (H. Kant) 242, 1997, S. 208.

Steinmetz, William Justin
* 23.5.1855 Dresden, † 5.12.1908 Leipzig
Studienort: Leipzig

Ohne akad. Grad.

1880/1881 Kassenwart im Zentralverein. Seit 1891 bis zu seinem Tod erschien die AHZ in seinem Verlag Marggraf.

Trat nach dem Staatsexamen 1880 in die Apotheke von A. Marggraf (s. dort) in Leipzig ein, dessen Nachfolger er 1883 wurde. Mit dieser vereinte er 1884 die *Täschnersche Zentralapotheke,* wozu später noch die *Grunersche homöopathische Apotheke* kam, die er von Dresden nach Leipzig verlegte. Daneben war er langjähriger Mitarbeiter und Teilhaber von Firmen des W. Schwabe. In seinem Verlag Marggraf erschienen neben der AHZ homöopathische Werke wissenschaftlichen und populären Inhalts.

Literatur: AHZ (H. Göhrum) 157, 1909, S. 113–115. HMB (H. Göhrum) 34, 1909, S. 11–13. LPZ 40, 1909, S. 36/37.

Eppenich, S. 57, 58, 69, 318. Willfahrt, Joachim: Wie der homöopathische Apotheker und Verleger Willmar Schwabe (1839–1917) und seine Wegbereiter im Laufe des 19. Jahrhunderts der Homöopathie ein Millionenpublikum verschafften, in: Dinges (Hrsg.), Homöopathie, S. 283, 285, 293. Michalak, S. 122, 127, 128, 129, 131.

Stemmer, Eugen
* 21.10.1862 Stuttgart, † 30.10.1918 Stuttgart
Studienorte: Tübingen, Jena
Dr., Diss. med. Univ. Jena 1889, *Zusammenstellung des jetzigen Standes der Frage über die Ätiologie des Krebses*, 34 S.

War längere Jahre Schriftführer des Vereins „Stuttgarter homöopathisches Krankenhaus".
  Sohn von L. Stemmer (s. dort). Nach dem Staatsexamen unternahm er 1887/1888 Studienreisen nach Wien und München. 1888 ließ er sich als homöopathischer Arzt in Stuttgart nieder. Wandte auch Heilverfahren nach Pfarrer Kneipp an. Tätigkeit in der homöopathischen Klinik in Stuttgart ab 1901.

Literatur: AHZ (H. Göhrum) 167, 1919, S. 59/60. HMB 44, 1919, S. 12. Faltin, S. 26, 388. Villers, Bd, 1, Teil 2, S. 11; Bd. 2, S. 12.

Stemmer, Ludwig Wilhelm
* 14.9.1828 Pfronstetten bei Münsingen,
† 2.3.1908 Stuttgart
Studienorte: Tübingen, Freiburg
Dr. med. (keine Angaben über Diss. zu ermitteln).

Vater von E. Stemmer (s. dort). Nach einem praktischen Berufsjahr in Munderkingen unternahm er eine halbjährige Studienreise nach Paris. Nach der Rückkehr ließ er sich als Stadt- und Distriktsarzt in Schramberg nieder. Wandte sich 1860 dem Studium der Homöopathie zu. 1870 Übersiedelung nach Stuttgart, wo er bis 1883 praktizierte. Nach dem Tod seiner Frau im gleichen Jahr studierte er katholische Theologie und wurde 1884 zum Priester geweiht. Von da ab Tätigkeit als Arzt und Priester in Lauterbach bei Schramberg.

Literatur: AHZ (A. Stiegele) 156, 1908, S. 158. HMB 33, 1908, S. 63/64.

Stemmer, Walter Maria Ludwig Albert
* 24.12.1889 Stuttgart, † 4.4.1959 Stuttgart
Studienort: Freiburg
Dr., Diss. med. Univ. Freiburg 1913, *Zur Geschichte des Waisen-, Toll- und Krankenhauses sowie Zucht- und Arbeitshauses in Pforzheim*, 44 S.

Wohl Sohn von E. Stemmer (s. dort), konnte jedoch nicht eindeutig geklärt werden. Hospitierte bei Ausbruch des Ersten Weltkrieges 1914 am homöopathischen Krankenhaus in London. Wurde 1915 Bataillonsarzt des württ. Gebirgsbataillons. Nach dem Krieg Facharzt für Frauenkrankheiten und Geburtshilfe in Stuttgart, kurz danach übernahm er die für sein Fachgebiet neu eingerichtete Abteilung im Stuttgarter Marienhospital. Spätere Studienreisen zu Kielland in Oslo, an das homöopathische Kankenhaus in London, an das Postgraduate Hospital in New York, zu Antanusi in Rom, zu Zumbusch in München und zu Weizsäcker in Heidelberg.

Werke: Von der homöopathischen Behandlung einiger hormonaler Störungen des Weibes mit besonderer Berücksichtigung der psychosomatischen Mittelwahl, o. O. 1950. Die Elemente des Psychischen: ein Beitrag zur allgemeinen Seelenkunde und zur psychosomatischen Medizin auf Grund einer vergleichenden Psychologie des Menschen und der Tiere, Stuttgart 1953, 227 S. Gynäkologie in der täglichen Praxis, Stuttgart 1956, 199 S.

Literatur: HPP 30, 1959, S. 452/453.

Stengel, Rudolf
* 6.2.1898 Ohrdruf/Thüringen,
† 16.2.1964 Dresden
Studienort: München
Dr., Diss. med. Univ. München 1924, *Beiträge zur Statistik des Magenkarzinoms*, 27 S.

Arbeitete nach der Approbation zunächst im Pathologischen Institut der Charité in Berlin. Von 1925 bis 1927 chirurgischer Assistent der Ambulatorien des Verbandes der Hauptkrankenkassen in Berlin. 1928 bis 1941 frei praktizierender Arzt in Belzig, einer Kleinstadt im Flemming. War 1944 in russische Gefangenschaft geraten. Dort erfolgte nach Erfahrungen der sowjetischen Verhältnisse seine innere Wandlung und Auseinandersetzung mit dem Nervismus (Lehre von der führenden Rolle des ZNS). Nach Rückkehr aus der Gefangenschaft 1948 studierte er Sozialhygiene und wurde Kreisarzt in Belzig. Wegen Lungen-TBC unterbrach er zwischen 1954 bis 1957 seinen ärztlichen Beruf. In dieser Zeit hatte er Ruhe, seine Auffassungen über die Praxis der Homöopathie im Lichte der Theorien Speranskis niederzulegen. Von 1957 bis 1960 Stadtbezirksarzt in Dresden, dann anschließend bis zu seinem Tod Arzt bei der Volkspolizei.

Werke: Die Praxis der Homöopathie und die Theorie Speranskis, Leipzig 1955, 39 S. Neuralpathologische Gesichtspunkte zur Arzneimittelprüfung, AHZ 207, 1962, S. 623–633. Nerval-reflektorische und corticoviscerale Reaktionen als naturwissenschaftliche Grundlage der Homöopathie (zum 60. Geburtstag von H. Unger), AHZ 209, 1964, S. 61–80.

Literatur: AHZ (H. Unger) 209, 1964, S. 365–367.

Stens, Wilhelm jun.
* 18.6.1845 Bonn, † 5.11.1925 Düsseldorf
Studienorte: Bonn, Berlin. Akademische Lehrer waren u.a.: Busch, de Langenbeck, Pflueger, Pluecker, Traube, Virchow.
Dr., Diss. med. Univ. Berlin 1866, *De morbis venereis,* 39 S.

Verleihung des Roten Adlerordens III. und IV. Klasse (o.J.). Sanitätsrat (o.J.).
 Sohn von W. Stens sen (s. dort).

Werke: Was ist die Homöopathie?: eine Beleuchtung der wichtigsten Gesichtspunkte, welche bei Beantwortung dieser Frage berücksichtigt werden müssen, Leipzig 1872, 111 S.

Literatur: LPZ 57, 1926, S. 310. ZBV 43, 1926, S. 48. Villers, Bd. 1, Teil 2, S. 5, Bd. 2, S. 5.

Stens, Wilhelm sen.
* 1.8.1810 Essen, † 9.2.1878 Bonn
Studienorte: Münster, Bonn
Dr., Diss. med. Univ. Bonn 1841, *De oleo iecoris aselli,* 24 S.

1861 Ernennung zum Sanitätsrat. Verleihung des Ordens Albrechts des Bären durch den Herzog von Anhalt (o.J.) und die Goldene Medaille für Kunst und Wissenschaft durch den Fürsten von Hohenzollern (o.J.). Mitgründer und langjähriger Vorsitzender der „Versammlung der homöopathischen Aerzte Rheinland und Westphalen".
 Vater von W. Stens jun. (s. dort). Musste wegen eines Augenleidens zunächst ohne Abitur das Gymnasium verlassen und gab Unterricht als Privatlehrer. Holte 1837 das Abitur nach und ließ sich nach 1841 in Koblenz bestandenem Staatsexamen als praktischer Arzt in Bonn nieder. Nachdem er bereits in Münster die Tätigkeit von C. v. Bönninghausen (s. dort) beobachtet hatte, wandte er sich nun der Homöopathie zu. Legte 1845 das Examen zum Selbstdispensieren in Magdeburg ab. Schrieb auch epische Gedichte und Dramen.

Werke: Die Gleichstellung der Homöopathie mit der Allöopathie: beantragt in einer Adresse an die hohe National-Versammlung in Frankfurt von einer „Versammlung homöopathischer Aerzte Rheinland und Westphalen", Bonn 1848, 45 S. Offenes Sendschreiben an seine Excellenz den Geheimen Staatsminister und Minister der Geistlichen Unterrichts- und Medizinal-Angelegenheiten Herrn Dr. von Bethmann-Hollweg in Berlin 1861, 29 S. Die Therapie unserer Zeit in Briefen, Sonderhausen 1854, XVIII, 283 S.

Literatur: AHZ 96, 1878, S. 64. AHZ (Weber) 96, 1878, S. 94/95, 103/104. Tischner, S. 637, 640, 800. Lucae, S. 43, 44, 45, 48, 49, 85, 185, 215, 216, 218. Meyer, S. 25, 34. Stahl, Martin: Zur Geschichte der „Vereinigung homöopathischer Aerzte Rheinland und Westphalen", Medizin, Gesellschaft und Geschichte (MedGG) 14, 1995, S. 195–218, dort S. 210–212.

Sterz, Johann Nepomuk
*1817 Wien, † 22.4.1855 Triest
Studienort: Wien
Dr. med.

Praktizierte seit 1844 in Triest an Stelle von Kinzel, der nach Graz übersiedelte. Erfolge bei der Cholera-Epidemie 1849.

Literatur: ZHK (Hilberger) 4, 1855, S. 104.

Stiegele, Alfons
* 9.12.1871 Ravensburg, † 1.11.1956 Gerlingen bei Stuttgart
Studienort: München
Dr., Diss. med. Univ. München 1896, *Ein Fall von primärem Carzinom des Ductus choledochus,* 35 S.

1921 Beginn der Tätigkeit als ärztlicher Direktor des Stuttgarter homöopathischen Krankenhauses in der Marienstraße. Von 1927 bis 1929 (?) Vorsitzender des DZVhÄ. 1940 Ernennung zum ärztlichen Direktor des neuen Robert-Bosch-Krankenhauses in Stuttgart. 1956 Verleihung des Verdienstkreuzes zum Verdienstorden der

Bundesrepublik Deutschland. 1913 und von 1934–1956 ist er Mitglied des Herausgeberkollegiums der AHZ. 1921–1946 Tätigkeit als ärztlicher Direktor des Stuttgarter homöopathischen Krankenhauses.

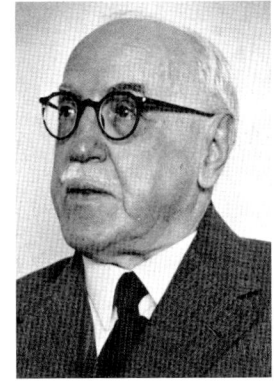

Bruder von K. Stiegele (s. dort). Gilt als eine der eindrucksvollsten Persönlichkeiten unter den homöopathischen Ärzten. Th. v. Bakody (s. dort), H. Schulz (s. dort) und A. Bier (s. dort) beeinflussten ihn sehr. Durch seine Ausbildung bei P. v. Sick (s. dort) und Th. v. Bakody (1897) wurde er für den Gedanken des weiteren Ausbaus der klinischen Homöopathie gewonnen. Im gleichen Jahr ließ er sich als Arzt in Stuttgart nieder. Zusammen mit seinem Bruder Karl, A. Lorenz (s. dort), H. Göhrum (s. dort) und L. Stemmer (s. dort) gründete er die homöopathische Poliklinik in Stuttgart.

Werke: Die Homöopathie in ihrer Stellung zur Schulmedicin und den Naturwissenschaften im 150. Geburtsjahr Hahnemann's: Vortrag, gehalten auf der Versammlung homöopathischer Ärzte Württembergs in Stuttgart am 29. Oktober 1905, Leipzig, 21 S. Klinische Homöopathie: Beiträge zu ihren Grundlagen; eine Sammlung von Aufsätzen und Vorträgen/von Alfons Stiegele; hrsg. und mit einer Einführung versehen von Hans Ritter, Stuttgart 1941, 394 S. Homöopathische Arzneimittellehre, Stuttgart 1949, 436 S.

Literatur: AHZ (H. Schoeler) 201, 1956, S. 395/396. Prof. Dr. Alfons Stiegele als Kliniker der Homöopathie (H. Schoeler), AHZ 201, 1956, S. 396–398. Alfons Stiegeles Klinische Homöopathie (F. Munk), AHZ 201, 1956, S. 398–408. In memoriam Professor Alfons Stiegele (W. Schwarzhaupt), HPP 27, 1956, S. 733. Alfons Stiegele zum 80. Geburtstag (H. Ritter), AHZ 196, 1951, S. 169/170. Künstler, Arzt und Lehrer der Homöopathie, zum 80. Geburtstag, (H. Schoeler) AHZ 196, 1951, S. 171–180. Die homöopathische Behandlung von Frühschäden an Herz und Kreislauf, zum 80. Geburtstag von Prof. A. Stiegele (H. Lennemann), AHZ 196, 1951, S. 180–189. Zum 70. Geburtstag Alfons Stiegeles (H. Ritter), AHZ 190, 1942, S. 1–4. Alfons Stiegele, (R. Tischner), AHZ 188, 1940, S. 63/64. Tischner, S. 489, 652, 681, 710, 760, 765 f. Faltin, S. 6, 16, 26 f., 33, 38, 49, 65, 69, 81, 88, 90 f., 96 f., 101, 109 f., 121, 125–130, 132 f., 145, 165, 168–171, 174, 180, 185, 194 f., 202, 218, 227, 230, 233, 235, 238, 242 f., 262, 282–284, 288, 297, 303 f., 306 f., 314, 322, 328 f., 337, 345, 388–392. Eppenich, S. 113, 115. 335. Lucae, S. 152, 155, 158, 164, 166, 182, 190, 203, 211, 216, 221. Dinges, S. 26, 34. Boris Pastschenko: Alfons Stiegele; ein Leben für die Homöopathie, Leer 2000, 176 S. Schoeler, S. 154.

Stiegele, Karl
* 30.4.1850 Ravensburg,
† 31.10.1937 Kloster Untermarchtal/Donau
Studienorte: Tübingen, Freiburg, Straßburg
Dr. med. (Keine Diss. nachweisbar.)

1883 Vertreter des damaligen Leibarztes der Königin Olga von Württemberg, G. Rapp (s. dort), und nach dessen Tod 1886 sein Nachfolger bis 1892. 1890 Verleihung des Titels eines Geheimen Hofrates. 1908–1919 Leibarzt der Herzogin Arenberg in Brüssel.

Bruder von A. Stiegele (s. dort). Galt zu seinen Lebzeiten als Nestor der homöopathischen Ärzte in Deutschland, der als einziger der damals praktizierenden homöopathischen Ärzte Württembergs noch das Recht des Selbstdispensierens besaß. Übernahm nach dem Tod des Vaters dessen allopathische Praxis in Ravensburg. Eine Scharlachepidemie, die mit großem Erfolg im benachbarten Weingarten von F. Fischer mit homöopathischen Mitteln behandelt wurde, bestimmte S., Homöopath zu werden. Schätzte neben der Homöopathie S. Hahnemanns (s. dort) auch die Erfahrungsheillehre J. Rademachers. Nach dem Tod der Herzogin von Arenberg zog er sich auf sein Gut auf der Insel Reichenau im Bodensee zurück und ging nach dem Tod seiner Frau 1923 ins Kloster Untermarchtal an der Donau. Setzte sich mit seinem ganzen Einfluss für die Schaffung eines homöopathischen Krankenhauses in Stuttgart ein, was am Ende seines Lebens vor der Vollendung stand.

Literatur: ZBV 16, 1937, S. 384. AHZ (R. Tischner) 186, 1938, S. 59. HMB (H. Göhrum) 62, 1937, S. 177/178. Geheimrat Dr. med. Carl Stiegele zum 80. Geburtstag (H. Göhrum), AHZ 178, 1930, S. 250–253. Eppenich, S. 113, 115, 335. Faltin, S. 25 f., 28, 391/392. Meyer, S. 25, 54. Villers, Bd. 2, S. 12.

Stockebrand, Fritz
* 20.3.1897 Körbecke/Kr. Soest i. W.,
† 19.7.1970 Hamm
Studienorte: Bonn, Münster, Tübingen, Marburg. Akademische Lehrer und Professoren waren u. a.: Anschütz, v. Baumgarten, Esch, E. Müller. Dr., Diss. med. Univ. Marburg 1921, *Blutgerinnung und Verklebbarkeit der roten Blutkörperchen unter dem Einfluss einiger blutstillender Mittel,* 20 S.

Ließ sich 1925 in Hamm als homöopathischer Arzt nieder und war seitdem Mitglied des DZVhÄ. Seine homöopathische Ausbildung erhielt er an der Berliner Homöopathischen Poliklinik und am Robert-Bosch-Krankenhaus in Stuttgart unter A. Stiegele (s. dort). Den Anstoß zur Homöopathie gab H. Schulz (s. dort). Neben seiner Tätigkeit als Arzt war er auch Lehrer in den Fortbildungskursen des DZVhÄ sowie seines Landesverbandes. Hervorzuheben ist seine Übersetzertätigkeit bekannter Werke von G. Charette und H. Voisin.

Werke: Charette, Gilbert: Homöopathische Heilmittellehre für die Praxis, übers. von F. Stockebrand und H. Kritzler-Kosch, Stuttgart 1958, 488 S. Das Blutbild und seine Bedeutung für die ärztliche Praxis, AHZ 179, 1931, S. 147–158. Konstitutionelle Behandlung in der Homöopathie, AHZ 200, 1955, S. 113–122. China, DHM 9, 1958, S. 65–76.

Literatur: AHZ (H. Schoeler) 215, 1970, S. 411/412. Dr. med. Fritz Stockebrand zum 70. Geburtstag (H. Gerd-Witte), AHZ 212, 1967, S. 125/126. Dr. med. Fritz Stockebrand zum 65. Geburtstag (H. Schoeler) AHZ 207, 1962, S. 186/187. Rezension d. Übers. *Praktische Homöotherapie* v. H. Schoeler, AHZ 214, 1969, S. 383/384. Faltin, S. 194. Schoeler, S. 154.

Strantz, Christa-Maria von
* 1898 (Ort unbek.), † 7.3.1967 Hannover
Studienort: Göttingen
Dr., Diss. med. Göttingen 1927, *Über chemische Einflüsse innerhalb homologer Zellsysteme. Beiträge zum Problem der Heterovitalität,* 27 S.

Klinische Ausbildung bei A. Stiegele (s. dort) und anschließend Tätigkeit im Marienhospital in Stuttgart. 1931 Niederlassung als homöopathische Ärztin in Stuttgart. Nach dem Krieg Mitarbeit am Wiederaufbau des Landesverbandes Niedersachsen und Ausbildung des homöopathischen Nachwuchses.

Literatur: AHZ (Winckler) 212, 1967, S. 214.

Streintz, Josef Anton
* 1817 (Ort unbek.), † 9.8.1896 Graz
Studienort: Wien
Dr., Diss. med. Univ. Wien 1842/43, *Pertraetans genera cruciferarum, umbelliferarum et compositarum florae gemanicae dichotymen distributa.*

Zog 1859 nach Graz und gründete dort den Verein von Ärzten und Laien „Hahnemannia".

Werke: Resultate physikalischer Untersuchungen homöopathischer Arzneien, ACS 23, 1846, S. 112–118. Ein Beitrag zum Wesen des Causticum, AHZ 62, 1861, S. 87.

Literatur: AHZ 133, 1896, S. 79. Petry, S. 328/329. Meyer, S. 25, 41. Villers, Bd. 1, Teil 2, S. 13.

Stübler, Martin
* 6.11.1915 Großerlach, † 16.8.1989 Stadtbergen/Kr. Augsburg
Studienorte: Tübingen, Graz, Hamburg, München
Dr., Diss. med. Univ. Tübingen 1940, *Versuche zur Blutmengenbestimmung mittels der Farbstoffmethode beim Kaninchen.*

Von 1958 bis 1960 Zweiter Vorsitzender des LV Bayern, von 1960 bis 1968 dessen Erster Vorsitzender. 1960–1975 Zweiter Vorsitzender des DZVhÄ.

Durch eine Kriegsverletzung verlor er die rechte Hand. Deswegen änderte er seine ursprünglichen Berufspläne und wurde nicht Chirurg, sondern Internist. Ausbildung in der klinischen Medizin in Tübingen, Stuttgart und Schwäbisch Hall. Danach von 1950 bis 1952 Tätigkeit in der Inneren Abteilung des Robert-Bosch-Krankenhauses in Stuttgart mit E. Unseld (s. dort) als leitendem Arzt und O. Leeser (s. dort) als ärztlichem Direktor. Von 1952 an folgten 22 Jahre homöopathische, internistische Praxis in Augsburg. Von 1974 bis 1985 war er gemeinsam mit H. Kleindienst als leitender Arzt in der von H. Weidelener gestifteten Waldhausklinik in Deuringen bei Augsburg tätig. 1985 zog er sich in seine Privatpraxis in Augsburg zurück. Organisierte und leitete viele Jahre sämtliche Weiterbildungskurse des DZVhÄ in Bad Brückenau. Seine langjährige Freundschaft mit M. Dorcsi (s. dort) führte ihn nach Wien, wo er bei Dorcsis Intensivkursen mitwirkte.

Werke: Das Erlernen der Homöopathie: Homöopathische Propädeutik, Karlsruhe (nach 1967), 24 S. Festschrift zum 80. Geburtstag von Helmut Burkert, hrsg. v. Martin Stübler, Böhringen 1980, 95 S. Stübler, Martin/Wolff, Otto: Tierische Gifte in der Therapie, Lahnstein 1983, 88 S.

Literatur: AHZ (M. v. Ungern-Sternberg) 234, 1989, S. 254/255. ZKH (C. Böttcher-Haase) 33, 1989, S. 257/258. Martin Stübler zum 70. Geburtstag (W. Gawlik), AHZ 230, 1965, S. 250–252. Martin Stübler zum 65. Geburtstag (A. Braun), AHZ 225, 1980, S. 268–270. Faltin, S. 21, 62, 131, 171, 186, 194, 226, 237, 247, 257, 284, 305, 392. Lucae, S. 211. Schoeler, S. 154.

Stüler, Gottfried Wilhelm
* 3.7.1798 Mühlhausen a. U., † 16.4.1838 Berlin
Studienorte: Jena, Berlin, Halle
Dr., Diss. med. Univ. Halle 1823, *De vitae indole maxime universali iisque, quae inde prodeunt, phaenomenis maxime necessariis*, 42 S.

1824 Leibarzt bei dem regierenden Fürsten von Hohenzollern-Hechingen. 1825 Verleihung des Titels Fürstlich Hohenzollernscher Medizinalrat.
Lt. Tischner (S. 469) der erste Homöopath in Berlin (seit 1827), sein Assistent war F. Melicher (s. dort). Zog in der zweiten Hälfte von 1826 nach Naumburg, um sich unter E. Stapfs (s. dort) Anleitung theoretisch und praktisch mit der Homöopathie vertraut zu machen. 1827 ging er nach Berlin zurück. Behandelte zwischen 1832–1838 jährlich ca. 4000 Patienten.

Werke: Die Homöopathie und die homöopathische Apotheke: in ihrer wahren Bedeutung dargestellt von G. W. Stüler; mit Vorrede eines Nichtarztes, Berlin 1834, XIV, 83 S. Auszug aus einem Schreiben des Medicinalrathes D. Stüler in Berlin an den D. Hartlaub in Braunschweig, ANN 3, 1832, S. 91–93. Vorläufiger Bericht des Medicinalrathes, D. Stüler, zu Berlin, über die homöopathische Behandlung der Cholera und deren Resultate, ANN 3, 1832, S. 218–220.

Literatur: ACS 17, H. 1, 1838, S. 203–212. AHZ 13, 1838, S. 192. Haehl, Bd. 1, S. 94, 463; Bd. 2, S. 228, 248, 294. Callisen, Bd. 18, S. 506/507; Bd. 32, S. 471. Tischner, S. 469. Eppenich, S. 321.

Sulser, Peter
*1829 (Ort unbek.), † 19.11.1879 Aarwangen/Kanton Bern
Studienort: Bern
Dr. med.

Nach anfänglichem Theologiestudium sattelte er um und studierte Medizin. Ließ sich nach dem Studium in Aarwangen nieder. Praktizierte sechs Jahre allopathisch, bis er sich der Homöopathie zuwandte, die er 20 Jahre lang praktizierte.

Literatur: AHZ 99, 1879, S. 192. Erlach, S. 359.

Sulzer, Friedrich Gabriel
*1749 Gotha, † 14.12.1830 Gotha
Studienort: Göttingen
Dr., Diss. med. Univ. Göttingen 1768, *An in plantis sal essentiale ammoniacum haereat?*

Geheimer Hofrat seit 1784 und Hofmedicus.
War im Sommer auch Brunnenarzt in Ronneburg.

Werke: Hahnemann, Samuel: Entdeckung eines specifischen, nie trügenden Verwahrungs- und Vorbauungs-Mittels des Scharlachfiebers; Altona, den 1. Jenner 1800, KPR 1800, Bd. 2, Nr. 18, Sp. 237–239; Rez. von F. G. Sulzer, KPR 1801, Bd. 1, Nr. 30, Sp. 389–400. Etwas über das Hahnemann'sche Vorbeugungsmittel gegen das Scharlachfieber, KPR 1801, Bd. 1, Nr. 30, Sp. 389–400.

Literatur: Callisen, Bd. 19, S. 19/20; Bd. 32, S. 480.

Sulzer, Joseph Valentin
* 21.2.1814 Sendenhorst/Westfalen,
† 14.12.1881 Lippborg/Westfalen
Dr. med.

Vater von L. Sulzer (s. dort). Ließ sich nach dem Staatsexamen als praktischer Arzt in Lippborg nieder. Fand durch F. Gauwerky (s. dort) zur Homöopathie.

Literatur: ZBV (W. Ameke) 1, 1882, S. 320.

Sulzer, Ludger (Franz Ludwig)
* 9.7.1846 Lippborg/Westfalen, † 22.12.1899 Berlin
Studienorte: Würzburg, Bonn, Marburg, Halle. Akademische Lehrer waren u. a.: v. Bezold, Kölliker, Pflüger, Roser, Volkmann, Olshausen, Gräfe.
Dr., Diss. med. Univ. Halle 1869, *Casuistische Beiträge zu den Geschwülsten der Gelenkenden*, 38 S.

Sohn von J. Sulzer (s. dort). Mit W. Windelband (s. dort) Gründung und Herausgabe der ZBV, deren Redaktion er 18 Jahre inne hatte. War Examinator in der Kommission für das homöopathische Dispensierexamen. Wirkte auch in der

Arbeitskommission für die Ausarbeitung eines deutschen homöopathischen Arzneibuches mit.

Literatur: ZBV (W. Windelband) 18, 1899, S. 476–478. AHZ (S. Mossa) 140, 1900, S. 25/26. Villers, Bd. 1, Teil 2, S. 4; Bd. 2, S. 2, Bibl. S. 2, 15, 17, 19, 34, 35, 66, 69.

Süß-Hahnemann, Leopold Friedrich Robert
* 24.10.1826 Wittenberg,
† 12.11.1914 Ventor/Insel Wight, Großbritannien
Studienort: Leipzig
Dr. med.

Sohn von S. Hahnemanns (s. dort) Tochter Amalie. Der Vater starb vor der Geburt, sodass S. Hahnemann Tochter und Enkel in seinem Haus in Köthen aufnahm, wo Süß-Hahnemann bis zu seinem neunten Lebensjahr erzogen wurde. Ließ sich nach dem Studium in London nieder und praktizierte dort 47 Jahre, bevor er wegen Asthma nach Ventnor auf der Insel Wight zog.

Werke: Schwabe, Wilmar: Pharmacopoea Homoeopathica polyglottica, übers. von Süss-Hahnemann, London, Leipzig 1872, 251 S.

Literatur: HMB (R. Haehl) 45, 1920, S. 65. Haehl, Bd. 1, S. 96, 143, 168, 177 f.; Bd. 2, S. 91 f., 194, 345, 353, 380, 395, 453, 454, 487 f., 520. Tischner, S. 334. Villers, Bd. 1, Teil 2, S. 22; Bd. 2, S. 21. Jütte, Samuel Hahnemann, S. 145, 245, 255.

Sybel, Heinrich
* 13.8.1822 Soest, † 10.1.1903 Aschersleben
Studienort: Berlin
Dr., Diss. med. Univ. Berlin 1847, *De haemorrhoea organorum, quae praesunt respirationi*, 31 S.

Literatur: ZBV 22, 1903, S. 284. Meyer, S. 25, 33. Villers, Bd. 1, Teil 2, S. 3; Bd. 2, S. 1.

Szontagh, Abraham von Iglau und Zabar
* 16.1.1830 Dobsina, † 21.3.1902 Budapest
Studienort: Wien
Dr. med. (Diss. nicht nachweisbar.)

Großmeister der Freimaurer-Großloge von Ungarn. Sanitätsrat. Mitglied des Reichssanitätsrates. 1857 Mitglied des Wiener homöopathischen Vereins. Leibarzt bei dem Grafen Zichy.

Leistete Bedeutendes für die Verbreitung der Homöopathie in Ungarn. Teilnehmer am ungarischen Freiheitskampf. Wurde auf Empfehlung mit F. Wurm(b) (s. dort) in Wien bekannt, der als Oberarzt in der homöopathischen Station des Leopoldstädter Krankenhauses tätig war. Ließ sich zunächst in Preßburg und 1861 in Budapest als praktischer Arzt nieder. Lebte dort bis zu seinem Tod. Redigierte von 1866 bis 1869 die *Homöopathischen Blätter (Hasonszenvi Lapok)*.

Werke: Beobachtungen über endemische Wechselfieber, NZK 8, 1859, S. 4/5, 11–14. Möglichkeiten der Prophylaxis, HVJ 12, 1861, S. 74–80. Wie wurde ich Homöopath? AHZ 178, 1930, S. 224–230.

Literatur: LPZ 33, 1902, S. 78. Abraham von Szontagh (1830–1902), AHZ 178, 1930, S. 223/224. Tischner, S. 717. Lucae, S. 72, 73. Meyer, S. 25, 53. Villers, Bd. 1, Teil 2, S. 13; Bd. 2, S. 26, Bibl. S. 17, 44. Kóczían/Kölnei, S. 201–218. Horn, Sonja (Hrsg.): Homöopathische Spuren, darin Grass, Monika: Homöopathie im 19. Jahrhundert im Königreich Ungarn, S. 71–78, hier S. 76.

Taubes, Johannes Ritter von Lebenswarth
* 1803 Sieniva/Kreis Przemysl in Galizien,
† 14.1.1879 Wien
Studienort: Wien, militärische medizinische Josefs-Akademie
Dr. med.

K. k. Oberstabsarzt. Leibarzt des österr. Feldmarschalls Graf J.W. Radetzky (o.J.). Leibarzt des Erzherzogs Johann von Österreich (o.J.). 1849 Orden der Eisernen Krone und Erhebung in den Ritterstand.

Während seiner Tätigkeit als Leibarzt von Radetzky unterhielt er eine umfangreiche Privatpraxis in Mailand. Nach dem Tod des Erzherzogs zog er sich ins Privatleben zurück. Gründete 1878 das homöopathische Kinderspital für arme Kinder in Gumpendorf bei Wien mit einem Stiftungskapital von 80 000 Gulden. Weitere 30 000 Gulden hinterließ er dem Spital testamentarisch.

Literatur: AHZ 98, 1879, S. 4. HMB 4, 1879, S. 24. AHZ 98, 1879, S. 63/ 64. LPZ 10, 1879, S. 37. Tischner, S. 512, 631, 800, 815. Petry, S. 329. Meyer, S. 26, 59, 70. Lucae, Christian: Das „Lebenswarthische homöopathische Kinderhospital" in Wien (1879–1914) – zur Geschichte des ersten homöopathischen Kinderkrankenhauses im deutschsprachigen Raum, MedGG 18, 1999, S. 81–102, dort S. 84–87.

Teichmann, Moritz
* Datum/Ort unbek.,
† 30.8.1902 Sommerschenburg/Sachsen
Dr. med.

Schwiegersohn von F. Rummel (s. dort). Starb hochbetagt.

Literatur: AHZ 145, 1902, S. 111. Meyer, S. 26, 56. Villers, Bd. 1, Teil 2, S. 11; Bd. 2, S. 11.

Teuthorn (Vorname unbek.)
* 1795 Frankenhausen, † Datum/Ort unbek.
Studienort: Leipzig

Schüler von S. Hahnemann (s. dort). Es ist nicht viel über ihn bekannt. Nahm zwar zunächst ebenso wie Herrmann (s. dort) an Arzneimittelprüfungen teil, beschritt aber, wie Herrmann, den nicht-homöopathischen Weg. F. Hartmann (s. dort) schildert ihn als einen Mitprüfer, der der „Sache nicht sonderlich zugetan gewesen sei". Praktizierte vermutlich in Leipzig.

Literatur: Schreiber, S. 44. Haehl, Bd. 2, S. 104, 114.

Theuerkauf, Gustav
* 2.2.1812 Magdeburg, † 4.11.1896 Magdeburg
Dr. med.

Ließ sich 1837 als Militärarzt in Münster i. W. nieder, wo er die Homöopathie kennenlernte. Praktizierte dann als homöopathischer Arzt in Dintel und später in Hamm.

Literatur: AHZ 134, 1897, S. 30. Meyer, S. 26, 37.

Thienel, Max
* 16.7.1877 Plauen/Vogtland, † 4.9.1959 Dachau
Studienort: Bern
Dr., Diss. med. vet. Univ. Bern 1902, *Vergleichende Untersuchungen über den mikroskopischen Bau der Blutgefässe der Schultergliedmasse von Pferd, Esel, Rind, Kalb, Schaf, Schwein und Hund*, 45 S.

Oberstabsveterinär. Gründete die „Studiengemeinschaft für tierärztliche Homöopathie" (o. J.) und wurde deren Erster Vorsitzender. 1930–1936 Erster Vorsitzender der Bayerischen Landeskammer für Tierärzte.

Angeregt durch einen Aufsatz *Wie sollen wir uns zu der Homöopathie stellen?* von A. Bier (s. dort) aus dem Jahr 1925 stieß er auf die Homöopathie und führte mit gutem Erfolg Versuche in der Tierheilkunde durch. So wurde sein Name mit der Homöopathie in der Tierheilkunde eng verknüpft.

Werke: Lachesis und Pyrogenium in der Tierheilkunde (Vortrag auf der 100. Tagung des DZVhÄ in Wiesbaden 17.–21.5.1939), AHZ 187, 1939, S. 169–178. Weitere sechs Veröffentlichungen aus tierärztlichen Wochenschriften finden sich in AHZ 202, 1957, S. 447.

Literatur: Dr. Max Thienel zum 80. Geburtstag, AHZ 202, 1957, S. 446/447. Faltin, S. 79.

Thorer, Samuel Timotheus
* 25.4.1795 Görlitz, † 25.6.1846 Görlitz
Studienorte: Leipzig, Berlin
Dr., Diss. med. Univ. Berlin 1818, *De abortu*, 30 S.

Kehrte nach dem Examen 1820 nach Görlitz zurück und praktizierte als praktischer Arzt, Operateur und Geburtshelfer. Nach dem Studium von Hahnemanns Schriften widmete er sich ganz der Homöopathie. Gründete 1832 mit mehreren homöopathischen Ärzten aus der Oberlausitz und Schlesien den „Lausitzisch-Schlesischen Verein homöopathischer Aerzte", dessen Vorsitzender er wurde. Schrieb auch unter dem Namen Portalius.

Werke: Praktische Beiträge im Gebiete der Homöopathie, hrsg. von den Mitgliedern des Lausitzisch-Schlesischen Vereins homöopathischer Aerzte durch Dr. S. T. Thoerer, 4 Bde., Görlitz 1834–1836. Zwei Fälle von Geistesstörungen mit psorischer Grundlage, ACS 20, 1843, H. 2, S. 148–156. Calendula officinalis als Wundheilmittel, ACS 23, 1846/48, H. 1, S. 81–91.

Literatur: AHZ 32, 1847, S. 145–150. ACS 23, 1847, H. 2, S. 169–172. Callisen, Bd. 19, S. 224; Bd. 33, S. 28.

Tiedemann, Max
* 12.8.1914 Hannover, † 18.5.1998 Celle
Studienorte: Rostock, Königsberg, Freiburg, München, Kiel
Dr., Diss. med. Univ. Kiel 1940, *Untersuchungen über die Permeabilität der Blut-Liquorschranke für Sulfonamide*, 15 S.

1972–1984 Vizepräsident der Liga medicorum homoeopathica (VLMHI). 1977–1983 Schatzmeister des DZVhÄ.

Als Sohn eines HNO-Arztes vollendete er eine Fachausbildung als HNO-Arzt und übernahm danach die väterliche Praxis in Hannover. Befasste sich mit der Psychologie von C. G. Jung und G. R. Heyer. Auf der weiteren Suche nach ganzheitlichen Methoden fand er die Homöopathie, wobei ihn die psychosomatische Denkweise S. Hahnemanns (s. dort) faszinierte. Einführungskurse in die Homöopathie von 1958 bis 1960 bei H. Triebel (s. dort), H. Schoeler (s. dort), J. Mezger (s. dort), E. Unseld (s. dort) und M. Stübler (s. dort). Legte 1962 die Selbstdispensierprüfung ab und praktizierte als Arzt für Allgemeinmedizin. 1973 gründete er mit M. von Ungern-Sternberg und J. Künzli von Fimmelsberg (s. dort) die sog. Spiekerooger Woche, einen Weiterführungskurs in klassischer Homöopathie. Gemeinsam mit niedersächsischen Kollegen schuf er die Voraussetzungen zur Gründung des „Niedersächsischen Instituts für Homöopathische Medizin" und der „Akademie für Homöopathie und Naturheilverfahren" in Celle. Übersetzte und bearbeitete u. a. die Arzneimittellehre von Lathoud und die Vorlesungen Kents zum Organon.

Werke: Hrsg. des World Directory of the homoeopathic physicians, Bern, edition 1973. Kommentar zum Organon der Heilkunst von Dr. med. Samuel Hahnemann: Kent's Organon-Kommentar, Einführung in die klassische Homöopathie, 2. Aufl., Hrsg. M. Tiedemann, Celle 1994, 269 S. Kent, James Tyler: Prinzipien der Homöopathie, übers. von M. Tiedemann, Schäftlarn 1996, 386 S.

Literatur: AHZ (M. v. Ungern-Sternberg, A. Kummer) 243, 1998, S. 155–157. Laudatio zum 80. Geburtstag von Max Tiedemann (M. v. Ungern-Sternberg), AHZ 239, 1994, S. 162–164. Gratulation zum 75. Geburtstag von Max Tiedemann am 12. August 1989 (M. v. Ungern-Sternberg), AHZ 234, 1989, S. 167/168. Dr. med. Max Thiedemann 70 Jahre (K.-H. Gebhardt), AHZ 230, 1985, S. 70/71.

Tiekmann, Heinrich
* 15.2.1806 Klarholz/Westfalen,
† 3.8.1870 Beckum
Studienort: Bonn
Dr., Diss. med. Univ. Bonn 1839, *De physiologia et pathologia thalamorum opticorum*, VI, 31 S.

Kreisphysikus in Beckum. War erst spät im Verlauf seiner 29-jährigen Praxis zur Homöopathie gekommen.

Literatur: PHZ (P. Bolle) 16, 1870, S. 127.

Tietze (Vorname unbek.)
* 29.7.1799 Oelsa bei Löbau, † 23.6.1847 Ebersbach bei Löbau

Ohne akad. Grad.

Besuchte 1817 die medicinisch-chirurgische Akademie in Dresden und beendete 1820 das Studium mit den Examina als Wundarzt und Geburtshelfer. Ließ sich als Wundarzt in Ebersbach nieder. Seit 1828 Homöopath. 1832 Mitbegründer des „Lausitzisch-Schlesischen Vereins homöopathischer Aerzte".

Werke: Mittheilungen aus der Praxis, ACS 19, 1841/42, H. 2, S. 121–146; H. 3, S. 139–170. ACS 21, 1844, H. 1, S. 113–148. Heilung einer Angina membranacea, ACS 23, 1847, H. 2, S. 159/160.

Literatur: ACS (G. J. Rückert) 23, 1847, H. 3, S. 128–131.

Tippelskirch, Friedrich von
* 3.1.1887 (Ort unbek.),
† Bad Eilsen (?) (Datum unbek.)
Dr. med.

Arbeitete von 1914–1918 in verschiedenen Lazaretten als Chirurg. Nach dem Ersten Weltkrieg ließ er sich als Chirurg mit eigener Klinik in Marienwerder/Ostpreußen nieder. Wurde 1927 mit der Augenbehandlungsmethode des Grafen Wiser bekannt. Diese fesselte ihn so, dass er seine Klinik in Marienwerder verkaufte und der Bitte des Grafen folgte, sich in seine Methode einzuarbeiten, um später sein Nachfolger in dessen Augenklinik in Bad Eilsen zu werden. Hat die Methode von Wiser weiter ausgebaut und neben der Brillenbehandlung nach Graf Wiser auch homöopathische Mittel angewandt. Bis 1966 führte T. die Augenklinik weiter, die dann mangels eines Nachfolgers geschlossen und zum Haus Tippelskirch, einer privaten Alterspension, wurde.

Werke: Vorbeugung und Heilung von Augenleiden/Graf Wiser, Neubearb. der 11.–15. Aufl. durch v. Tippelskirch, Hannover 1946. Naturgemäße Heilung von Augenleiden, Hannover 1960, 75 S.

Literatur: Dr. Friedrich v. Tippelskirch 80 Jahre alt, AHZ 212, 1967, S. 75. Dr. Friedrich von Tippelskirch 75 Jahre alt, AHZ 207, 1962, S. 252/253.

Tischner, Rudolf
* 3.4.1879 Hohenmölsen bei Weißenfels/
Thüringen, † 24.4.1961 Vierhöfen bei Winsen
a. d. Luhe (Lüneburger Heide)
Studienorte: Tübingen, Straßburg, München,
Rostock
Dr., Diss. med. Univ. Rostock 1904, *Versuch einer
Theorie der Phosphor-Intoxikation,* 36 S.

Mitarbeiter und Mitherausgeber der AHZ von 1934 bis zu seinem Tod.
   Mit seinem Namen ist die gründliche wissenschaftliche Erforschung der Geschichte der Homöopathie, insbesondere des Lebenswerkes von S. Hahnemann (s. dort), verbunden. T. war aber auch ein bekannter Autor auf den Gebieten der Parapsychologie und des Okkultismus, mit denen er sich kritisch und historisch befasst hat. Da er die Homöopathie nie als einen isolierten Zweig, sondern als einen Teil der gesamten abendländischen Medizin betrachtet und bewertet hat, führten ihn seine historischen Studien tief in die Geschichte der gesamten Medizin hinein. Mit H. Schulz (s. dort) in Greifswald stand er in einem regen Gedankenaustausch über die Probleme der „Biologischen Reizregel" (auch Biologisches Grundgesetz genannt). Nach dem Studium wollte er sich als Bakteriologe habilitieren. Doch kurze Zeit nach der letzten Prüfung erkrankte er an TBC, die sich auf das Gehör beider Ohren niederschlug, sodass ein dreijähriger Aufenthalt in Sanatorien notwendig war. Blieb zeitlebens fast taub. Ließ sich daher in Freiburg, Berlin, München und Paris zum Ophthalmologen ausbilden, weil in diesem Fach das Gehör am wenigsten gebraucht wird. 1911 ließ er sich in Freising als Augenarzt nieder. Seit 1913 praktizierte er in München. Als er von Paris zurückkehrte, lernte er in Leipzig H. Wapler (s. dort) kennen und wurde sein Schüler. Einige Jahre nach dem Zweiten Weltkrieg übersiedelte er nach Icking bei München, wo er gut 40 Jahre lebte.

Werke: Das biologische Grundgesetz in der Medizin, München 1914, 60 S. Geschichte der Homöopathie, Leipzig 1932–1939, Teil 1–4 in einem Bd., 836 S. Ergebnisse okkulter Forschung: eine Einführung in die Parapsychologie, Stuttgart 1950, 212 S.

Literatur: AHZ (M. Stübler) 206, 1961, S. 326–328. Rudolf Tischner zum 80. Geburtstag (H. Schoeler), AHZ 204, 1959, S. 143–147. Rudolf Tischners Werdegang (A. Leinweber), AHZ 204, 1959, S. 147/148. Rudolf Tischner zum 75. Geburtstage (M. Kabisch), AHZ 199, 1954, S. 97/98. Rudolf Tischner 60 Jahre alt (H. Wapler), AHZ 187, 1939, S. 134–137. Tischner, S. 4, 5, 43, 100, 121, 197, 203, 271, 274, 369, 614, 679, 684, 698, 758 f., 765 f., 772, 809, 814. Lucae, S. 35, 72, 127, 181. Eppenich, S. 158, 287, 296, 297, 300, 302, 303, 306, 307, 309, 312, 315, 316, 318, 319, 321, 322, 334, 343–347, 349, 350, 353, 359, 361, 362, 368, 374, 376, 377. Stolberg, S. 87. Dinges, S. 103. Faltin, S. 194, 205. DBE, Bd. 10, S. 50. Schoeler, S. 154.

Träger, Bruno
* 20.6.1836 Torgau, † 6.11.1891 Potsdam
Studienort: Halle
Dr., Diss. med. Univ. Halle 1860, *Nonnulla de urticaria,* 27 S.

Sohn von Th. Traeger (s. dort). Begann seine ärztliche Tätigkeit als homöopathischer Arzt in Ostpreußen und ließ sich 1871 in Brandenburg nieder. 1875 übersiedelte er nach Potsdam.

Literatur: ZBV (R. Windelband) 11, 1892, S. 270–272. LPZ 23, 1892, S. 33.

Träger, Theodor
* Datum/Ort unbek., † 6.5.1878 Gumbinnen
Dr. med. vet.

Vater von B. Traeger (s. dort). War als homöopathischer Tierarzt in Trakehnen und Gumbinnen tätig.

Werke: Die gewöhnlichen Krankheiten des Zug- und Nutzviehs, mit besonderer Berücksichtigung der Verschläge; eine kurze und verständliche Anweisung zur leichten und sichern Erkennung und richtigen Behandlung derselbe, Leipzig 1836. Studien und Erfahrungen im Bereich der Pferdekunde; eine Sammlung von Beobachtungen über das Wesen des Pferdes, die günstigen und ungünstigen Resultate der Züchtung, Erziehung, Pflege, Training und Rennen, so wie auch über das Wesen der Erbfehler, die Mechanik des Ganges und Belehrung über Geburtshülfen und Jugendkrankheiten, wie überhaupt über die Krankheiten des Pferdes und deren homöopathische Behandlung, Sondershausen 1851, 112 S. Gebrauchsanweisung zur homöopathischen Veterinär-Apotheke, Leipzig 1868, 51 S.

Literatur: AHZ 96, 1878, S. 160. Schütte, S. 57, 86.

Triebel, Hans
* 24.9.1896 Kettwig/Ruhr, † 18.1.1960 Kettwig
Studienorte: Bonn, München, Münster, Düsseldorf
Dr., Diss. med. Univ. Köln 1922, *Die Familie K., eine Studie über die Vererbung der Friedreich'schen Krankheit (hereditäre Ataxie)*, 25 S.

1952–1960 Erster Vorsitzender des LV Nordrhein-Westfalen. 1955–1960 Erster Vorsitzender des DZVhÄ.

Ließ sich 1924 als homöopathischer Arzt in Bochum nieder. 1926 Dispensierexamen. 1931 Verlegung der Praxis nach Essen in die seit 1927 geführte Praxis seines Bruders Friedrich. Nach Kriegsende Aufbau einer neuen Praxis im Elternhaus in Kettwig. Betrieb 1950 den Zusammenschluss des Essener Kreises unter seiner Leitung. Schaltete sich 1956 in die Diskussion zur Erhaltung des Robert-Bosch-Krankenhauses in Stuttgart ein. Als er schließlich feststellen musste, dass gewisse Voraussetzungen nicht gegeben waren, zog er daraus die Konsequenzen und distanzierte sich von dem Vorhaben.

Werke: Gallavardin, Jean Pierre: Homöopathische Beeinflussung von Charakter, Trunksucht und Sexualtrieb/von Jean Pierre Gallavardin; ausgew., übers. und bearb. von Hans Triebel, Ulm 1958, 110 S. Einiges zum Klimakterium, DHM 5, 1954, S. 373–386. Kunst und Wissenschaft in der Homöopathie, DHM 6, 1955, S. 201–206.

Literatur: AHZ (H. Schoeler) 205, 1960, S. 97–99. Hans Triebel 60 Jahre alt, DHM 7, 1956, S. 425. Faltin, S, 191, 194, 244 f., 254, 393. Schoeler, S. 154.

Trinks, Carl Friedrich Gottfried
* 8.10.1800 Eythra bei Leipzig, † 15.7.1868 Dresden
Studienort: Leipzig
Dr., Diss. med. Univ. Leipzig 1824, *De primariis quibusdam in medicamentorum viribus recte aestimandis dijudicandisque impedementis ac difficultatibus tractatus*, 26 S.

Ernennung zum Medizinalrat (o.J.) durch den Herzog von Coburg. 1851 Verleihung des Luccesischen St. Ludwig-Ordens durch den Herzog von Lucca. 1863 Verleihung des Albrechtsordens durch den König von Sachsen. Gab von 1830 bis 1833 die *Annalen der homöopathischen Klinik* heraus.

Eine harte Jugendzeit wirkte prägend auf sein späteres Leben. Enge Freundschaft verband ihn seit der Studienzeit mit C. Hartlaub (s. dort), mit dem er 1824 eine Reise nach Bremen, Düsseldorf, Brüssel, Paris, Würzburg und abschließend zu E. Stapf (s. dort) nach Naumburg unternahm. Ließ sich zunächst in Leipzig, 1826 in Dresden nieder, wo er als erster homöopathischer Arzt eine umfangreiche Praxis aufbaute. So gehörte die erste Frau des späteren Königs Friedrich August II., Prinzessin Caroline v. Österreich, zu seinen Patienten, die er 1828 in Wien behandelte. Hier machte er auch die Bekanntschaft von M. Marenzeller (s. dort). Lernte 1848 den Herzog von Lucca kennen. Zwar traf er bereits 1825 S. Hahnemann (s. dort) in Köthen persönlich, doch standen beide in Charakter und Auffassung in krassem Widerspruch zueinander. Hahnemann hasste und fürchtete Trinks bis an sein Lebensende wie kaum sonst jemanden. Trinks löste sich nie ganz von der Schulmedizin und lehnte Hochpotenzen ab.

Werke: Systematische Darstellung der reinen Arzneiwirkungen, mit C.G.C. Hartlaub, 6 Bde., Leipzig 1826–1827. Die Homöopathie: ein Sendschreiben an Hufeland, Dresden 1830, 56 S. Handbuch der homöopathischen Arzneimittellehre: nach der gesammten älteren und bis auf die neueste Zeit herab genau revidirten Quellen, der Pharmakodynamik und Therapie, dem Standpunkte der Homöopathie gemäß; Bd. 1 mit A. Noack, Leipzig 1847, 1010 S.; Bd. 2 mit C. Müller, Leipzig 1847, 1570 S.; Bd. 3 mit C. Müller, Leipzig 1848, 944 S.

Literatur: Nachruf an Trinks, seine Krankheit und letzten Lebenstage (W. Schwabe) NZK 17, 1868, S. 118/119. Dr. Carl Friedrich Trinks – ein biographisches Denkmal (B. Hirschel), NZK 17, 1868, S. 133–136; 142–144. AHZ 77, 1868, S. 24. Haehl, Bd. 1, S. 162, 167, 215, 300, 353, 435, 442, 458 f.; Bd. 2, S. 166, 172 f., 239, 275, 276 f., 280, 286, 303 f., 305, 327, 328, 392, 502, 504. Hirsch, Bd. 5, S. 638. Callisen, Bd. 19, S. 395–397; Bd. 33, S. 71/72. Tischner, S. 4, 5, 43, 100, 121, 197, 203, 271, 274, 369, 614, 679, 684, 698, 758 f., 765 f., 772, 809, 814. Eppenich, S. 43, 157, 308, 310. Lucae, S. 47, 50, 85, 207. Dinges, S. 140. Meyer, S. 26, 38. Petry, S. 330. Jütte, Samuel Hahnemann, S. 177.

Tritschler, Fritz
* 16.7.1832 Biberach, † 15.2.1889 Frankfurt a. M.
Dr. med.

Praktizierte nach dem Studium zunächst zehn Jahre als Allopath. Unternahm nach 1864 einige wissenschaftliche Reisen und war als Hospitant in Wien, Prag und Würzburg tätig. Fungierte 1865/66 als ärztlicher Direktor einer Wasserheilanstalt in Wiesbaden. Hier lernte er die Homöopathie kennen und ging bald darauf zur Ausbildung zu E. v. Grauvogl (s. dort) nach Nürnberg. Leitete 1867/68 eine von ihm gegründete Wasserheilanstalt in Cannstatt. Von hier aus ging er nach Paris, wo er eine ausgedehnte Praxis begründete, musste aber 1870 infolge der Kriegswirren die Stadt verlassen und praktizierte darauf mehrere Jahre in Leipzig, ehe er sich endgültig in Frankfurt niederließ. Nahm in den letzten Lebensjahren Standpunkte ein, die sich mit den Lehren S. Hahnemanns (s. dort) nicht vereinbaren ließen.

Werke: Neue verbesserte homöopathische Heilmethode, Stuttgart um 1880, XXII, 400 S. Aurum muriaticum natronatum in seinen Heilbeziehungen zu den Erkrankungen der innern weiblichen Geschlechtsorgane, NZK 26, 1877, S. 75–77, 83/84, 91/92.

Literatur: AHZ 118, 1889, S. 64. DPM 9, 1889, S. 38. Tischner, S. 628. Eppenich, S. 205, 206, 379.

Tuvar, Wenzel
* 1776 (Ort unbek.), † 20.9.1856 Prag
Dr. med.

Einer der ältesten Ärzte Prags und einer der ersten Homöopathen in Böhmen. Der Fürst von Oettingen-Wallerstein sowie die Grafen Walis wählten ihn zu ihrem Leibarzt. Die Frauenorden der Carmeliter und Barnabiter erkoren ihn zum Vertrauensarzt.

Literatur: Prager medicinische Monatsschrift 4, 1856, S. 159/160.

Unger, Herbert
* 12.12.1903 Planitz/Sachsen, † 25.7.1983 Zwickau
Studienorte: Leipzig, Berlin, Freiburg, Wien, Kiel
Dr., Diss. med. Univ. Kiel 1930, *Allgemein verbreitetes Emphysem als Komplikation von Bronchopneumonie und Pertussis*, 14 S.

1963 Ernennung zum Ehrenmitglied der „Medizinisch-Wissenschaftlichen Gesellschaft für Homöopathie" in Moskau.
 Studierte zunächst Rechtswissenschaften, dann kam die Medizin hinzu. In Freiburg begegnete er Husserl und Heidegger. 1928 übersiedelte er nach Wien, wo er Freud und Adler erlebte. Von 1929 bis 1934 bildete er sich, vorwiegend in Zwickau, zum Internisten aus. Von großer Bedeutung war seine anschließende Tätigkeit unter A. Stiegele (s. dort) und O. Leeser (s. dort) am Robert-Bosch-Krankenhaus in Stuttgart, zusammen mit M. Schlütz (s. dort), E. Unseld (s. dort) und O. Dehler (s. dort). Ließ sich 1936 als Internist, Chiropraktiker und homöopathischer Arzt im elterlichen Haus in Zwickau nieder. Gymnastik und Chiropraktik nahmen in seiner Praxis einen breiten Raum ein. Durch die Chiropraktik wurde seine Aufmerksamkeit auf die Röntgenologie, speziell auf die Röntgenologie der Wirbelsäule, gelenkt, über die er viel gearbeitet hat. Neben seinen wissenschaftlichen Arbeiten waren seine homöopathischen Arzneimittelprüfungen von Bedeutung. Sie gehören zum Grundlegenden der Homöopathie. O. Leeser (s. dort) hinterließ nach seinem Tod sein *Lehrbuch der Homöopathie* in unvollendetem Zustand und U. war bei der Neuherausgabe einer der wichtigsten Mitarbeiter.

Werke: Beiträge in O. Leesers *Lehrbuch der Homöopathie*, Bd. A: Mineralische Arzneistoffe: Die Arzneibilder von Eisen, Mangan, Silber, Gold, Zink, Thallium und Zinn, Heidelberg 1968. Hahnemann im Lichte unserer Zeit, AHZ 201, 1956, S. 36–46. Asa foetida. Eine klinische Kasuistik, AHZ 203, 1958, S. 224–242.

Literatur: Nekrolog, mit Verz. d. wichtigsten wissenschaftlichen Arbeiten (M. Stübler), AHZ 228, 1983, S. 223–226. Zum 70. Geburtstag von Herbert Unger (M. Stübler), AHZ 218, 1973, S. 274–276. Dr. Herbert Unger zum 65. Geburtstag, mit Verz. d. veröffentl. Arbeiten 1964–1968 (H. Wohlgemuth), AHZ 214, 1969, S. 25–30. Dr. Herbert Unger 60 Jahre alt (W. Schwarzhaupt), AHZ 208, 1963, S. 659. Dr. Herbert Unger 60 Jahre alt, mit Verz. d. veröffentl. Arbeiten nach damaligem Stand (A. Hollenberg), AHZ 208, 1963, S. 659–665. Hollenberg, A.: Die Bedeutung der Ungerschen Arbeiten beim gegenwärtigen Stand der Homöopathie, AHZ 205, 1960, S. 112–127; 216–234. Schoeler, S. 154/155.

Ungern-Sternberg, Olga Hedwig Paula Ida von, geb. Thümmel
* 24.11.1895 Groß-Lichterfelde bei Berlin, † 22.11.1997 Bochum
Studienort: Marburg
Dr., Diss. med. Univ. Marburg 1922, *Ueber Fremdkörper im Magen und Darm*, 8 S.

Mutter von M. von Ungern-Sternberg. Begegnung in den zwanziger Jahren mit der Psychologie und Anthroposophie. Nach dem Studium arbeitete sie ein Jahr in München in der H. Ritter von Müller-Nerven-Klinik. Wurde dort von Viktor Emil Freiherr von Gebsattel (1883–1976), einem Vertreter der daseinsanalytisch orientierten Psychotherapie auf christlicher Grundlage, zur Psychotherapeutin ausgebildet. Ebenfalls in den zwanziger Jahren arbeitete sie als Ärztin in der Universitäts-Nervenklinik in Gießen und praktizierte ab 1923 als Psychotherapeutin in Bad Kissingen. 1929 Kassenärztin in Leipzig. In der Leipziger Zeit kam sie mit der Homöopathie in Berührung, die sie in der homöopathischen Poliklinik von H. Wapler (s. dort) kennenlernte. Arbeitete auch nach Gründung der DDR 1949 weiter in Leipzig, beschloss aber 1955 in den Westen zu gehen. Führte eine eigene Praxis in Bochum, die sie Anfang 1994 an ihre Nachfolgerin übergab.

Werke: Die innerseelische Erfahrungswelt am Bilde der Astrologie, Detmold 1928, 163 S. Die Grundlagen kosmischen Ich-Bewußtseins, 1977. Nachbehandlung einer Medianusverletzung, AHZ 218, 1973, S. 174–178.

Literatur: AHZ (H. Kant) 243, 1998, S. 75. Heer, Monika: Dr. med. Olga Freifrau von Ungern-Sternberg zum 100. Geburtstag (Biographie); mit Ergänzungen von Dr. med. Manfred Freiherr von Ungern-Sternberg, Bochum 1995, 20 S. (Ms.)

Unseld, Erich
* 12.3.1907 (?) Ulm, † 29.11.1973 Ditzingen
Studienort: Tübingen
Dr., Diss. med. Univ. Tübingen 1930, *Über Farbstoffnährböden zur Züchtung von Typhus- und Paratyphus-Bazillen,* 31 S.

Von 1963–1969 Erster Vorsitzender des DZVhÄ. 1970 Verleihung des Ehrenzeichens des DZVhÄ.

Das genaue Geburtsdatum konnte nicht geklärt werden. H. Schoeler nennt im Nekrolog (AHZ 219, 1974, S. 25) als Geburtsdatum den 12.3.1907, so auch die Angaben in Schoelers Ehrentafel (AHZ 223, 1978, S. 155). Anlässlich des 65. Geburtstags von U. (AHZ 217, 1972, S. 71/72) spricht Schoeler jedoch an zwei Stellen vom 7.3.1907.

Studierte zunächst Naturwissenschaften und wechselte nach dem ersten Semester zur Medizin. Ausbildung erfolgte in der Medizinischen Poliklinik in Tübingen, der Chirurgischen Abteilung des Städtischen Krankenhauses in Ulm, an der Frauenklinik des Staatlichen Krankenstifts in Zwickau, am Waldkrankenhaus Gera sowie am Kreiskrankenhaus Göppingen. Durch den elterlichen Hausarzt A. Pflederer erwarb er sich die ersten Kenntnisse in der Homöopathie. In Zwickau begegnete er 1931–1936 H. Unger (s. dort). Erhielt 1936 eine Assistentenstelle bei A. Stiegele (s. dort) am damaligen homöopathischen Krankenhaus in der Stuttgarter Marienstraße. Als Nachfolger von O. Dehler (s. dort) wurde er bald danach Oberarzt. In den folgenden Jahren plante er gemeinsam mit A. Stiegele (s. dort) und H. Schlüter (s. dort) das Robert-Bosch-Krankenhaus (RBK) in Stuttgart, das sieben Monate nach Beginn des Zweiten Weltkriegs im April 1940 eröffnet werden konnte. Dort wurde er Leiter der 2. Inneren Abteilung. 1941–1945 Kriegsteilnehmer. Im Herbst 1945, bald nach Wiederaufnahme im RBK, Entlassung auf Befehl der amerikanischen Militärregierung. Danach homöopathische Allgemeinpraxis bis Herbst 1949 in Ditzingen. Nach Berufung von O. Leeser (s. dort) in das RBK leitete er die Innere Abteilung. Im Herbst 1956 eigene Praxis in Stuttgart.

Werke: Mitarbeit am *Lehrbuch der Homöopathie* von O. Leeser, Bd. A, B1, Registerband. Über die Indikation der homöopathischen und nichthomöopathischen Heilbehandlung, DHM 3, 1952, S. 168–175. Einige neuere Konzepte des wissenschaftlichen Menschenbildes und die Homöopathie, AHZ 205, 1960, S. 2–15.

Literatur: AHZ (H. Schoeler) 219, 1974, S. 25/26. Erich Unseld zum 65. Geburtstag (H. Schoeler), AHZ 217, 1972, S. 71–75. Faltin, S. 38, 96, 105, 107, 132 f., 137, 168, 185, 194, 226–228, 233, 235, 243 f., 284 f., 289, 296, 311, 319, 328 f., 338, 393–395. Eppenich, S. 288, 386. Schöler, S. 155.

Unsin, Joseph Anton
* 1829 Oberthingau bei Kempten,
† 14.1.1896 Landshut
Studienort: München
Dr., Diss. med. Univ. München 1858, *Die Herbstzeitlose in ihrer pathologisch anatomischen Wirkung,* 28 S.

War Assistenzarzt bei J. Buchner (s. dort) in München. Ließ sich 1858 als homöopathischer Arzt in Landshut nieder.

Literatur: AHZ 132, 1896, S. 58/59. Stolberg, S. 53, 59, 77. Meyer, S. 26, 46. Villers, Bd. 1, Teil 2, S. 8; Bd. 2, S. 8.

Vehsemeyer, Bruno Albert
* 5.6.1807 Alvensleben, † 1.5.1871 Berlin
Studienort: Berlin
Dr., Diss. med. Univ. Berlin 1832,
De variolis nonnulla, 33 S.

Geheimer Medizinalrat. Leibarzt der Prinzessin Alexandrine von Preußen seit Anfang der 1840er Jahre. Ritter des Roten Adlerordens 4. Klasse seit 1842. Herausgeber der *Jahrbücher für Homöopathie*.
1833/34 Arzt unter der Direktion von G. A. B. Schweikert (s. dort) in der Leipziger homöopathischen Heil- und Lehranstalt. Seit 1836 in Berlin ansässig. Eröffnung einer homöopathischen Abteilung im Elisabethen-Krankenhaus in Berlin am 10.8.1841. Leitung wird ihm übertragen, die er allerdings nach dreimonatiger Ausübung wegen unüberwindbarer Missstände in der Klinik niederlegte. Schlug das Dezimalsystem bei der Verdünnung vor.

Werke: Hrsg.: Der Jahrbücher für Homöopathie (Hrsg. v. Vehsemeyer), Leipzig 1838, 191 S.; 1839, 338 S., sowie der Medizinischen Jahrbücher (Fortsetzung der Jahrbücher für Homöopathie, hrsg. zusammen mit P. Th. E. Kurtz), Berlin 1840, 602 S.; 1841, 521 S. Die Homöopathie in ihren Rechten und Forderungen gegenüber der Staatsmedicin; eine Denkschrift im Auftrage ihrer Collegen bearbeitet von Patzack, Schneider und Vehsemeyer, Magdeburg 1861, 31 S. Vorschlag der Verdünnungen zu bereiten, HYG 4, 1836, S. 547–550.

Literatur: F. Rummel: Dr. Vehsemeyer, das Elisabethkrankenhaus und die Vossische Zeitung (Nr. 288 vom 9. Dec. 1841), AHZ 21, 1841, S. 113/114. NZK 20, 1871, S. 88. Callisen, Bd. 20, S. 59; Bd. 33, S. 130. Haehl, Bd. 2, S. 207, 315. Tischner, S. 471, 563, 585, 590 f., 772, 801. Eppenich, S. 72, 76, 77, 315, 321–323. Petry, S. 330. Meyer, S. 26, 34, 73.

Veith, Franz
* 16.9.1866 Fraustadt, † 6.4.1918 Breslau
Studienorte: Heidelberg, Breslau. Akademische Lehrer waren u. a.: Bunsen, Flügge, Hirt, Neisser, Soltmann.
Dr., Diss. med. Univ. Breslau 1889, *Vaginalepithel und Vaginaldrüsen*, 26 S.

1914 Berufung zum Oberstabsarzt, 1917 zum Bataillonsarzt in Breslau. Sanitätsrat (o. J.).
Praktizierte als homöopathischer Arzt in einer Privatklinik in Breslau.

Werke: Die Geschichte der Homöopathie in Schlesien, Begrüßungsrede bei der wissenschaftlichen Sitzung der 75. Generalversammlung des Homöopathischen Zentralvereins Deutschlands in Breslau, AHZ 155, 1907, S. 73–77.

Literatur: HRB 16, 1918, S. 41. ZBV 37, 1918/19, S. 61. Villers, Bd. 2, S. 3.

Veith, Johann Elias
* 12.3.1791 Kuttenplan/Böhmen,
† 17.2.1885 Wien
Studienort: Wien
Dr. med.

Rigorosum für Geburtshilfe am 27.10.1817. Wundarztdiplom 28.1.1818. Zweites Rigorosum für Chirurgie am 26.6.1819. Am 8.7.1819 wurde er Magister für Chirurgie, am 28.8.1820 Magister der Augenheilkunde. Sein Name erscheint nicht im Promotionsprotokoll der Medizinischen Fakultät.
Jüngerer Bruder von Johannes Emanuel Veith (s. dort). War jüdischer Herkunft und sollte Rabbiner werden. Beide Brüder studierten Humanmedizin, später speziell Tierheilkunde. Nachdem J. Emanuel V., Direktor des Tierarznei-Instituts, Geistlicher geworden war, lehrte sein Bruder J. Elias 1821 in diesem Institut. Trat 1855 in den Ruhestand und wandte sich wieder ausschließlich der humanmedizinischen homöopathischen Praxis zu. War außerdem ein guter Botaniker. Bedeutender Arzt, stand jedoch immer im Schatten seines Bruders J. Emanuel (Petry, S. 330). In der Literatur oft schwer voneinander zu trennen, weil beide Brüder als J. E. Veith zitiert werden (Petry, S. 330).

Werke: Handbuch der Veterinärkunde in besonderer Beziehung auf die Seuchen der nutzbarsten Haussäugethiere, für Physiker, Kreischirurgen, Thierärzte und Oekonomen, von Johann Emanuel Veith, bearb. von Johann Elias Veith, 3. Aufl., Wien 1831, 516 S. Handbuch der gesammten gerichtlichen Thierarzneykunde, 2., verb. und verm. Aufl., Wien 1836. Die Naturgeschichte der nutzbaren Haussäugethiere, Wien 1855.

Literatur: AHZ (Gerstel) 110, 1885, S. 94/95. Tischner, S. 508, 801. Callisen, Bd. 20, S. 61/ 62. Hirsch, Bd. 5, S. 719. Lucae, S. 65. Dinges, S. 81, 86. Petry, S. 330. Meyer, S. 26, 61. Horn, Sonja: Homöopathische Spuren, darin Kogler, Kathrine E.: „Man fing damit an, die Wahrheit des homöopathischen Princips wegzudemonstriren …", S. 79–92, hier S. 81.

Veith, Johann Emanuel
* 10.7.1787 Kuttenplan/Böhmen, † 6.11.1876 Wien
Studienort: Wien
Dr., Diss. med. Univ. Wien 1812, *Plantarum officinalium in Austria sponte crescentium aut in hortis cultarum enumerationem systematicam*, 145 S.

1817 Ernennung zum wirklichen Direktor und ersten Professor am Tierarznei-Institut in Wien durch Kaiser Franz (Haehl, Bd. 2, S. 507). 1846 Ehrenbürger von Wien. September 1871 Verleihung des Comthur-Kreuzes des Franz-Joseph-Ordens. Kommandeur des Kaiser-Franz-Joseph-Ordens. Inhaber der Salvator- Medaille. Ehrendomherr des Salzburger Dom-Capitels.

Älterer Bruder von Johann Elias Veith (s. dort) und jüdischer Herkunft, zeigte jedoch früh einen Widerwillen gegen den Talmud. War der bekanntere der beiden Brüder und einer der erfolgreichsten Vorkämpfer der Homöopathie in Österreich, zu der er sich bereits 1824 bekannte. Inmitten einer glänzenden Laufbahn wurde er 1818 Redemptoristen-Priester (Haehl, Bd. 2, S. 507), trat aber 1830 wieder aus dem Orden aus und wurde Weltpriester, zuerst in der Kirche am Hof, dann ab 1832–1845 am St. Stephansdom in Wien. Auch während seiner Ordenszeit war er innerhalb und außerhalb des Klosters ärztlich tätig. Als 1830 in Wien die Cholera ausbrach, hatte er große Erfolge bei der Heilung von Kranken. Nach 1845 wirkte er als Arzt und Schriftsteller. Stand in Korrespondenz mit M. Hale in Chicago.

Werke: Systematische Beschreibung der vorzüglichsten in Oesterreich wildwachsenden oder in Gärten gewöhnlichen Arzneygewächse: mit besonderer Berücksichtigung auf die neue oesterreichische Provincial-Pharmacopoe, für studirende Mediziner, Wundärzte und Pharmaceuten an der Wiener Universität, Wien/Triest 1813, 143 S. Handbuch der Veterinärkunde in besonderer Beziehung auf die Seuchen der nutzbarsten Haussäugethiere, für Physiker, Kreischirurgen, Thierärzte und Oekonomen, von Johann Emanuel Veith, bearb. von Johann Elias Veith, 3. Aufl., Wien 1831, 516 S. Die Heilung und Prophylaxis der asiatischen Cholera; als Abschrift eines von dem Dompredier und Doktor der Medizin J(ohann) Emm(anuel) Veith zu Wien auf Verlangen der königl. bairischen Regierung entworfenen Aufsatzes, vom Verfasser selbst beglaubigt und übersendet an den Reg. Rath Dr. C. v. Bönninghausen, Hamm 1832, X, 14 S.

Literatur: LPZ (G. Puhlmann) 7, 1876, S. 150. Professor J. Emanuel Veith in seiner Stellung zur Homöopathie (S. Mossa), LPZ 15, 1884, S. 82–84. 50-jähriges Priesterjubiläum (G. Puhlmann); gleichlautend LPZ 2, 1871, S. 77/78; NZK 20, 1871, S. 167/168. Tischner, S. 504, 508, 602, 801. Callisen, Bd. 20, S. 62; Bd. 33, S. 131. Haehl, Bd. 1, S. 192, 194, 463 f.; Bd. 2, S. 252 f., 505, 506 f. Hirsch, Bd. 5, S. 718/719. Lucae, S. 65, 217. Dinges, S. 80. Vidmar, Constantin J.: Dr. Johann Emanuel Veith, ein Gedenkblatt zu seinem hundertsten Geburtstag den 10. Juli 1887, Wien 1887, 71 S. Petry, S. 331. Loewe, Johann Heinrich: Johann Emmanuel Veith. Horn, Sonja (Hrsg.): Homöopathische Spuren, darin Kogler, Kathrine E.: „Man fing damit an, die Wahrheit des homöopathischen Princips wegzudemonstriren ...", S. 79–92, hier S. 80, 88. Berthold, Susanne, S. 36/37.

Veith, Paul
* 30.3.1838 Kirchendorf bei Kalisch/Polen, † 14.10.1889 Breslau
Studienort: Breslau. Hörte Vorlesungen u. a. bei: Cohn, Foerster, Grube, Middeldorpf.
Dr., Diss. med. Univ. Breslau 1861, *De lupo ejusque curandi methodis imprimis ope galvanocaustica*, 31 S.

Werke: Dr. Patzack's Homöopathischer Hausarzt: Kurze praktische Anleitung zur Beseitigung der gewöhnlichsten Krankheiten, insbesondere auch der Cholera und Diphtheritis, nebst Angabe der charakteristischen Heilmittel, neu bearb. von P. Veith, 5., verm. und verb. Aufl., Breslau 1885, 131 S. Mittheilungen aus der Praxis, AHZ 127, 1893, S. 69–72.

Literatur: AHZ 119, 1889, S. 136. Villers, Bd. 1, Teil 2, S. 5, 11.

Verflassen, Georg Theodor
* 1844 (Ort unbek.), † 4.6.1928 (Ort unbek.)
Studienort: Jena
Dr., Diss. med. Univ. Jena 1877, *Beitrag zur Anatomie und Symptomatologie der syphilitischen Affectionen der Leber*, 32 S.

Senior des Vereins selbst dispensierender homöopathischer Ärzte und des Zentralvereins. Verleihung des Kreuzes „pro ecclesia et pontifice" durch den Papst (o. J.).
Entstammte einer alten Koblenzer Familie. Seit 1877 homöopathischer Arzt.

Literatur: ZBV (H. Rabe) 45, 1928, S. 262. Villers, Bd. 1, Teil 2, S. 5; Bd. 2, S. 4. 100 Jahre Deutscher Zentralverein, S. 208.

Villers, Alexander jun.
* 25.11.1857 St. Petersburg,
† 28.6.1907 Heilanstalt Sonnenstein bei Pirna
Studienort: Jena
Dr., Diss. med. Univ. Jena 1881, *Über Muskelwachsthum*, 18 S.

Leitung der AHZ von 1890/1891. Herausgeber des *Archivs für Homöopathie von 1891–1899*. Langjähriger Vorsitzender des sächsisch-anhaltinischen Vereins (o. J.).
Wurde nach der Geburt von dem in St. Petersburg praktizierenden homöopathischen Arzt K. v. Villers (s. dort) adoptiert. Schon von seinem Adoptivvater in die Homöopathie eingeführt, kam er in Zittau, wo er Militärarzt war, mit E. Rückert (s. dort) aus Herrnhut in Kontakt. Nach einer kurzen Zwischenstation in Geithain ließ er sich als homöopathischer Arzt in Dresden nieder. Trat 1899 aus dem Centralverein aus. Starb in geistiger Umnachtung.

Werke: Die Heilung der Diphtheritis durch Mercurius cyannatus. Rathschläge für Laien, Dresden 1884, 8 S. Die Bedeutung der Homöopathie, Vortrag, Leipzig 1887, 16 S. Internationales Homöopathisches Jahrbuch, hrsg. von A. Villers, Bd. 1, Leipzig 1891, 162 S.; Bd. 2, Dresden 1894, 238 S., Bibliographie, 78 S.

Literatur: ZBV (U. Atzrodt) 26, 1907, S. 383/384. AHZ 120, 1890, S. 1/2; AHZ 123, 1891, S. 19/20. Tischner, S. 623, 666, 802. Eppenich, S. 58, 60, 207, 208, 313, 315, 380. Haehl, Bd. 2, S. 478. Villers, Bd. 1, Teil 2, S. 5, Bibl. S: 115, 123, 139, 147; Bd. 2, S. 5, Bibl. S. 1, 2, 10, 14, 18, 19, 28, 29, 30, 36, 37, 38, 57, 70, 71.

Villers, Karl Franz Dominique von
* 15.1.1817 Leipzig, † 12.8.1890 Dresden-Blasewitz
Studienort: Leipzig
Dr., Diss. med. Univ. Leipzig 1844, *Quomodo sanguinis circulatio per ramos collaterales restituatur, truncis arteriarum ligature ope obstructis?* VIII, 27 S.

Adoptivvater von A. Villers (s. dort). Widmete sich nach der Promotion zunächst musikalischen Studien. Nachdem ihn K. Trinks (s. dort) homöopathisch von einer Krankheit geheilt hatte, studierte er die Lehre S. Hahnemanns (s. dort) und praktizierte zuerst 1847 in Neukirch a. H. und anschließend vier Jahre in Plauen. Nahm dann ein Engagement in St. Petersburg an, wo er zwanzig Jahre praktizierte und einer der beliebtesten Ärzte der russischen Residenz wurde. Als sein damals siebenjähriger Adoptivsohn Alexander Villers (s. dort) an einer schweren Diphtherie erkrankte, wurde er mit Cyanmerkur geheilt. Kehrte nach einem Schicksalsschlag nach Deutschland zurück und ließ sich 1874 in Weimar als Arzt nieder, wo er bis 1877 praktizierte. Später überließ er die Praxis seinem Sohn.

Werke: Physik des negativen Kunst-Heilprocesses: eine naturhistorisch-mathematische Studie, Leipzig 1869, IV, 56 S. Zur Diphtheritis-Frage, NZK 18, 1869, S. 57–60. Zur Wahrung des Begriffes der Specialität, als eines der Fundamentalelemente der Lehre Hahnemann's, NZK 28, 1879, S. 51–53, 59/60.

Literatur: ZBV (C. Bojanus sr.) 9, 1890, S. 509–511. LPZ (G. Puhlmann) 21, 1890, S. 109/110. Tischner, S. 520, 623, 640, 802. Villers, Bd. 2, Bibl. S. 153.

Voegeli, Adolf
* 3.10.1898 Bülach bei Zürich,
† 2.2.1993 Pully/Genfer See
Studienorte: Zürich, Berlin, Rom, Wien, Paris
Dr., Diss. med. Univ. Zürich 1923, *Über Altersveränderungen des vordern Bulbusabschnittes bei Geschwistern (untersucht an 22 Familien bei einer Gesamtzahl von 53 Personen)*, 19 S.

Mitherausgeber der ZKH, Herausgeber der Fachzeitschrift „Homöopathia".
Die Assistentenzeit verbrachte er in Paris und Rom, an der Röntgenabteilung der Frankfurter Universitätsklinik sowie in Florenz. Nach zweijähriger Zeit als Gebirgsarzt in Malans/Graubünden beschloss er, sich im Röntgenfach auszubilden und ließ sich 1928 in Zürich nieder. Eröffnete ein Röntgen-Institut und wurde Facharzt für Radiologie. Als er in vielen Fällen die Schädlichkeit dieser Behandlungsmethode erkannte, wandte er sich 1938 von der Röntgenologie ab und verkaufte sein gut florierendes Institut. Eine Zeit lang behandelte er seine Patienten vorwiegend mit Diät und physikalischen Heilmaßnahmen, mit Trink- und Badekuren, bis er eines Tages ein Buch von Léon Vannier über die Homöopathie las, durch das er erstmals mit den Hochpotenzen bekannt wurde. Während seiner eigenen homöopathischen Fortbildung besuchte er u. a. das „Royal Homoeopathic Hospital" in London, einige Polikliniken in Frankreich sowie das Robert-Bosch-Krankenhaus in Stuttgart. Seit 1939 praktizierte er als homöopathischer Arzt in Lausanne-Pully. Mithilfe geheilter Patienten gründete er in Lausanne eine Gesellschaft zur Verbreitung

der Homöopathie (o. J.) und ließ vorwiegend aus eigenen Mitteln die alle zwei Monate erscheinende Zeitschrift *Homöopathia* herausgeben, die mehreren homöopathischen Ärzten und ihm selbst als Forum diente, die Homöopathie bekannt zu machen. Ab 1956 führte er regelmäßig Seminare und Kurse durch, die in Freiburg i. B. begannen. Sein 1955 erschienenes Buch *Heilkunst in neuer Sicht* (s. unten) wurde zu einem Markstein in der Geschichte der klassischen Homöopathie.

Werke: Heilkunst in neuer Sicht: ein Praxisbuch, Ulm 1955, 269 S. Das ABC der Gesundheit, Ulm 1957, 87 S. Die korrekte homöopathische Behandlung in der täglichen Praxis: mit Repertorium; aus dem Französ. übertr. von H. Friz, Ulm 1958, 100 S. Magen-, Leber- und Galle-Erkrankungen, Ulm 1963, 228 S. Medizin auf Wegen und Irrwegen: mein langes Leben als Arzt, Zürich 1973, 394 S.

Literatur: ZKH (R. Römer) 37, 1993, S. 81; AHZ (K. Schwabe) 238, 1993, S. 121/122. Zum 90. Geburtstage von Dr. Adolf Voegeli: ZKH (R. Römer) 32, 1988, S. 217–222; AHZ (E. Schmeer) 233, 1988, S. 249/250. Zum 80. Geburtstag von Dr. med. Adolf Voegeli (R. Römer), ZKH 23, 1979, S. 34/35. Adolf Voegeli wird 75 Jahre alt (J. Zinke), ZKH 17, 1973, S. 242–244. Dr. med. Adolf Voegeli 65 Jahre alt, ZKH 7, 1963, S. 282–284. Dinges, S. 111 f. Erlach, S. 362–365.

Vogel, Carl Gustav
* 11.12.1832 Langenleuba-Oberhain/Sachsen,
† 17.4.1865 Penig/Sachsen
Studienort: Leipzig
Dr., Diss. med. Univ. Leipzig 1860, *Quae methodus in sanandis brachii pseudarthrosibus prosperrimum eventum habuerit*, 31 S.

Studierte anfangs einige Jahre Theologie, wandte sich dann aber der Medizin zu. Ließ sich nach dem Staatsexamen in Penig als Arzt nieder.

Werke: Der homöopathische Hausarzt für Stadt und Land: ein leichtfaßlicher und praktischer Rathgeber für Alle, welche die am häufigsten vorkommenden Krankheiten schnell, sicher und wohlfeil selbst heilen wollen; nach eigenen Erfahrungen am Krankenbette und unter Berücksichtigung der neuesten Ergebnisse der Wissenschaften, Berlin 1864, 223 S. Dr. Vogel's Homöopathischer Hausarzt: ein leichtfaßlicher und praktischer Rathgeber; für alle, welche die am häufigsten vorkommenden Krankheiten sicher, schnell und auf gefahrlose Weise selbst heilen wollen; nach dem Tode d. Verf. neu bearb. von Hugo Billig, 18., wesentl. verm. und verb., mit zahlr. Abb. vers. Aufl., Leipzig 1882, X, 431 S.

Literatur: LPZ (G. Puhlmann) 24, 1893, S. 64/65.

Vogt, Paul
* 21.10.1907 Lengerich/Westfalen,
† 10.3.1987 Lengerich
Studienorte: Münster, Innsbruck, Freiburg
Dr., Diss. med. Univ. Münster 1933, *Kriminalstatistische und kriminalpsychologische Beiträge zum Verbrechen der Brandstiftung*, 22 S.

Ehrenzeichen des DZVhÄ 1972.

Unter Prof. Hans-Wilhelm Bansi (1936–1939) war er Erster Assistent am Erwin-Liek-Krankenhaus in Berlin. E. Lieks (s. dort) Einstellung wurde auch für ihn wegweisend, den ganzen Menschen in seiner körperlichen und seelischen Bedingtheit zu sehen. Bei Kriegausbruch war er Internist und Oberarzt am Rudolf-Virchow-Krankenhaus in Berlin. 1951 Prüfung für die Zusatzbezeichnung Homöopathie. Legte 1960 das Dispensierexamen ab. Von 1948 bis 1969 Chefarzt der Inneren Abteilung des Städtischen Krankenhauses in Lengerich, wobei er besonderen Wert auf die biologischen und homöopathischen Heilverfahren legte.

Werke: Was leistet die Homöopathie?: eine Dokumentation 16 beweiskräftiger Fälle aus den verschiedenen Fachgebieten der Medizin, i. A. des DZVhÄ, zsgest. von P. Vogt, 2., überarb. Aufl., Karlsruhe 1982, 34 S. Über die allergische Konstitution mit ihrem besonderen Einfluß auf den Krankheitsablauf und über die dabei erfolgreiche Anwendung des homöopathischen Bienengiftmittels „Apis", DHM 5, 1954, S. 222–233. Über die Anwendung homöopathischer und anderer biologischer Prinzipien im Krankenhaus, AHZ 222, 1977, S. 101–114; 145–155.

Literatur: AHZ (H. Lennemann) 232, 1987, S. 161. Laudatio zum 75. Geburtstag von Dr. Paul Vogt (Raspe), AHZ 227, 1982, S. 254/255. Paul Vogt 70 Jahre (H. Lennemann), AHZ 223, 1978, S. 19/20. Schoeler, S. 155.

Volk, Georg
* 23.3.1898 Groß-Steinheim a. M.,
† 16.6.1986 Offenbach
Studienort: Frankfurt a. M.
Dr., Diss. med. Univ. Frankfurt 1923, *Über Riesenzellen in der Schilddrüse*, 32 S.

Von Ende 1958 bis Ende 1976 Belegarzt im Ketteler-Krankenhaus in Offenbach. Von ca. 1969–1974 Chefarzt der homöopathischen Abteilung im Ketteler-Krankenhaus in Offenbach. 1980 Verleihung der Silbernen Bürgermedaille der Stadt Offenbach. 1981 Verleihung des Bundesverdienstkreuzes.

Bruder von Herrmann Kardinal Volk (1903–1988), Mainz. Zur Homöopathie gelangte er durch die gemeinsame Assistenzzeit mit F. Stockebrand (s. dort). Anregungen erhielt er durch A. Bier (s. dort) und W. Münch (s. dort). War Assistent bei O. Leeser (s. dort) im Robert-Bosch-Krankenhaus in Stuttgart (o. J.). Ließ sich 1926 als Internist in Offenbach nieder. Seit 1951 führte er eine Gemeinschaftspraxis.

Werke: Vom Arzt und vom Kranken: Vortrag gehalten auf der ersten Beuroner Hochschulwoche am 15. September 1948, Freiburg 1949, 32 S. Dein Herz in gesunden und in kranken Tagen, Frankfurt 1951, 128 S. Neuralpersonale Diagnostik: Anleitung zur pathophysiognomischen Betrachtung des Menschen, Ulm 1955, 454 S. Arznei für Leib und Seele, Freiburg 1958, 138 S.

Literatur: AHZ (H. Leers) 232, 1987, S. 70. Laudatio zum 85. Geburtstag von Dr. Georg Volk (H. Leers), AHZ 228, 1983, S. 209. Dr. Georg Volk 70 Jahre (A. Kautzsch), AHZ 213, 1968, S. 410/411. Faltin, S. 21. Schoeler, S.155.

Voorhoeve, Jacob
* *19.1.1865 Rotterdam, † 14.5.1937 Dillenburg/Westerwald*
Studienorte: Leiden/NL, amerikanische Universitäten
Dr. med.

Fast 20 Jahre lang Hauptredakteur der Zeitschrift *De Dokter in Huis*.
War Assistent des Augenarztes Herzog Carl Theodor von Bayern (o. J.). Ließ sich 1894 in Dillenburg als homöopathischer Arzt nieder.

Werke: Homoeopathie in de praktijk, Zwolle 1905 (?), XII, 322 S. Clotar Müller: Der homöopathische Haus- und Familienarzt, eine Darstellung der Grundsätze und Lehren der Homöopathie zur Heilung der Krankheiten, 13., verb. u. verm. Aufl., von J. Voorhoeve, Leipzig 1906, XVI, 448 S. Homöopathie in der Praxis: gemeinverständliche Darstellung der Lehren der Homöopathie und deren Anwendung in den am häufigsten vorkommenden Krankheiten; mit besonderer Berücksichtigung der erprobtesten Anwendungsformen der physikalisch-diätetischen Heilmethode (sog. Naturheilkunde), Zwolle/Leipzig 1908, 379 S.

Literatur: LPZ 68, 1937, S. 118. Villers, Bd. 2, S. 39; Bibl. S. 11.

Wachter, Ferdinand von
* *21.8.1824 Memmingen, † 16.6.1906 Oberstdorf*
Studienorte: Erlangen, Freiburg, München, Wien, Prag
Dr., Diss. med. Univ. Ingolstadt-Landshut-München 1849, *De vitiis oculorum congenitis.* (In deutschen Bibliotheken nicht nachgewiesen).

Praktizierte 1850 in Sonthofen als homöopathischer Arzt. Übersiedelte 1860 nach Augsburg.

Literatur: Gleichlautend LPZ (Kimpel) 37, 1906, S. 122/123; AHZ 153, 1906, S. 26/27. Stolberg, S. 42, 59, 79, 84. Meyer, S. 27, 56. Villers, Bd. 1, Teil 2, S. 3.

Wächter, Josef
* *1792 (Ort unbek.),*
† 30.1.1880 Schäßburg/Siebenbürgen
Dr. med.

Goldenes Franz Josef Verdienst-Kreuz mit der Krone (o. J.).
Einer der ersten homöopathischen Ärzte in Siebenbürgen. Hausarzt des kommandierenden Generals von Siebenbürgen (o. Namen).

Literatur: LPZ (Abl, Graz) 11, 1880, S. 57. Meyer, S. 27, 54.

Wagner-Schlageter, Richard
* *22.10.1869 Ballendorf/Württemberg,*
† 16.7.1957 Basel
Studienort: München
Dr. phil.

Gehörte zu den Gründern der „Pharmazeutischen Gesellschaft Basel" (23 Jahre Quästor). Wurde 1942 Ehrenmitglied.
Nach bestandener pharmazeutischer Staatsprüfung war er in Mannheim, Stuttgart und Berlin tätig. Ferner in der homöopathischen Central-Apotheke in Bad Cannstatt, wo er sich mit der homöopathischen Pharmazie vertraut machte. Danach ging er als Apotheker nach Basel und legte das schweizerische Staatsexamen für Pharmazie ab. Gründete 1910 die Wettstein-Apotheke in Klein-Basel. Wirkte auch fördernd in der „Gesellschaft der Freunde für die schweizerische Sammlung für historisches Apothekerwesen".

Werke: Kurze Wegleitung zum Gebrauche homöopathischer Heilmittel, o. O. 1919, 16 S.

Literatur: AHZ 202, 1957, S. 538–540. Erlach, S. 366.

Wahle, Johann Wilhelm
** 23.6.1794 Radisleben bei Ballenstädt/
Herzogtum Anhalt-Bernburg, † 9.4.1853 Rom*

Doktordiplom aus Allentown/USA.

Gehörte zum direkten Schülerkreis von S. Hahnemann (s. dort). War als einfacher Barbier der erste nichtstudierte Homöopath. Kam in Ballenstädt bei einem Bader in die Lehre und besuchte anschließend medizinische Kollegien in Leipzig von 1819–1823. Befasste sich 1820 mit der Lehre Hahnemanns. Wurde als Homöopath tätig, ohne jedoch über eine Approbation zu verfügen, was ihn in Konflikt mit den Medizinalbehörden brachte. War mit C. Haubold (s. dort) befreundet, der ihn als ärztlichen Gehilfen einstellte. Auch ein Doktordiplom der homöopathischen Ausbildungsstätte in Allentown im US-Staat Pennsylvania erleichterte seine berufliche Situation nicht. Ging auf Empfehlung von Hofrat Wolff 1840 nach Rom, wo er erfolgreich praktizierte. Wurde dort zurzeit der italienischen Unruhen ca. 1848 von den Behörden aus nicht näher bekannten Umständen für mehrere Tage inhaftiert.

Werke: Ueber Encephalitis und Hydrocephalus und deren Heilung, ACS 15, 1835/36, H. 2, S. 23–29. Kirschlorbeer, ACS 15, 1835/36, H. 2, S. 161–178. Kreosot, ACS 16, 1837/38, H. 2, S. 152–220. Juncus effusus L. (Simse), ACS 19, 1841/42, H. 2, S. 183–188. Die gemeine Bettwanze (Cimex lectularius), ACS 23, 1846, H. 1, S. 1–16. Memorabilien aus der Praxis, ACS 23, 1846, H. 1, S. 17–50.

Literatur: AHZ (F. Hartmann) 45, 1853, S. 369–373. HVJ (V. Meyer) 4, 1953, S. 238–240. Tischner, S. 599. Haehl, Bd. 1, S. 225, 357, 464; Bd. 2, S. 114, 513. Schreiber, S. 44/45. Aus dem Nachlass Wahle befinden sich 200 Briefe im Archiv des IGM.

Walz, Karl Friedrich
** 12.10.1820 Karlsruhe,
† 4.2.1899 Frankfurt a. d. Oder*
Studienorte: Bonn, Würzburg, Berlin
Dr., Diss. med. Univ. Berlin 1843, *De placentae retardatione et metrorrhagia*, 33 S.

Kaiserlich russischer Staatsrat (o. J.). Verschiedene russische Orden und Auszeichnungen des preußischen und sardischen Königshauses und des großherzoglichen badischen Herrscherhauses.

Auf Empfehlung von Dietrich Wilhelm Heinrich Busch, dem Leiter der Gynäkologischen Klinik in Berlin, kam er 1845 nach St. Petersburg und wurde nach Ablegung der russischen medizinischen Staatsprüfung Leiter des dortigen Hospitals für Frauenkrankheiten. Diese Position bekleidete er 22 Jahre lang. Durch den Leibarzt von Zar Nicolaus, v. Mandt, sowie durch v. Villers sen. (s. dort) gelangte er zur Homöopathie. Kehrte 1867 nach Deutschland zurück und ließ sich 1874 in Frankfurt a. d. Oder als homöopathischer Arzt nieder.

Literatur: AHZ (S. Mossa) 138, 1899, S. 141/142. ACV 7, 1899, S. 88–90. LPZ 30, 1899, S. 43. HMB 24, 1899, S. 90. Ein fünfzigjähriges Doctor-Jubiläum (G. Puhlmann), LPZ 24, 1893, S. 197/198. Tischner, S. 657, 802. Villers, Bd. 2, S. 6. Festrede zur 50jährigen Jubelfeier des homöopathischen Centralvereins Deutschlands am 9. und 10. August 1879 in Hannover, NZK 28, 1879, S. 153–155, 161/162.

Wank, Peter
** 1.2.1803 Oberneuerheim/Bayern,
† 15.4.1873 Görz/Österreich*
Studienort: Wiener Josephsakademie
Dr. med.

Goldene Verdienstmedaille des Kaisers von Österreich (o. J.). Ritter des Ludwigsordens durch Großherzog Ludwig III. zu Hessen und bei Rhein (o. J.).

Fühlte sich schon während seiner Studienzeit zur Homöopathie hingezogen. Trat 1833 als Oberarzt in das österreichische Heer ein und wurde im Laufe dieser Tätigkeit zum Regiments- und Stabsarzt befördert. War später Chefarzt bei verschiedenen Armeecorps. Nach seiner Amtstätigkeit praktizierte er als homöopathischer Arzt in Mailand, Venedig und schließlich in Görz.

Literatur: IHP (J. v. Favento) 3, 1873, S. 431/432. Meyer, S. 27, 41, 70.

Wapler, Hans
** 26.10.1866 Burgheßler bei Kösen/Sachsen,
† 10.6.1951 Leipzig*
Studienorte: Berlin, Halle, Leipzig
Dr., Diss. med. Univ. Leipzig 1895, *Über Versuche, durch Strychnin bei Tieren Immunität gegen Tetanus herbeizuführen*, 49 S.

Leiter des homöopathischen Krankenhauses Leipzig von 1900–1901. Leiter der homöopathischen Poliklinik des DZVhÄ in Leipzig von 1901–1943. Hauptschriftleiter der AHZ von 1922–1939.

Gilt lt. Tischner (S. 708) „als Führer der naturwissenschaftlichen Richtung der Homöopathie". Sein Streben zielte darauf ab, der Homöopathie zur wissenschaftlichen Anerkennung zu verhelfen und sie vom Geruch der Scharlatanerie zu befreien. Die Schriften von Th. v. Bakody (s. dort) veranlassten ihn 1896 zu einem Besuch bei ihm in Budapest. Neben Bakody basieren seine Arbeiten geistig auf den Werken von M. Müller (s. dort) und L. Griesselich (s. dort). Seine Anschauungen verbindet er mit der „Biologischen Reizregel" (auch Biologisches Grundgesetz genannt) von Arndt-Schulz und benutzt sie, um mit der Homöopathie neben der Schaffung einer naturwissenschaftlichen Grundlage die Brücke zur Schulmedizin zu schlagen. Befreundet mit H. Schulz (s. dort) und A. Bier (s. dort) sowie mit den Medizinhistorikern K. Sudhoff und R. Tischner (s. dort). Der wissenschaftlichen Anerkennung der Homöopathie diente ein Großteil seiner mehr als 100 Veröffentlichungen; sie waren Aufklärungs- und Streitschriften für die Sache der Homöopathie. Seit 1935 hielt er auch Vorlesungen über die Homöopathie. Begrüßte 1933 Hitlers Wahl zum Reichskanzler.

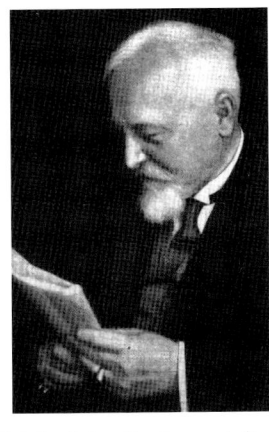

Werke: Die Grundsätze der modernen wissenschaftlichen Homöopathie: zur Verständigung noch einmal; Antwort auf die Veröffentlichung des Herrn Geh. Med.-Raths Dr. O. Schwartz in Cöln: *Nochmals zur Frage der Errichtung eines besonderen Lehrstuhls für Homöopathie*, Sonderabdruck aus der AHZ, Nr. 5/6, 1896, Leipzig 1896, 20 S. Die Homöopathen-Frage und der Weg zu ihrer Lösung, Leipzig 1913, 24 S. Die Homöopathie im Rahmen einer Neuen deutschen Heilkunde, 1936, Vortrag gehalten am 18. April 1936 auf der 1. Reichstagung der Reichsarbeitsgemeinschaft für Neue Deutsche Heilkunde in Wiesbaden, DÄ 66, 1936, S. 584/585; 606–608.

Literatur: Hans Wapler: eine Rückerinnerung zu seinem 100. Geburtstag (H. Schoeler), AHZ 211, 1966, S. 433–437. AHZ (H. Schoeler) 196, 1951, S. 105–110. Hans Wapler zu seinem 80. Geburtstage (A. Stiegele), AHZ 193, 1948, S. 26/27. 100 Jahre Leipziger Homöopathische Poliklinik (H. Schoeler), AHZ 190, 1942, S. 116–124. Hans Wapler zu seinem fünfundsiebzigsten Geburtstag (R. Tischner), AHZ 189, 1941, S. 163–165. Rückblick und Ausblick zu Dr. Hans Waplers 70. Geburtstag (K. Kiefer), AHZ 184, 1936, S. 349–354. Tischner, S. 45, 382, 460, 463, 465, 478, 489, 513, 626, 652, 678, 681, 698 f., 708 f., 735, 763. Lucae, S. 25, 99, 119, 120, 121, 122, 137, 138, 139, 140, 141, 144, 147, 157, 161, 188, 189, 194, 200, 215, 218. Eppenich, S. 55, 60–64, 71, 136, 309, 314–316, 319, 320. Dinges, S. 34. Faltin, S. 301. Schoeler, S. 155.

Waszily (Wassily), Paul Johannes Friedrich
* 16.3.1868 Husum, † 7.5.1951 Kiel
Studienorte: Kiel, Berlin, Leipzig, Jena
Dr., Diss. med. Univ. Jena 1894/95, *Ueber Entstehung und Behandlung der oberen Epiphysenfractur des Femur bei Neugeborenen,* 20 S.

Leibarzt der Herzogin Wilhelmine, Tochter des dänischen Königs, in Kiel (o. J.).

Assistent des homöopathischen Arztes K. F. Kunkel (s. dort) in Kiel, dessen Praxis er nach Kunkels Tod übernahm. In zweiter Ehe seit 1911 mit Gräfin Gravina, einer Enkelin von Hans von Bülow und Cosima Wagner, verheiratet. Genoss als Sammler von Kunstwerken einen großen Ruf. Praktizierte von 1945–1948 in Eutin, ab 1948 wieder in Kiel.

Werke: Wie ich die Homöopathie lehre, Stuttgart 1927, 37 S. Ueber Natrium muriaticum, ZBV 16, 1887, S. 133–146. Die wichtigsten Konstitutionsmittel, ZBV 50, 1934, S. 183–188.

Literatur: Das Portrait einer Arztpersönlichkeit; zum 100. Geburtstag von Dr. med. Paul Wassily (G. Schlüter-Göttsche, Vortrag gehalten auf der 120. Jahresversammlung des DZVhÄ in Berlin, Mai 1968), ZKH 17, 1973, S. 126–140. AHZ (H. Rabe) 196, 1951, S.110/111. DHM (B. Schilsky) 2, 1951, S. 127/128. Paul Wassily 70 Jahre alt (Bayer), ZBV 54, 1938, S. 110/111. Tischner, S. 708. Schöler, S. 155.

Waterloh, Anton
* 15.12.1892 Hof Ströhn bei Melstrup/Niedersachsen, † 30.1.1960 Bonn
Studienorte: Bonn, Greifswald, Heidelberg
Dr., Diss. med. Heidelberg 1922, *Jahresbericht der Heidelberger Chirurgischen Klinik für das Jahr 1920 über Erkrankungen der unteren und oberen Extremitäten,* 40 S.

Als Mitglied des wissenschaftlichen Beirates der Bundesärztekammer war er der offizielle Vertreter der homöopathischen Ärzte der Bundesrepublik.

Von 1922–1924 Assistent an der Universitätsklinik in Heidelberg bei Prof. Krehl. Die ihm von seinem Chef angebotene Dozentenlaufbahn lehnte er ab. Assistenzarzt bei A. Stiegele (s. dort) am Aushilfskrankenhaus Stuttgart vor 1923, wo er seine homöopathische Ausbildung erhielt. 1925 zunächst homöopathischer Arzt in Durlach bei Karlsruhe. Übersiedelung nach Bonn 1926, wo er sich eine Praxis aufbaute.

Werke: Ueber perlinguale Applikation der Medikamente, ZBV 40, 1923, S. 241–246. Zur Behandlung des akuten Gelenkrheumatismus, ZBV 40, 1923, S. 417–422. Homöopathische Therapie des Diabetes, ZBV 55, 1939, S. 241–246. Keuchhusten-Therapie eines praktischen Arztes, ZBV 58, 1942, S. 328–332. Gedanken und Erinnerungen (Nachlese zur Homburger Tagung), DHM 4, 1953, S. 420–423.

Literatur: Gleichlautend AHZ (H. Kritzler-Kosch) 205, 1960, S. 145/146; ZKH 4, 1960, S. 92/93. DHM (R. Schnütgen) 11, 1960, S. 144/145. Faltin, S. 395. Stübler, Martin: Kataraktkur nach Waterloh, AHZ 214, 1969, S. 354/355. Schoeler, S. 155. Faltin, Thomas: „Kranke Menschen zum Lichte des Lebens zurückführen" – Der Laienheilkundige Eugen Wenz (1856–1945) und die Stellung der homöopathischen Laienheiler um 1900, S. 185–209, dort Wenz' Engagement in der Laienbewegung, S. 199–202, hier: 201, in: Dinges (Hrsg.), Homöopathie.

Watzke, Philipp Anton
* 12.5.1803 Straden bei Kulm/Böhmen,
† 1.7.1867 Wien
Studienorte: Prag, Wien
Dr., Diss. med. Univ. Wien 1832, *De principio medendi*, 33 S.

1845 u. folgende Jahre korresp. Mitglied: der Academia Omoeopatica di Palermo, des Vereins für prakt. Medizin und specif. Heilkunde in Heidelberg und Karlsruhe, der Société de med. hom. de Paris, des Homoeopathic College of Pennsylvania in Philadelphia. 1847 Ernennung zum wirkl. Mitgl. und Vizepräsidenten des Vereins hom. Aerzte Oesterreichs für physiologische Arzneiprüfung, 1850 und 1855 Ernennung zum Ehrenmitglied des hom. Zentralvereins zu Leipzig sowie des Vereins für specif. Heilkunde der hom. Ärzte Bayerns.

Obgleich er der bedeutendste Wiener Spezifiker war, bleibt überraschend viel in seinem Leben ungeklärt (Petry, S. 333). Zunächst Lehrer und Erzieher im Haus des praktischen Arztes Ritter von Lichtenfels. Bereits in seiner Diss., die er Lichtenfels widmete und dessen Assistent er wurde, bekannte er sich zur Homöopathie. Acht Jahre praktizierte er in Klagenfurt, ehe er 1841 nach Wien übersiedelte. Von 1843 bis 1849 gab er zusammen mit W. Fleischmann (s. dort), C. Hampe (s. dort) und F. Wurm(b) (s. dort) die *Österreichische Zeitschrift für Homöopathie* heraus. Von 1840 bis 1850 war er Leiter des Homöopathischen Krankenhauses in Wien-Leopoldstadt. Wurde 1850 mit Wurm(b) Leiter dieses Krankenhauses, das später von Wurm(b) allein übernommen wurde. Mitbegründer des Vereins homöopathischer Ärzte Österreichs für physiologische Arzneiprüfungen. Schrieb anfangs unter dem Pseudonym Dr. Y.

Werke: Erwiderung auf Prof. Töltenyis Aufsatz betitelt *Das Heilprincip und die Homöopathie*, Wien 1843. Ein Tag aus meiner Praxis: Parallelen zwischen Allöopathie und Homöopathie für angehende praktische Ärzte, Leipzig 1866, XXIV, 139 S. Gegenstücke zu den Heilungen mit Hochpotenzen, ÖZfH 2, 1845, H. 3, S. 508–525.

Literatur: AHZ (E. Frölich) 76, 1868, S. 54–56. NZK 16, 1867, S. 167/168. Tischner, S. 510 f., 595 f., 629, 633, 640, 715, 803. Callisen, Bd. 33, S. 227. Hirsch, Bd. 5, S. 862. Lucae, S. 68, 70, 72, 216, 218. Eppenich, S. 56, 71, 311, 312. Dinges, S. 82–87, 93. Faltin, S. 211 f. Petry, S. 333–335. Meyer, S. 28, 61. Horn, Sonja (Hrsg.): Homöopathische Spuren, darin Dorffner, Gabriele: Versuche einer Institutionalisierung der homöopathischen Lehre im 19. Jahrhundert, S. 55–70, hier S. 66.

Weber, Ernst
* 16.12.1832 Duisburg,
† 29.6.1913 Mülheim/Ruhr-Speldorf
Studienorte: Bonn, Berlin
Dr., Diss. med. Univ. Berlin 1861, *De articulationis cubiti resectione*, 34 S.

Langjähriger Vorsitzender des Homöopathischen Zentralvereins und 15 Jahre Vorsitzender des Rheinisch-Westfälischen Verbandes homöopathischer Ärzte.

Erhielt die Approbation 1862. War als Homöopath tätig und wurde deshalb nicht zum Sanitätsrat ernannt. Nach dem Staatsexamen unternahm er Studienreisen nach Wien, Prag, Paris und Würzburg. Ließ sich dann 1865 in Duisburg als praktischer Arzt nieder. Bereits als Student lernte er die Söhne des homöopathischen Arztes C. Krummacher (s. dort) in Bremen kennen, durch den er zur Homöopathie fand. In Berlin bestand er das Dispensierexamen (o.J.). War um 1901 zusammen mit Heinrich Salzmann (1859–1945) im Deutschen Apothekerverein an der Ausarbeitung des ersten deutschen homöopathischen Arzneibuches beteiligt. Nach dem Tod seines Vaters übersiedelte er 1883 nach Köln. In den 1890er Jahren zog er wegen eines Rheumaleidens wieder nach Duisburg.

Werke: Petition um Abänderung des § 3 des Apothekengesetzentwurfs: dem hohen Bundesrathe und dem hohen Reichstage eingereicht seitens einer Vereinigung prakt. homöop. Aerzte aus Rheinland und Westfalen, bestehend u.a. aus Dr. Stens, Dr. v. Bönninghausen usw.; im Auftr. ausgearb. von Ernst Weber, Leipzig 1878, 36 S. Die Stellung der Aerzte zur Impffrage; Vortrag, geh. zu Cöln am 10. Oct. 1881, Cöln 1882, 21 S. Hahnemann: ein Grundstein und ein Eckstein in der Geschichte der Medicin; Vortrag, geh. im Bürgersaale des Rathauses zu Berlin, am 8. Februar 1882, Leipzig 1882, 24 S.

Literatur: Gleichlautend AHZ (H. Schnütgen) 161, 1913, S. 251–253; LPZ 44, 1913, S. 186/187; ZBV 32, 1913, S. 258. Tischner, S. 702, 803. Villers, Bd. 1, Teil 2, S. 5, 8; Bd. 2, S. 5, 8.

Weber, Georg Adolph
* 8.2.1802 Quedlinburg, † 19.7.1879 Nordamerika
Studienorte: Göttingen, Berlin
Dr., Diss. med. Univ. Berlin 1826, *De angina membranacea et de asthmate Millari*, 55 S.

Grossherzoglich hessischer Hofrat und Leibarzt des Fürsten von Solms-Lich und Hohen-Solms.
Praktizierte 1829 in Braunschweig. In der Familienakte wird erwähnt, dass Weber mit seiner Familie (o.J.) nach Buffalo in Nordamerika auswanderte, jedoch hörte man nichts mehr von der ausgewanderten Familie (Stadtarchiv Quedlinburg).

Werke: Systematische Darstellung der antipsorischen Arzneimittel in ihren reinen Wirkungen: nach Dr. S. Hahnemanns Werke: Ueber die chronischen Krankheiten, ihre eigenthümliche Natur und homöopathische Heilung, bearb. u. hrsg. von G. A. Weber, Braunschweig 1830, X, 556 S. Systematische Darstellung der reinen Arzneiwirkungen aller bisher geprüften Mittel, mit einem Vorwort von Samuel Hahnemann, Braunschweig 1831, VIII, 1193 S. Ueber die Heilung und Verhütung des Milzbrandes, AHZ 7, 1835, S. 97–101.

Literatur: Tischner, S. 602, 804. Callisen, Bd. 20, S. 458/459; Bd. 33, S. 233. Haehl, Bd. 1, S. 185, 190; Bd. 2, S. 221, 238, 239 f. Jütte, Robert: The paradox of professionalisation: Homeopathy and Hydropathy as unorthodoxy in Germany in the 19th and early 20th century, in: Robert Jütte, Guenther B. Risse and John Woodward: Culture, Knowledge and Healing – historical perspectives of homeopathic medicine in Europe and North America, Sheffield, 1998, S. 73.

Weber, Johann Heinrich
* 18.11.1792 Brilon, † 25.12.1869 Brilon
Studienorte: Münster, Bonn
Dr., Diss. med. Univ. Bonn 1820, *De daturae stramonii viribus et usu medico*, 78 S.

Praktizierte zunächst mehrere Jahre in Belecke. Zog später nach Brilon.

Werke: Praktische Mittheilungen, AHZ 39, 1850, S. 1–6, 17–26. Etwas über Hochpotenzen, und noch einiges Andere vorher und nachher, AHZ 39, 1850, S. 241–249. Rhapsodische Erfahrungen vermischten Inhalts, AHZ 39, 1850, S. 273–281, 295–301. In den ersten Jahren meiner homöopathischen Praxis gemachte Erfahrungen, AHZ 41, 1851, S. 65–72, 97–105, 113–118. Eine systematische Herausgabe die ein- und halbseitigen Symptome betreffend, AHZ 43, 1852, S. 362–367.

Literatur: AHZ 80, 1870, S. 16. Tischner, S. 587, 804. Meyer, S. 28, 35.

Weber, Julius Ludwig
* 15.3.1813 Jünde bei Göttingen,
† 21.3.1866 Hannover
Studienort: Göttingen
Dr. med.

1846 Leibarzt von König Georg V., Obermedizinalrat.

Literatur: AHZ 72, 1866, S. 112. PHZ 12, 1966, S. 96. NZK 15, 1866, S. 56. Tischner, S. 771, 804. Haehl, Bd. 1, S. 463. Meyer, S. 28, 43.

Weber, Wilhelm
* 26.12.1918 Mariendrebber/Kr. Diepholz,
† 26.5.1989 Melbeck bei Lüneburg
Dr. med.

Nach dem Krieg Assistent am Institut für Gerichtsmedizin der Universität Kiel. Seit 1950 war er 25 Jahre lang als praktischer Arzt auf der Insel Fehmarn tätig. Hier lernte er die Homöopathie kennen. Er prägte das Kürzel HNH (Homöopathie nach Hahnemann). 1984 zog er aus Altersgründen nach Melbeck.

Literatur: ZKH (W. Klunker) 33, 1989, S. 224.

Wedepohl, Wolfgang Edgar Rudolf
* 13.11.1915 Düsseldorf, † 20.8.2003 Berlin
Studienorte: Freiburg i. B., Berlin
Dr., Diss. med. Univ. Berlin 1944, *Der Decubitus in der Chirurgie. Zur Entstehung, Vorbeugung und Behandlung*, 55 gez. Bl.

Nach dem Abitur wechselten Arbeitsdienst und Soldatenzeit. Bei Kriegsende traf er in Dänemark seine Cousine Inga Hansen, die ihn entscheidend auf seinem Weg zur Anthroposophie beeinflusste. Nach dem Krieg Facharztausbildung in Berlin und Stuttgart. 1958 Facharzt für Innere Medizin. Ließ sich 1963 in Berlin-Hermsdorf als Kassenarzt nieder. Engagierte sich in diversen Arbeitsgruppen, besonders auch der Rudolf-Steiner-Schule.

Werke: Arsenicum album. In: Elemente zur Berliner Homöopathie. I: Vorträge aus den Jahren 1983 und 1984, Berlin 1985, S. 203-218. Gedenkblatt für Dr. Volckmar Bartels † 10.8.1976, AHZ 231, 1986, S. 169. Hahnemann und die Freimaurer. In: Elemente zur Berliner Homöopathie. III: Vorträge aus den Jahren 1985 und 1986. Berlin 1988, S. 135-143. Repertorium zu Borlands „Kindertypen". EHK 10, 1961, H. 1-4, Ulm 1962 (zus. Mit H. Zulla).
Literatur: AHZ 251, 2006, S. 72. Elemente zur Berliner Homöopathie, Berlin 2005, S. 97-99.

Weidemann, Walter
* 27.6.1897 Grabow/Mecklenburg,
† 4.8.1978 Lübeck
Studienorte: Heidelberg, Tübingen
Dr., Diss. med. Univ. Tübingen 1922, *Ueber zwei Fälle von Salvarsan-Neuritis*, 25 S.

H. Ritter (s. dort) war Jugendfreund und Schwager. Enge Freundschaft bestand zu J. Mezger (s. dort). Wurde in seiner geistigen Haltung durch E. Schlegel (s. dort) und P. Dahlke (s. dort) geprägt.

Werke: Über die Behandlung der Herzinsuffizienz mit einem alten vergessenen Herzmittel, EHK 9, 1960, S. 287/288. Medikation über die Haut, EHK 9, 1967, S. 286/287. Buchbesprechung: Küchle, H. J.: Taschenbuch der Augenheilkunde, DLa 46, Bd. 2, 1966, S. 1028.

Weidner, Max
* 10.2.1859 Breslau, † 20.11.1933 Breslau
Studienort: Breslau
Dr. med.

Geheimer Sanitätsrat.
Bald nach dem Staatsexamen erfolgte Anstellung als Kommunalarzt in Breslau. Zugleich ausgedehnte Kassenarztpraxis sowie Verbands- und Vertrauensarzt einiger Gesellschaften. Erkrankte 1888 lebensbedrohlich und wurde homöopathisch geheilt. Wandte sich daraufhin der Homöopathie zu, musste aber als Folge fast sämtliche öffentlichen Ämter abgeben. Bestand 1893 das Dispensierexamen. Gründete 1906 die homöopathische Klinik in Breslau, die – soweit feststellbar – bis 1918 existierte (evtl. auch länger, konnte jedoch nicht ermittelt werden).

Literatur: AHZ (R. Tischner) 182, 1934, S. 41/42. Eppenich, S. 210. Villers, Bd. 2, S. 4.

Weihe, August jun.
* 6.11.1840 Sjörup/Schweden, † 1.10.1896 Herford
Studienorte: Bonn, Leipzig, Halle
Dr., Diss. med. Univ. Halle 1865, *De invaginatione seu intussusceptione canalis intestinalis*, 28 S.

War das dritte Glied einer Familie homöopathischer Ärzte aus Herford. Sein Großvater gleichen Namens war Botaniker und noch Schüler S. Hahnemanns (s. dort) sowie ein Freund von C. v. Bönninghausen (s. dort). Der Großvater (A. Weihe sen.), durch den C. v. Bönninghausen zur Homöopathie gefunden hatte, wurde erster homöopathischer Arzt Westfalens. Sein Enkel A. Weihe jun. ist ein Neffe von Justus Weihe (s. dort). A. Weihe jun. besuchte zu seiner weiteren Ausbildung verschiedene Krankenhäuser in Wien und wurde dann Assistenzarzt seines Onkels Justus Weihe bis 1868. Im gleichen Jahr bestand er das Dispensierexamen. War durch die Lehre Radermachers beeinflusst und gilt als Entdecker der „Schmerzpunkte", die sog. Weihe'schen Druckpunkte (besonders in der Bauchgegend). Das sind schmerzüberempfindliche Punkte der Körperoberfläche, die für bestimmte Organ- und Systemerkrankungen typisch sind und die bestimmten homöopathischen Arzneimitteln zugeordnet wurden. Weihe wollte somit die Radermacher'sche Lehre mit der Hahnemann'schen Heilmethode verknüpfen.

Werke: Praktische und theoretische Beiträge zur Einleitung in die epidemiologische Behandlungsweise,

ZBV 5, 1886, S. 206–244. Genius epidemicus, AHZ 124, 1892, S. 19–22.

Literatur: LPZ (G. Puhlmann) 27, 1896, S. 203. AHZ (J. Leeser) 133, 1896, S. 140. ZBV (L. Sulzer) 15, 1896, S. 576. HMB 21, 1896, S. 189. Tischner, S. 665 f., 804. Eppenich, S. 305. Seiler, Hanspeter: Die Weiheschen Druckpunkte; Grundlagen und Praxis, Heidelberg 2001. XII, 390 S. Villers, Bd. 1, Teil 2, S. 7; Bd. 2, S. 7. Bibl. S. 27. Stahl, Martin: Zur Geschichte der „Vereinigung homöopathischer Aerzte Rheinlands und Westphalens" (Homöopathenfamilie Weihe), in: Medizin Gesellschaft und Geschichte (MedGG) 14, 1995, S. 196–198. „Eine" Geschichte der Medizin. Dr. med. August Weihe (1840–1896): Arzt in Herford – eine unbekannte Größe der Homöopathie. Historisches Jahrbuch für den Kreis Herford 2005, hier: S. 95–110.

Weihe, Justus
* 8.8.1808 Bünde i. W., † 31.7.1892 Herford
Studienorte: Leipzig, Berlin
Dr., Diss. med. Univ. Berlin 1832, *De filaria medinensi commentariolum,* 25 S.

Ältester Sohn von A. Weihe sen. und Onkel von A. Weihe jun. (s. dort). Trat nach dem Staatsexamen in die Praxis seines bereits kränkelnden Vaters ein, die er ein Jahr später, nach dem Tod des Vaters, übernahm. Stiftete testamentarisch 5 000 Mark für das homöopathische Krankenhaus in Leipzig.

Literatur: AHZ 125, 1892, S. 63. Callisen, Bd. 20, S. 502. Meyer, S. 28, 43. Villers, Bd. 1, Teil 2, S. 7. 100 Jahre Zentralverein, S. 195.

Weil, Rudolf
* 28.8.1841 Berlin, † 1915 Berlin
Studienort: Berlin
Dr., Diss. med. Univ. Berlin 1864, *De diphtheritide,* 32 S.

Homöopathischer Facharzt für Augenheilkunde. Mitinhaber der Homöopathischen und Chirurgischen Privat-Heilanstalt mit ca. 18 Betten in Berlin, die von 1873–1895 bestand.

Werke: Anleitung zur diätetischen Krankenpflege; mit besonderer Rücksicht auf das homöopathische Heilverfahren, Gotha 1859, VI, 157 S. Homöopathischer Rathgeber für Nichtärzte nebst einem Vorwort und einem Anhange, Winzig 1875, 221 S., X. Homöopathisches Handbuch für Freunde der homöopathischen Heilmethode nebst einem Vorwort und einem Anhange, 2. Aufl., Berlin 1879, 219 S.

Literatur: LPZ 46, 1915, S. 157. ZBV 34, 1915, S. 214. HMB 40, 1915, S. 96. Tischner, S. 815. Eppenich, S. 79, 170, 367. Villers, Bd. 1, Teil 2, S. 4; Bd. 2, S. 2, Bibl. S. 19.

Weiß, Karl
* 7.9.1848 Welzheim, † 7.5.1919 Schwäbisch Gmünd
Studienort: Tübingen
Dr., Diss. med. Univ. Tübingen 1872, *Ueber Transplantationen gänzlich abgetrennter Hautstücke,* 76 S.

Sanitätsrat

Nach dem Studium begab er sich zur weiteren Fortbildung nach Wien. Ließ sich 1872 in Schwäbisch Gmünd nieder, wo er 47 Jahre lang wirkte. Beschäftigte sich mit Paracelsus.

Werke: Die Arcana des Theophrastus von Hohenheim, o. O. 1910. Die homöopathische Behandlung der Ranulageschwulst, AHZ 130, 1895, S. 52.

Literatur: ZBV (A. Stiegele) 37, 1918/19, S. 145–150. AHZ (Kirn) 167, 1919, S. 127–130. Tischner, S. 678, 804. Lucae, S. 139, 149. Villers, Bd. 1, Teil 2, S. 6.

Werner, Gustav
* 4.4.1841 Chemnitz, † 6.4.1897 Wilster/Holstein
Studienorte: Zürich, Bern

Der Nekrolog v. G. Puhlmann (s. unten) spricht von *Dr.* Werner. Nachforschungen über eine mögliche Diss. in der Schweiz blieben ergebnislos, da das Jahresverzeichnis der Schweizerischen Universitätsschriften erst 1897/98 beginnt.

Geboren unter dem Familiennamen Lohse, wurde er später von dem Fotografen Werner in Chemnitz adoptiert. In der Schweiz studierte er zunächst Chemie und wurde dort in einer Seidenwarenfabrik als Chemiker angestellt. Wandte sich dann der Medizin zu, ohne jedoch das Studium mit einer Staatsprüfung abzuschließen. Durch die Bekanntschaft mit G. Rapp (s. dort) in Rottweil lernte er die Homöopathie kennen. Praktizierte dann in Döbeln/Sachsen, wo er vier Jahre lang unter dem Titel *Homoion* eine populäre homöopathische Zeitung herausbrachte. Gründete 1873 den „Landesverein für Homöopathie im Königreich Sachsen". Mitte der 1870er Jahre übersiedelte er nach Randegg in Baden. Hörte danach ein Semester über Homöopathie bei Th. v. Bakody (s. dort) in Budapest und hospitierte an verschiedenen Krankenhäusern. Die 1895 vorgenommene Gründung des Internationalen Verbandes homöopathischer Vereine in Hamburg missglückte.

Literatur: LPZ (G. Puhlmann) 28, 1897, S. 89/90. Eppenich, S. 169.

Wesselhoeft, Conrad d. Ä.
* 23.3.1834 Weimar, † 1.1.1904 Boston
Studienort: Harvard Medical School
Dr. med.

Neffe von W. Wesselhoeft (s. dort) und Verwandter von C. Wesselhoeft d. J. Tischner (S. 748) bezeichnet ihn „als den wohl bedeutendsten amerikanischen Homöopathen". Hat besonders – so Tischner weiter – sorgfältige mikroskopische Untersuchungen über die homöopathischen Verreibungen gemacht und ist für Tierversuche eingetreten.

Werke: Mikroskopische Untersuchungen verriebener Metalle und anderer harter, unlöslicher Substanzen, Leipzig 1878, 36 S. Wesselhoeft, Conrad: Übersetzung von S. Hahnemanns *Organon of the art of healing*, 5., amer. Aufl., Philadelphia 1886, 244 S., Anhang 19 S. Observations during drug proving, AIH 1, 1867/68, Section II, S. 3–6. Pulsatilla Nuttalliana, AIH 1, 1867/68, Section II, S. 7–57. Iris versicolor, AIH 2, 1868/69, Section II, S. 113–156. Verified Symptoms, AIH 4, 1870/71, Section II, S. 249–259. Confirmed indications of ustilago etc., AIH 5, 1871/72, Section II, S. 177–180. Sulphur in acute diseases, AIH 7, 1873, Section II, S. 380–387. A reproving of carbo vegetabilis, AIH 11, 1877, Section II, S. 184–280. The microscopic examination of triturated metals and other hard insoluble substances, AIH 12, 1878/79, Section II, S. 135–168. The dose and degree of attenuation, AIH 13, 1879/1880, Section II, S. 204–230.

Literatur: AHZ 150, 1905, S. 105/106. Haupt, W. Albert: Nil novum sub luna (es geht um C. Wesselhoefts Artikel in der Transactions of the 32. Session of the American Institute of Homoeopathy „The dose and degree of attenuation", s. oben, wo er die Ergebnisse der modernen Physik jenseits der 23. Verdünnung erstmals auf die Frage der Hochpotenzen angewendet hat), AHZ 123, 1891, S. 185–189. Tischner, S. 194, 714, 717, 723, 748, 804.

Wesselhoeft, Wilhelm (William)
*1794 Chemnitz, † 1.9.1858 Boston/USA
Studienorte: Berlin, Würzburg, Jena
Dr. med. Promotionsschrift in den Beständen der Universität Jena nicht nachweisbar.

Onkel von C. Wesselhoeft (s. dort). Während seines Studiums in Jena wurde er von Goethe angeregt, auf dem dortigen Observatorium Wolkenstudien für den Dichter zu machen. Betätigte sich während seines Studiums politisch gegen die reaktionäre Politik in Deutschland und verbüßte bis November 1819 eine Haftstrafe in Berlin. Danach verließ er sein Vaterland und ging nach Marseille, wo man jedoch ihm und anderen verbot sich einzuschiffen. Darauf wandte er sich nach Basel, wo er bald Doctor legens über Augenoperationen und Professor an der neu gegründeten Universität wurde. Von Basel vertrieben, wanderte er nach Nordamerika aus, wo er im September 1824 landete. Ließ sich in Bath/Pennsylvania nieder, wo er zehn Jahre als Homöopath tätig war. Zählt mit zu den ersten praktizierenden Homöopathen in Nordamerika. Nachdem C. Hering (s. dort) aus Surinam nach Philadelphia gekommen war, lernte er W. kennen, der einer der engsten Freunde und Vertrauten Herings wurde. Beide gehörten neben E. Freytag (s. dort), J. Romig, H. Detwiler (s. dort) und A. Bauer zu den Gründern der „Allentown-Academy". W. wurde später als Präsident Nachfolger von Hering. Arbeitete in Boston eine Zeit lang mit seinem Bruder Robert Wesselhoeft von etwa 1840 an homöopathisch.

Literatur: AHZ 57, 1858, S. 104. AHZ 57, 1858, S. 120. Krannich, S. 27 f., 32, 85 f., 106, 121 ff., 139, 144, 149 f., 213 ff., 262, 264, 299. Tischner, S. 745/746. King, Bd. 1, S. 132–134, 218. Winston, S. 27, 49, 68, 76, 160. Culture, Knowledge and Healing, S. 140, 143, 152, 157, 287. Dinges, S. 269. Haehl, Bd. 1, S. 468. Rogers, S. 4, 8, 15, 18, 26, 55, 101.

Westhoff, Bernhard
* 5.5.1866 Freckenhorst/Bezirk Münster,
† 22.12.1921 Osnabrück
Studienort: Erlangen
Dr., Diss. med. Univ. Erlangen 1893, *Ein eigentümlicher Fall von Rhinoplastik,* 29 S.

1911 Ernennung zum Sanitätsrat.
Legte 1894 das Dispensierexamen in Berlin ab. Ließ sich im gleichen Jahr als homöopathischer Arzt in Osnabrück nieder.

Literatur: AHZ 170, 1922, S. 80.

Widenmann, Gustav
* *13.10.1812 Stuttgart, † 26.1.1876 Ulm*
Dr. med.

Ließ sich nach dem Staatsexamen in Wien in die Homöopathie einführen. War 1841 als praktischer Arzt und gleichzeitig als Arzt am Arbeitshaus in Ludwigsburg tätig. Wechselte von 1848–1855 in die Politik und gab in Stuttgart die *Süddeutsche politische Zeitung* heraus. Ab 1855 praktizierte er in Bad Teinach, übersiedelte 1865 nach Ulm.

Werke: Ueber das Wesen der Natur nebst einem Blick auf die Homöopathie, Stuttgart 1839, VI, 170 S. Ueber das Wesen der Krankheit und der homöopathischen Heilung, HYG 15, 1841, S. 457–475. Die „reine" und die gereinigte oder reformirte Homöopathie, HYG 17, 1842, S. 438–455. Nothwendige Erklärung und Widerruf (s. HYG 15, 1841, S. 457–475), HYG 17, 1842, S. 457–466.

Literatur: Tischner, S. 491, 506, 581, 805. Callisen, Bd. 33, S. 288. Meyer, S. 28, 57.

Widnmann, Franz Seraph Amand
* *19.3.1765 Marktoffingen/Bayern,*
† 28.1.1848 München
Studienorte: Ingolstadt, Würzburg
Dr., Diss. med. Univ. Würzburg 1792, *Observationes (medico-chirurgicae) circa tetanum eiusque species praecipuas: una cum adiunctis quibusdam animadversionibus*, 55 S.

1798 Hofmedicus des Fürsten zu Wallerstein. 1803 Medizinalrat in Eichstätt und Leibarzt des Fürstbischofs zu Eichstätt. 1817 Leibarzt des Herzogs von Leuchtenberg (Eugène Beauharnais).

Galt zur damaligen Zeit als Nestor der Homöopathen in Bayern. Studierte zunächst katholische Theologie in Dillingen, bevor er zur Medizin wechselte. Ließ sich anschließend in Wallerstein nieder. Kam 1803 als Medizinalrat nach Eichstätt. Zog nach dem Tod des Herzogs von Leuchtenberg 1824 nach München.

Werke: Medicinisch topographische Beschreibung der Stadt Eichstädt, JPH 11, 1800, St. 2, S. 155–180. Einige Gedanken über die Homöopathie, JPH 57, 1823, St. 5, S. 3–33. Homöopathie: Unparteiische practische Prüfung der homöopathischen Methode, JPH 66, 1828, St. 2 (Febr.), S. 3–65.

Literatur: AZH 1, 1848, S. 52/53. 50jähriges Doctorjubiläum (J. Buchner), HYG 17, 1842, S. 204–206. Haehl, Bd. 1, S. 412; Bd. 2, S. 327. Callisen, Bd. 21, S. 136/137. Tischner, S. 413, 417, 469, 503, 570, 596, 724, 805. Eppenich, S. 91–94. Lucae, S. 213, 214. Stolberg, S. 15, 16, 32, 33, 41, 57, 77, 79, 88, 125, 126.

Wiener, Kurt
* *21.6.1891 Neukölln,*
† 15.5.1956 Gummersbach/Rheinland
Studienorte: Leipzig, Greifswald. Akademische Lehrer waren u. a.: Hering, Rabl, Spalteholz, Wiener, Wundt, A. Hoffmann, v. Möllendorff, H. Schulz.
Dr., Diss. med. Univ. Greifswald 1918, *Über den Einfluß von Nerium Oleander auf das Grün- und Rotsehen. Ein Beitrag zu Arndt's biologischem Grundgesetz*, 29 S.

Wohnte in Cröbern bei Leipzig und starb auf der Rückreise von einer Tagung in Gummersbach. Wurde nach 1950 zum Bannerträger der Homöopathie in der DDR.

Literatur: AHZ (H. Riemann) 201, 1956, S. 222. Tischner, S. 697.

Wiest, Anton
* *Datum/Ort unbek., † 9.5.1835 Kairo*
Dr. med.

Praktizierte als Arzt in Laichingen, Württemberg. Durch den homöopathischen Arzt K. Kammerer (s. dort) wurde er mit der Homöopathie bekannt. Reiste im Auftrag des naturhistorischen Reisevereins Württemberg 1834 in den Sinai. Betrieb in der Umgebung von Kairo botanische und entomologische (insektenkundliche) Studien. Als in Kairo die Pest ausbrach, widmete er sich der homöopathischen Behandlung der Pestkranken und wurde selbst Opfer dieser Seuche.

Literatur: AHZ 7, 1835, S. 320/321.

Willerding, Heinrich Eduard
* *14.7.1872 Hohenhameln bei Hannover,*
† 14.5.1915 Kassel
Studienorte: Würzburg, Kiel, Göttingen, Leipzig, München, Greifswald. Akademische Lehrer waren u. a.: v. Kölliker, Röntgen, Flemming, Meissner, Kopp, Helferich, Schulz.
Dr., Diss. med. Univ. Greifswald 1898, *Über Thrombose der Vena cava inferior und deren Folgen*, 30 S.

Stabs- und Bataillonsarzt.

Praktizierte mehrere Jahre als homöopathischer Arzt in Vohwinkel bei Elberfeld. Während des Krieges in Deutsch-Südwestafrika war er zwei Jahre als Militärarzt tätig. Danach sechs Jahre homöopathischer Arzt in Kassel.

Literatur: Gleichlautend (Heppe): LPZ 47, 1915, S. 14/15; AHZ 163, 1915, S. 380–382.

Winckler, Hans
* 20.2.1896 Lübbecke/Westfalen,
† 2.2.1969 Braunschweig
Studienorte: Göttingen, Kiel, Würzburg
Dr., Diss. med. Univ. Würzburg 1922, *Ueber den Einfluß kochsalzreicher Trockenkost auf die Diurese*, 26 S.

Von 1934 bis 1966 Vorsitzender des LV Niedersachsen. Ehrennadel des DZVhÄ 1960.

War homöopathischer Arzt in der 4. Generation. Ließ sich 1924 in Braunschweig als praktischer homöopathischer Arzt nieder. Nach dem Zweiten Weltkrieg wirkte er bis 1961 als praktischer Arzt und war gleichzeitig Medizinalrat bei der Polizei in Braunschweig.

Literatur: AHZ (K. v. Petzinger) 214, 1969, S. 115/116. Dr. Hans Winckler 70 Jahre alt (K. v. Petzinger), AHZ 211, 1966, S. 77/78. Dr. Hans Winckler 65 Jahre alt, AHZ 206, 1961, S. 254–256. Schoeler, S. 155.

Windelband, Carl Friedrich Wilhelm Rudolf
* 1.10.1839 Frankfurt a. d. Oder,
† 29.4.1909 Groß-Lichterfelde bei Berlin
Studienorte: Berlin, Würzburg
Dr., Diss. med. Univ. Berlin 1864, *De chorea St. Viti*, 32 S.

1870 Ernennung zum Hofarzt von Prinz Friedrich Carl. Gründete 1882 mit L. Sulzer (s. dort) die ZBV. Beide waren von 1882 bis 1908 Herausgeber dieser Fachzeitschrift. Seit 1885 lange Jahre bis kurz vor seinem Tod Vorsitzender des Berliner Vereins homöopathischer Ärzte. 1896 Berufung in die Kommission zur Abnahme des Dispensierexamens. 1907 Ernennung zum Sanitätsrat.

Ließ sich 1865 in Berlin als praktischer Arzt nieder. Die Misserfolge bei der Bekämpfung der Cholera 1866 machten ihn so mutlos, dass er den Beruf aufgeben und Jura studieren wollte. Durch Zufall wurde er mit G. W. Sorge (s. dort) bekannt, der ihn in die Homöopathie einführte. Ein Jahr später absolvierte er das Dispensierexamen. Seinen Anstrengungen ist der Bau der Poliklinik des Berliner Vereins homöopathischer Ärzte zu verdanken, die 1878 eröffnet wurde, wie auch der Bau des Berliner homöopathischen Krankenhauses in Groß-Lichterfelde, das 1904 den Betrieb aufnahm.

Werke: Deutsche homöopathische Arzneimittellehre, im Auftrag des homöopathischen Central-Vereins Deutschland, hrsg. von E. Faulwasser und R. Windelband, Berlin 1903, 691 S. Poliklinische Erfahrungen, ZBV 1, 1882, S. 222–233, 296–300. Diphtheritis-Statistik nach Aufzeichnungen von Mitgliedern des Berliner Vereins homöopathischer Aerzte, ZBV 4, 1885, S. 1–39.

Literatur: Zum hundertsten Geburtstag und dreissigsten Todestag von Rudolf Windelband (R. Tischner), AHZ 187, 1939, S. 83/84. HRB (Breustedt) 7, 1909, S. 78/79. AHZ (F. Gisevius) 157, 1909, S. 204/205. HMB 34, 1909, S. 86. Rede bei der Gedächtnisfeier für Dr. Windelband (Gisevius jun.), ZBV 28, 1909, S. 129–138. Haehl, Bd. 2, S. 172. Hirsch, Bd. 5, S. 957. Tischner, S. 805. Eppenich, S. 56, 79, 81, 87, 170, 324, 368. Lucae, S. 63, 200, 218. Villers, Bd. 1, Teil 2, S. 4, Bibl. S. 148; Bd. 2, S. 2, Bibl. S. 32, 33, 35.

Wippler, C. W.
* 1810 (Ort unbek.), † 21.1.1877 Dresden
Dr. med.

Seinerzeit einer der beliebtesten und am meisten beschäftigten Ärzte Dresdens.

Literatur: LPZ 8, 1877, S. 23. IHP 9/10, 1877, S. 128. AHZ 94, 1877, S. 40. NZK 26, 1877, S. 23. Meyer, S. 28, 38.

Wipprecht, Karl Leopold
* 4.4.1812 Weissensee/Thüringen,
† 19.6.1872 Breslau
Studienort: Berlin
Dr., Diss. med. Univ. Berlin 1835, *Nonnulla de anginae membranaceae historia et pathologia*, 32 S.

Seit 1846 Mitglied der Prüfungskommission für das homöopathische Dispensierexamen.

Literatur: AHZ (J. Schweikert) 85, 1872, S. 24. NZK 21, 1872, S. 111. Meyer, S. 28, 35.

Wislicenus, Oscar
* 14.3.1827 Eisenach, † 4.8.1898 Eisenach
Studienorte: Jena, Leipzig, Prag, Wien
Dr., Diss. med. Univ. Jena 1851, *De natura morbi Brightii*, 16 S.

Sohn von W. Wislicenus (s. dort) und Bruder des Historienmalers Hermann Wislicenus in Goslar. Ließ sich als praktischer Arzt in Eisenach nieder. Von 1878 bis 1886 war er in Elberfeld als homöopathischer Arzt tätig. Kehrte aber krankheitshalber nach Eisenach zurück.

Werke: Wie Prof. Dr. C. E. Bock in Leipzig das Volk über Homöopathie aufklärt; beleuchtet von O. Wislicenus, Eisenach 1856. Entwicklung eines wahrhaft physiologischen Heilverfahrens, Leipzig 1860, 444 S. Die homöopathische Dispensirfreiheit und § 3 des Apotheken-Gesetz-Entwurfs für das Deutsche Reich, Leipzig 1878, 28 S.

Literatur: LPZ (H. Goullon) 29, 1898, S. 182/183. AHZ (S. Mossa) 137, 1898, S. 157–159. Tischner, S. 636 f., 638, 640, 806. Kaesemann: Oscar Wislicenus, Entwicklung eines wahrhaft physiologischen Heilverfahrens, HVJ 11, 1860, S. 102–133. Meyer, S. 28, 38. Villers, Bd. 1, Teil 2, S. 6; Bd. 2, S. 5, Bibl. S. 17.

Wislicenus, Wilhelm Eduard
* 2.3.1797 Battaune bei Eilenburg,
† 14.7.1864 Eisenach
Studienorte: Jena, Leipzig
Dr., Diss. med. Univ. Halle 1821, *De crisium natura,* 32 S.

Vater von O. Wislicenus (s. dort). Zählte zum direkten Schülerkreis S. Hahnemanns (s. dort), war sein letzter unmittelbarer Schüler und besaß dessen Vertrauen. Praktizierte seit 1822 zunächst in Eilenburg, später in Eisenach, wo er eine große Praxis unterhielt. Bemerkenswert ist, dass er zwischen 1815 und 1820 selbst Hahnemanns Patient war.

Werke: Homöopathische Heilungen, ACS 2, 1823, H. 1, S. 146–152; H. 2, S. 139–147; ACS 5, 1826, H. 1, S. 76–87. Kurze Bemerkungen über die Blutentziehungen, ACS 2, 1823, H. 2, S. 29–42. Einige Bemerkungen über das Naturgemäße der homöopathischen Heilung, ACS 6, 1827, H. 2, S. 1–21.

Literatur: AHZ 69, 1864, S. 32. Tischner, S. 245, 268, 416, 469, 561, 573, 636, 806. Haehl, Bd. 1, S. 134, 135, 158, 161, 204, 425 f.; Bd. 2, S. 104, 114, 126. Callisen, Bd. 21, S. 278/279. Eppenich, S. 74. Schreiber, S. 43. Meyer, S. 28, 38.

Wittfeld, Johann Heinrich
* 8.5.1799 Orsay/Grafschaft Meurs (heute Mörs),
† 6.11.1853 Meurs
Studienort: Bonn
Dr., Diss. med. Univ. Bonn 1826, *De vera digitalis indicatione,* 25 S.

1852 Ernennung zum Sanitätsrat durch den König von Preußen.

Gilt in der Geschichte der Homöopathie als derjenige, der als erster eine homöopathische Heilanstalt für geistig Behinderte gründete. Nach seiner Approbation als Arzt widmete er sich der Behandlung von Geisteskranken. Nach homöopathischer Heilung seiner eigenen seit Jahren bestehenden Kopfschmerzen wandte er bei allen Gemütskranken ausschließlich homöopathische Heilmittel an. Gründete eine „Irrenheilanstalt" in Mörs, die 1843 30 Betten umfasste, und in der meist Patienten aus dem nahen Holland behandelt wurden.

Literatur: AHZ 47, 1854, S. 103/104. Tischner, S. 548. Callisen, Bd. 21, S. 288. Eppenich, S. 184–192, 217, 220, 221, 228, 373–375.

Witzel, Wilhelm
* 26.9.1887 Wiesbaden, † 1.5.1971 Wiesbaden
Studienorte: Heidelberg, Rostock, Gießen
Dr., Diss. med. Univ. Gießen 1912, *Über den Pleurakrebs,* 52 S.

Ausbildung zum Facharzt für Innere und Nerven-Krankheiten. Befasste sich dann mit der Homöopathie sowie mit der Irisdiagnostik und Semiotik.

Literatur: Dr. Wilhelm Witzel 80 Jahre alt (A. Kautzsch), AHZ 212, 1967, S. 553.

Wohlgemuth, Johannes Traugott Hermann
* 30.5.1900 Kiehnwerder bei Lebus/Brandenburg,
† 5.10.1980 Leipzig
Studienorte: Greifswald, Leipzig. Akademische Lehrer waren u. a.: Bumke, Hueck, Spalteholz, Stöckel, v. Strümpell, Sudhoff, Wiener.
Dr., Diss. med. Univ. Leipzig 1925, *Lupus vulgaris generalisatus,* 25 S.

Gehörte seit 1965 zum wissenschaftlichen Beirat der AHZ.

Nach längerer Assistenzzeit an Haut- und Kinderkliniken ließ er sich als praktischer Arzt in Königsberg nieder. Trat 1949 in den Dienst des öffentlichen Gesundheitswesens der Stadt Leipzig. Von 1951 bis 1967 leitete er dort als Chefarzt die „Poliklinik Mitte".

Werke: Poliklinik und Homöopathie, AHZ 202, 1957, S. 193–204. Homöopathie und Prophylaxe, AHZ 204, 1959, S. 15–28. Homöopathie und Toxikologie, AHZ 206, 1961, S. 456–464.

Literatur: AHZ (M. Stübler) 226, 1981, S. 30/31. Zum 75. Geburtstag von Dr. Hermann Wohlgemuth (M. Stübler), AHZ 220, 1975, S. 198–200. Zum (65.) Geburtstag von Dr. Hermann Wohlgemuth (H. Unger), AHZ 210, 1965, S. 276–278 (mit Verzeichnis der Arbeiten von 1957–1964 in der AHZ). Schoeler, S. 155.

Wolf, C. W.
* Datum/Ort unbek., † 26.5.1866 Berlin
Dr. med.

Werke: Das Bienengift, Homöopathische Erfahrungen, 1858, H. 1, 74 S. Die Grundvergiftungen der Menschheit und ihre Befreiung davon, Homöopathische Erfahrungen, 1860, H. 2–5, IV, 363 S.

Literatur: LPZ 12, 1866, S. 79/80. Meyer. S. 28, 34.

Wolf, Paul
* 24.2.1795 Dresden, † 2.1.1857 Dresden
Studienorte: Leipzig, Prag, Jena
Dr. med. (wurde am 12.10.1817 in Jena promoviert, doch lässt sich der Titel der Promotion nicht mehr feststellen).

1836 Verleihung des braunschweigischen Heinrichsordens. 1841 Ernennung zum Hofrat durch den Herzog von Altenburg. 1856 bis zu seinem Tod Präses des Zentralvereins.

Gilt neben L. Griesselich (s. dort) und M. Müller (s. dort) u. a. als Vertreter der naturwissenschaftlich-kritischen Richtung. Machte als erster jüdischer Student das Staatsexamen in Sachsen. Schwiegersohn von J. Elb (s. dort). Angeregt durch Bischof in Prag, der später Veröffentlichungen gegen die Homöopathie schrieb, wurde er durch v. Lichtenfels und M. Marenzeller (s. dort) für die Homöopathie gewonnen. In seinem Artikel *Achtzehn Thesen ...* (s. unten) trat er reformatorisch gegen S. Hahnemann (s. dort) auf, dessen Lieblingsschüler er war, und der ihm später seine Anerkennung dafür nicht versagte (NZK 6, 1857, S. 23). Lernte auch F. Trinks (s. dort) kennen. Zu seinen Patienten zählten u. a. Vertreter des Hochadels.

Werke: Achtzehn Thesen für Freunde und Feinde der Homöopathik, Leipzig 1837, 51 S. Praktische Andeutungen, ACS 12, 1832, H. 2, S. 1–38.

Literatur: AHZ 53, 1857, S. 137. NZK 2, 1857, S. 15. AHZ (V. Meyer) 53, 1857, S. 158–160. NZK (B. Hirschel) 6, 1857, S. 22–24. Paul Wolf und seine 18 Thesen (E. Haehl), ZBV 49, 1933, S. 292–295. Callisen, 33, S. 331. Haehl, Bd. 1, S. 167, 220, 310, 460, 463; Bd. 2, S. 306–309. Tischner, S. 440 f., 474, 512 f., 588, 595, 633, 755, 806. Dinges, S. 140. Eppenich, S. 48, 72, 315, 316, 320. Lucae, S. 14, 25, 120, 139. Wittern, Frühzeit, S. 193–195.

Wolff, Hans-Günter
* 18.2.1920 Niederdorf/Provinz Posen,
† 24.2.1994 Freiburg
Studienort: Tierärztliche Hochschule Hannover
Dr., Diss. med. vet. Tierärztliche Hochschule Hannover 1942, *Untersuchungen über die Physiologie des Kauens bei über zehn Jahre alten Pferden mit dem Molograph nach Leue.*

1974 Schatzmeister in LV Hessen des DZVhÄ. 1979 Vizepräsident der Liga medicorum homoeopathica internationalis für Deutschland. 1983 Schatzmeister des DZVhÄ. Wirkte für die Homöopathie in der Arzneimittelkommission für biologische Medizin der Hufelandgesellschaft (o. J.). Mitglied im Fachausschuss für Homöopathie der Niedersächsischen Akademie für Homöopathie und Naturheilverfahren in Celle.

Eröffnete nach dem Krieg eine Praxis für Kleintiere. Wandte sich als Autodidakt der Homöopathie zu. Nahm nach 1955 an Kursen bei W. Münch (s. dort), A. Voegeli (s. dort) und J. Künzli (s. dort) teil.

Werke: Unsere Hunde – gesund durch Homöopathie: Heilfibel eines Tierarztes, Regensburg 1977, 261 S. Unsere Katze – gesund durch Homöopathie: Heilfibel eines Tierarztes, 3., durchges. Aufl., Regensburg 1985, 159 S. Hahnemann und die Tierheilkunde, AHZ 224, 1979, S. 106–111.

Literatur: AHZ (K.-H. Gebhardt) 239, 1994, S. 128/129. Laudatio zum 70. Geburtstag von Dr. med. vet. Hans-Günter Wolff (K.-H. Gebhardt) AHZ 235, 1990, S. 75. Dr. med. vet. Hans-Günter Wolff (K.-H. Gebhardt), AHZ 230, 1985, S. 72/73.

Wolter, Hans
* 19.4.1910 Hannover, † 30.6.1996 Ottersberg
Studienorte: Tierärztliche Hochschule Hannover
Dr., med. vet. Tierärztl. Hochschule Hannover 1937, *Chirurgische Untersuchungen über die funktionelle Auswirkung der sogenannten „hohen und tiefen Tenotomie" am Pferdefuß,* 28 S.

1967 Verleihung der Samuel-Hahnemann-Plakette sowie des Alfons-Stiegele-Gedächtnispreises 1970 und 1980. Preis für moderne Heilpflanzenforschung 1982. Bundesverdienstkreuz I. Klasse 1985. Träger der goldenen Ehrennadel des ZV.

Gilt als *Vater der Veterinärhomöopathie*. Eröffnete bereits 1935 seine eigene Tierarztpraxis in Ottersberg. Wirkte mit an der Gestaltung des HAB (Homöopathisches Arzneibuch) durch seine Berufung in die HAB-Kommission des BGA im Jahre 1975 sowie in die Zulassungs- und Aufbereitungs-Kommission für Veterinärmedizin 1978 und erneute Berufung in die HAB-Kommission 1979. Diese Tätigkeiten übte er bis 1996 aus. Fand erste Anerkennung bei den deutschen Tierärzten mit der Einrichtung der „Arbeitsgemeinschaft Homöopathie, Akupunktur und zystoplasmatische Therapie" (o. J.). Die Einrichtung des Forschungsprojektes *Durchführung von Untersuchungen über die Anwendung homöopathischer Arzneimittel in der tierärztlichen Praxis* an der tierärztlichen Ambulanz Schwarzenbek, einer Außenstelle der FU Berlin, ist wesentlich durch ihn zustande gekommen. Nachweis der Wirksamkeit von Caulophyllum D 30 im doppelten Blindversuch beim multiparen Hausschwein (s. unten). Daneben führte er auch ganz neue Medikamente in die Therapie ein, wie Galinsoga parviflora und Flor de piedra.

Werke: Klinische Homöopathie in der Veterinärmedizin, Ulm 1954, 191 S. Arzneiwirkungsprüfung an Caulophyllum D30 (Ein doppelter Blindversuch), AHZ 211, 1966, S. 196–206. Homöopathie für Tierärzte: Grundlagen und Geschichte, Arzneimittellehre, homöopathische Therapie; Kurse der Arbeitsgemeinschaft für Homöopathie, zytoplasmatische Therapie und Akupunktur in der Veterinärmedizin der Akademie für tierärztliche Fortbildung, Hannover 1978, 191 S. Kompendium der tierärztlichen Homöopathie, 2., erw. Aufl., Stuttgart 1995, XI, 260 S.

Literatur: AHZ (B. Czernicki) 241, 1996, S. 201/202. Laudatio Hans Wolter zum 80. Geburtstag (B. Rakow), AHZ 235, 1990, S. 107–109. Laudatio zum 75. Geburtstag von Dr. med. vet. Hans Wolter (K.-H. Gebhardt), AHZ 230, 1985, S. 123–125. Laudatio für Dr. med. vet. Hans Wolters 70 Jahre (H.-G. Wolff), AHZ 225, 1980, S. 177–180 (mit weiteren wissenschaftlichen Veröffentlichungen). Laudatio (zum 65. Geburtstag, H. Derlich), AHZ 220, 1975, S. 112. Dr. med. vet. Hans Wolter zum 60. Geburtstag (H. Derlich), AHZ 215, 1970, S. 174/175. Schoeler, S. 156.

Worms, Friedrich
* 1824 (Ort unbek.), † 14.8.1878 Riga
Dr. med.

Bis 1865 in Talsen/Kurland als homöopathischer Landarzt tätig. Zog später nach Riga.

Literatur: AHZ 97, 1878, S. 88.

Wresnig, Maximilian
* 1781 (Ort unbek.),
† 30.5.1877 Rann/südl. Steiermark
Dr. med.

Zuletzt Bezirkswundarzt in Rann. Galt zur damaligen Zeit als Nestor unter den Ärzten der Steiermark und war einer der frühesten Anhänger der Homöopathie.

Literatur: LPZ (Fr. Abl) 8, 1877, S. 82. NZK 26, 1877, S. 112.

Wünstel, Georg
* 13.5.1921 Mainz, † 9.4.1992 Mainz
Studienorte: Marburg, Frankfurt. Akademische Lehrer waren u. a.: Czerny, Hirt, Kretschmer, Pfannenstiel, Viethues.
Dr., Diss. med. Univ. Marburg 1947, *Über Symptomenbild und Therapie der Acusticusneurinome (Kleinhirnbrückenwinkeltumoren)*, 77 gez. Bl.

Schriftführer im LV Rheinland-Pfalz 1967–1973. Goldenes Ehrenzeichen des DZVhÄ 1973. Geschäftsführer des DZVhÄ von 1969–1975. 1980 Ernennung zum Sanitätsrat durch den Ministerpräsidenten von Rheinland-Pfalz. 1981 Lehrbeauftragter für Allgemeinmedizin an der Universität in Mainz. Ernennung zum Honorarprofessor der Universität Mainz am 5.9.1990.

Einjährige Volontärszeit in der Chirurgie und Inneren Medizin an den Städtischen Krankenanstalten in Wiesbaden. Danach Assistenzarzt an der Lungenheilstätte Naurod bei Wiesbaden. Ende 1950 absolvierte er für drei Monate einen Kurs in Homöopathie im Robert-Bosch-Krankenhaus in Stuttgart. Anschließend Niederlassung als praktischer Arzt in Mainz. War 1950 in den DZVhÄ eingetreten, doch verließ er den DZVhÄ infolge von Auseinandersetzungen um die Homöopathie im Rahmen seiner Funktionen als Geschäftsführer des Zentralvereins am 31.12.1974 und gehörte seit 1975 als Sachverständiger dem Bundestagsausschuss für Jugend, Familie und Gesundheit an. Wurde Mitte dieses Jahres in die HAB (Homöopathische Arzneibuch)-Kommission berufen. Er betrachtete Homöopathie und Naturheilverfahren als Ergänzung zur Schulmedizin, sodass er die Homöopathie nicht bei allen Patienten anwendete, sondern von Fall zu Fall unter individueller Berücksichtigung des Patienten darüber entschied.

Werke: Lexikon besonderer in der Homöopathie gebräuchlicher Begriffe, Arbeitskreis Homöopathie im ZÄN 1983, 24 S. Homöopathische Propädeutik; Einführung in die Grundlagen der praktischen Homöopathie; von H. Ritter/G. Wünstel, 2., überarb. Aufl., Stuttgart 1988, 114 S. Homöopathie nach Hahnemann, Lehrbuch der Naturheilverfahren, hrsg. von K.-C. Schimmel, Bd. 2, Stuttgart 1987, S. 157–176.

Literatur: AHZ (W. Gawlik) 237, 1992, S. 223. Laudatio zum 70. Geburtstag (W. Gawlik), AHZ 236, 1991, S. 165/166. Herr Dr. med. Georg Wünstel zum Sanitätsrat ernannt (W. Gawlik), AHZ 225, 1980, S. 176. Bestand Nachlass Wünstel, IGM 2000, 57 S. Willi, Robert Friedrich: Georg Wünstel und die Diskussion im Deutschen Zentralverein homöopathischer Ärzte (DZVhÄ) zwischen 1969 und 1974, Med. Diss., München 2003, 132 S. Willi, Robert: Homöopathie und Wissenschaftlichkeit; Georg Wünstel und der Streit im Deutschen Zentralverein von 1969 bis 1974, Essen 2003, VIII, 164 S. Faltin, S. 248–250, 287, 298, 395. Schoeler, S. 156.

Wurm(b), Franz
* 23.7.1806 (?) Neumark a. d. Aschach/Oberösterreich, † 10.10.1864 Wien
Studienorte: Wien, Padua
Dr., Diss. med. Univ. Wien 1831, *De Diureticis*, 46 S.

Ehrenmitglied in nachstehenden Vereinen: Deutscher homöopathischer Centralverein, Verein für specif. Heilkunde in Karlsruhe, medicinisch-homöopathische Gesellschaft in Paris, Verein homöopathischer Aerzte Baierns für specif. Heilkunde, freier Verein homöopathischer Aerzte in Leipzig, Verein für physiologische Arzneimittellehre in München, homöopathische Akademie in Palermo, Homoeopathic Society in Philadelphia.
  Schwager von J. Zlatarovich (s. dort). R. Tischner (s. dort) und P. Watzke (s. dort) geben das Geburtsdatum mit 22.6.1805 an, während das Wiener Universitätsarchiv als Geburtsdatum den 23.7.1806 nennt. Begann als Assistent des Wiener Arztes Franz Wierer, von dem er sich allerdings trennte, als er die Homöopathie kennenlernte. Von 1843 bis 1849 gab er zusammen mit W. Fleischmann (s. dort), C. Hampe (s. dort) und P. Watzke (s. dort) die *Österreichische Zeitschrift für Homöopathie* heraus. Neben Watzke 1859 Mitbegründer des „Vereins der homöopathischen Ärzte Österreichs" für physiologische Arzneiprüfungen. Gründete zusammen mit Watzke das Homöopathische Krankenhaus in Wien-Leopoldstadt, das er von 1850 bis 1862 leitete. Seine Veröffentlichungen in der *Hygea* seit 1839 zeigen ihn als Anhänger der Rokitansky-Schule (Petry, S. 338).

Werke: Homöopathisch-Klinische Studien (zusammen mit K. Caspar), Wien 1852, 268 S. Pathologisches und Therapeutisches über Pneumonie, HYG 9, 1839, S. 39–57. Pathologisch-therapeutische Abhandlung über die Pleuritis, HYG 12, 1840, S. 1–42. Der (sic) Arsenik; nach den vorhandenen und pharmakologischen und klinischen Materialien bearbeitet, ÖZfH 1, 1844, H. 3, S. 25–131. Die Reinwirkungen des Schwefels, ZVhÄÖ 1, 1857, H. 1, S. 19–37; H. 3, S. 193–212; H. 4, S. 301–322; H. 6, S. 513–535; ZVhÄÖ 2, 1857, H. 7, S. 1–17; H. 8, S. 93–121; H. 9, S. 189–221.

Literatur: AHZ 69, 1864, S. 128. Dr. Franz Wurmb: Biographische Skizze; ein Stück Geschichte der Homöopathie in Wien (P. Watzke), AHZ 70, 1865, S. 110–112; S. 120. Watzke, Philipp Anton: Dr. Franz Wurmb – biographische Skizzen; ein Stück Geschichte der Homöopathie in Wien, Wien 1865. Trinks, Karl: Lucubrationen; Ueber Dr. Wurm's Arbeit, Pleuritis betreffend, HYG 13, 1840, S. 150–169. Aus der Geschichte der Homöopathie; Dr. Franz Wurmb; Biografische Skizze (P. Watzke), ZBV 16, 1937, S. 181–188. Haehl, Bd. 1, S. 463. Callisen, Bd. 33, S. 352. Tischner, S. 384, 510 f., 572, 596, 640, 715, 718, 775, 806. Dinges, S. 82–87, 93. Eppenich, S. 130, 311. Lucae, S. 68, 70, 71, 72, 218. Petry, S. 337–339. Meyer, S. 29, 61, 68. Horn, Sonja (Hrsg.): Homöopathische Spuren, darin Dorffner, Gabriele: Versuche einer Institutionalisierung der homöopathischen Lehre im 19. Jahrhundert, S. 55–70, hier S. 61, 62, 67.

Wurm, Michael
* 12.12.1902 Preßburg, † 14.7.1967 Bratislava (*Preßburg*)
Studienorte: Wien, Pressburg
Dr. med.

Zwei Jahre Assistent am evangelischen Krankenhaus in Bratislava. Arbeitete dann in Kliniken in Wien, München, Berlin, Dresden, Stuttgart und Budapest, um die Naturheilmethoden und die Homöotherapie praktisch zu lernen. Ließ sich 1933 als homöopathischer

Arzt in Bratislava nieder, wo er 34 Jahre lang wirkte.

Literatur: AHZ (H. Unger) 213, 1968, S. 504/505.

Würzler, Carl August Victor
* 2.7.1802 Bernburg,
† 12.3.1886 Bernburg/Sachsen-Anhalt
Dr. med.

Medizinalrat

Fälschlich Wurzler. Wandte außer den geprüften homöopathischen Arzneimitteln gerne auch die von Paracelsus und seinen Nachfolgern empfohlenen Pflanzenmittel an. Wurde schon 1834 homöopathisch tätig.

Werke: Zusammenstellung von Krankheitssymptomen, welche durch das beistehende Mittel geheilt wurden: ausgezogen aus einem Krankenjournal im Herbst 1834, handschriftliches Manuskript, 1834, 152 S.

Literatur: AHZ 112, 1886, S. 96. LPZ 17, 1886, S. 60.

Ziehm, Kurt
* 4.11.1910 Kiel, † 10.1.1966 Stade
Studienorte: München, Kiel
Dr., Diss. med. Univ. Kiel 1936, *Die Geburtshilfe in Kiel in den Jahren 1823-1827*, 47 S.

Literatur: AHZ (Winckler) 211, 1966, S. 80.

Zimmer, Hermann Wilhelm Arnold
* 21.1.1890 Herborn, † 1.1.1933 Berlin
Studienorte: Freiburg, Kiel, Berlin
Dr., Diss. med. Univ. Kiel 1916, *Die Ursachen der Inversionen mehrdeutiger stereometrischer Konturenzeichnungen*, 54 S.

Kam durch K. Kötschau (s. dort) zur Homöopathie. Von Hause aus Chirurg, praktizierte er 1925 ein halbes Jahr lang am Stuttgarter homöopathischen Krankenhaus. Vor allem lag ihm die experimentelle Begründung der Ähnlichkeitsregel am Herzen. Sein Lehrer A. Bier (s. dort), von 1907–1932 Leiter der Chirurgischen Universitätsklinik Berlin, hatte ihn mit der Leitung der gelenkrheumatischen Abteilung betraut. War in der Deutschen Gesellschaft für Rheumabekämpfung die treibende Kraft geworden. An der Herausarbeitung der endokrinologischen Formen hat er besondere Verdienste erworben.

Werke: Schwellenreiztherapie der chronischen Gelenkkrankheiten, Berlin 1921. Orale Reiztherapie: ein Beitrag zu der Stellungnahme Geheimrat Bier zur Homöopathie, Leipzig 1926, 106 S. Rheuma und Rheumabekämpfung: eine volksgesundheitliche und volkswirtschaftliche Studie für Arzt, Sozialversicherung und Wohlfahrtspflege, Berlin 1928, 98 S.

Literatur: Dem Andenken Arnold Zimmers (A. Stiegele), AHZ 181, 1933, S. 222–224. Tischner, S. 236.

Zimmermann, Walther
* 29.12.1923 Augsburg,
† 8.6.2002 Wadern-Wadrill/nördl. Saarland
Studienorte: Göttingen, München
Dr., Diss. med. Univ. München 1950, *Über die Beeinflußbarkeit des Stoffwechsels und der Carotinoidbildung der Tomatenfrucht*, 32 S.

Vorstand des LV Bayern von 1958–1963. Chefarzt am homöopathischen Krankenhaus in Höllriegelskreuth von 1958–1959. Chefarzt am Krankenhaus für Naturheilweisen München-Harlaching ab 1968. Erhielt 1963 Samuel-Hahnemann-Plakette (nach anderen Angaben 1965). Lehrauftrag der Medizinischen Fakultät der Univ. München für Phytotherapie vom Wintersemester 1983/84 bis Wintersemester 1990/91. 1987 Verleihung des silbernen Ehrenzeichens der Stadt Augsburg.

Zweitstudium in den Fächern Botanik, Zoologie und Chemie. Ab 1951 klinische Weiterbildung an mehreren Krankenhäusern. 1958 Chefarzt des Krankenhauses für Homöopathie in München-Höllriegelskreuth (87 Betten). Organisierte in den ersten Jahren seiner Tätigkeit in Höllriegelskreuth Ärztekurse für die Homöopathie, die unter dem Zeichen von R. Flury (s. dort) und A. Hänni (s. dort) standen. Mitte 1968 zog er mit seinen Kranken in das neue Krankenhaus für Naturheilweisen in München-Harlaching (120 Betten) um. Dort weiterbildungsberechtigt für Innere Medizin, Homöopathie und Naturheilverfahren. 1988 Versetzung in den Ruhestand sowie Übernahme einer internistischen Praxis. Beratungstätigkeit am Gesundheitsreferat der Stadt München. Gab Fortbildungskurse in Homöopathie und Naturheilverfahren.

Werke: Homöopathische Arzneitherapie: eine kurzgefaßte integrierte Arzneimittellehre, 1. Aufl., Regensburg 1972, 325 S. W. Zimmermann und Harald Csallner: Homöopathie und verwandte Arzneibehandlungen; ein Handbuch für Apotheker; Vorträge und Arbeitsunterlagen der Fortbildungsveranstaltungen im Herbst 1984 in Kulmbach, Regensburg, Würzburg, Nürnberg, Kempten und München; veranstaltet von der Bayerischen Landesapothekerkammer, Fortbildungsausschuß, Stuttgart 1985, 329 S.

Literatur: Walther Zimmermann wird 65 Jahre (Braun), AHZ 233, 1988, S. 250–253. Faltin, S. 15 f., 286. Liste mit 88 wissenschaftlichen Arbeiten/Veröffentlichungen in: „Beruflicher Werdegang" von W. Zimmermann als Anlage des Schreibens des Sohnes, Dr. Bruno Zimmermann, vom 10.7.2004 an das IGM. Schoeler, S. 156.

Zinke, Karl-Joachim
* 1.9.1909 Geesthacht,
† 4.3.1986 St. Augustin bei Bonn
Studienort: Hamburg
Dr., Diss. med. Univ. Hamburg 1933, *Kraniometrische Messungen in den Vierlanden, im Herzogtum Lauenburg und in den angrenzenden Gebieten (Ein Beitrag zur Rassenfrage)*, 19 S.

16 Jahre lang bis 1974 Schriftleiter der ZKH.

Gelangte nach Verabschiedung als Chefarzt eines großen Kriegslazaretts in Kursen bei B. Schilsky (s. dort) in Hamburg 1945 zur Homöopathie. Ließ sich dann als praktischer Arzt in Geesthacht nieder. Zog 1952 nach Königswinter, um sich intensiver der Homöopathie widmen zu können. Wurde Oberfeldarzt (o. J.) bei der Bundeswehr und blieb es bis 1965. Von 1965 bis 1978 Privatpraxis in Königswinter. Zog 1992 nach St. Augustin bei Bonn. Arbeitete mit H. Leers (s. dort) an dessen Lochkartei und an dessen *Sammlung seltener Symptome* mit.

Werke: Kurzgefaßte Einführung in die Denkweise und Praxis der klassischen Homöopathie, Ulm 1962, 84 S. Kent, James Tyler: Was der Arzt, um erfolgreich zu sein, wissen muß, deutsche Bearb. J. Zinke, Ulm 1964, 32 S. Vom Feldscher zum Sanitätsoffizier; mit einer Literaturzusammenstellung und einem Überblick über das militärische Zeitschriften- und Bibliothekswesen von Waltraud Löbel, Darmstadt 1965, XI, 100 S.

Literatur: ZKH (M. v. Ungern-Sternberg) 30, 1986, S. 123/124. Schoeler, S. 156.

Zlatarovich, Joseph von
* 1807 Agram (heute Zagreb), † 2.10.1874 Graz
Studienort: Wien
Dr., Diss. med. Univ. Wien 1830, *De genio morborum stationario*, 59 S.

Mitglied der Wiener medicinischen Facultät, der k.k. Gesellschaft der Ärzte, korrespondierendes Mitglied der Accademia omiopatica di Palermo. K.k. Rat und Stabsfeldarzt seit 1838. Mitglied an der Militär-Sanitäts Kommission seit 1840.

Schwager von F. Wurm(b) (s. dort). Beschäftigte sich seit den 1830er Jahren mit der Homöopathie und praktizierte ab 1845 nur noch homöopathisch. Als das jedoch bekannt wurde, stellte man ihn nach Wiedereröffnung des Josephinums nicht wieder ein. Kehrte 1850 in seine Vaterstadt Agram zurück, zog 1858 nach Triest und lebte seit 1861 in Graz. Wurde bekannt durch Arzneiprüfungen. Zu kleineren Prüfungen veranlasste er auch seine Frau und seine Studenten. Seine Prüfungen an Tieren sind die besten der Wiener Homöopathenschule, doch mussten sie wegen des Widerstandes der Schulmediziner eingestellt werden (Petry S. 340/341).

Werke: Ueber den herrschenden Genius der Krankheiten in Wien im Frühjahre 1831, Medicinische Jahrbücher des Oesterreichischen Staates, Bd. 11, 1832, St. 4, S. 518–529. Feldarzt und die Homöopathie; eine Denkschrift, Graz 1870, 48 S. Beiträge zu einem physiologischen Umbau der Hahnemann'schen Arzneimittellehre: IV. Die Zaunrübe, ÖZfH 3, 1847, H. 1, S. 1–179.

Literatur: AHZ 90, 1875, S. 40. Callisen, Bd. 21, S. 512; Bd. 33, S. 377. Tischner, S. 509, 596, 620, 640, 718, 807. Dinges, S. 84, 86. Lucae, S. 67, 182, 219. Petry, S. 339–341. Meyer, S. 29, 58, 70. Horn, Sonja (Hrsg.): Homöopathische Spuren, darin Dorffner, Gabriele: Versuche einer Institutionalisierung der homöopathischen Lehre im 19. Jahrhundert, S. 55–70, hier S. 61.

Zwingenberg, Wilhelm
* 2.6.1831 Berlin, † 27.6.1919 Brandenburg a. H.
Studienort: Berlin
Dr., Diss. med. Univ. Berlin 1856,
De malo hypochondriaco, 29 S.

Geheimer Sanitätsrat.

Sein Name ist verknüpft mit der Wiesecke-Stiftung, die 1880 durch den Gutsbesitzer Karl Ferdinand von Wiesecke in Plauerhof bei Brandenburg gegründet worden war. Zweck war die Errichtung einer Heilanstalt zur Pflege und Anwendung der Homöopathie. Zum Vorsitzenden des Kuratoriums bestimmte Wiesecke Zwingenberg. Dieses Amt verwaltete er bis 1918. Das homöopathische Krankenhaus in Berlin-Lichterfelde wurde 1904 eröffnet, musste aber 1917 infolge Geldmangels geschlossen werden.

Werke: Beiträge zur Kenntniss der Heilwirkungen einiger hom. Arzneien (Thuja, Plumbum, Argentum nitricum, Arsen), ZBV 11, 1892, S. 155–166. Zur Lehre vom Krebs, ZBV 25, 1906, S. 41–53. Betrachtungen über die Verhandlungen der Preussischen Ärztekammer bezüglich der Dispensierfreiheit homöopathischer Ärzte, ZBV 25, 1906, S. 73–126. Referat über Secale cornutum, ZBV 25, 1906, S. 126–130. Zur Lehre von den epidemischen Heilmitteln, ZBV 26, 1907, S. 80–95. Brief über Cholera an Dr. Dahlke, ZBV 35, 1916, S. 233–240.

Literatur: ZBV 37, 1918/1919, S. 108/109. Haehl, Bd. 2, S. 173. Eppenich, S. 79, 170. Meyer, S. 29, 35. Villers, Bd. 1, Teil 2, S. 4; Bd. 2 S. 2, Bibl. S. 28.

Auf den Spuren Hahnemanns

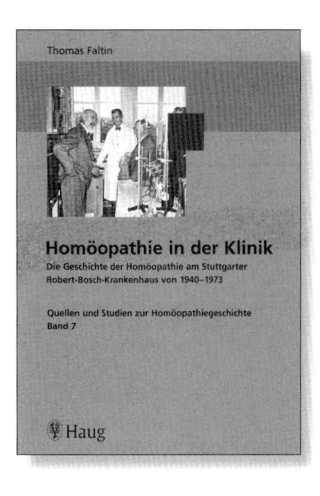

Th. Faltin
Homöopathie in der Klinik
Die Geschichte der Homöopathie am Stuttgarter Robert-Bosch-Krankenhaus von 1940–1973

Quellen und Studien zur Homöopathiegeschichte. Band 7
Institut für Geschichte der Medizin der Robert Bosch Stiftung (Hrsg.)
2002, 453 S., 12 Abb., geb.
€ [D] 59,95
ISBN-10: 3-8304-7153-X
ISBN-13: 978-3-8304-7153-0

Robert Bosch gehörte zu den großen Förderern der Homöopathie. Trotz immenser finanzieller Unterstützung der Ausübung, Lehre und Forschung durch Robert Bosch konnte sich die Homöopathie am Robert-Bosch-Krankenhaus auch vor dem Hintergrund dieser vergleichsweise günstigen Ausgangsbedingungen nicht halten. Thomas Faltin legt in dieser Arbeit eine umfassende Dokumentation zur Geschichte der Homöopathie am Robert-Bosch-Krankenhaus vor. Er zeigt die zahlreichen Probleme auf, gegen die die Homöopathie im Krankenhaus anzukämpfen hatte und die letztlich dazu führten, dass sich die klinische Homöopathie nicht am Robert-Bosch-Krankenhaus behaupten konnte.

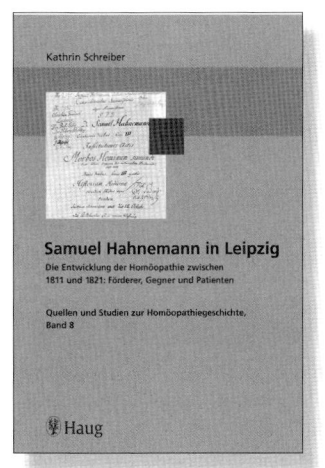

K. Schreiber
Samuel Hahnemann in Leipzig
Die Entwicklung der Homöopathie zwischen 1811 und 1821: Förderer, Gegner und Patienten

Quellen und Studien zur Homöopathiegeschichte. Band 8
Institut für Geschichte der Medizin der Robert Bosch Stiftung (Hrsg.)
2002, 274 S., geb.
€ [D] 59,95
ISBN-10: 3-8304-7163-7
ISBN-13: 978-3-8304-7163-9

Die Zeit Hahnemanns in Leipzig wird allgemein als wichtige persönliche Phase in seinem Leben und als prägend für die gesamte Entwicklung der Homöopathie bewertet. Das Buch zeigt auf, dass hier der Grundstock der wissenschaftlichen Theorie gelegt wurde, Hahnemann erste Schüler gewann, die Patienten, insbesondere aus den oberen Schichten, zunehmend Gefallen an der Methode fanden und die Verbreitung der Homöopathie einen wesentlichen Schritt nach vorne machen konnte.
Deutlich wird, dass in dieser Zeit auch Konflikte, die die Homöopathie bis heute begleiten, damals im Kern schon angelegt waren. Offenbar war Hahnemann daran keineswegs unbeteiligt. Grundlegend: Die Theorie von einer Vertreibung Hahnemanns aus Leipzig wird in dieser Arbeit widerlegt.

→ Weitere Titel aus der Reihe Quellen und Studien zur Homöopathiegeschichte finden Sie auf
www.haug-verlag.de

MVS Medizinverlage Stuttgart GmbH & Co. KG
Oswald Hesse Str. 50, 70469 Stuttgart
Telefon 0711-8931-906, Fax 0711-8931-901
kunden.service@thieme.de · www.haug-verlag.de

Haug